J.-A. Lathoud

Materia Medica

Band 1
Abrot. bis Chin.

O.-Verlag
Berg am Starnberger See
1985

ISBN 3-88950-017-X

Druck: Landsberger Verlagsanstalt

Vorwort

zur ersten Ausgabe von J.-A. Lathoud's »Études de Matière Médicale Homéopathique«.

Es ist mir eine große Freude und eine besondere Ehre, das Werk von Dr. Lathoud den Lesern vorzustellen. Eine große Freude deshalb, weil mich die Zusammenarbeit mit Dr. Lathoud bei der Redaktion des »Propagateur de l'Homéopathie« in Freundschaft verbindet und in mir die Erinnerung an meine erste Zusammenarbeit an dieser Zeitschrift mit meinem lieben, sehr vermißten Freund Jules Galavardin wach hält. Die Besorgung dieses Vorwortes ehrt mich um so mehr, da dieses Werk eine so hohe Qualität hat, weil sich der Autor in der französischen Homöopathie einen so großen Namen gemacht hat und schließlich wegen der zu erwartenden großen Leser-und Studentenzahl, die ich in diese Seiten einführen darf.

Es ist ein beliebter Brauch, auf den ersten Seiten eines Buches zu erklären, daß es »einem Bedürfnis nachkomme«. Das ist manchmal wahr, manchmal wahrscheinlich, aber oft, das muß man sagen, gänzlich unnütz. Was nun das Werk von Dr. Lathoud betrifft, so kann ich mit voller Überzeugung erklären, daß dessen Erscheinen für die homöopathische Welt in Frankreich und — in Erwartung von dessen Übersetzungen — in der übrigen Welt von großem Nutzen sein wird.

Sicher, es fehlt uns nicht an Arzneimittellehren in französischer Sprache. Neben den Übersetzungen der Werke unseres Altmeisters Hahnemann erinnere ich an das Handbuch von Jahr, die Übersetzung der »Antipsorica« von Boenninghausen, die »Systematisation« von Teste, das Werk von Espanet, die uns näher stehende Materia Medica von Pierre Jousset, die »Formulaire« von Sieffert und neuestens das ausgezeichnete Handbuch von Chiron und Gilbert Charette. Zu behaupten, das Buch von Lathoud entspräche einem Bedürfnis,

könnte wie ein Mangel an Ehrfurcht vor den zitierten Autoren aussehen oder mindestens wie eine Unterstellung, daß die
Brauchbarkeit der zitierten Werke auf die Lieferung des viel-
seitigen Materials für das Buch, das ich Ihnen hier vorstelle,
beschränkt sei. Ich bin jedoch weit davon entfernt, solches zu
denken. Die oben erwähnten Schriften, die mit so viel Kenntnis und Erfahrung zusammengestellt wurden, behalten stets
ihren Wert in der Hand des Praktikers, besonders die beiden
letzten.

Zwischen seinen »älteren Geschwistern« wird das Werk von
Dr. Lathoud seinen legitimen und unentbehrlichen Platz ein-
nehmen wegen seiner persönlichen Darstellungsweise, wegen
der Vollständigkeit der zusammengestellten Prüfungssympto-
me und schließlich wegen der großen Zahl der behandelten
Mittel. Dr. Lathoud hat aus den gleichen Quellen geschöpft
wie seine Vorgänger und sich dabei bemüht, den Leser nicht
mit einer Flut von mangelhaft hierarchisierten Symptomen zu
ertränken. Er hat sich streng von dem Gebot der Individuali-
sierung leiten lassen, einem Gebot, dessen Mißachtung immer
die Gefahr eines Mißerfolges beim klassischen Gebrauch der
Materia Medica heraufbeschwört. Dieses Buch bedeutet damit eine wichtige Ergänzung für den Arzt, der in den Werken
von Chiron und Charette zuverlässige Hilfstruppen gefunden
hat.

Ich spreche bewußt von Truppen, und ich glaube, dieser Ausdruck ist gut, da es sich um eine richtige Armee von Zeichen
und Symptomen handelt. Die zahllosen Einzelheiten eines
vollständigen Arzneimittelbildes erhalten ihren besonderen
Wert erst durch die Marschordnung, die ihnen Zusammenhang und Form gibt, und durch den »Geist des Mittels«, der
sie polarisiert, orientiert und belebt. Es ist gerade die Arbeit
der Analyse und Synthese, diese passiv und aufbauend, jene
aktiv und belebend, die Dr. Lathoud uns mit seiner Arbeit gegeben hat.

Dieses Buch kommt einem oft von homöopathischen Ärzten
vorgetragenen Wunsch entgegen, in einem einzigen Buch gut
geordnet alle die Tatsachen finden zu können, die man sonst
verstreut in vielen guten Werken der Materia Medica, besonders denen der englischen Sprache, zusammensuchen muß und
deren keines die gewünschte Vollständigkeit aufweist. Diese
Arbeit des Suchens, Gegenüberstellens und Überprüfens hat
Dr. Lathoud den vielen Praktikern, die sich dem Studium der
Homöopathie hingeben, für die Zukunft abgenommen.

Bei der Abfassung läßt der Autor keinen Augenblick, das beschriebene Mittel als Ganzes aus den Augen, und er sieht es
lebendig als einen Menschentyp, wie einen Kranken, der vor
ihm in der Sprechstunde sitzt mit all seinen allgemeinen und
besonderen Eigentümlichkeiten, und das, ohne die nötige
Verbindung zu den nosologischen Kategorien aus dem Auge
zu verlieren. Die Schulmediziner, die ohne eine erforderliche
Einführung unsere begeisterten Berichte mit Staunen lesen,
werden diese für eingebildete Pharmakodynamik halten. Unter dem Vorwand, zur Treue zu wahrer Wissenschaft ver-
pflichtet zu sein, fühlen sie sich verwirrt von der Vision des
kranken Menschen und flüchten in die isolierte Betrachtung
von Organen oder Krankheitsbegriffen, die sie unabhängig
vom Kranken betrachten können. Sonderbarer Selbstbetrug,
der sie das Wirkliche im Künstlichen und in der Abstraktion
(dem getrennten Organ, der Krankheit) suchen und nach dem
Imaginären rufen läßt, wenn man ihnen den Kranken gegen-
überstellt, der doch der eigentliche Gegenstand der medizinischen Kunst ist.

Trotzdem sind zahlreiche Mahnungen von offiziellen Stellen
ergangen, die Aufmerksamkeit der Klinik auf die Wahrheit:
»Es gibt keine Krankheiten, es gibt nur Kranke!« zu richten.
Diese Wahrheit anzuerkennen, heißt zugleich, die allopathische und die homöopathische Pharmakodynamik gegenein-
ander abzuwägen und miteinander zu vergleichen. Was kann
für einen Studenten kälter, lebloser und abstoßender sein, als

einen Aufsatz über allopathische Pharmakologie zu lesen oder ein Mittel zu studieren, das, an Tieren erforscht, nur dargestellt wird wegen seiner Beziehung zu einem Organ oder einer Krankheit, wegen seiner laxierenden, stopfenden, herzstützenden, umstimmenden, stimulierenden, krampflösenden usw. Wirkung, bei dessen Studium sich niemals ein kranker Mensch abzeichnet. Was gibt es dagegen Lebendigeres als eine wohlgeordnete und hierarchisierte Arzneimittelschilderung der Homöopathie, in deren Bild jeder unvoreingenommene Arzt diesen oder jenen seiner früheren oder jetzigen Patienten auftauchen sieht.

Wenn nun einige unserer Gegner beim Lesen unserer Literatur behaupten, uns nicht verstehen zu können, dann deshalb, weil sie vergessen, daß sich die Homöopathie an den kranken Menschen, und nicht an ein Organ, eine Mikrobe oder eine diagnostische Abstraktion wendet.

So bedeutet die homöopathische Materia Medica, die sich um das Bild des Menschen ordnet, eine vollständige Dokumentation der Arzneimittelprüfungen. In diesem Sinne muß sie studiert, verstanden und angewandt werden von dem homöopathischen Arzt, der den hohen Anspruch erhebt, eine wirksame und wahre Heilung auszuführen. Ich sage wahr, weil sie sich nicht damit zufrieden gibt, ein pathologisches Epiphaenomen zu lindern, sondern ein lebendes Wesen in seiner Ganzheit heilen will.

Ach! Eine pathologische Randerscheinung ist einfach und schnell definiert. Ein Kranker dagegen ist sehr komplex und etwas völlig anderes. Deshalb ist auch die allopathische Pharmakodynamik mit ein bißchen Geduld und Fleiß leicht und schnell zu beherrschen.

Die homöopathische Arzneimittellehre dagegen ist ein unbegrenztes Feld. Weit davon entfernt, den Studenten und Arzt zu entmutigen, weckt sie vielmehr in ihm immer aufs neue den Eifer, weitere Möglichkeiten zu entdecken und zu nützen.

Einer unserer Autoren hat mit Recht gesagt, daß der echte homöopathische Arzt keinen Tag vergehen läßt, ohne ein Kapitel in der Arzneimittellehre zu lesen, und daß diese am Ende seiner Tage seine letzte Lektüre sein werde. Wohlverstanden, es handelt sich hier nicht um einen intellektuellen autodidaktischen Selbstzweck. Mit jedem neuen Schritt in der Erkenntnis der Materie wird vielmehr das Werk des Heilens sicherer und befriedigender. Das ist einigen Eifer, wenn nicht die Leidenschaft eines ganzen Lebens wert.

Im Namen aller seiner jetzigen und zukünftigen Leser beglückwünsche und danke ich im Voraus meinem Freund Dr. Lathoud für dieses herrliche Werk, mit dem er uns eine konzentrierte und klare Arbeit geschenkt hat, die von Anfang bis Ende den wahren Geist der Homöopathie atmet!

Genf 30.6.1932

Dr. Henry Duprat
Président de la Société Rhodanienne
d'Homéopathie.

Vorwort des Übersetzers.

Der von Henry Duprat im Vorwort zu diesem Buch beschworene Blick auf den ganzen kranken Menschen sollte uns homöopathischen Ärzten immer oberstes Gebot sein. Der Weg zu therapeutischen Konsequenzen aus diesem Gebot, die Similesuche, muß aus einer Synthese aus wissenschaftlichem und künstlerischem Handeln bestehen. Rudolf Flury hat uns dafür in seinen unvergeßlichen Diskursen am Attersee den Blick geschärft. Für den wissenschaftlichen Teil dieser Arbeit sind wir durch unser Medizinstudium gerüstet, und das — zeitbedingt hochbewertete — linear-kausale Denken mit der linken Gehirnhälfte kommt uns dabei zu statten. Das wiederentdeckte holistische, umkreisend-bildhafte Denken der rechten Gehirnhälfte müssen wir für den künstlerischen Teil unserer Arbeit in uns pflegen. Daß es immer eine große Bedeutung in der Homöopathie hatte, ist schon an dem Brauch abzulesen, von *Arzneimittel-Bildern* zu sprechen. So werden wir uns bei der Einarbeitung wie bei der laufenden Beschäftigung mit der Homöopathie immer wieder im Umgang mit diesen Bildern üben müssen, was dem im streng kausalen Denken geschulten Kollegen anfangs nicht immer leicht fallen wird. Manches spricht jedoch dafür, daß die nächste Generation sich da wieder leichter tun wird. Mich hat seit der ersten Begegnung mit diesem Buch, die mir Raul Gulle aus Argentinien vermittelte, die lebendige, bildhafte Schilderung fasziniert, und der Gedanke zur Übersetzung kam mir, als ich bei meiner Arbeit in der Liga Medicorum Homoeopathica Internationalis mit Staunen feststellte, wie hoch für viele, selbst homöopathische Ärzte, deren Wissenschaft und Kunst weder zeitliche noch politische Grenzen kennt, die sprachlichen Barrieren sein können. Jeder ist eben kein Sprachgenie, wie Hahnemann es war, und darum hoffe ich, daß diese Übersezung, für deren Veröffentlichung ich Michael Barthel dankbar bin, vielen deutschsprachigen Kollegen den Zugang zur klassischen, hahnemannischen, holistischen Homöopathie erleichtern möge.

Celle-Osterloh im März 1984

Max Tiedemann

Liste der zitierten Autoren in Lathoud's Arzneimittelstudien

1 Allen, H.C. — Keynotes and Charakteristics with comparisons — Boericke and Tafel,/ Philadelphia 1910.

2 Allendy — »Le Propagateur de l'Homéopathie« XII 1931.

3 Amieux — »La Revue Française d'Homéopathie« IV 1924

4 Baltzer — de Stettin

5 Bigel — Examen de la doctrine homéopathique.

6 Blackledge, T.S. — »The Hahnemannian Monthly« V 1924

7 Boericke + Dewey — The twelve Tissue Remedies of Schüssler — Boericke and Tafel/Philadelphia 1899

8 Boericke — Pocket manual of Homoeopathic Materia Medica. — Boericke and Runyon/New York 1922

9 Boger

10 Brissaud, M.L. — »Le Propagateur de l 'Homeopathie« III/IV 1930

11 Chargé — Traitement homéopathique des maladies des organes de la respiration — Baillière/Paris 1923

12 Chase, C.E. — »The North American Journal of Homoeopathy« VI 1910.

13 Chiron — Eléments de Matière Médicale Homéopathique — Editions medicales/Paris 1923

14 Clarke, J.H. — Dictionary of Practical Materia Medica. — The Homoeop. Publishing Comp./London 1900

15 Claude s. 40

16 Copeland

17 Dahlke

18 Dewey

19 Duprat, H. — Le Propagateur de l'Homéopathie XI 1931

20 Ecalle, Delpech et Peuvrier — Pharmacopée homéopathique française.

21 Espanet — Traité méthodique et pratique de Matière Médicale et de thérapeutique — Baillière/1861

22 d'Espiney — »L'Homéopathie Française« V. 1913

23 Farrington — Matière médicale clinique (Trad.J.P.Teissier) — Baillière-/Paris 1912.

24 Gailhard, E. — »Le Propagateur de l'Homéopathie« VI/VII 1931

25 Gaspari — The British Homoeopathic Journal IV 1912

26 Gibson-Miller — Relationship of Remidies.

27 Gille,M. — »La revue pratique de biologie« II 1930.

28 Green, J.M. — »The Homoeopathic Recorder« V 1926

29 Gross — Bryonia 1822

30 Guernsey

31 Hahnemann — Organon, — Chronische Krankheiten, — Reine Arzneimittellehre

32 Hayes — The North American Journal of Homoeopathy III 1908

33 Hering

34 Houat — Nouvelles Données de Mat.Med.Hom. et de Toxicologie — Baillière/Paris 1868

35 Hughes — Action des médicaments homéop. ou éléments de pharmacody-
   namique (trad.Guérin-Meneville) — Baillière/Paris 1874
36 Hunt
37 Imbert-Gourbeyre — Histoire de l'Aconit — Baillière 1895
   — Empoisonnement Arsenical − Baillière 1881
   — Mort de Socrates.. − Baillière 1876
   — Lectures sur l'Homéopathie − Baillière 1865
38 Jahr — Manuel de Mat.Med.Hom. − Baillière 1855
39 Jahr et Catellan — Nouvelle Pharmacopée Homéop. − Baillière 1853
40 Jousset, P. — Traité élémentaire Mat. Med expérimentale et de
   Thérapeutique positive − Baillière
41 Kent, J.T. — Homeopathic Mat.Med. — Boericke and Tafel/1905
42 v. Lippe — Keynotes of Mat.Med. − Boericke and Tafel/1915
43 Luser, O.
44 Manquat — »Traité de thérapeutique«
45 Martin, G.H.
46 del Mas, R.
47 Mouezy-Eon — Les doctrines de l'Homéopathie.. — Edition médicales
   /Paris 1923
48 Nash — Leaders in Hom.Therapeutic + — Leaders for the use of Sulf.
   Boericke and Tafel/1907
49 Neably, E.A. — »Revue Française d'Homéopathie,« IX 1919
50 Nebel
51 Noailles, Ch. — L'Homéopathie française — IV 1927
52 Petroz — Etudes de Mat.Med Therapeutiques — Baillière − Paris 1864
53 Piedvache
54 Renard − „L'Homéopathie Française" XII 1929
55 Rouy − Revue Française d'homéopathie, III 1922
   − Le Propagateur de l'Homéopathie" XII 1931
56 Schmidt, P. − Le Propagateur de l'Hoiéopathie V 1930
57 Sheddy
58 Sieffert − Formulaire de thérapeutique positive. Ed 1899
59 Stonham − The british Homoeopathic Journal IV 1912
60 Val Lacoste − La Médicine International Illustrée VI 1924
61 Vannier, L.
62 Wood − de Philadelphia
63 Yeager, W. H. − de Philadelphia
64 Bernay, Ch. − Le Propagateur de l'Homèopathie IV 1928
65 Teste
66 Trosseau + Pidaux − Traité de Thérapeutique. 1851
67 Phisalix, M. − Les animaux venimeux.
68 Dunham
69 Jones, M. Brown-Sequard
70 Burnett, c.f.Duprat
71 Royal c.f.Duprat

Abrotanum

Artemisia abrotanum, die Eberraute, ist ein perinierendes
Kraut aus der Familie der Synantheraceen und hat große
Ähnlichkeit mit dem Wermuth. Wir finden sie häufig in den
französischen Gärten, und sie hat einen starken, aromatischen Geruch nach Kampher und Zitronen, der ihr den Namen Zitronenkraut einbrachte, den sie aber mit der Melisse
teilt.

Die Urtinktur stellen wir im Juli und August durch Mazeration der frischen Blätter in Alkohol her, die weiteren Potenzen durch Dilution nach Hahnemann.

Allgemeine Mittelwirkung und Charakteristisches

Abrot. hat eine große Tiefenwirkung, besonders nach plötzlicher Unterdrückung von Lokalsymptomen einer Krankheit.

Die auffallendsten Züge des Mittelbildes sind: Alternanz und
Metastasierung. Wechsel von Durchfall und Verstopfung,
von Rheumaschüben und Haemorrhoidalkrisen, von Krämpfen und Koliken. Von den Metastasen seien genannt: Gastritis, Nephritis, Meningitis, Hepatitis oder Pädatrophie nach
plötzlicher Unterdrückung eines Durchfalles oder ein Anfall
von Enterocolitis durch adstringierende Stopfmittel, oder
wenn ein Gelenkrheumatismus durch Lokalbehandlung gestoppt wird und stattdessen eine Herzaffektion auftritt. In
solchen Fällen verdient Abrot. unsere Aufmerksamkeit
ebenso wie *Kalm., Led., Spig.* usw. Wenn sich also der falsch
behandelte Rheumatismus „auf's Herz schlägt", dann kon-
kurriert bei dieser akuten Endocarditis Abro mit *Kalm., Sep.*
und *Spong.*

Abrot. hat auch großen Einfluß auf das Vegetativum: Lähmung des Stoffwechsels, Abzehrung bis zur Pädatrophie,
aber diese Abmagerung geht von unten nach oben wie bei
Arg-n. Wahlanzeigend für Abro. bei Pädatrophie der Säuglinge ist, daß das Kind seinen Kopf nicht mehr halten kann,

die Schwäche so extrem ist, daß es sich nicht auf den Beinen halten kann und es bei hektischem Fieber langsam dahinschwindet und verfällt, dabei hat es einen riesigen Appetit, kann aber nichts assimilieren. Das erinnert uns an *Lyc., Nat-m., Iod., Verat.-v*, bei denen die Abmagerung aber von oben nach unten geht, während Abrot. von den Beinen herauf abmagert.

Abrot. entspricht der gichtischen Diathese.

Modalitäten:

A) Verschlimmerung:

    a) Kälte, Nässe, Wetterwechsel.

    b) Bewegung des ganzen Körpers, während die Bewegung des schmerzhaften Gelenkes bei sonstiger Körperruhe den rheumatischen Schmerz lindert.

    c) nachts, besonders nach Mitternacht

    d) durch Unterdrückung von Auscheidungen.

B) Besserung:

    a) durch Hitze

    b) durch lose Stühle.

Gemütssymptome

Niedergeschlagen und ängstlich. Er kann nur mit Mühe denken.

Daneben finden wir Geschwätzigkeit, Aufgeregtheit und schlechte Laune. Reizbare, mürrische Kinder.

Gesicht

Altaussehendes, runzliges Gesicht mit bläulich halonierten Augen.

Komedonen im Gesicht ausgezehrter Menschen.

Verdauungsorgane

Er hat großen Hunger, verlangt in Milch eingeweichtes Brot. Heißhunger, und trotzdem magert er ab. Gefühl, als hinge der Magen herab, als schwämme er. Heiße, brennende, stechende Schmerzen oder Kältegefühl. Nächtliche Verschlimmerung.

Große Ausdehnung und Aufblähung des Bauches. Drüsenpakete.

Stühle, die unverdaute Nahrungspartikel enthalten. Wechsel zwischen Durchfall und Verstopfung. Haemorrhoiden mit häufigem Stuhldrang, die bei plötzlicher Unterdrückung rheumatischer Schmerzen auftreten.

Hervortretende Haemorrhoiden, die bei Berührung brennen. Haemorrhoidalkolik mit Kreuzschmerzen.

Blutiges Nässen des Nabels bei Neugeborenen.

Atmungsorgane

Kalte Luft macht ein wundes Gefühl in den Atemwegen.
Nasenbluten junger Leute.

Pleurititis, wenn auf der kranken Seite ein Kompressionsgefühl bestehen bleibt, das das freie Durchatmen verhindert. (nach *Acon.* und *Bry.*).

Geschlechtsorgane

Hydrozele bei Kindern.

Kreislauforgane

Lancinierende, scharfe Schmerzen in der Herzgegend. Herzmetastasen des Rheumatismus. Schwacher, kleiner Puls.

Rücken und Glieder.

Schwierigkeiten sich zu bewegen.

Gelenkrheumatismus: schmerzhafte, geschwollene Gelenke, Empfindlichkeit gegen allgemeine Körperbewegung, obwohl er sich besser fühlt, wenn nur das befallene Gelenk allein bewegt wird. Verschlimmerung nachts, besonders nach Mitternacht, durch Nässe und Wetterwechsel.

Stechen, Ameisenlaufen und Kälte in den Fingern und Zehen.

Haut

Welk, faltig, schlaff, Komedonen.
Erfrierungen mit viel Jucken.

Beziehungen

Abrot. folgt gut auf *Hep.* bei Furunkeln.

Aceticum acidum

Acet-ac. oder Essigsäure ist eine farblose Flüssigkeit von starkem, durchdringendem, aber angenehmem Geruch und scharfem, pikantem Geschmack, entflammbar, flüchtig und hygroskopisch, so daß sie nur in hermetisch verschlossenen Flaschen aufbewahrt werden kann. Sie ist in jeder Konzentration in Wasser, Alkohol, Ähter und Glycerin löslich.

Die ersten 3 Potenzen stellen wir nach Hahnemann mit destilliertem Wasser her und erst ab der 4. Potenz wird Alkohol verwendet.

Allgemeine Mittelwirkung

Acet-ac. erzeugt eine schwere Anaemie mit Hydrops, großer Schwäche, häufigen Ohnmachten, Dyspnoe, Herzschwäche, Harnflut und reichlichen Schweißen (8). Auszehrung, Schwäche, Anaemie, Inappetenz, brennender Durst, Produktion von reichlich blassem Harn, das ist eine Symptomenkonstellation, die Acet-ac. verlangt (41).
Es hat die Kraft, fibröse und eiweißhaltige-Ablagerungen zu verflüssigen (8).
Acet-ac. ist auch ein großes Blutungsmittel: Schleimhautblutungen aus Nase, Magen, Rektum, Lungen usw. (41).
Viele Folgesymptome von Insektenstichen und Bissen sind durch sie geheilt worden (41).
Schließlich sei daran erinnert, daß der Essig ein altes Mittel gegen Chloroformschäden ist. (41).

Charakteristisches

1. Konstitution und Typ:

Paßt besonders gut für wachsartig-blasse, kränkliche, magere Menschen, die im Laufe der Jahre immer schwächer wurden, mehr oder weniger tuberkulös sind und eine kümmerliche, schlaffe Muskulatur haben.

2. Erschöpfung, Schwäche:

Ohnmachtsanfälle bei Anämischen (41). Große Erschöpfung nach einem Trauma (*Sul-ac.*), einem chirurgischen Eingriff, einer Anaesthesie (1). Marasmus und andere erschöpfende, schwächende Kinderkrankheiten (*Abrot., Iod., Sanic., Tub.*) (1).

3. *Hitzegefühle, die kommen und gehen wie ein Orgasmus (41).*

4. *Große Kälteempfindlichkeit.*

Gemütssymptome

Mürrisch, beklagt sich unaufhörlich.
Geistesverwirrung. Die Kranke erkennt ihre eigenen Kinder nicht, sie vergißt, was geschehen ist, hat Angstanfälle, stellt sich ständig Ärgernisse vor und meint, daß ein Unglück geschehen würde (41).

Reizbar, geplagt von beruflichen Sorgen.

Delirium, im Wechsel mit Stupor, begleitet Abdominalsymptome wie bei Typhoid.

Kopf

Nervöse Kopfschmerzen nach Mißbrauch von Narcotica, Kaffee, Tabak, Alkohol. Blutandrang zum Kopf mit Delirien. Erweiterung der A. temporalis.

Gesicht

Es ist wachsartig, blaß und ausgezehrt. Manchmal ist eine Wange rot, die andere blaß. Manchmal sind die Wangen heiß und lebhaft gefärbt durch einen Blutandrang. Lebhaft rotes, feuchtes Gesicht. Die Augen sind eingesunken und schwarz haloniert.

Schweiß auf der Stirn, stellenweise.
Dunkelpurpurfarbene Lippen.

Augen

Membranöse Conjunctivitis (58).

Verdauungsorgane

1. Mund:

Die blasse, feuchte, schlaffe Zunge hängt heraus.

Schmerzen am Zungengrund. Reichlicher Speichelfluß.

2. Rachen:

Das Kind hat Durst, kann aber nicht einmal einen kleinen Löffel Wasser herunterschlucken. Weiße, falsche Membranen im Rachen.

3. Magen:

Unstillbarer, heftiger Durst. Er schreit nachts nach kaltem Wasser. Heftiger, unstillbarer Durst auf große Mengen Wasser auf einmal während Wassersucht, Schwäche und chronischer Diarrhoe. Im Fieber ist er dagegen durstlos (1).

Abneigung gegen gesalzene und kalte Speisen. Kalte Dinge liegen ihm schwer im Magen. Gemüse außer Kartoffeln bekommen ihm nicht, ebenso Brot und besonders Butter (14).

Es scheint ihm, als ob alles in seinem Magen gären würde. Heftige, brennende Magenschmerzen, gefolgt von Kälte der Haut und kaltem Stirnschweiß (14).

Er erbricht nach jeder Art Speisen. Saures Aufstoßen und Erbrechen. Schwangerschaftserbrechen, Sodbrennen und profuser Speichelfluß Tag und Nacht

Lact-ac. hat Linderung des Speichelflusses bei Nacht; *(Merc.)* (14).

Erbrechen von Blut und jeder genossenen Speise. Brennende Magenschmerzen wie von einem Geschwür (Magenkrebs).

4. Abdomen und Stuhl:

Im Bauch herrscht ein großer Spannungsschmerz durch Flatulenz oder Hydrops; er ist berührungsempfindlich (41). Kolik.

Er hat das Gefühl, als sinke sein Bauch ein, wenn er auf dem Rücken liegt, und davon bekommt er Atemnot. Es geht ihm besser, wenn er auf dem Bauch liegt (*Am-c.*) (1).

Ascites, intestinale Blutungen.

Bei Typhus, Ascites und Phthise treten reichliche, erschöpfende Schweiße mit großem Durst auf, er trinkt viel, ohne daß ihm das zu schaden scheint. Durchfälle mit Fuß- und Unterschenkelödemen bei Tuberkulösen. Diarrhoe mit Koliken und schmerzhaftem Abdomen.

Harnorgane

Sehr reichliche, blasse Harnausscheidung, manchmal Phosphaturie. Acet-ac. hat Diabetes mit und ohne Glycosurie, geheilt, sofern heftiger, unstillbarer Durst, große Schwäche und starke Abmagerung bestanden (41).

Genitalorgane

Sexuelle Schwäche mit Samenverlusten, Spermatorrhoe beim Stuhlgang, Erschlaffung der Sexualorgane.

Menstruation reichlich oder wäßrig. In Chlorosefällen, in denen Acet-ac. durch die übrigen Symptome angezeigt ist, kann die Menstruation spärlich sein. Uterusblutungen mit großem Durst. Bläuliche, saure Milch von schlechtem Geruch und Geschmack.

Atmungsorgane

Nasenbluten, besonders nach Fall oder Stoß. Heiserkeit mit Kehlkopfreizung. Die Schleimhäute des Kehlkopfes und der Trachaea sind mit einem fibrinösen Belag, ähnlich der Diphterie, überzogen. Pfeifende Atmung mit Rasseln in der Kehle. Kruppöser Husten bei jeder Einatmung (14).

Trockener, chronischer, hackender Husten bei kränklichen Patienten, die blaß sind, „als hätten sie die Schwindsucht geerbt", mit Ödemen der Extremitäten, Durchfällen und Atemnot sowie Nachtschweißen. Brennen in Brust und Magen, Rasseln in der Brust, chronische Bronchitis (41). Profuse Bronchorrhoe (8). Lungenblutungen, Haemoptyse.

Rücken und Glieder

Rückenschmerzen, besser in Bauchlage. Er kann nicht auf dem Rücken schlafen.

Ars. schläft besser auf dem Rücken (1).

Rückenmarksentzündung mit Harnflut, die Schmerzen werden nur in Bauchlage gelindert (14).
Ödeme der Unterschenkel und Füße.

Haut

Die Haut ist wachsfarben-blaß und ödematös, brennend heiß und trocken oder von reichlichem Schweiß bedeckt. Herabgesetzte Hautsensibilität am ganzen Körper. Geschwollene Varizen.

Fieber

Hektisches Fieber mit reichlichem Nachtschweiß. Roter Fleck auf der linken Wange. Durstlos im Fieber. Reichlich kalter Schweiß.

Kleiner, unfühlbarer, sehr schwacher, schneller Puls.

Beziehungen

Es antidotiert die Dämpfe der Narkosemittel, (*Aml.-n.*), des Kohlenoxyds und des Gases. Ebenso *Op.* und *Stram.*
Weinessig antidotiert *Carb.-ac.*

Acet.-ac. folgt gut auf *Chin.* bei Haemorrhagien und auf *Dig.* bei Wassersucht.

Es verstärkt die Symptome von *Arn., Bell., Lach., Merc.* und besonders das Kopfweh von *Bell.*

Komplementär: *Chin.*

Antidote: *Acon., Nat-m., Nux-v., Sep., Tab.*
Unverträglich mit Acet.-ac. sind *Bor., Caust., Nux-v., Ran-b., Sars.*

Aconitum napellus

Aconit, blauer oder echter Eisen- oder Sturmhut, ist eine ausdauernde Pflanze aus der Familie der Ranunculaceen, die in ganz Europa wild wächst, besonders in Alpen, Jura und Vogesen. Gelegentlich wird sie auch als Zierpflanze in Gärten gezogen. Ihr Name Napellus stammt von der Form der Wurzel, die tatsächlich einer kleinen Rübe ähnelt.

Wir stellen unsere Urtinktur aus der ganzen Pflanze her, gesammelt im August gegen Ende der Blütezeit.

Aconit enthält zwei Alkaloide, denen es seine besonderen Eigenschaften verdankt: Aconitin und Napellin.

Allgemeine Mittelwirkung

Acon. besitzt eine enorme Wirkung auf eine große Zahl krankhafter Zustände, entspricht ihnen jedoch nur in einem gewissen Augenblick, da sein Arzneibild keine kontinuierliche Entwicklung hat, die einem ganzen Krankheitsverlauf entsprechen würde (21).

Seine Haupwirkung betrifft eine gesteigerte arterielle Aktivität, also die ausgesprochene Hyperaemie, die sich in psychischer, nervöser und vaskulärer Spannung, begleitet von Unruhe und großer Angst äußert. Als bestangepaßtes Mittel für Entzündung, Kongestion und arterielle Hyperämie ist es das typische Antiphlogisticum (homöopathische Lanzette hat man es genannt), paßt aber nur für das Anfangsstadium dieser Zustände, denn seine Wirkung hört auf, wenn die Kongestion sich lokalisiert hat und sich ein Hepatisationsstadium, eine Transsudation oder sonst eine Gewebsveränderung einstellt (21).

Im Bereich der sensiblen Nerven erzeugt es Ameisenlaufen und Prickeln, gefolgt von Taubheit. Beim näheren Studium werden wir sehen, daß es auch ein großes Schmerzmittel ist.

An den motorischen Nerven erzeugt es keine Lähmungen, sondern Krämpfe, meist tonischer Art. Bei der Acon.-Vergiftung ist der Trismus ein bekanntes Sympton, und der Kranke,

der Acon. benötigt, klagt oft über Zusammenschnüren der
Kehle, Krämpfe und in schweren akuten Acon.-Vergiftungen
kann man einen voll ausgebildeten Opisthotonus oder das
Bild der Pseudotetanie fast so ausgeprägt wie bei *Stry.* sehen.
Acon. erregt die vasomotorischen Nerven, wie die motorischen Zentren. Besonders durch die Einwirkung auf die Vasomotoren läßt sich die Homöopathicität von Acon. für das
sthenische Fieber wie für die anderen Hyperämiesymptome
erklären. Hier heilt es, wenn wir uns getreulich an die Ergebnisse der Arzneimittelprüfung halten (35).

Charakteristisches

1. Konstitution und Typ:

Acon. ist sehr angezeigt bei Kindern, bei denen die Aktivität der
Lebensfunktion besonders die Arterien betrifft, wie bei Ju-
gendlichen und jungen Erwachsenen, bei denen der arterielle
Kreislauf in voller Aktion ist. Weniger angezeigt ist es dagegen
im reiferen Alter, in dem sich die Aktivität mehr auf den Ver-
dauungsapparat verlagert, und im Greisenalter ist Acon. so gut
wie gar nicht angezeigt, da hier das Venensystem und die Symptome eines stetigen, irreparablen Verfalls vorherrschen.

Allgemeiner kann man sagen, daß wir die besten Wirkungen
von Acon. bei Menschen von sanguinischem Temperament
und athletischem Körperbau sehen, die wohl genährt, lebhaft,
heiter, fröhlich und sorglos, oder auch im Gegenteil leicht traurig, unruhig und ängstlich sind, weil sie durch Entbehrungen
oder Leiden ihre Konstitution geschädigt und sich nervös gemacht haben. Aber bei alldem ist die Haut kräftig gefärbt, und
Haare wie Augen sind gewöhnlich braun oder schwarz: „Junge,
energische, kongestive, plethorische Menschen, die empfindlich für Wetterwechsel sind und plötzlich nach einem starken
kalten oder trockenen Wind (Lungenkongestion im Winter)
oder einer außergewöhnlichen Hitze (Magen- oder Magen-
darmverstimmung im Sommer) erkranken" (48).

„Die Plethorischen und Rüstigen mit kräftigem Herzen, aktivem Geist und robustem Kreislauf, die plötzlich nach einem Wetterwechsel erkranken, das sind die Menschen, die Acon. brauchen" (41).

2. Plötzliche, stürmische, akute Krisen:

Acon. ruft einen heftigen Sturm hervor, der sich plötzlich erhebt, schnell zur vollen Stärke anschwillt und ebenso schnell vorbei ist.

„Die Leiden, die Acon. heilt, kommen plötzlich, z.B. nachdem man einem kalten, trockenen Wind ausgesetzt war. Der Patient scheint von einem plötzlichen, gewaltsamen Tod bedroht zu sein, er gesundet jedoch schnell. Werden kräftige Menschen befallen, dann scheinen diese plötzlichen entzündlichen Kongestionen durch eine heftige und schnelle Reaktion abgewehrt zu werden, Açon. hat auch seiner Natur nach nichts von den Folgeerscheinungen einer Entzündung. Gesundet der Kranke, so läßt die Heilung nicht auf sich warten. Wir werden Beweise für die plötzliche und stürmische Wirkung von Acon. in jedem Organ des Körpers finden: in Hirn, Lungen, Leber, Blut, Nieren usw." (41).

3. Äußerste Unruhe und Erregung mit schrecklicher Angst und Todesfurcht:

Die sehr ausgeprägte Unruhe, die extreme Angst, die für un-ser Mittel so typisch ist und die alle seine Symptome begleiten, treten am häufigsten in den stürmischen Fieberzuständen auf, und es gibt keine bessere Beschreibung des Acon.-Fiebers als die von Hering: „Hitze mit Durst. Harter, voller, schneller Puls. Ängstliche Ungeduld, kann sich nicht beruhigen. Der Kranke ist außer sich und wirft sich angsterfüllt hin und her" (23).

Diese Unruhe ist ebenso wichtig wie stürmisch. Sie ist ein Schlüsselsymptom des Mittels und kommt so deutlich bei keinem anderen Mittel unserer Materia medica vor, außer bei

Rhus-t. und Ars., die Nash (48) als „Unruhe-Trias" neben Acon. stellt.

Neben seiner hochgradigen Unruhe hat Acon. eine große Angst, eine allgemeine undefinierbare Furcht, aber eine ganz besonders große Furcht vor dem Tode, und es ist ebenso diese Todesfurcht, wie sein Leiden, die den Kranken mit der typischen Unruhe erfüllen.

„Er fühlt die Heftigkeit seiner Krankheit, da er unter einem starken arteriellen Erethismus und einer großen Erregung steht. Die Furcht spiegelt sich in seiner Haltung wider, und seine Herztätigkeit ist so erschöpfend, daß er glaubt, sterben zu müssen. Das, was er fühlt, bedeutet für ihn den Tod, den er sehr fürchtet. Sehen wir diese Furcht, diese Unruhe, diese intensive Angst, diesen akuten, so plötzlichen stürmischen Anfall, dann haben wir es mit einem Kranken zu tun, der am Gift des Sturmhutes stirbt oder der Acon. braucht"(41).

Während es nun diese große Angst und Todesfurcht ist, die Acon. aufregt, ist es bei

Rhus-t. einfach eine Unruhe aufgrund der besonderen Modalität dieses Mittels: deutliche Linderung durch Bewegung. Die

Ars.-Unruhe dagegen geht einher mit äußerster Erschöpfung und eingeschränkter Vitalität. Es ist eine passive Unruhe.

Keines der beiden anderen Mittel hat wie Acon. die große Angst, die unsinnige Furcht, besonders nachts.

Diese Todesfurcht, die sich nicht nur in den akuten Fieberanfällen von Acon. einstellt, sondern auch in vielen anderen dem Mittel unterworfenen Erscheinungen, prägt ihm so sehr seinen Charakter auf, daß es ein ausgezeichnetes Mittel ist für Folgen von Furcht und Schrecken, sei dieser nun frisch oder schon alt.

Op. ist ein anderes gutes Mittel für die Folgen von Angst, wie Krämpfen, Durchfall, Schwindel, Zittern usw. Beide Mittel sind sehr unterschiedlich in allen anderen Symptomen, und es ist im allgemeinen leicht, Op. von Acon. zu unterscheiden.

Gels., Puls. und *Verat.* sind entsprechend den übrigen Symptomen des Falles angezeigt bei Durchfall nach Schreck.

Nat-m., Sil., Ph-ac., bedenke man bei chronischen Schreckfol-
gen (23).

Ign. ist auch ein gutes Mittel, die nervösen Folgen von Schreck
zu behandeln.

Agn. hat, wie *Acon.,* Todesfurcht, Traurigkeit mit der Vorahnung eines schnellen und nahen Endes, begleitet von sexueller
Melancholie.

Cact. hat Todesangst. Wie *Agn.* ist der Kranke traurig, melancholisch, schlecht gelaunt und hat zusätzlich das Konstriktionsgefühl, als sei das Herz von einer eisernen Faust gepackt,
wie es die anderen Mittel nicht haben.

Phos. hat Todesangst, wenn er allein ist. Dazu kommt eine große nervöse Schwäche, Abmagerung und eine Reihe charakteristischer Organ- und Gemütssymptome, die ihm sein besonderes Gepräge geben und eine Verwechselung ausschließen.

Ars. schließlich muß mit Acon. nicht nur wegen seiner Erregung
verglichen werden, sondern auch wegen des gemeinsamen Gefühls von Angst und Todesfurcht. Es hat aber seine besondere
Schwäche und andere Charakteristika, die eine Verwechselung mit Acon. verhindern.

4. Folgen der Einwirkung trockener Kälte:

Alle möglichen Affektionen und Krankheiten, die durch einen kalten und trockenen Wind verursacht werden, können
besonders durch Acon. geheilt werden.

„Man könnte sagen, wenn die therapeutische Verallgemeine-
rung kein Fehler wäre, daß Acon. die Panacée der Kälteschä-
den wäre, so oft ist es angezeigt im Anfangsstadium von
Schäden durch trocken-kalten Wind. Es paßt besonders für
Schäden durch Ost-und Nordwinde, Bise, trockene Kälte der
Höhen, Zugluft in Hochtälern oder auf Berggipfeln. Es ist
dann, genauer gesagt, angezeigt bei Plethorikern, Sanguini-

kern, pausbäckigen Babys, aber nicht bei kränklichen Blassen" (41).

> Bry.,Caust., Hep. und Nux-v. sind andere Mittel für trokkene Kälte.
>
> Nux-m., Nat-m., Sulph., Rhus-t. (48) dagegen einige Mittel für feuchtes Wetter.

5. Der Aconit-Schmerz:

Acon. erzeugt und heilt einen unerträglichen, scharfen, schneidenden Schmerz, der mit der großen Unruhe des Mittels, seiner Angst und Furcht einhergeht. Er ist heftig, wie alles bei Acon. Der Kranke wirft sich hin und her, kann es nicht aushalten und erträgt weder Berührung, noch abgedeckt zu werden. »Er schreit vor Schmerzen, die Heftigkeit der Acon.-Schmerzen ist erstaunlich« (41).

Nachts, gegen Mitternacht, ist der Schmerz, wie alle Acon.-Symptome, schlimmer.Er ist vergesellschaftet oder wechselt mit Ameisenlaufen und Taubheit mit Prickeln.

Der Schmerz ist so heftig, daß der Kranke glaubt, es nicht länger aushalten zu können. Er verzweifelt, regt sich auf und meint, er müsse sterben. Dabei kann man an

> Cham. denken, bei der der Schmerz vor Mitternacht auftritt, begleitet von Taubheit der befallenen Gebiete, oder Taubheit und Schmerz wechseln sich ab. Der Schmerz ist unerträglich wie bei Acon., aber der Kranke ist hauptsächlich zornig und wütend, hat keinerlei Todesangst, ganz im Gegenteil würde er es vorziehen zu sterben, statt in dieser Weise weiter zu leiden.
>
> Cimic. und Ran-b. seien hier auch erwähnt. Sie gehören zur gleichen botanischen Familie wie Acon. und haben die gleichen scharfen und plötzlichen Schmerzen, aber weder dessen Erregung, noch dessen Angst.
>
> Coff.schließlich hat weder die Entzündung von Acon., noch die Stimmung von Cham. Er ist einfach ein Überempfindlicher, der an seinen Leiden verzweifelt.

Modalitäten

A) Seitenbeziehung: links
B) Verschlimmerung:

Durch kalten, trockenen Wind.

Nachts, gegen Mitternacht: Die Symptome des Mittels: Unruhe, Angst, Schmerzen usw. sind schlimmer nachts, besonders gegen Mitternacht. Merkwürdigerweise haben die beiden anderen Mittel des Unruhetrios, *Rhus-t* und *Ars,* auch die Verschlimmerung um Mitternacht.

In einem warmen Zimmer.

Beim Liegen auf der Seite.

Durch Wein und Stimulantien.

Durch Tabakrauch.

Durch Musik, Lärm, Licht.

Durch Angst, starke Erregung.

C) Besserung:

Im Freien. In Ruhe.

Nach warmem Schweißausbruch.

Gemütssymptome

Angst und Furcht begleiten schon die kleinsten Beschwerden. Todesangst, Angst im Dunkeln, Angst, die Straße zu überqueren, in die Welt hinauszugehen, in einer Menschenmenge. Furcht, daß ihm etwas zustoßen könnte. Immer gegenwärtige, undefinierbare, unsinnige Furcht mit Angstgefühl. Ängstlichkeit nach einem Schreck. Diese dauernde Furcht macht sein Leben zur Qual, da sie sowohl beim akuten Fieber auftritt wie im täglichen Leben.

Körperliche und geistige Unruhe. Im Liegen wirft er sich von einer Seite zur anderen, ohne dadurch Linderung zu finden. Er ist überzeugt, daß seine Krankheit tödlich sein wird, und er sagt seine Todesstunde voraus.

Erregung mit großer nervöser Reizbarkeit. Akutes Delirium. Musik macht ihn traurig und wird nicht ertragen.

Völlige Gleichgültigkeit gegen alles in der Schwangerschaft (33).

Schlaf

Schlaflosigkeit durch allgemeine große Hitze mit Erregung und Unruhe. Er ist unfähig einzuschlafen, sein Geist arbeitet unaufhörlich. Schlechter, unruhiger Schlaf mit Alp- und Angstträumen. Zucken im Schlaf, besonders nach Mitternacht.

Kopf

Kongestiver Kopfschmerzen. Der Kopf ist schwer, und in der Stirn ist ein Gefühl, als würde ein Fremdkörper aus dem Kopf herausgetrieben. Völlegefühl mit Hitze wie von siedendem Wasser, begleitet von heftigem Klopfen des Herzens, in den Arterien und den Schläfen mit Fieber, Erregung, Angst und Furcht. Äußerlich ist der Kopf sehr heiß (*Bell.*).

Nach einem Sonnenbad, nach Erkältung oder nach Unterdrückung eines Schnupfens kann man bei einem Plethoriker diese kongestiven Kopfschmerzen finden.

Er ist schlimmer nachts, beim Reden, beim Aufstehen, beim Trinken, wird aber im Freien besser.

Heftiger Supraorbitalschmerz. Hirnhyperaemie mit kongestivem Kopfweh, Angst, Erregung und heißem, rotem, kongestioniertem Gesicht, das manchmal eine Farbe zwischen Schwarz und Blau wie bei

> *Verat-v*. hat. Während aber der Puls von Acon. voll hart, gespannt und schnell ist, wird der von *Verat-v*. langsam, weich, schwach und oft unregelmäßig sein. Auch der Kopfschmerz von *Verat-v*. ist anders: Der Kopf scheint platzen zu wollen, als sei das Gehirn zu groß, und die Pupillen sind erweitert.

Bei Acon. scheint das Hirn nur bei der Stirn herauszudrängen. Kopfschmerz mit reichlicher Harnflut *(Ip., Gels.).*

Schwindel, wenn man vom Liegen hochkommt, beim Bük-
ken, besonders in einem warmen Zimmer, mit Flimmern vor
den Augen und Ohnmacht. Plötzlich auftretener Schwindel
nach Schreck, Sonnenbestrahlung, plötzlicher Unterdrük-
kung der Regel oder durch Kälte.

Gesicht

Hochrotes Gesicht. Eine Wange kann heiß und rot, die andere blaß und kalt sein, wie bei *Cham*.

Trigeminusneuralgie, besonders links mit scharfen, schneidenden, unerträglichen Schmerzen und Ameisenlaufen, als
liefen die Insekten auf der Hautoberfläche. Kongestive, akute
Kälteneuralgie im Bereich des linken Trigeminus. Die unerträglichen Schmerzen, die den Kranken zur Verzweiflung treiben, sind schlimmer nachts gegen Mitternacht. Sie sind begleitet von Ameisenlaufen und Taubheit, „als ob Eiswasser
den Nerven entlangliefe" (41). Das Gesicht ist rot, geschwollen, kongestioniert, und es besteht die charakteristische Unruhe des Mittels.

Bei *Trigeminusneuralgie* kann man vergleichen:
  Spig., das nützlich sein kann bei Trigeminusneuralgie links
  mit intensiven brennenden, unerträglichen, schießenden
  Schmerzen bei starker Erregung; es fehlt aber das Ameisenlaufen von Acon.
  Colch. hat Schmerzen in der linken Gesichtshälfte bis zum
  Ohr und Kopf mit Ameisenlaufen in der Haut, wie nach
  einer Erfrierung. Die Wange der kranken Seite ist rotge-
  schwollen und schwitzt. Bei den unerträglichen Schmerzen besteht viel nervöser Erethismus, aber es fehlt die typische Unruhe von Acon.
  Verb. hat eine Trigeminusneuralgie, die besonders die linke
  Seite betrifft mit Tränenfluß, Schnupfen und dem Gefühl, als würden die befallenen Teile mit Zangen gequetscht, was bei Acon. nicht vorkommt.

Agar. hat eine Trigeminusneuralgie mit Schmerzen, als
würde die Wange und der Nerv mit Eisnadeln gestochen. Stechende, schneidende, scharfe Schmerzen wie
von einem Holzsplitter. Diese Neuralgie betrifft aber die
linke Seite nicht stärker als die rechte.

Plat. hat eine Trigeminusneuralgie mit Ameisenlaufen und
Taubheit, deren Schmerz aber langsam zu- und abnimmt, was weit entfernt ist von der Plötzlichkeit von
Acon. Auch sind sie rechts häufiger, und der Arzneimit-
teltyp ist die Hauptindikation für die Wahl, ebenso wie
bei

Lach., bei der die Linkslateralisation der Trigeminusneuralgie an Acon. denken läßt, aber das sind auch die einzigen gemeinsamen Symptome, alle übrigen helfen uns,
die beiden Mittel leicht auseinanderzuhalten.

Caust. hat Taubheit, einseitige Facialisparesse durch trok-
ken-kalten Wind mit dem typischen Gefühl von Ameisenlaufen wie Acon. das hier nur im Anfang nützt und
Caust. bald Platz macht.

Augen

Plötzliche, heftige Entzündung ohne Eiterung. Akute Conjunctivitis nach trocken-kaltem Wind. Entzündete, wunde,
rote Lider. Reichlicher Tränenfluß nach trockener Kälte oder
nach Entfernung eines Fremdkörpers (*Arn.*).
Lichtüberempfindlichheit. Glänzende rote, injizierte Augen.

Ohren

Die Ohrenentzündungen sind bei Acon. akut, kommen plötzlich und heftig, nach trocken-kaltem Wind. Das äußere Ohr
ist heiß, geschwollen und schmerzhaft. Akute, unerträgliche
Schmerzen mit Fieber und der typischen Acon.-Unruhe.
Hochgradige Lärmempfindlichkeit. Musik ist ihm unerträglich.

Verdauungsorgane

1. Mund:

Trocken mit unstillbarem Durst und stürmischem Verlangen nach kaltem Wasser. Alles schmeckt bitter außer Wasser
  Chin.: alles schmeckt bitter, auch Wasser.
Taubheitsgefühl an den Lippen. Zunge weiß belegt (*Ant-c.*). Zahnfleisch heiß und entzündet. Zähne sehr kälteempfindlich. Pulsierende Zahnschmerzen, die sich über den ganzen Kiefer ausbreiten, nach trockenkaltem Wind.

2. Rachen:

Rot und trocken, wie zugeschnürt mit dem Gefühl von Taubheit, Prickeln, Brennen und schießenden Schmerzen. Die Mandeln sind geschwollen und trocken, und in ihrem Bereich ist die Schleimhaut sehr rot.

Acon. ist das Mittel für Anginen, die bei kongestiven Plethorikern plötzlich über Nacht auftreten nach trocken-kaltem Wind. Die Kranke erwacht plötzlich und kann weder schlukken noch atmen. Die Kehle ist geschwollen, die Mandeln vergrößert. Die Rachenschleimhaut ist dunkelrot. Der Schmerz beim Schlucken ist heftig, einem Brennen vergleichbar, das Fieber ist hoch, und sie ist unruhig und ängstlich.

3. Magen:

Acon. hat einen unstillbaren *Durst* und verlangt nach kaltem Wasser. Alles schmeckt ihm bitter, nur Wasser findet er gut, und zwar kaltes Wasser.

  Bry. hat auch großen Durst und verlangt kaltes Wasser in großen Mengen, jedoch in weiten Abständen, während

  Nat-m. das auch große Mengen Wasser trinkt, dies in kurzen Abständen will.

  Ars. ist ein anderes sehr durstiges Mittel, trinkt aber kleine Mengen Wasser in kurzen Abständen, während

  Chin. kleine Wassermengen nur in großen Abständen verlangt, und hier schmeckt alles, selbst das Wasser, bitter.

Appetitverlust, Anorexie.

Übelkeit, Erbrechen mit großer Angst, Hitze, Erregung, viel Durst, reichlichen Schweißen und vermehrter Harnentleerung.

Galliges Erbrechen, Erbrechen von Schleim oder hellrotem Blut.

Druckgefühl im Magen mit Atemnot oder Brennen, das die Speiseröhre emporsteigt.

4. Abdomen und Stühle:

Während die Verdauungsbeschwerden von Acon. wenig auffällig oder charakteristisch sind, ist der Leib sehr viel stärker betroffen. Er ist heiß, gespannt, tympanitisch. Vor allem ist er sehr berührungsempfindlich und schwierig abzutasten. Die Schmerzen sind heftig, scharf, schießend, brennend, besonders in der Nabelgegend und treten besonders auf trockene Kälte hin auf. *Koliken*, die durch keine Lage gelindert werden können, anders als bei

Bry., wo sie durch Druck besser werden,

Coloc., wo Vorwärtsbeugen und Zusammenkrümmen lindert,

Dios., wo sie im Gegenteil besser werden, wenn er sich ganz gerade hält oder ein bißchen zurückbeugt, während sie beim Vorwärtsbeugen schlimmer werden.

Blutende Hämorrhoiden mit Rötung und Schwellung.

Häufige, wäßrige Stühle wie gehackter Spinat mit gebieterischem Drang und Tenesmus. Blutig-schleimige Durchfälle mit Unruhe und Schlaflosigkeit. Das Kind schreit durchdringend und kann in keiner Lage Ruhe finden. Sommerdurchfälle nach reichlichem Genuß sehr kalter Getränke oder nach plötzlicher Unterdrückung eines reichlichen Schweißes oder im Herbst, wenn kalte Nächte auf heiße Tage folgen. In diesen Fällen folgt *Merc.* im allgemeinen gut auf Acon.

Harnorgane

Harnverhaltung mit Nierenschmerzen und Unruhe nach Kaltwerden oder nach einem Trauma (*Arn.*). Spärlicher, heißer, roter, schmerzhafter Urin mit Unruhe und Angst bei einer akuten Entzündung. Brennen in der Harnröhre mit Angst im Beginn der Miktion.

Manchmal uriniert das Neugeborene nach einer Zangenge-
burt nicht, schreit und ist unruhig, Hier ist Acon. hilfsbereit.

Geschlechtsorgane

1. männliche:

Häufige Erektionen und Ergüsse. Die Hoden sind hart und
geschwollen mit berstenden Schmerzen. Plötzlich auftretende
Orchitis beim Plethoriker mit Fieber, Unruhe und der ängstlichen Furcht des Mittels.

2. weibliche:

Scheide trocken, rot, empfindlich. Ovarien kongestioniert
und schmerzhaft. Metritis mit sehr scharfen Schmerzen.

Zu reichliche, zu langdauernde Regeln. Manchmal sind sie auch
kurz oder durch Nasenbluten ersetzt bei kräftigen, plethorischen,
sehr empfindlichen Frauen. Vor der Regel rotes, kongestioniertes
Gesicht, voller, schneller Puls, unausgeglichene Stimmung, bald
fröhlich, bald traurig. Während der Regel kongestive Schmerzen,
manchmal echte Menstruationskoliken, daß sich die Kranke zusammenkrümmen muß, Hitzewallungen mit Angst. Nach der Regel reichliche, gelbe, zähe oder blutige Leukorrhoe.

Plötzliche Amenorrhoe bei einer plethorischen Frau nach
Schreck, Zorn oder irgendeiner Aufregung, selbst einer Freude
oder nachdem sie einer großen trockenen Kälte ausgesetzt war.

Todesfurcht, ängstliche Erregung während der Schwangerschaft.
Sie hat Angst, daß die Entbindung nicht klappen, daß es einen
tödlichen Zwischenfall geben könnte.

Reichliche, leuchtendrote Blutungen nach der Entbindung mit
ängstlicher Erregung und Todesfurcht.

Atmungsorgane

1.Nase:

Schnupfen mit viel Niesen nach kalter trockener Luft, besonders in der Nacht. Nach dieser Abkühlung herrscht große
Trockenheit in der Nase mit häufigem Niesen und sehr wenig
wäßriger Absonderung. Das Ganze begleitet von Frösteln und

nachfolgendem Fieber mit trockener Haut, Unruhe, Schmerzen in der Nasenwurzel und Brennen in der Kehle. Der Acon.-Schnupfen ist das typische Anfangsstadium eines akuten Schnupfens, ihm kann nur ein einziges Mittel gegenübergestellt werden:

Camph., mit einem ebenfalls plötzlichen Beginn nach schlagartigem Wetterwechsel. Die Nase ist verstopft und trocken. Die eingeatmete Luft scheint kälter als gewöhnlich. Er hat Stirn-Kopfschmerz, Frösteln und friert am ganzen Körper. Er ist ausgekühlt und kann sich nicht erwärmen, ganz im Gegenteil zu der trockenen Hitze und der Unruhe von Acon.

Kongestives Nasenbluten mit leuchtend rotem Blut.

2. Kehlkopf:

Akute Laryngitis. Der Kehlkopf ist ebenso empfindlich für Berührung wie für die eingeatmete Luft. Schmerzen und Spasmen, schlimmer durch Einatmen. Bei der

Spong.-Laryngitis ist der Kehlkopf nicht nur empfindlich für Berührung, sondern auch für Bewegungen des Halses, gegen Kopfdrehen.

Kruppöser Husten. Plötzlich auftretender *Krupp* bei einem plethorischen Kind, das sich am Tage erkältet hat. Der Husten tritt zwischen 21 und 23 Uhr auf, ist rauh, heftig und fast sofort erstickend. Das unruhige, aufgeregte, ängstliche Kind hält seine Hände an die Kehle, weil es zu ersticken meint.

Spong. hat hier dem Acon. sehr ähnliche Symptome, aber der Kehlkopfkrampf kommt weniger plötzlich, weniger heftig. Die Atemnot stellt sich langsam ein, und die stridulöse Atmung geht zwischen zwei Anfällen weiter. Auch der *Spong.*-Husten ist typisch. Er kann direkt „mit dem Geräusch einer Säge verglichen werden, die Bretter aus Tannenholz schneidet" (48).

Hep. sollte man erwägen, wenn der Krupphusten so klingt, als sei die Luftröhre voller Schleim, den der Kranke nicht herausbringen kann, und wenn der Husten erst nach Mitternacht oder gegen Morgen auftritt oder sich dann verstärkt.

Jod.-und *Brom.*-Krupp darf man schließlich nicht mit dem von Acon. verwechseln.

3. Bronchien und Lungen:

Acon. paßt für alle Entzündungszustände der Bronchien und Lungen im plötzlich auftretenden Kongestionsstadium mit heftigen Erscheinungen bei plethorischen, sanguinischen, starken, kräftigen Patienten. Scharfe, lanzinierende, brennende Schmerzen, die den Patienten zwingen, sich auf den Rücken zu legen, mit Dyspnoe und Angst, die nach trocken-kaltem Wind auftreten. Auf der Seite, besonders auf der befallenen, kann der Kranke nicht liegen, da das seine Schmerzen verschlimmert. Am häufigsten wird bei Acon. der linke, obere Lungenlappen betroffen.

Der Husten ist im allgemeinen kurz, trocken, pfeifend, kruppös und am Abend schlimmer, besonders vor Mitternacht. Nichts scheint Linderung zu bringen. Dabei besteht Dyspnoe, scharfe Schmerzen, Fieber, Angst und Unruhe.

Manchmal reichliche Haemoptysen von leuchtendrotem, hellem Blut mit Fieber, Angst und Furcht. Acon. entspricht der kongestiven Blutung am Anfang der Tuberculose, dem ersten Zeichen einer Lokalisation in der Lunge, die nach einer Unterkühlung auftritt, natürlich mit dem charakteristischen Fieber, der ängstlichen Furcht vor dem nahen Tode und der Unruhe von Acon.

Bei den *Haemoptysen* müssen wir einige Mittel neben Acon. halten:

Arn. hat eine leuchtendrote schaumige Blutung, mit Gerinnseln vermischt. Sie geht ohne große Anstrengung vor sich und wird von Hustenanfällen begleitet. Besonders die Feststellung eines Traumas in der Aethiologie ist führend für die Wahl des Mittels.

Bell. hat auch eine lebhaft rote, heiße Blutung mit dem Gefühl, als sei die Brust übervoll von Blut. Dabei ist besonders die starke Kongestion zum Kopf zu beachten, die für das Mittel typisch ist, und die Blutung tritt im allgemeinen infolge einer plötzlichen Unterdrückung der Regel auf.

Cact. hat Haemoptyse, die mit einem Keuchhusten, Herzklopfen und dem typischen Konstriktionsgefühl am
Herzen auftritt, was die Wahl des Mittels sehr genau
möglich macht.

Ip. kann nach Einwirkung von kalt-trockenem Wind oder
Nässe, gefolgt von Frost, reichlich hellroten Auswurf
zeigen, ausgelöst durch Kitzel im Kehlkopf mit anfallsweisen trockenem Husten. Dabei finden wir Dyspnoe,
Angst, livides Gesicht, ohne daß diese Symptome jedoch
die Heftigkeit von Acon. haben.

Led. hat eine reichliche hochrote Blutung mit brennenden
Brustschmerzen an einer Stelle, von der das Blut zu
kommen scheint, mit hohlem, erschöpfendem Husten,
der von einem Kitzel in Kehlkopf oder Luftröhre ausgelöst wird. Man findet ihn bei Säufern oder Rheumatikern, bei denen er oft mit rheumatischen Schüben alter-
niert.

Mill. schließlich hat auch eine leuchtendrote, reichliche
Lungenblutung, aber ohne Husten, Fieber oder Schmerzen. Nur ein Gefühl von Kochen in der Brust, als steige
dort heißes Blut auf.

Kreislauforgane

Diese sind bei Acon. wichtig. Da gibt es zunächst vasmotori-
sche Störungen, die sich als Hitzewallungen im ganzen Körper zeigen, mit einem Gefühl von brennender Hitze oder Eiseskälte. Setzt sich der Kranke in seinem Bett auf, so wird sein
bis dahin rot-kongestioniertes Gesicht totenblaß, dabei kann
er ohnmächtig werden. Ein anderes Symptom: Eine Wange
des Kranken ist rot, die andere blaß (*Cham.*).
Der Puls ist voll, hart, gespannt, hüpfend, manchmal intermittierend.
Plötzliches und starkes Herzklopfen mit Unruhe, Angst und
Todesfurcht. Schmerzhaftes Schweregefühl in der Praecordialgegend mit Ausstrahlung in den linken Arm mit Taubheit

und Ameisenlaufen. Acon. ist ein gutes Mittel zu Anfang einer Endocarditis und Aortitis, wenn die Symptome zusammen mit starker Atemnot, Angst, Unruhe und Todesfurcht auftreten. Man findet auch bei überarbeiteten Nervösen oder überreizten Weltmännern Anfälle von Angst oder undefinierbarer Bangigkeit mit Herzklopfen, die sich auf Acon. bessern. Unter den Aortitismitteln, deren Symptome Ähnlichkeit mit denen von Acon. haben, denke man an *Spig., Naja, Cact., Spong., Aml-n., Ars., Arn., Cupr.* usw.

Rücken und Glieder

Steifer Nacken, scharfe Rückenschmerzen, die plötzlich nach Erkältung auftreten, mit Ameisenlaufen entlang der Wirbelsäule.

Acon. ist ein Mittel der Wahl für Kälteneuralgien, die plötzlich auftreten und Plethoriker befallen. Die Schmerzen sind scharf, von Anfang an sehr intensiv und von Ameisenlaufen und Taubheit begleitet. Herrscht die Entzündung vor, dann finden wir ein Hitzegefühl. Tritt die Neuralgie allein auf, dann finden wir Kältegefühl: eiskalte Füße, Hände kalt oder häufiger heiß.

Acon. ist nützlich im Anfang von Ischias, wenn er nach plötzlicher trockener Kälteeinwirkung auftritt. Die plötzlich auftretenden Schmerzen sind scharf, unerträglich, schneidend. Sie sind von der großen Unruhe des Mittels und seiner eigentümlichen Angst begleitet. Hinzu kommen Ameisenlaufen, Prickeln, Taubheit, oder die Schmerzen wechseln mit diesen Symptomen ab. Schließlich sind sie nachts, besonders gegen Mitternacht und durch Bewegung schlimmer, während der Kranke im Sitzen etwas Linderung hat.

Akute rheumatische Gelenksentzündung im Anfangsstadium, besonders links. Die Schmerzen sind scharf mit Rötung und Schwellung der befallenen Gelenke. Große Empfindlichkeit für Berührung und Nachtverschlimmerung mit ängstlicher Unruhe. Die Kälteäthiologie hat große Bedeutung für die Mittelwahl. Hals, Schultern und Nieren werden besonders befallen. Beim *Schulterrheumatismus* müssen zwei Mittel von Acon. unterschieden werden:

Ferr. betrifft wie Acon. besonders die linke Schulter, hat aber vorwiegend Muskelschmerzen, die besonders im Deltoideus sitzen und beim Armheben schlimmer werden.

Sang. betrifft besonders die rechte Schulter und im Gegensatz zu *Ferr.* das Gelenk.

Zahnungskrämpfe. Das Kind beißt in seine Fäustchen und schreit durchdringend. Das Gesicht ist rot, auch kann bisweilen eine Wange rot, die andere blaß sein wie bei *Cham.* Trockene, brennende Haut und hohes Fieber.

Haut

Die Haut ist Sitz von mehr oder weniger allgemeinem Ameisenlaufen. Sie ist trocken, brennend, rot, heiß, geschwollen, glänzend. Sie kann auch einen masernartigen Ausschlag haben. Reichliche Schweiße an bedeckten Teilen.

Fieber

Das Acon.-Fieber ist typisch, immer abends und um Mitternacht hoch. Es zeigt in seinen 3 Phasen folgende besondere Erscheinungen: Frost von den Extremitäten zu Brust und Kopf, schlimmer durch die leiseste Bewegung. Trockene Hitze. Die Haut ist rot, heiß, brennend, aber trocken. Das Gesicht ist rot, wird aber blaß, sobald sich der Kranke hochsetzt. Durst auf große Mengen Wasser. Hochgradige Unruhe mit großer Angst und besonders Furcht vor dem Tode. Der Kranke ist nicht zu beruhigen, er ist außer sich, wirft sich hin und her und macht fürchterliche Qualen durch. Schweiße nur an bedeckten Stellen, der Kranke muß sich zudecken, sobald sie kommen. Sobald der Schweiß richtig fließt, hört die Indikation von Acon. auf.

Beziehungen

Säuren, saure Früchte, Wein, Limonade und Kaffee mildern die Acon.-Wirkung. Reichlich Essig antidotiert die toxische Wirkung.

Komplementär: *Coff.; Sulph.* ist das chronische Acon.

Mittel, die gut folgen: *Abrot., Arn., Ars., Bell., Bry., Cact., Calc., Coff., Hep., Ip., Kali-br., Merc., Puls., Rhus-t., Sep., Sil., Spig., Spong., Sulph.*

Antidote: *Acet-ac., Bell., Berb., Coff., Nux-v., Paris, Sulph.*

Aesculus hippocastanus

Ausgehend von einer Urtinktur, die aus der Frucht der Roß-
kastanie hergestellt wird, potenzieren wir nach Hahnemann.
Das Mittel ist weniger bemerkenswert durch die Breite, als
durch die genaue Abgrenzung seines Wirkungsbereiches.

Allgemeine Mittelwirkung

Beim Studium dieses Mittels finden wir immer wieder eine Art von
Plethora, von Überfüllung der Gefäße in den Extremitäten, wie im
ganzen Körper. Die Dominante bei Aesc. ist venöse Kongestion.
Sie zeigt sich an der Leber und im Pfortadersystem und erzeugt
von hier aus Kongestion, Venenerweiterung, eine Verlangsamung
der Funktion in verschiedenen Organen wie dem Gehirn, dem
Verdauungskanal und führt durch die Gefäßerweiterungen zu Haemorrhoiden und Varizen. Diese venöse Kongestion belastet den
Kranken, dessen Fähigkeiten und Funktionen verlangsamt sind,
und wir verstehen, daß alles, was diese Stase verstärkt, wie der
Schlaf oder ein heißes Bad, zur Verschlimmerung führt, während
alles, was den Kreislauf erleichtert, ihm auch Besserung bringt, wie
z. B. leichte Bewegung oder ein kaltes Bad.

„Seine hauptsächliche und typische Wirkung ist eine Kongestion
der Leber und des Pfortadersystems mit Verstopfung, Schwellung
der Haemorrhoiden und Kongestionsgefühl in allen Organen des
kleinen Beckens" (41).

Merken wir uns schließlich, daß die Schleimhäute geschwollen und
trocken sind: „Die Schleimhäute in Mund, Rachen und Rektum
sind geschwollen, brennen und werden als trocken und wund empfunden" (1).

Charakteristisches

1. Konstitution und Typ:

Aesc. ist besonders bei Menschen mit der Neigung zu Haemorrhoiden angezeigt, die ein Völlegefühl haben infolge der
für das Mittel typischen Venenkongestion, wie oben ausge-

führt. Dieses Völlegefühl betrifft besonders das kleine Bekken, wir finden es aber auch in anderen Körperteilen, als sei dort ein Blutdrang: am Herzen, in der Lunge, im Gehirn oder in der Haut.

2. *Venöse Kongestion, besonders in Haemorrhoiden oder Pfortader:*

Die venöse Plethora in Pfortader und Haemorrhoiden ist der Angelpunkt, um den sich das ganze Arzneimittelbild ordnet. „Da, wo es sich lokalisiert, ist die Färbung dunkelpurpurn, blaurot: Beim Rachenkatarrh, der durch eine sehr dunkle Verfärbung charakterisiert ist. Varizen mit Geschwüren, deren Umgebung sich dunkel verfärbt. Variköse Unterschenkelgeschwüre mit dunkelroter Umgebung. Die Haemorrhoiden sind dunkelpurpurn gefärbt, als stünden sie kurz vor der Ulceration. Aesc. fehlt es an Aktivität bei den Entzündungszuständen, sie verlaufen langsam und passiv. Verschiedene Mittel erzeugen leichte Entzündung mit starker Rötung. Bei ihnen verläuft alles mit großer Heftigkeit und Geschwindigkeit ab, während bei Aesc. die Wirkung langsam ist, die Gewebsreaktionen sind vermindert, das Herz schmerzt, die Venen sind kongestioniert" (41).

3. *Wandernde Schmerzen:*

Scharfe, lebhafte, schneidende Schmerzen, die den Ort wechseln, schnell von einer Stelle zur anderen wandern wie bei *Puls.* und *Kali-c.* Sie sind oberflächlich, nur in der Haut, scheinen manchmal entlang einem Nerven dahinzuflattern. Solche Schmerzen werden durch heiße Anwendungen gebessert. Manchmal sind sie auch beständiger und sitzen tief, dann werden sie im Gegensatz zu den oberflächlichen Schmerzen durch Kälte gebessert und durch Wärme verschlimmert wie sonst alle Symptome des Mittels mit eben dieser Ausnahme: Der Kranke liebt die Kälte, die seine ausgeweiteten Gefäße zusammenzieht und seinen Kreislauf aktiviert. Besonders in den Extremitäten sind diese Schmerzen oft mit Ameisenlaufen verbunden.

4. Modalitäten:

A) Verschlimmerung:

a) Im Schlaf, deshalb finden wir Beschwerden beim Erwachen: Er ist verwirrt, sieht erstaunt um sich, erkennt die Umstehenden nicht wieder und fragt sich, wo er sei und was das, was er da sieht, zu bedeuten habe. Aesc. ist besonders nützlich bei Kindern, die wie bei

Lyc verwirrt aus ihren Träumen aufschrecken.

Das Völlegefühl in den Venen, die venöse Stase sind manchmal schlimmer im Schlaf, wenn er sich hingelegt hat, und besser durch ein bißchen körperliche Anstrengung. Wenn er sich bewegt, wenn er etwas tut, wenn er beschäftigt ist, dann geht es ihm besser (41).

b) Durch Wärme oder Kälte: Im allgemeinen verschlimmert Wärme. Oft werden die Symptome, besonders die Schmerzen und hier die tiefsitzenden, durch Wärme verursacht, während die oberflächlichen entgegen der allgemeinen Regel durch Wärme gebessert werden.

B) Besserung:

a) Durch Kälte, die den Kreislauf erleichtert.

b) Durch leichte Bewegung, bis auf die Kreuz-und Rückenschmerzen, die durch Bewegung verschlimmert werden.

Alle Venenmittel haben diese Grundmodalitäten: Besserung duch Kälte sowie leichte Bewegung und Verschlimmerung durch Wärme.

Wir sahen oben, warum.

Puls. ähnelt hier Aesc. ganz besonders, und es dürfte interessant sein, beide Mittel gegenüberzustellen: *Puls.* ist zunächst ein Mittel, das tiefer wirkt als Aesc., das (nur) auf Kongestive mit plethorisch-sanguinischem Aussehen bezogen ist, während sich die Plethora von *Puls.* in Cyanose der Extremitäten ausdrückt. Die Schleimhäute von *Puls.* haben eine reichliche, milde, nicht reizende

Absonderung, während sie bei Aesc. blutstrotzend, dunkelrot und trocken sind. Hier scheint der Kreislauf total blok-
kiert, und nichts wird von den Toxinen, die den Zustand be-
dingen, ausgeschieden, während *Puls.* im Gegenteil sich
durch die Sekrete seiner Schleimhäute zu entlasten sucht.

Gemütssymptome

Aesc. wacht gedrückten Geistes auf, er bleibt eine Zeit lang dö-
sig, bevor er richtig aufwacht. Morgens ist er geistig wie körperlich schwerfällig, seine geistige Aktivität ist wie gelähmt, jedes
Denken bedeutet eine Anstrengung, jede Arbeit ist ungeheuer
schwierig. Gedächtnisverlust mit Abneigung gegen Arbeit.
Traurig, reizbar, mutlos. Er kommt schnell aus der Fassung
und findet nur langsam sein inneres Gleichgewicht wieder. Er
ist mürrisch (*Cham.*).
Seine Gemütssymptome verschwinden oder werden mindestens gelindert, wenn er sich bewegt und dadurch seiner Stase,
die dafür verantwortlich ist, entgegenwirkt.

Kopf

Kopfschmerzen mit Schwere und peinigendem Schmerz. Er hat
das Gefühl, sein Gehirn sei komprimiert. Diese Schmerzen
machen sich besonders im Hinterkopf bemerkbar, als werde dieser
stark zusammengedrückt. Völlegefühl im Kopf mit Stirndruck,
der sich von rechts nach links ausbreitet, und dem Gefühl, als sei
die Stirnhaut zusammengezogen. Kongestives Völlegefühl im
Kopf mit dumpfen, schweren unangenehmen Stirnschmerzen.
Neuralgische Supraorbitalschmerzen rechts. Stiche im linken
Scheitelbein, die nach rechts gehen. Ameisenlaufen in der Kopfhaut. Diese Symptome treten oft bei Haemorrhoidariern auf.

Verdauungsorgane

1. Mund und Rachen:

Die Schleimhaut ist trocken, gestaut, blaurot. Der Kranke hat
Schluckschmerzen, ein heftiges Brennen mit Rötung und

Trockenheit der Rachenschleimhaut, begleitet von Stichen in
den Ohren. Neigung zu häufigem Schlucken mit schmerzhaftem Brennen und Stechen. Trockenheit und Zusammenziehen
der Gaumenbögen. Er ist sehr empfindlich gegen eingeatmete
kalte Luft. Die Zunge ist belegt und schmerzt wie verbrannt.
Erweiterung der Rachenvenen. Follikuläre Pharyngitis in
Verbindung mit Leberkongestion. Die Pfortaderkongestion,
unter der Aesc. zu leiden hat, kann mit verschiedenen Beschwerden in Rachen und Rektum kompliziert sein, deren Zusammenhang leicht einzusehen ist: beim Verschwinden der
Rachensymptome treten solche im anorektalen Bereich auf
und umgekehrt.

2. Magen:

Saures, bitteres Aufstoßen. Er möchte erbrechen. Sodbrennen
und Speiseerbrechen nach der Mahlzeit. Es herrscht eine große
Unordnung bei der Magenverdauung, und nach diesen Symptomen kann man Aesc. neben *Phos.* und *Ferr.* stellen (41).
Sobald er gegessen hat, werden die Speisen im Magen sauer
und werden so lange erbrochen, bis der Magen leer ist: Diesen
Vorgang erleben wir bei *Phos., Ferr., Ars.* Aesc. und einigen
anderen (41).
Aesc. kann auch Kongestion und Geschwüre im Magen haben, beständiges Unwohlsein und Brennen im Magen; Neigung zum Erbrechen (41).

3. Abdomen, Rektum, Stühle:

Die Leber schmerzt, und zugleich besteht ein Völlegefühl im
rechten Hypochondrium.
Das Rektum ist heiß und trocken mit einem Gefühl, als sei es
voller kleiner Nadeln und Schmerzen wie von Messerstichen.
Schmerzhafte, brennende, purpurfarbene Haemorrhoiden,
die nicht oder selten bluten (1).
Haemorrhoiden mit Völlegefühl, Trockenheit und schmerzhaftem Prickeln, als sei das Rektum voller Nadeln. Es kann
auch ein Pulsieren und Klopfen bei allen Störungen im Bek-

ken vorkommen. Es besteht keine Prolapsneigung wie bei
Ign., Aloe, Podo., aber ein charakteristischer Rückenschmerz, der in keinem Verhältnis zu dem steht, was man von
den Haemorrhoiden sieht (48).

Eine Reihe von Mitteln hat *Haemorrhoiden* mit ähnlichen
Symptomen:

Aloe hat die gleichen Symptome wie Aesc., bis auf das Prik-
keln, seine sehr dicken, sehr empfindlichen Haemorrhoiden treten heraus wie Rosinen. Sie werden immer gebessert durch ein kaltes Bad oder kalte Anwendungen, treten
oft nach Unterdrückung eines Hautausschlages auf und
sind begleitet von einem geleeartigen Schleim, der im allgemeinen 1 Stunde nach dem Stuhlgang auftritt.

Ign. hat Haemorrhoiden, die wie Aesc. stechend schmerzen
wie von Nadeln im Rektum, es gibt aber auch noch ein
typisches Konstriktionsgefühl 1 oder 2 Stunden nach
dem Stuhlgang. Eine mäßige Anstrengung während des
Stuhlgangs führt schon zum Vorfall, die Schmerzen und
die Blutung treten aber besonders bei weichem Stuhl
auf, alles ist eben paradox bei *Ign.*

Kali-c. hat an den Haemorrhoiden auch stechende Schmerzen wie von Nadeln im Rektum, beklagt sich aber besonders über ein Brennen, als würde ein glühendes Eisen ins
Rektum gestoßen, schlimmer beim Husten und besser,
wenn er sich in kaltes Wasser setzt oder durch Druck: so
geht es ihm beim Reiten besser. Die Stiche im Rektum
sind nur eine von vielen Lokalisationen der stechenden
Schmerzen bei *Kali-c.*

Mur-ac. hat ähnliche Charakteristika wie Aesc.: Die Haemorrhoiden sind bläulich, brennen, stechen und jucken,
aber ohne Völlegefühl. Erwähnt werden muß die hochgradige Empfindlichkeit der Haemorrhoiden, die so weit
geht, daß das Abwischen zur Qual wird. Sie sind allgemein
schlimmer beim Gehen und Reiten, im Gegensatz zu *Kali-
c.*, und werden durch heiße Anwendung gelindert.

Coll. hat Haemorrhoiden, mit dem Gefühl von Nadeln im Rektum, Jucken und Völlegefühl, der Kranke leidet aber an einer chronischen Verstopfung. Seine Haemorrhoiden treten besonders in der Schwangerschaft oder nach der Geburt auf, bluten viel und alternieren zuweilen mit Hirn- und Herzleiden.

Sulph. steht Aesc. am allernächsten, beide haben gleiche Leitsymptome, das Brennen ist bei *Sulph.*viel ausgesprochener während des Stuhlgangs, man muß sie aber nach den charakteristischen Allgemeinsymptomen unterscheiden. Einen Fehler muß man bei der Mittelwahl vermeiden, um keinen Schaden anzurichten: Die Ähnlichkeit zwischen den beiden Mitteln ist sehr groß, und wenn man alle Aesc.-Symptome bei einem Patienten findet, sollte man es nicht versäumen, ihm zwischendurch eine oder mehrere Dosen *Sulph.* in Hochpotenzen zu geben, um wirklich zu heilen, denn *Sulph.* ist die chronische Aesc., und ihre Verordnung folgt der anderen unmittelbar.

Meist besteht Verstopfung bei Aesc.: Der Stuhl ist trocken, hart und schwierig abzusetzen, und die Defäkation ist mit einem charakteristischen Lumbosakralschmerz verbunden. Es kommt auch erfolgloser Stuhldrang vor. Dem Stuhlgang folgt ein Völlegefühl, ein heftiger Brennschmerz im Anus für mehrere Stunden.

Geschlechtsorgane

1. Männliche:

Prostatitis mit häufigen Miktionen nachts.

2. Weibliche:

Ständiges Klopfen hinter der Symphyse. Völle und Klopfschmerzen im Uterus. Typischer Lumbosakralschmerz. Dies kann eine Entzündung oder Verlagerung der Gebärmutter oder eine Form von bösartiger Leukorrhoe begleiten (48). Ge-

bärmuttervorfall mit scharfer, dunkler Leukorrhoe und heftigen Lumbosakralschmerzen und großer Erschöpfung beim Gehen (1). Reißende Schmerzen im Becken mit reichlicher Leukorrhoe und drückenden Schmerzen in den Hüften beim Gehen. Sie fühlt, ihr Uterus sei geschwollen, sowohl vor als auch
während der Regel. Schmerzen in Bauch und Hüften während
der Regel. Schmerzhafter Uterus mit Klopfen im Hypogastrium. Alte Leukorrhoefälle mit Ausfluß von dunkelgelbem, zähem, klebrigem Schleim. Leukorrhoe mit Schmerzen im Rükken und durch die Sakroiliakalgelenke (41).

Atmungsorgane

1. Nase:
Wäßriger, klarer, spärlicher, sehr stark brennender Schnup-
fen wie *Ars.* Die Oberlippe ist nicht so ausgesprochen wund
wie bei diesem, und es kann dabei ein Exkoriationsgefühl im
Rachen bestehen, das im Kalten schlimmer ist.
2. Kehlkopf und Brust:
Husten in Verbindung mit Leberleiden.
Hitzegefühl in der Brust.

Kreislauforgane

Die Kongestionserscheinungen, die wir im allgemeinen Teil besprochen haben, spiegeln sich im besonderen im Kreislauf wider.
Der Kranke hat Herzklopfen, er spürt sein Herz klopfen und hat
Pulsieren in den Extremitäten. Dieses Pulsieren ist ein wichtiges
Zeichen für die Wahl von Aesc. Besonders bei Anstrengungen tritt
es zusammen mit anderen Symptomen des Mittels auf. So treffen
wir Lumbosakralschmerz mit Pulsieren und Klopfen beim Treppensteigen an.

Rücken und Glieder

Beständige, drückende Rückenschmerzen im Sakral- und
Hüftbereich, beim Gehen und Bücken viel schlimmer (48).
Dieser Schmerz quer durch Sakrum und Hüften ist ein sprin-
gender Punkt bei Aesc.

Man findet oft, daß Haemorrhoiden zu Schmerzen im Nak-
ken und an der Schädelbasis führen. Beim Gehen leiden sie an
dauernden Schmerzen quer durch das Sakrum bis zu den
Hüften. Dieser Schmerz ist charakteristisch: Drückender,
klopfender, heftiger und andauernder Rückenschmerz. Gehen ist fast unmöglich. Er kann kaum aufstehen und gehen,
nachdem er gesessen hat. Wenn er vom Sitzen aufstehen will,
muß er große, schmerzhafte Anstrengungen machen (*Sulph.,
Petr., Agar.*) (41). Plötzliche Schwäche im Rücken, als würde
er zusammenbrechen, beim Gehen oder Bücken in der
Schwangerschaft, sodaß sie sich setzen oder hinlegen muß
(*Calc-p.*).

Lähmungsgefühl in Oberarmen, Oberschenkeln und Wirbelsäule (1).

Heftige, schnell von einer Stelle zur anderen springende
Schmerzen, die immer durch Wärme gebessert werden und
besonders die Hand- und Fingergelenke und den Hals betreffen. Die gichtisch-rheumatischen Schmerzen haben oft diesen
Charakter.

Tiefe Venenschmerzen, im Verein mit Völlegefühl, Ameisenlaufen und häufig auch Klopfen in den Extremitäten. Die Venen sind stark erweitert, blau und treten hervor.

Variköse Geschwüre mit dunkelrotem Rand und langsamem,
torpidem Verlauf (*Fl-ac.*).

Beziehungen

Wenn *Coll.* Haemorrhoiden bessert, aber nicht heilt, so erreicht man dies mit nachfolgender Aesc.-Gabe.

Nützlich nach *Nux-v.*, wenn dieses bessert, aber nicht heilt.

Folgt gut auf *Sulph.*, wie dieses gut auf Aesc. folgt.

Aethusa cynapium

Aeth., die Hundspetersilie oder der Gartenschierling ist eine einjährige Umbelifere, die auf kultiviertem Land und in verwahrlosten Gärten wächst. Sie kann mit der Petersilie verwechselt werden und führt so zu ernsthaften Vergiftungen. Man kann sie aber daran erkennen, daß der Stengel an der Basis rötlich ist, die Blätter dunkler grün sind, als bei der eßbaren Petersilie, ferner an dem unangenehmen Geruch, wenn man die Blätter zwischen den Fingern zerreibt und an den einseitigen, hängenden Kelchblättern.

Die Urtinktur, von der wir bei der Potenzierung ausgehen, wird aus den blühenden Spitzen gemacht.

Allgemeine Mittelwirkung

Aeth. zeigt seine beste Wirkung bei den Hirn- und Nervensymptomen von Kindern mit akuten intestinalen Erkrankungen: Heftiges Erbrechen, Durchfälle mit Facies hippocratica, Prostration, oft auch Krämpfe, heftige Hustenanfällen bei Sommerhitze, bei unvernünftig ernährten Säuglingen, denen man zu viel die Brust gegeben hat.
Charakteristisch für die Symptome des Mittels ist ihre Heftigkeit: Erbrechen, Krämpfe, Schmerzen und Delirien sind heftig.

Auch Prostration und Somnolenz sind auffällig. Große geistige und körperliche Schwäche, und besonders typisch ist die Unfähigkeit zu denken und sich zu konzentrieren. Auf dieses Symptom hin gegeben, hat Aeth. manchem Schüler das Lernen erleichtert (14). Ebenso tief wie bei *Ars.* kann die Prostration sein, aber das Fehlen von Durst wird eine Verwechslung vermeiden (48).

Die Milchintoleranz dürfte das wichtigste Charakteristikum des Mittels sein, besonders bei Kindern während der Zahnung und bei großer Sommerhitze: Die Milch wird sofort nach dem Trinken mit großer Gewalt erbrochen, und danach ist das Kind sehr schwach und schläfrig, oder aber die Milch verweilt einige Zeit im Magen, um dann schließlich in großen, sauren Koagula erbrochen zu werden, die so groß sein können, daß das Kind sie nur mit Mühe herausbringt. Das Bild kann bis zur Cholera infantum gehen, bis zu Koliken, Krämpfen, Pädatrophie und schnellem Tod, mit grünen Durchfällen:

„Plötzlich verträgt das Kind während des heißen Sommers seine Milch nicht mehr. Ehe sie verdaut ist, wird sie erbrochen, und gleichzeitig kommt es zu einem gelbgrünen, flüssigen Stuhl. Fast im gleichen Augenblick tritt eine auffällige Facies hippocratica auf mit bläulichweißer Blässe, besonders um Nase und Lippen, die Augen sind eingesunken, die Züge eingefallen wie bei einem Sterbenden. Es verfällt in eine tiefe Prostration, in einen Tiefschlaf der Erschöpfung, aus dem es nur aufwacht, um die Brust zu nehmen. Die Milch wird aber sofort erbrochen unter gleichzeitigem Durchfall, und anschließend verfällt es wieder in einen tödlichen Schlaf, und wenn Aeth. nicht dagegen wirken kann, wird es sicher sterben. Manchmal sieht man dabei auch Konvulsionen, manchmal auch Delirien und Exzitation" (41).

Modalitäten

A) Verschlimmerung:
   von 3 bis 4 Uhr morgens und vormittags, durch Sommerhitze.
   Nach Essen oder Trinken, besonders von Milch.
   Nach Erbrechen, nach Stuhlgang, nach Konvulsionen.

B) Besserung:
   Im Freien und in Gesellschaft.

Gemütssymptome

Er ist erregt, ängstlich, schreit, deliriert. Höchste Erschöpfung, große Blässe. Das Kind kann sich nicht im Sitzen halten, es kann den Kopf nicht hochhalten (*Abrot.*). Prostration mit großem Schlafbedürfnis.

Unfähig zu denken, seine Gedanken zu konzentrieren. Zerebrale Erschöpfung (*Pic-ac.*). Kindliche Idiotie.
Bewußtlosigkeit, Delirien, er bildet sich ein, Ratten und Mäuse durch das Zimmer laufen zu sehen.

Gesicht

In ihm zeichnen sich Angst und Schmerzen. Die Züge sind eingefallen, und die Nasolabialfalte ist sehr tief ausgebildet. Facies hippocratica.

Verdauungsorgane

Völlige Durstlosigkeit wie bei *Apis* und *Puls.* und ganz im Gegensatz zu *Ars.*, das sich darin unterscheidet, während beide die gleiche Erschöpfung und Angst haben.
Ausgesprochene Milchunverträglichkeit, er kann sie in keiner Form verdauen. Er erbricht sie geronnen, sobald er sie genossen hat. Nach dem Erbrechen ist er, wie nach Stuhlgang oder Krämpfen besonders schwach, erschöpft und schläfrig.

> *Calc., Mag-c., Mag-m., Sulph., Carb-v.* usw., haben auch Milchintoleranz, aber sie alle haben ihre besonderen Charakteristica, um sie von Aeth. zu unterscheiden.

Wäßrige, grüne Durchfälle, denen Koliken vorausgehen, von Tenesmen begleitet und von Erschöpfung und Schläfrigkeit gefolgt.

Rücken und Glieder

Krämpfe mit eingeschlagenem Daumen, rotem Gesicht, nach unten gedrehten Augäpfeln (und nicht nach oben oder zur Seite), weiten, starren Pupillen, Schaum vor den Lippen, zusammengebissenen Kiefern, kleinem, hartem, langsamem Puls (1).

Beziehungen

Vergleiche:*Ant-c., Ars., Calc., Sanic.*

Komplementär: *Calc.*

Antidote: *pflanzliche Säuren.*

Agaricus muscarius

Agaricus muscarius oder Amanita muscarius, der Fliegenpilz
gehört in die Gruppe der Amaniten und zur Familie der Aga-
ricaceen. Er kommt sehr häufig in Europa, besonders in dessen Norden, und in Asien vor und bevorzugt trockene Stand-
orte.

Durch das Alkaloid Muscarin ist er sehr giftig, und es kommt
durch Verwechslung mit dem eßbaren Kaiserschwamm Amanita caesarea zu sehr schweren Vergiftungen.

> *Bol.:* man darf Agar. aber auch nicht mit dem Lärchen-
> schwamm *Boletus laricis* verwechseln, dessen Anwen-
> dung zur Schweißunterdrückung bei Phthisikern altbe-
> kannt ist und der an Stämmen von Tannen und Lärchen
> in den Alpen wächst. Er enthält als Wirkstoff neben ei-
> nem Harz die Agaricinsäure, deren pharmakologische
> Wirkung hauptsächlich auf Bulbus und Vasomotoren-
> zentren zielt, den Blutdruck zunächst erhöht, den Herz-
> schlag verlangsamt und schließlich zum Zusammen-
> bruch des Blutdrucks führt. Die Schweißbildung wird
> unterdrückt, indem nach Hofmester die peripheren
> Schweißdrüsennerven gelähmt werden. Dabei ist bemer-
> kenswert, daß die Sekretion von Speichel und Verdau-
> ungssäften nicht gleichzeitig gehemmt wird. Manchmal
> hat man hier jedoch eine gesteigerte Sekretion beobach-
> tet, was aber auf eine Verunreinigung der Säure mit dem
> Harz zurückzuführen ist, von dem eine abführende Wir-
> kung bekannt ist.

Die Urtinktur wird durch Mazeration des gereinigten und
kleingeschnittenem Fliegenpilzes in Alkohol hergestellt, und
von dieser aus wird weiterverschüttelt.

Allgemeine Mittelwirkung

Die Hauptwirkungsrichtung geht auf das Zentralnervensy-
stem.

Auf das Gehirn wirkt Agar. berauschend, ähnlich Alkohol, Opium und Haschisch, und die anfängliche Erregung mit funktionellen Störungen geht über in eine Unterdrückung der Aktivität, die dieser Rauschzustand in den Hirnzentren erzeugte, und die sich auch in anderen Teilen des Nervensystems zeigte. Die sensiblen Nerven verlieren das, was Hughes ihre Widerstandsfähigkeit nannte: Übt man auf irgend eine Körperstelle einen leichten Druck aus, so entsteht ein Schmerz, der noch lange anhält, nachdem der Druck längst aufgehört hat. Die motorischen Nerven sind noch deutlicher befallen: choreatische Zuckungen werden ausgelöst, und bei manchen Prüfern traten schwere Affektionen des Rückenmarks, besonders in dessen motorischen Bahnen auf.

Agar. scheint auch das Blut zu vergiften, so fand man zahlreiche septische Erscheinungen bei Vergiftung mit ihm. Die Schleimhäute werden gereizt und bedecken sich mit gelbem Schleim, während auf der Haut flechtenartige Eruptionen entstehen, die jucken, stechen und brennen.

Charakteristisches

1. Konstitution und Typ:

Besonders für Hell- und Dunkelblonde, deren Haut und Muskeln weich sind. Es kommt auch für empfindungslose Alte mit schwachem Kreislauf in Frage (1).

Hilfreich ist es auch bei Säufern, besonders gegen deren Kopfschmerzen, und nach Völlerei (*Lob., Nux-v., Ran-b.*) (1).

2. Spasmen, Muskelzucken, Zittern:

Diese wichtigen Symptome kann man in jeder beliebigen Muskelgruppe, in allen Körperteilen finden. Diese Spasmen und Zuckungen können bis zur echten Chorea gehen, für deren Behandlung Agar. eines der wichtigsten Mittel ist: Sehr unterschiedliche choreatische Bewegungen. Beissendes Jukken der Lider oder irgend eines anderen Körperteils, als seien sie erfroren gewesen. Die Lider sind in ständiger Bewegung, und die Wirbelsäule ist berührungsempfindlich. Zuckungen in den verschiedensten Muskelgruppen. Unkoordinierte Bewegungen. Allgemeine Schwäche und Zittern. Das ist ein Symptomenbündel, das für das Mittel typisch und fast immer zu finden ist.

Bei der Behandlung der *Chorea* stellen wir neben Agar:

Ars. kann nützlich sein bei hartnäckiger Chorea. Neben seinen großen Leitsymptomen finden wir eine Unruhe in den Beinen, er muß dauernd die Füße anders stellen oder herumgehen, um Erleichterung zu finden.

Cimic. ist angezeigt, wenn die Chorea besonders die linke Seite betrifft und wenn die Krankheit von Myalgien begleitet oder reflektorisch durch Uterusverlagerung bedingt ist.

Croc. ist besonders das Mittel der Hysterischen mit choreiformen Konstriktionen in gewissen Muskelgruppen.

Cupr. wird gefordert von periodischer Chorea, die in den Fingern, Daumen oder Zehen beginnt und sich von da über den ganzen Körper ausbreitet.

Ign. ist nützlich bei emotional bedingter Chorea.

Mygal. zeigt das folgende Bild: Der Kranke neigt zu geistiger Schwäche oder Depression. Er beklagt sich über einen drückenden Schmerz in der Stirn, hat Kontraktionen, Dauerspasmen in den Arm- oder Beinmuskeln, vorzugsweise rechts. Schließlich geht die Kontrolle über die Muskeln verloren: wenn er sich an den Kopf fassen will und die Hand nahe am Ziel ist, dann wird sie gewaltsam vor, zurück oder zur Seite gerissen. Versucht er zu sprechen, dann stößt er die Worte wie Explosionen heraus.

Stram. ist das Mittel für gewaltsame Chorea. Der Gesichtsausdruck wechselt beständig, bald lacht er, bald ist er erstarrt, er streckt schnell die Zunge heraus. Der Kopf ist in Bewegung, wird bald vor-, bald zurückgeworfen. Der ganze Körper wird krampfhaft hin- und hergewunden. Die Glieder sind dauernd in Bewegung, bald werden sie von Muskelzuckungen von einer Seite zur anderen gerissen, bald sind sie in kreisender und graziöser Bewegung. Alle Muskeln des Körpers sind in ständiger Bewegung. Auch Stottern kommt vor.

54

Wenn der Geist betroffen ist, dann erschrickt er leicht. Er erwacht mit Angst oder nimmt eine betende Haltung ein. Wenn er liegt, hebt er manchmal den Kopf krampfhaft vom Kissen.

Tarent. zittert beständig am ganzen Körper, der dauernd in Bewegung ist. Die Bewegungen sind manchmal so heftig, daß er sich hinlegen muß. Es kommt auch eine Chorea nur im rechten Arm und rechten Bein vor. Die Bewegungen bestehen auch im Schlaf. Verschlimmerung durch Anstrengung und Berührung, Besserung durch Musik.

Verat. hat in seinem Bild auch choreatische Bewegungen und ist hilfreich, wenn die anderen Charakteristika des Mittels vorhanden sind.

Zinc. ist das Mittel für Chorea nach einem Schreck oder einem unterdrückten Ausschlag. Ruckartige Bewegungen in den Muskeln, schlimmer abends, nach Wein oder in der Ruhe. Ständige Unruhe der Füße.

Ziz. ist angezeigt, wenn die choreatischen Bewegungen auch im Schlaf andauern.

3. Besondere Empfindungen:

a) Gefühl von Kriechen, von Formication, als würden Ameisen laufen, nicht nur auf der Oberfläche der Haut, sondern auch tief in den Muskeln.

b) Gefühl, als werde er mit Eisnadeln berührt oder gestochen.

Modalitäten

A) Seitenbeziehung:
   Diagonale Schmerzen, oben links und unten rechts.

B) Verschlimmerung:
   In kalter Luft, er ist sehr kälteempfindlich.
   Morgens.
   Vor einem Gewitter.
   Durch geistige Anstrengung: Jucken, Brennen, Stechen usw. können durch zu fleißige geistige Ar-

beit ausgelöst oder verschlimmert werden, sie werden
durch Bewegung besser.

Durch Coitus: alle Agar.-Symptome werden durch Ge-
schlechtsverkehr verschlimmert, besonders die mit dem
Rückenmark zusammenhängenden. Das Mittel ist be-
sonders nützlich bei Jungverheirateten, die nach dem
Coitus in eine hysterische Ohnmacht fallen. Andere
Mittel, die diese Verschlimmerung haben sind: *Calad.,
Chin., Kali-c., Nux-v., Phos., Ph-ac., Sel., Sep.*

C) Besserung:
Durch langsame Bewegung.

Gemütssymptome

Menschen, die den Eindruck machen, ihre Gehirnentwicklung
sei verzögert. Kinder lernen langsam reden und gehen , das ist
eine Kombination der Charakteristika zweier anderer Mittel:.

Nat-m. lernt langsam reden, und

Calc. lernt langsam laufen infolge seiner schlechten Kno-
chenentwicklung.

Bei Agar. ist es im Gegensatz dazu Folge von langsamer Entwicklung der Intelligenz: Die ganze psychomentale Sphäre ist
wie gelähmt. Das läßt uns auch an

Bor. und besonders an *Bar-c.* denken, aber bei beiden, besonders bei letzterem, sind die Allgemeinsymptome so,
daß es keine Verwechslung gibt.

Er ist unruhig, verdrießlich, traurig, mutlos, manchmal unbeküm-
mert. Sehr schwankende Stimmung, Reizbarkeit, Depression infolge geistiger Überanstrengung oder zu langer geistiger Arbeit.

Faulheit und Abscheu vor jeder geistigen Arbeit, die ihm im übrigen Verschlimmerung bringt. Er hat Abneigung gegen Unterhaltung, er glaubt, er wird keine Worte finden, um seine Gedanken
auszudrücken. Verwirrung des Geistes, Gedächtnisschwäche.

Delirium, abwechselnd traurig und fröhlich mit Geschwätzigkeit.
Er redet, singt, lacht, macht Verse, oder er hat ein wü-

tendes Delirium: will, koste es was es wolle, aus dem Bett. Delirium mit Flockenlesen.

Schlaf

Tagsüber ist er somnolent und gähnt unaufhörlich.

Am-c. hat auch *Schläfrigkeit am Tage* mit nächtlicher Schlaflosigkeit, das Ganze mit großer Schwäche.

Ant-c. hat auch ständige Schläfrigkeit bei Tage, das kommt besonders bei Greisen vor, oder es ist von den typischen gastrischen Beschwerden des Mittels begleitet.

Chin. nach beträchtlichem Verlust von Körperflüssigkeiten döst am Tage vor sich hin.

Lyc. hat manchmal eine starke Tagesschläfrigkeit, verbunden mit den gastrischen und Leitsymptomen des Mittels.

Nat-c. wacht zu früh auf und ist den ganzen Tag schläfrig, dabei besteht eine große Schwäche, die durch Sommerhitze ausgelöst wird.

Phos. ist schläfrig nach dem Essen, und nachts ist der Schlaf durch häufiges Erwachen unterbrochen.

Um auf Agar. zurückzukommen, so ist nach schläfrigem Tag der Nachtschlaf unruhig, leicht, kein friedliches Ausruhen der Kräfte, sondern eine unvollständige Unterbrechung der Rastlosigkeit (21), voller Träume, unterbrochen von häufigem Erwachen, niemals erholsam. Morgens ist der Kranke nie ausgeruht, und er kann sich nicht entschließen, sein Bett zu verlassen.

Kopf

Der Kopf ist dauernd in Bewegung, wie bei Chorea.

Auf der Kopfhaut kann er ekzematöse Ausschläge mit Krusten haben. Es kann auch *Jucken* ohne Ausschlag geben, besonders morgens beim Aufstehen, so daß er sich kratzen muß, und nach dem Kratzen hat er dort ein Gefühl von Eiseskälte.

Bar-c. hat viel Jucken der Kopfhaut, besonders hinter den Ohren und im Nacken.

Lyc. hat heftiges Jucken der Kopfhaut, besonders wenn ihm heiß war, oder nach großer Anstrengung.

Mez. hat starkes Kopfjucken, das nach Kratzen den Ort wechselt, aber nicht besser, sondern schlimmer wird.

Olnd. hat Kopfjucken, besonders am Hinterkopf und, wie *Bar-c.,* hinter den Ohren, als habe er dort Ungeziefer. Kratzen lindert nur vorübergehend.

Sulph. darf hier nicht vergessen werden, es hat ein gebieterisches Kopfjucken, und während das Kratzen zunächst wollüstig ist, führt es doch bald zu einem unangenehmen Brennen.

Kopfschmerz, als werde ein Nagel von rechts in den Kopf getrieben. Schmerz, als werde der Kopf mit Eisnadeln durchstochen.

Schwindel wie betrunken, besonders morgens im Freien. Sonnenlicht erzeugt sofort einen Schwindel, daß er fällt.

Augen

Ständiger Lidschlag. Nystagmus, schlimmer beim Lesen oder Fixieren (*Ars., Cic., Puls., Sulph.*).

Fehler beim Ansprechen von Farben oder Zahlen, die ihm gezeigt werden (41).

Ohren

Jucken mit Röte und Brennen, wie nach Erfrieren.

Gesicht

Röte der Wangen mit Jucken und Brennen, wie nach Erfrierung. Spasmen der Gesichtsmuskeln, Chorea.

Gesichtsneuralgie mit Gefühl, als würden Eisnadeln den Nerv durchstechen (siehe *Acon.*).

Verdauungsorgane

Sprechschwierigkeiten durch Zittern der Zunge. Die Zunge ist in Bewegung durch Kontraktion und spastische Zuckungen, die die Artikulation erschweren. Streckt er die Zunge heraus, so zittert sie wie bei *Lach.*

Magenbeschwerden mit schmerzhaften Stichen in der Lebergegend.

Geschlechtsorgane

Die Geschlechtsorgane sind kalt und geschrumpft.

Nachtripper. Agar. ist hier nützlich, wenn es in der Urethra sehr juckt und sticht (*Petr.*).

Urin fühlt sich kalt an beim Passieren der Urethra.

Verschlimmerung durch Coitus. Unwohlsein nach sexueller Erregung, nach einer ausschweifenden Nacht usw. Bei Frauen Ohnmacht, bei Männern Schwäche.

Schweregefühl im Unterbauch, als wolle der Uterus herausfallen (*Sep., Murx., Lil-t.*) bei einer erregten, nervösen, dünnen und schlanken Frau mit dem Gefühl des Mittels von Kriechen oder Stechen.

Alle Allgemeinsymptome sind schlimmer während der Regel (*Cimic.*), besser vorher und nachher. Verschlimmerung der Herzsymptome und Uterusprolaps am Ende der Regel (41).

Saure, wundmachende, reichliche Leukorrhoe.

Brennen und Jucken im Busen.

Atmungsorgane

1. Nase:

Bläulich-rote Färbung der Nasenspitze, als sei sie erfroren, dies kann mit Brennen und Jucken verbunden sein. Agar. kann wie

   Lach. und *Led.* für die rote Nase der Säufer nützlich sein
   (41).

Chronischer Katarrh mit Trockenheit oder Krustenbildung.

2. Kehlkopf, Trachaea, Lungen:

Trockener, häufiger, krampfhafter Husten, ausgelöst von einem Kitzeln in Kehlkopf und Luftröhre nachts, wenn er eingeschlafen ist. Heftiger Hustenanfall, der durch Willensanstrengung gestoppt werden kann. Aushusten kleiner Schleimkügelchen. *Husten endet mit Niesen.*

Seneg. hat einen spröden Husten mit schmerzhaften Brust-
wänden und Oppression, der mit Niesen endet.

Scil. hat einen heftigen, erschöpfenden Husten mit reichlich
salzigem, zähem Auswurf, begleitet von Niesen, außerdem geht beim Husten unwillkürlich Urin ab.

Kurze, beklemmte Atmung.

Kreislauforgane

Schmerzhaftes Herzklopfen. Schmerzhafte Einschnürung des
Herzens, als sei der Brustraum zu eng.

Intermittierender, unregelmäßiger Puls.

Rücken und Glieder

Steifheit der Wirbelsäule mit dem Gefühl, sie werde brechen,
wenn er versuchen würde, sich zu bücken. Alle Arten Schmerzen entlang der Wirbelsäule, brennend, schießend. Das Rück-
grat ist empfindlich für Berührung, besonders am Hals und
zwischen den Schultern (*Aesc.*). Gefühl als würde *kaltes Wasser* oder Eis an der Wirbelsäule herunterlaufen.

Abies-c. hat ein Gefühl von kaltem Wasser zwischen den
Schultern, verbunden mit der Empfindung, als sei das Blut
geeistes Wasser.

Lil-t. hat ein Gefühl von kaltem Wasser im Rücken, verbunden mit Schmerzen und Zittern.

Lyc. hat ein Gefühl von kaltem Wasser und Zerren zwischen den Schultern.

Puls. hat ein Gefühl von kaltem Wasser mit klopfenden
Schmerzen in Hals und Nacken.

Muskelparesen, Spasmen, Muskelzuckungen, Zittern, allge-
meine Schwäche, Inkooridation der Bewegung, ungeschickte
Bewegung der Hände und Finger, er läßt Gegenstände fallen
(*Apis.*).

Zittern der Hände. Choreatische Bewegung der Arme, die
schwach und taub sein können. Große Schwäche in den Beinen. Parese mit der Tendenz aufzusteigen und zur echten

Lähmung zu werden. Schmerzen wie elektrische Schläge in den Beinen.

Rötung der Finger und Zehen mit Jucken und Brennen wie bei Frostbeulen.

Haut

Die Haut ist gerötet mit Brennen und Jucken wie nach Erfrierung an Ohren, Gesicht, Nase, Zehen und an allen übrigen Körperstellen. Agar. ist ein großes *Erfrierungsmittel* mit

Ars., das Frostbeulen mit Schwellung, Brennen und Jucken hat, schlimmer durch Kratzen und Kälte, besser durch Wärme.

Nit-ac. hat ulcerierte, besonders abends und nachts sehr schmerzhafte und leicht blutende Frostbeulen.

Petr. ist das Mittel für Frostbeulen mit Jucken und Brennen wie Feuer; die Fingerspitzen zeigen jeden Winter tiefe Rhagaden.

Carb-ac. hat Frostbeulen, schlimmer abends im Bett und durch Kälte.

Apis hat Frostbeulen, schlimmer durch Wärme, besser durch Kälte.

Sulph. ist angezeigt bei Frostbeulen, schlimmer durch Bettwärme.

Beziehungen

Antidote: *Absin., Camph., Coff., Rhus-t.*

Agnus castus

Vitex agnus castus, der Mönchspfeffer oder Keuschlamm ist ein
Strauch aus der Familie der Verbenaceen, wird in Gärten wegen
der schönen Blätter gezogen und wächst wild rund um das Mittel-
meer auf sandigen Böden und am Fuße der Felsen.

Bei den Griechen wurde Agn. von jenen genommen, die ein
Keuschheitsgelübde abgelegt hatten, und die Frauen bedeckten ihr
Bett mit den Blättern, wenn ihre Männer abwesend waren. Deshalb gab man dem Strauch den Namen Agnos, was keusch bedeutet und später wurde castus hinzugefügt, was auf lateinisch das
gleiche bedeutet.

Die Urtinktur wird aus den frischen Beeren und Blättern hergestellt.

Allgemeine Mittelwirkung und Charakteristisches

Die Wirkung zielt auf die Geschlechtsorgane. Es mindert die
sexuelle Kraft und erzeugt geistige Lähmung und Verlust der
Nervenkraft.

Es wirkt auf beide Geschlechter, wenn auch stärker bei Frau-
en, und ein beliebter Ansatzpunkt sind sexuelle Exzesse und
Masturbation. Lymphatiker, die vorzeitig gealtert erscheinen
durch sexuelle Exzesse oder Masturbation, und die eine große
sexuelle Schwäche mit schlaffen, inaktiven Genitalien haben.
Sie sind blaß, traurig, mutlos, apathisch und beklagen sich
über ihr vertanes Leben.

Bei solchen Menschen bilden sich schnell beängstigende
Symptome: „Sie verlieren ihr Gedächtnis, sind verzweifelt,
haben Selbstmordgedanken, werden ängstlich und verdrießlich. Manchmal haben sie eine unsinnige Furcht vor einem nahen Tod. Sie leiden an Kopfschmerzen, Lichtscheu und an so
zahlreichen nervösen Symptomen, daß man sie gar nicht auf-
zählen kann. Schneidende Schmerzen in Kopf, Gesicht und
Zähnen. Unangenehmes Ameisenlaufen auf der Haut. Die
leichteste Kost macht Magenbeschwerden, und sie klagen viel
über Übelkeit. Schlaffe Muskeln. Eingeweideptose. Zuneh-

mende Schwäche von Colon und Rektum, die durch die Unfähigkeit, den Inhalt herauszubringen zur Verstopfung führt.
Der dicke, harte Stuhl wird mit großer Mühe halb herausgepreßt und schlüpft dann zurück wie bei *Sanic., Sil.* und *Thuj.*
Dabei besteht beständig laute, übelriechende Flatulenz. Jukken, Brennen, selbst Wundsein am After. Hackender Husten.
Nachtschweiß. Die Muskeln sind erschöpft, die Extremitäten
kalt.

»Anstrengung und Bewegung vermehren die Beschwerden,
ebenso wie Kälte, gegen die sie sehr empfindlich sind. Sie wollen sich ruhig verhalten. Sie haben viele Ärzte gefragt, und
man hat ihnen von Neurasthenie geredet, sie brauchen aber
einfach Agn.

»Ein junger Mann, der sich vielen sexuellen Exzessen hingab,
besonders der Onanie, der schon mal eine Blenorrhoe gehabt
hat, leidet an Impotenz, obwohl er Samenergüsse während
des Stuhlgangs hat. Er ist frisch verheiratet, aber impotent.
Seine hübsche junge Frau kann ihn zu keiner Erektion reizen,
obwohl er erst kürzlich einen heimlichen Erfolg hatte. Er hat
morgendliche Erektionen, und das ist alles. Natürlich ist er
sehr mutlos, deprimiert und verzweifelt, ihm bricht das Herz,
und er beklagt sich über sein vertanes Leben: Agn. wird das
alles in Ordnung bringen.

»Eine junge Frau, die sich der Masturbation ergeben hatte,
findet keinerlei Vergnügen mit ihrem Mann, obwohl sie ihn
sehr liebt. Zeitweise bleibt die Regel aus, oder sie hat starke
Gebärmutterblutungen. Die Scheide ist erschlafft, oft kommt
es zum Uterusprolaps und zugleich zu einer reichlichen, eiweißartigen Leukorrhoe: Das ist wieder so eine Geschichte
für Agn.

»Manchmal bleibt einer solchen Frau nach der Niederkunft
die Milch aus, oder sie wird nach kurzer Zeit weniger und
hört auf: Agn. wird einer solchen Frau wieder zum erfolgrei-
chen Stillen verhelfen« (41).
Zum Schluß noch ein besonderes Symptom: sie leidet unter

einem Geruch von Hering oder Moschus, der eingebildet ist
(1). Diese *Parosmien* bringen unser Mittel in die Nähe von:

Anac., die eingebildete Geruchsempfindungen von ver-
branntem Holz oder Taubenmist hat,

Bell., Kali-br., Merc., Phos., Puls. usw.

Beziehungen

Calad. und *Sel.* gehen gut nach Agn. in der Behandlung von
Schwäche der Genitalorgane und Impotenz (1).

Allium cepa

Allium cepa, die Küchenzwiebel, ist ein Gemüse aus der Familie der Liliáceen und zu bekannt, um hier näher beschrieben zu werden.

Unsere Potenzen stellen wir aus einer Urtinktur her, die durch Mazeration der frischen Zwiebelknolle in Alkohol gewonnen wird.

Allgemeine Mittelwirkung und Charakteristisches

Kurz gesagt bewirkt All-c. an Augen, Nase, Kehlkopf und gewissen Teilen des Verdauungskanals einen akuten Schleimhautkatarrh mit übermässiger Sekretion und neuralgischen Schmerzen.

Modalitäten:

A) Lateralität: links

B) Verschlimmerung:
Abends, zur Schlafengehzeit hat All-c. seine unangenehmste Verschlimmerung.

In einem warmen Zimmer: Alle All-c.-Beschwerden werden durch Wärme verschlimmert, sind stärker in einem warmen Zimmer, mit Ausnahme des Stechens im Rachen, das manchmal im Kalten schlimmer wird, aber dem Kranken selbst geht es besser in kalter Luft und er ist empfindlich für Wärme.

C) Besserung:
in einem kühlen Zimmer, im Freien.

Kopf

Katarrhalischer Kopfschmerz, besonders in der Stirn, schlimmer im warmen Zimmer und abends, begleitet von einem Gefühl von Verwirrung, Völle und Schwere.

Augen

Rote, geschwollene, brennende Augen mit profusem, mildem Tränenfluß, der nicht reizt, während das Nasensekret extrem

wund macht (*Euphr.* hat das Umgekehrte), in Verbindung
mit einem Nasenkatarrh. Große Lichtscheu.

Ohren

Ohrenschmerzen bei Schnupfen mit Stichen in der Eustachischen
Röhre. Schmerzen tief im Rachen, die zum Ohr ausstrahlen. Der
Schnupfen hat die Neigung, sich auf Rachen, Kehlkopf und Oh-
ren auszuweiten. Otitis, die bis zu eitrigem Ausfluß gehen kann.
Geräusche und Klingen in den Ohren bei Schnupfen. Stechende
Ohrschmerzen bei Keuchhusten, Laryngitis und Schnupfen.

> *Puls.* hat eine so starke Affinität zum Ohr, daß es fast alle Oh-
> renschmerzen bei empfindlichen Kindern heilt, die kläglich
> weinen.

> *Cham.* brauchen dagegen die mürrischen, niemals zufriede-
> nen Kinder, die zurückstoßen, was man ihnen gibt, und
> die ihre Pflegerin schlagen. Man kann die meisten Otiti-
> den bei Kindern mit *Puls., Cham.* und All-c. heilen (41).

Verdauungsorgane

Die Zwiebel ist ein extrem flatulentes Mittel. Blähkoliken,
schneidende, stechende Schmerzen spürt das kleine Kind im
unteren Bauch, sie zwingen es zum Schreien und sich zusammenzukrümmen. Koliken, die in der Lebergegend beginnen,
sich von da über den ganzen Bauch ausbreiten, besonders um
den Nabel und schlimmer im Sitzen (41).
Rauhheitsgefühl, Empfindlichkeit am Anus, manchmal mit
Blutung (41).

Atmungsorgane

1. Nase:

All-c. wird besonders beim Schnupfen verwendet. Oft beginnt es mit einem Schnupfen, dann geht die Entzündung auf
den Rachen, dann auf den Kehlkopf und schließlich auf die
großen Bronchien über.
Feuchte, kalte, durchdringende Winde bringen den All-c.-

Schnupfen in Gang, den man manchmal Grippe oder Influenza tauft und der oft von einem kongestiven Kopfschmerz begleitet ist. Ein Rauhheitsgefühl in der Nase, ein reichlicher, aber milder Tränenfluß, während aus den Nasenlöchern eine extrem wundmachende Flüssigkeit abgesondert wird, dazu viel Niesen. Dieses Rauhheitsgefühl breitet sich schnell zum Rachen, zum Kehlkopf und zur Brust aus, und nach 24 Stunden hat der Kranke einen zerreißenden Husten, ausgelöst von einem Stechen im Kehlkopf, besonders wenn er nachts in einem warmen Zimmer liegt. Es ist erstaunlich, wie All-c. diesen Schnupfen prompt beherrscht (41).

Fließschnupfen, der mit viel Niesen beginnt, dann kommt eine andauernde wäßrige Absonderung, die aus der Nase heraustropft, wie Feuer brennt und Nasenflügel und Oberlippe wund macht, während der begleitende Tränenfluß mild ist (umgekehrt wie bei *Euphr.*). Die Kongestion der Nasenschleimhaut ist dabei so groß, daß dort ein Klopfen und Brennen verspürt wird. Es bestehen auch Schmerzen durch die Kiefer und im Gesicht, die sich bis in den Kopf ausbreiten, und die Augen können den Lichtschein nicht ertragen. Der Schnupfen beginnt im linken Nasenloch, um gleich danach auch das rechte zu ergreifen, und der Kranke fühlt sich fiebrig, heiß und abgeschlagen.

Heuschnupfen. Jedes Jahr im August Morgenschnupfen mit heftigem Niesen und sehr großer Geruchsempfindlichkeit für Blumen. All-c. kann in wenigen Tagen einen akuten Anfall heilen, wenn die Symptome stimmen, aber es kann die Krankheit selbst nicht heilen. Die jährlichen Anfälle im Frühjahr sind eben nur die Stichflamme einer chronischen Krankheit, und sie werden erst verschwinden, wenn man diese selbst geheilt hat. Im einen Jahr kann man diesen Anfall mit einem kurzwirkenden Mittel unterdrücken, aber im nächsten Frühjahr wird er wiederkommen und andere Symptome zeigen, und das Mittel, das so gut im letzten Jahr geholfen hat, wird versagen. Da muß man mit der Konstitutionsbehandlung be-

ginnen, wenn der Heuschnupfen vor ist. Denn zwischen den
Frühjahren wird man die besten Symptome für das Grund-
mittel finden, die im akuten Anfall überlagert sind von den
akuten Symptomen, die oft sehr anders als die des chroni
schen Zustandes sind, die wir aber beachten müssen, wenn wir
den Kranken heilen wollen (41). (Siehe die sehr vollständige
Monografie von Dr. Fortier-Bernoville: „ Le traitement du
Rhume des foins" Libraire Médicale et Scientifique M. Vigné
1929)

2) Kehlkopf und Bronchien:
Akute Kehlkopfentzündung mit Heiserkeit und Rauhheit.
Schneidende Schmerzen bei jedem Hustenstoß, als würde die
Schleimhaut von einem Häkchen aufgerissen, folgen dem
Schnupfen sehr bald. Der Husten wird ausgelöst durch ein
Kitzeln im Kehlkopf, durch Einatmen kalter Luft oder durch
Liegen in einem warmen Zimmer. Krampfhusten.
Rauher, klingender, krampfhafter Husten, ausgelöst durch
Stiche im Kehlkopf. Der Husten erzeugt so scharfe, schnei-
dende Schmerzen im Kehlkopf, daß der Patient alle Anstren-
gungen macht, um ihn zu unterdrücken, aus Furcht vor die-
sen Schmerzen. Schwerer Kehlkopfhusten, so schmerzhaft,
daß der Kranke den Hals umklammert. Er hat das Gefühl,
der Husten werde ihm die Kehle zerreißen.
Keuchhusten mit schmerzhafter Empfindlichkeit des Kehlkopfes.
Das Kind strampelt und fürchtet sich zu husten wegen der reißenden Schmerzen, die dabei im Kehlkopf entstehen.
Oft ist ein solcher Keuchhusten mit Verdauungsstörungen,
Erbrechen und Flatulenz verbunden. Dem Kinde gehen stinkende Winde ab, und es krümmt sich wegen der Kolik (41).
Der Husten wird sowohl durch kalte Luft, als auch durch ein
warmes Zimmer verschlimmert. Einatmen kalter Luft macht
Husten und Atemnot, andererseits wird ein warmer Luftzug
die stechenden Schmerzen derart verstärken, daß der Kranke
sicher husten muß.

Sind die Stiche im Kehlkopf, der Husten durch Einatmen kalter Luft, die Verschlimmerung im warmen Zimmer und abends mit schneidenden Schmerzen im Kehlkopf vereint, dann wird All-c. prompt und sicher heilen.

Weißer, schaumiger Auswurf, besonders abends. Gefühl der Verstopfung der Atemwege oben mitten in der Brust.

Rücken und Glieder

Neuralgie in einem Amputationsstumpf, die Schmerzen sind fast unerträglich und erschöpfen die Kräfte des Kranken (41).

Beziehungen

Antidote: *Arn., Cham., Verat., Nux-v., Thuj.*
Complementär: *Phos., Puls., Thuj., Sars.*
Vergleiche: *Acon., Euphr., Gels., Ip., Kali-j.*
Mittel, die gut folgen: *Calc., Sil.*
Mittel, mit denen sich All-c. nicht verträgt: *All-s., Aloe, Scil.*

Aloe socotrina

Aloe ist eine Pflanze aus der Familie der Liliaceen, die im Juni in den Mittelmeerländern blüht, wo sie im Freien wächst, während sie bei uns in der rauhen Jahreszeit ins Gewächshaus gebracht werden muß. Aus dem zähen Saft stellen wir die Urtinktur her, von der aus weiterpotenziert wird.

Allgemeine Mittelwirkung.

Aloe wirkt gezielt auf das Venensystem und besonders auf die Organe, in denen dieses vorherrscht, wie Leber und Milz. Ganz besonders hat sie ihre Wirkung im Pfortaderkreislauf: Hier erzeugt sie eine Plethora und bei beiden Geschlechtern eine Reizung aller Organe des kleinen Beckens, wobei das weibliche Genitale besonders betroffen ist. »Aloe macht wie *Aesc.* eine Schwellung, eine venöse Plethora, die im ganzen Körper ein Völlegefühl auslöst, aber die ausgesprochensten Wirkungen lokalisieren sich in den Pfortadervenen mit Schwellungs- und Völlegefühl in Abdomen und Rektum« (41).

»Aloe congestioniert das Rektum über die Hämorrhoidalvenen, die Abdominalorgane, besonders die des kleinen Beckens, und hier speziell den Urogenitalapparat. Das kann zu einem Schweregefühl von den Nieren bis zum Gesäß, zur Bildung von Hämorrhoiden bei den dafür Prädestinierten, zu häufigem Harndrang und gelegentlichen Blasenblutungen, verstärkten Menstrualblutungen und sogar zum Abort führen. Gubler führt die Rektumcongestion auf dreierlei zurück: eine direkte Wirkung der Aloe auf die Rektumschleimhaut, eine Wirkung der Galle auf diese Schleimhaut und schließlich den Rückstau der venösen Stase in der Leber über die Mesenterialvenen« (44).

Aloe ist, kurz gesagt, aufgrund seiner physiologischen Wirkung das Mittel für die akute Phase von venöser Plethora und Kongestionszuständen.

Charakteristisches

1. Konstitution und Typ:

»Aloe ist besonders geeignet für die dicken, plethorischen Vielesser mit sitzender Lebensweise und Intoxikation durch Urate und Calciumoxalate. Viele von ihnen werden als Diabetiker angesehen, weil ihr Urin die Fehlingsche Lösung reduziert. Es würden aber einige Gaben Aloe und *Ox-ac.* genügen, die die Kongestion der Leber, des großen Meisters des Nahrungsstoffwechsels und der Rautengrube, abbauen, und man sähe diese Pseudodiabetiker in einen besseren Zustand kommen, und ihr Urin würde wieder normal« (3).

2. *Aloe stellt das physiologische Gleichgewicht wieder her,* wenn der Kranke vorher viele Arzneien genommen hatte und wenn deren Symptome nicht mehr von denen der Krankheit unterschieden werden können. Es ist ein »Symptomenklärer«, wie *Sulph.* und manchmal auch *Nux-v.* (3).

3. *Stuhl- und Eingeweidesymptome* sind so wichtig, daß sie manchmal schon für sich allein die Mittelwahl entscheiden:

Völlegefühl im Bereich von Leber, Abdomen, Darm und Rektum, verbunden mit Hämorrhoiden. Aloe erzeugt Bauchschmerzen, die ihn zum Stuhle drängen wie *Nux-v.*, schneidende, nagende Schmerzen um den Nabel. Schmerzhafte Stiche um den Nabel, die zum Rektum ausstrahlen.

Dysenterie oder Diarrhoe. Dabei wird der Stuhl als ein Strahl gelber Flüssigkeit entleert, die stinkt, wund macht, wie Feuer brennt und von Afterschmerzen gefolgt wird, oder die Stühle sind wie Gelee. Er hat große Mühe, den Stuhl zurückzuhalten, darf seine Aufmerksamkeit keinen Augenblick von seinem Rektum wegwenden, denn sobald er dies vergißt, geht ihm der Stuhl unkontrolliert ab. Er kann nicht den kleinsten Flatus durchlassen, da gleichzeitig der Stuhl abgehen würde. Bei dieser Aloe-Diarrhoe treiben die Gase den Bauch sehr stark auf und machen ein Gefühl von Völle und Aufgeblasensein, die den Kranken immer wieder zwingen, den Abort aufzusuchen. Dieser Tonusverlust des Anus bei Kindern, die anfangen zu laufen und dabei kleine Schleimhäufchen und gelben Stuhl unwillkürlich verlieren, führt uns zu erfolgreicher Mittelwahl. Diese Sphinkterschwäche bezieht sich aber nicht nur auf Durchfälle, sondern auch auf kleine runde, harte Kotstückchen, deren Abgang der Patient nicht einmal bemerkt. Schließlich kann jedes bißchen genossene Speise oder schon Wassertrinken dazu führen, daß er in aller Eile zu Stuhle gehen muß. Diese Art Durchfall kann auch ausgelöst werden, wenn man Austern zur falschen Zeit, bei Sommerhitze oder während der Vermehrungsperiode gegessen hat.

Lyc. behebt solche Beschwerden nach Genuß von Austern. Kommt es aber zu einem richtigen, choleraartigen Durchfall, dann wird man finden, daß Aloe das Mittel der Wahl ist (41).

Modalitäten:

A) Verschlimmerung:

a) Nach Essen oder Trinken, was Kolik und Durchfall macht. Es kommt jedoch auch Kolik ohne Durchfall, oder gar mit Verstopfung vor.

b) Durch Bier: Das Mittel ist bewährt bei den Abdominalsymptomen alter Biertrinker, ebenso bei Durchfall nach Biertrinken *(Kali-bi.)*.

c) Durch Austern *(Lyc.)*.

d) In der Frühe, morgens.

e) Durch sitzende Lebensweise, durch heißes Wetter, die wie bei Aloe, bei allen Venenmitteln verschlimmern.

B) Besserung:

a) Durch Flatus oder Stuhlgang.

b) Durch kaltes Wetter, kaltes Wasser, die durch Anregung des Kreislaufs Aloe und alle Venenmittel bessern.

Gemütssymptome

Der Aloe-Patient ist extrem reizbar, wenn er leidet, und seine Beschwerden sind im allgemeinen im Leib angesiedelt. Während seiner Koliken ist er nervös und empfindlich, ist unzufrieden und böse auf sich selbst oder gereizt über seine Schmerzen, besonders wenn er erregt ist.

Wir finden die Aloesymptomatik besonders bei alten, erschöpften, lungenkranken, hypochondrischen Säufern.

Das Leben ist ihm eine Last, er haßt die Menschen und weist sie alle zurück und hat dabei eine große Abneigung gegen Bewegung.

Kopf

Kopfkongestion stellt sich zugleich mit intestinaler Plethora ein, wie wir sie als Folge der venösen Stase im Pfortaderbereich sehen. Stirnkopfschmerz mit Druck auf die Augen und Übelkeit, verstärkt durch jeden Schritt, den er tut *(Bell., Bry.)* sowie durch Wärme, wie sich alle Symptome des Mittels durch Kälte und kalte Anwendungen bessern. Dieser Kopfschmerz kann im Wechsel mit Lumbago oder nach einem unzureichenden Stuhl auftreten. Bei Plethora und Oxalsäureverhaltung hat der Kranke Kopfschmerzen oder Lumbago oder beides zugleich, während die Ausscheidung von Oxalaten und Uraten ihm wohltun. Die Kongestion geht zurück und der Kopf wird frei, bei Reizung der Ausscheidungsorgane und des Uterus (3).

Gesicht

Das Gesicht kann verschiedenes Kolorit zeigen: Blässe oder strotzende Fülle als Ausdruck der venösen Fülle des Mittels, oder schließlich Subikterus infolge der Leberstörungen.

Die Lippen können rot wie bei *Sulph;* geschwollen und rissig sein.

Die Augen glänzen, sind manchmal rot und können hervorstehen, der flackernde Blick drückt Angst aus. Manchmal muß er die Lider teilweise schließen, als ob ihn der Anblick der Dinge ermüde. Die Nasenspitze allein kann rot sein.

Verdauungsorgane

1. Magen:

Das Bedürfnis des Kranken, die Salze, die ihn vergiften, zu lösen, führt zu einem großen Verlangen nach saftigen Dingen, und die abdominale Plethora erklärt seine Abneigung gegenüber Fleisch.

Die Kongestion des Bulbus ist die Ursache für die Übelkeit, die er zusammen mit seinen Kopfschmerzen verspürt. Aufgrund dieser Plethora hat er auch nach dem Essen Flatulenz, Pulsieren im Rektum und sexuelle Reizung.

Stolpert er, so bekommt er einen heftigen Schmerz in der Magengrube (3).

2. Bauch:

Aloe ist ein hervorragendes Lebermittel. Die Anhänger der Signaturenlehre weisen darauf hin, daß ein Querschnitt durch das Blatt der Pflanze große Ähnlichkeit mit dem durch einen Leberlappen hat. Man findet hier 3 Röhren, die an die 3 Äste der Vene in der Leberpforte erinnern, und die allgemeine Form des Blattes erinnert sehr an die Form der Pfortader innerhalb des Lebergewebes. Wir können mit Aloe eine Schwellung oder Abschwellung des Pfortadersystems erreichen, je nach dem, ob wir sie in wägbaren oder homöopathischen Dosen geben (3).

Wir wissen auch, wie sehr sich diese Pfortaderstauung sowohl auf das gesamte Abdomen und seinen Inhalt, als auch auf alle übrigen Organe auswirkt. Völle und Schwellungsgefühl im ganzen Bauchraum mit Flatulenz und Borborygmen. Er meint, sein Leib müsse platzen, und die Geräusche sind so laut, daß sie von den Umstehenden gehört werden können. Starke Auftreibung des Colons, das den Leib bis zum Platzen aufbläht. Selbst der Abgang vieler Winde bringt keine Linderung, und der Leib bleibt aufgetrieben wie zuvor. Koliken und schneidende Schmerzen im oberen Teil des Abdomens, besonders um den Nabel. Sie zwingen den Kranken, sich zu setzen und nach vorn zu krümmen, was ihm Linderung bringt *(Coloc.)*.

Das Schneiden kann auch in den Flanken gespürt werden, wobei der Leib so empfindlich sein kann, daß er keine erträgliche Lage finden kann.

Schwächegefühl im Leib, als bahne sich ein Durchfall an *(Podo.)*. Er kann auch wie

Sulph. einen gebieterischen Stuhldrang am Morgen haben, der ihn aus dem Bett treibt.

3. Rektum und Stuhl:

Eiliger Stuhldrang, es kommt aber nur ein heißer Flatus, der nur für sehr kurze Zeit eine Linderung vortäuscht, denn der eilige Drang kommt schnell wieder *(Nat-s.)* (41). Stinkende, brennende reichliche Gasabgänge bei spärlichem Stuhl.*(A-gar.)*. Läßt er einen Flatus, hat er das Gefühl, als gehe Stuhl mit ab *(Olnd., Mur-ac., Nat-m.)* (1).

Durchfall mit geleeartigen, gelben, durchsichtigen oder blutigen Stühlen. Manchmal erscheint dieser geleeartige Schleim in großen Mengen und fließt aus dem Rektum, ohne daß es der Kranke bemerkt. Unwillkürlicher Stuhlgang. Er geht ab mit einem Flatus oder während des Urinierens. Dieser Tonusverlust des Sphincters scheint nicht nur auf muskulärer Schwäche zu beruhen, sondern auch auf einem hoffnungslosen Schwächegefühl. Man muß wohl auch die häufig vorhandene ödematöse Schwellung der anorektalen Schleimhaut verantwortlich machen (3). Das Rektum scheint mit einer schweren Flüssigkeit gefüllt zu sein, die entweichen will oder mit einem Flatus entweicht, trotz aller Bemühungen des Kranken, sie zurückzuhalten.Bei

Olnd. und Mur-ac.finden wir das Gleiche.

Vor dem Stuhlgang gibt es viel Flatulenz und Borborygmen, auch Koliken und Schneiden im Leib, besonders rechts. Auch

während des Stuhlgangs gehen reichlich Gase ab, und es treten
Tenesmen auf. Nach dem Stuhlgang folgt ein Schwächegefühl. Gab es Koliken vor dem Stuhl, so hören diese jetzt auf,
aber es kommt zu profusen Schweißen gleichzeitig mit der
Schwäche. Jetzt kann es auch zu einem Mastdarmvorfall
kommen, der durch Kälte gelindert wird.

> *Mur-ac.* hat ein ähnliches Symptom, aber Linderung durch
> heißes Wasser.

Blaue Hämorrhoiden mit heftigem Jucken und Besserung
durch kaltes Wasser.

> *Mur-ac.* hat sehr schmerzhafte Hämorrhoiden, empfindlich
> selbst für die Berührung mit der Bettwäsche, die durch
> heißes Wasser gelindert werden.

Harnorgane

Schwere- und Vergrößerungsgefühl der Prostata. Wir erinnern uns hier, daß Aloe ein Oxalurie- und Uricaemiemittel ist.

Geschlechtsorgane

1. Männliche:

Große sexuelle Reizung durch die venöse Kongestion der Organe des kleinen Beckens.

2. Weibliche:

Regel zu oft und zu reichlich. Während der Regel Schwerege-
fühl im Rektum, schlimmer wenn sie auf ist.
Der Uterus scheint schwer zu sein, was sie am Gehen hindert
(*Sep.*).
Schmerzen wie Wehen, besonders im Kreuz, die sich bis in die
Unterschenkel erstrecken.

Rücken und Glieder

Schmerzen im unteren Rücken mit Bewegungsverschlimmerung. Schmerzhafte Punkte. Stiche durch das Kreuz. Lumbago im Wechsel mit Kopfschmerzen und Hämorrhoiden.

Unbehaglichkeitsgefühl in den Gliedern. Reißende Schmerzen in den Gelenken. Die Fußsohlen schmerzen beim Gehen.

Beziehungen

Der venöse Zustand von Aloe hat große Ähnlichkeit mit *Sulph.*, und wenn man die Arzneibilder von *Sulph.*, *Kali-bi.* und *Aesc.* mit Aloe vergleicht, dann wird man erstaunt sein, wie eng die Beziehungen in Bezug auf Magen und Eingeweide sind. Aloe ist aber kein Konstitutionsmittel von tiefer, langdauernder Wirkung wie *Sulph.*, wenn seine Wirkung auch nicht so flüchtig ist wie bei *Acon.* und *Bell.* Die Beschwerden treten mit mäßiger Geschwindigkeit auf. Man kann Aloe auch mit *Bry.* vergleichen, das ebenfalls nicht so tief wie *Sulph.* wirkt (41).

Komplementär: *Sulph.*

Kali-bi., Sep., Sulph., Sul-ac. folgen gut.

Mit *All-s.* verträgt es sich nicht.

Antidote: *Camph., Lyc., Nux-v., Sulph.*.

Alumina

Alumina oder Aluminiumoxyd wurde lange Zeit mit Kalk oder Kieselerde verwechselt und erst von Guyton de Morveau entdeckt, der es als erster aus Alaun auszog. In der Natur ist es weit verbreitet, und wir finden es in fast reiner Form im Korund, Saphir, Rubin und in Verbindungen, im Feldspat, Glimmer, Ton und anderen. Man gewinnt reine Alumina als gelförmiges Hydrat durch Ausfällung eines gelösten Aluminiumsalzes mittels Ammoniumcarbonat.Das Aluminiumanhydrid wird durch Ausglühen des Hydrates oder des ammoniakalischen Alauns hergestellt. Es erscheint als sehr feines, weißes Pulver, das sich weich anfühlt, geruch- und geschmacklos ist und auf der Zunge klebt. Es ist wasserunlöslich.

Unsere ersten 3 C-Potenzen gewinnen wir durch Verreibung, die höheren werden nach Hahnemann verschüttelt.

Allgemeine Mittelwirkung

Die besondere Wirkungsrichtung von Alum. geht auf den Sympathicus und die aus dem Rückenmark hervorgehenden Nerven. Den von ihnen innervierten Muskeln fehlt es an Kraft. Wir finden große Schwäche im gesamten Körper. Da-rauf gehen die Schwierigkeiten beim Schlucken zurück, über die uns die Prüfer berichten, sowie Lähmungszustände des Ösophagus, die Mühe beim Heben oder Bewegen der Arme, sowie Lähmung einer Körperseite, Querschnittslähmungen oder Blasen-bezw. Mastdarmlähmungen. Zunächst besteht während einer ziemlich langen Zeit eine einfache Untätigkeit, die dann bis zu vollständiger Lähmung zunimmt. Alles ist bei dem Alum.-Kranken verlangsamt. Die Reizleitung der Nerven ist so verlangsamt, daß er einen Nadelstich in die Extremitäten erst einen Augenblick später spürt. Auch die übrigen Sinne sind geschwächt bis zur Betäubung des Bewußtseins, einer Abstumpfung der Intelligenz und einer richtigen geistigen Trägheit. Alle Sinneseindrücke erreichen den Geist mit einer auffälligen Verzögerung (41).

Unter der Alum.-Wirkung sind die Schleimhäute trocken. Sie können nach einer gewissen Zeit einen gelben, zähen Schleim absondern, der sehr schwer zu entfernen ist.

Charakteristisches

1. Konstitution und Typ:

Der Mensch, bei dem Alum. seine beste Wirkung zeigt, ist trocken, mager und heruntergekommen. Er sieht runzlig und ausgetrocknet aus. Ein vorzeitig Gealterter, wenn er nicht schon ein wirklicher Greis ist. Das Mittel wirkt aber auch gut bei chlorotischen jungen Mädchen in der Pubertät und bei zarten Säuglingen, besonders, wenn sie künstlich ernährt werden.

2. Verstopfung:

durch Inaktivität des Rektums: Selbst ein weicher Stuhl braucht große Anstrengung, um entleert zu werden. Wie

Bry. hat Alum. keinerlei Drang, zu Stuhle zu gehen. Wie diese hat es sehr trockene Schleimhäute, ist es besonders passend für trocken-magere Menschen. Beide Mittel sind komplementär zueinander. Beide bewähren sich in der so schwierig zu behandelnden Verstopfung der Kinder.

Anac., Sep., Sil., Verat. liegen sehr nahe bei diesem Verlust des Rektums, seinen Inhalt auszustoßen (48).

Modalitäten

A) Seitenbeziehung: links-oben / rechts-unten.

B) Verschlimmerung:

a) Morgens beim Aufstehen: In diesem Augenblick sind die meisten Alum.-Symptome schlimmer: Der Urin fließt langsamer als nach den ersten Bewegungen, durch die sich der Kranke wieder ein bißchen erwärmt hat. Die Glieder sind morgens besonders steif. Beim Erwachen ist er dumm und stumpf, sein Geist ist verwirrt, und er zweifelt an seiner Identität.

b) In einem warmen Zimmer.

c) Wenn er Kartoffeln gegessen hat.

d) Periodisch.

e) Bei kaltem und besonders trockenem Wetter. Ganz besonders beim Übergang zu trockenem Wetter gibt es Verschlimmerung, während feuchtes Wetter manchmal lindert (43).

C) Besserung:

a) Im Freien. Der Mangel an Lebenswärme läßt ihn jedoch die Wärme suchen und warme Kleider anziehen.

b) Durch kalte Abwaschungen.

Gemütssymptome

Alum. setzt dem Intellekt einen kräftigen Stempel auf und bringt den Geist derartig durcheinander, daß der Kranke unfähig ist, eine Entscheidung zu treffen. So, wie die Hauptwirkung auf das cerebrospinale Nervensystem zu einer Koordinationsstörung führt, so wird auf psychischer Ebene besonders die Fähigkeit sich auszudrücken und zu urteilen gestört bis unterbrochen. Und diese Unterbrechungen sind verwandt mit den gestörten Reflexen des Rückenmarks (43). Seine Urteilskraft ist verwirrt, er ist unfähig zu begreifen. Das was er weiß oder gewußt hat, scheint ihm nicht mehr zu stimmen, er weiß nicht mehr, was richtig und was falsch ist. Seine Gedanken sind verwirrt, weder klar noch deutlich. Er macht Fehler beim Schreiben und Sprechen, verwendet falsche oder zusammenhanglose Worte und ist unfähig, einem Gedankengang zu folgen. Das Bewußtsein über seine eigene Identität ist getrübt, er ist sich seiner selbst nicht ganz sicher. Spricht er, so meint er ein anderer habe es gesagt, sieht er etwas, so meint er, ein anderer sähe es.

Dann gibt es auch einen anderen Gemütszustand: Er befindet sich in großer Hast, nichts geht schnell genug, alles scheint im Verzug, nichts läuft nach seinem Geschmack, die *Zeit vergeht zu langsam*, eine Stunde scheint einen halben Tag zu dauern.

Arg-n. hat ein ähnliches Symptom, ist immmer in Eile, bringt aber nichts fertig.

Cann-i. scheint die Zeit auch zu langsam zu vergehen, Sekunden scheinen eine Ewigkeit zu dauern, dabei besteht eine große Übererregtheit und Geschwätzigkeit.

Med. hat auch dieses Gefühl von zu langsam vergehender Zeit. Meist ist es ein alter Gonorrhoiker, dem es am Meer besser geht.

Nux-v. ist ein Eiliger, der meint, die Zeit vergehe nicht schnell genug, dabei bestehen die großen Charakteristika des Mittels.

Gräßliche Gedanken drängen sich ihm auf: Sieht er einen spitzen Gegenstand oder Blut, so bekommt er Angst. Ein Gegenstand, mit dem man töten könnte, kann in ihm das Verlangen zum Selbstmord wachrufen (41).

Er ist traurig und jammert unaufhörlich. Mißgelaunt quält er sich andauernd und ist dabei hastig, ungeduldig. Er will dauernd den Ort wechseln, fortgehen, in der Hoffnung, daß die Dinge eher fertig werden, wenn er in Bewegung ist. Er ist voller Ängste und Befürchtungen. Auch über seine Hast, Unruhe und Geistesverwirrung ist er beunruhigt. Manchmal weiß er kaum seinen Namen und hat Angst, verrückt zu werden, den Verstand zu verlieren, oder er glaubt schon verrückt zu sein.

Cimic., Calc., Acon., Arg-n., Lil-t., Manc., Med. usw haben auch diese Furcht vor dem Wahnsinn.

Gelegentlich bessert sich der Gemütszustand ein bißchen, und die schlechte Laune weicht einem Zustand der Ruhe und Ausgeglichenheit, aber bald erscheinen Angst und Furcht von neuem.

Die meisten Gemütssymptome erscheinen morgens beim Erwachen. Das kann man besonders bei Kindern beobachten, die mit Schrecken erwachen, ein Zustand, den wir auch bei

Aesc., Lyc. und Lach. finden.

Kopf

Viel Kopfschmerzen mit Übelkeit und Erbrechen. Stechende, brennende Schmerzen im Kopf mit Schwindel, die morgens schlimmer und beim Essen besser (*Anac.*) sind. Druck an der Stirn wie von einem zu engen Hut. Klopfendes Kopfweh bei Verstopfung. Die Kopfschmerzen treten jedesmal auf, wenn

81

sich der Kranke erkältet, wahrscheinlich infolge des dabei entstehenden Katarrhs. Im Liegen sind die Kopfschmerzen besser. Sie können auch periodisch auftreten.

Alum. hat auch viel Schwindel. Er schwankt und hat fast immer das Gefühl, daß sich alles um ihn dreht. Dies entspricht dem Schwindel der Überanstrengten oder alter, gebrochener, mehr oder weniger vorzeitig verbrauchter Menschen. Beim Augenschließen tritt ein Schwindel auf, wie man ihn bei Sklerose der Hinterstränge des Rückenmarks findet. Alum. hat Symptome erzeugt, wie wir sie von der Tabes dorsalies kennen: Taubheit der Fußsohlen mit lanzinierenden Schmerzen. Er wird schwindelig, wenn er die Augen schließt, wegen seiner Koordinationsstörungen. Im Beginn der Tabes kann Alum. den Prozeß tatsächlich aufhalten.

Gesicht

Das Gesicht ist blaß, mit Hitzewallungen nach dem Essen, oder es zeigt schnellen Wechsel von Blässe und Rötung. Es kommt auch ein juckender, kleinpickeliger Ausschlag vor. Gefühl von Spinnweben im Gesicht (*Bar-c., Bor., Brom., Graph.*) oder von einem angetrockneten dünnen Film, von Eiweiß (*Ph-ac.*). Die Lippen schließlich sind trocken, rissig, aufgesprungen.

Verdauungsorgane

1. Mund:
Trockenheit im Mund, besonders morgens beim Erwachen. Ansammlung von fad-süßlichem oder saurem Speichel.

2. Rachen und Speiseröhre:
Der Rachen ist schmerzhaft-trocken. Die Schleimhaut sieht ausgetrocknet, wie lackiert aus. Speisen gehen nur sehr schwer herunter. Gefühl, als stecke da eine Fischgräte oder ein Holzsplitter (*Hep., Nit-ac., Arg-n., Nat-m., Dol.*). Chronische Halsentzündung der Redner mit Alum. als Simillimum bei Mageren mit der typischen Konstitution des Mittels. Sie haben das Gefühl, als sei der Rachen wund und rauh, dabei

besteht ein Trockenheitsgefühl, das zu ständigem Räuspern zwingt, sie können aber nach einiger Anstrengung nur ein kleines bißchen zähen Schleim herausbringen. Dieser Zustand des Rachens kann vorübergehend durch heiße Getränke oder heiße Speisen gelindert werden.

> *Arg-n.* steht hier Alum. am nächsten und hat außerdem viele Granulationen der Schleimhaut.

Zusammenschnürgefühl in der Speiseröhre wie im Rachen, er hat große Schwierigkeiten zu schlucken.

3. Magen

Alum hat Abneigung gegen Fleisch. Kartoffeln bekommen ihm nicht. Es ist eines der wenigen Mittel, die durch stärkehaltige Nahrung, besonders Kartoffeln verschlimmert werden. Nach Kartoffelessen fühlt er sich nicht wohl, bekommt Verdauungsbeschwerden oder Durchfall, eine starke Flatulenz oder sein Husten verschlimmert sich.

> *Coloc.* hat auch Verschlimmerung durch Kartoffeln und Stärke (41).

Auch Salz, Wein, Essig, Pfeffer und Spirituosen verschlimmern. Alum. ist ein Spinalmittel, und seine Verschlimmerung durch geistige Getränke entspricht dem, was andere Rückenmarksmittel zeigen:

> *Zinc.* z.B. wird durch Wein in jeder Form verschlimmert. Er ist so empfindlich, daß die kleinste Menge irgendeines alkoholischen Getränks ihn betrunken macht und alle seine Symptome verschlimmert, daß er sofort damit aufhören muß.

Dagegen liebt er Gemüse, Früchte, halbflüssige Speisen. Alum. ist allgemein durstig. Er hat wie

> *Calc., Cic., Nit-ac., Nux-v.*

eine eigenartige Vorliebe für Kalk, Holzkohle und andere unverdauliche Sachen. Appetit hat er gar nicht und ißt auf einmal nur sehr wenig. Man kann fast sagen, daß es bei diesem Mittel eine Verdauung gar nicht gibt. Der Kranke hat eine deutliche Neigung zu Magenkatarrhen, Geschwüren, Verdauungsstörungen auf die geringste Nahrungsaufnahme hin. Oft findet sich saures oder bitteres Aufstoßen. Aus nichtigem Anlaß kommt es zum Erbrechen von Speisen, Schleim oder Galle. Das kann mit Übelkeit, Schwindel, Sodbrennen und heftiger Flatulenz einhergehen (41).

4. Abdomen und Stuhl

Beide Hypochondrien zeigen alle möglichen Beschwerden, besonders aber das rechte, da die Leber bei Alum. Sitz zahlreicher Leiden ist.

Infolge der Inaktivität des Rektums kommt es zu einer typischen Verstopfung mit Unfähigkeit, den Stuhl herauszubefördern (*Anac., Sep., Sil., Nat-m.*): Selbst ein weicher Stuhl kann nur mit größter Mühe entleert werden. Schon lange vor dem Stuhlgang besteht ein heftiger, teils schmerzhafter Stuhldrang, trotzdem bedarf es aber der größten Anstrengungen zur Entleerung. Daneben kommt auch völliges Fehlen jeden Stuhldranges vor (*Op., Bry., Coll., Sanic.*).

Darmblutungen bei typhoidem Fieber mit Entleerung großer Blutgerinnsel, die wie Leberstücke aussehen (48).

Analfissuren (*Nit-ac., Caust., Graph.*)

Harnorgane

Blasser, trüber, reichlicher Urin mit einem kreideartigen Sediment. Brennender, wie wundmachender Urin.

Häufiger, gebieterischer Harndrang mit Tenesmus. Der Urin wird während des Stuhlpressens entleert, oder der Kranke kann nicht urinieren, ohne zu pressen.

Schwächegefühl in der Blase. Er muß seine Anstrengungen vervielfachen, um Urin loswerden zu können.

Geschlechtsorgane

1. Männliche:

Hier bezieht sich die Alum.-Wirkung auf Schwäche, Impotenz und nächtliche Ergüsse. Das Mittel wirkt besonders, wenn die Organe durch Ausschweifung verbraucht sind.

Er fühlt eine Art Völle oder Vergrößerung der Prostata. Damit verbunden sind verschiedene Störungen der Drüse und ein Schweregefühl in Damm. Unangenehmes Gefühl in der Prostata nach dem Coitus. Dauernde Mißempfindungen vor, während und nach dem Erguß. Das sexuelle Verlangen ist vermindert, manchmal auch ganz erloschen. Diese Organschwäche entspricht der allgemeinen Schwäche des Mittels. Während schwierigen Stuhlganges geht Prostatasaft ab. Schmerzhafte Erektionen nachts.

2. weiblich:

Regel zu früh, kurz, schwach, blaß, gefolgt von großer Erschöpfung (*Carb-an., Cocc.*). Vor und während der Regel Koliken, Kopfschmerzen und andere Leiden (38). Sehr reichlicher Fluor, der sogar an den Beinen herunterlaufen kann (*Syph.*), dieser nimmt bei herannahender Regel zu.

Rücken und Glieder

Alum. ist besonders schwach und erschöpft. Er hat Mühe, sich aufrecht zu halten und muß sich immer wieder setzen.

Rückenschmerzen, als würde glühendes Eisen in die Wirbel gestoßen. Lanzinierende Schmerzen vom Kreuzbein zum Nacken.

Schweregefühl in den Armen, die gelähmt scheinen. Kurze und wiederholte Stiche in den Unterarmen. Nagende Schmerzen unter den brüchigen Nägeln.

Schweregefühl und Schwäche in den Beinen, daß er kaum kriechen kann. Beim Gehen schwankt er und muß sich oft setzen. Wadenkrämpfe, Taubheit in der Ferse beim Gehen, im ganzen Fuß, wenn er mit übergeschlagenen Beinen sitzt. Schmerzen in der Großzehe.

Haut

Die Haut ist trocken, runzlig und rissig. Er hat alle möglichen Ausschläge. Die Haut wird welk, trocknet aus, neigt zur Verhärtung, zu Geschwüren und Fissuren. Ausschläge mit fres-

sendem Jucken, das in Bettwärme schlimmer wird (*Sulph.*).
Die Haut juckt aber auch in Bettwärme ohne Ausschläge, und
der Patient kratzt sich blutig. Danach bilden sich Krusten oder
Ausschläge.

> *Ars., Dol.* und *Mez.* haben wie Alum. Jucken, das sich bes-
> sert, wenn er sich blutig gekratzt hat.

Beziehungen

Komplementär: *Bry.*, Alum. ist die chronische *Bry., Ferr.*
Antidote: *Ip., Cham., Camph.*

Ambra grisea.

Ambra ist ein Konkrement, das sich im Darm des Pottwals bildet (es darf nicht mit Bernstein, der im Französischen »gelbe Ambra« heißt, verwechselt werden).

Er wird auf dem Meer treibend oder an den Stränden von Indien, Afrika, selbst Frankreich gefunden. Am meisten geschätzt wird der aus Sumatra und Madagaskar. Seine Konsistenz ist hartem Wachs ähnlich, der Geruch sehr intensiv, angenehm, der Geschmack schwach, ein bißchen wie altes Fett.

Die ersten drei Centesimalpotenzen werden in typischer Weise durch Verreibung gewonnen.

Allgemeine Mittelwirkung

Ambra greift das Vegetativum nicht stark genug an, um organische Veränderungen zu setzen, die Wirkung betrifft daher fast ausschließlich das nervöse System, in dem es eine neuropathische Schwäche erzeugt, eine allgemeine Asthenie in Verbindung mit Krämpfen, Zerren, Muskelspasmen, die sehr ausgesprochen sein können. Ambra sei niemals angezeigt, wenn nervöse Symptome fehlen (23).

Charakteristisches

1. Konstitution und Typ:

Ambra ist geeignet für nervöse, reizbare, schwache Kinder, für dünne, magere Menschen mit deutlich nervösem Temperament, deren übersteigerte Nervosität zur Unterernährung führte, sowie für nervöse Greise mit so großem Gedächtnisverlust, daß sie sich der einfachsten Dinge nicht mehr erinnern (23).

Überblicken wir dieses Mittelbild im Ganzen, so zeigt es uns einen vorzeitig gealterten Menschen. Ein 50-Jähriger bekommt Symptome, die wir erst mit 80 erwarten. Ambra zeigt das Bild eines Frühvergreisten. Wir sehen das Zittern der besonderen Schwäche, die man nur mit Senilität bezeichnen kann. Er zittert, schwankt, und sein Geist ist verwirrt, aber nicht wie bei Kranken, sondern es ist ein traumartiges Bewußtsein mit Erinnerungsverlust, wie wir es vom ausklingenden Leben kennen. »Zittern, Schwindel, Schwanken und traumartiger Geisteszustand mit Gedächtnisverlust. Er springt von einem Thema zum anderen, stellt eine Frage, dann, ohne die Antwort abzuwarten, eine andere und gleitet so von einem Gedanken zum anderen. Das Wort Verwirrung trifft es nicht, es ist mehr ein traumartiger, seniler Geisteszustand. Ambra ist nützlich, wenn wir diesen Zustand bei jungen Menschen antreffen, deren Intellekt noch nicht von Wahnsinn verdunkelt, sondern nur sehr geschwächt ist «(41).

2. Taubheit:

»Dieses Wort wird man bei vielen Beschwerden des Mittels finden, es ist eine besondere Art von Taubheit, wie sie bei alten Leuten auftritt: verminderte Sensibilität bei schwachem Kreislauf« (41).

3. Hämorrhagien, leichtes Bluten:

Dieses Mittel hat Blutungen im Übermaß: Aus Nase, Uterus, Blase usw. Wir meinen, daß das mit einem gestörten Kreislauf zusammenhängt, bei dem das Blut durch die atonischen Schleimhäute sickert (41).

4. Das Mittel ist nützlich bei Nervenleiden mit Reaktionsmangel.

Nervöse Schwäche ist die Ursache von Reaktionsmangel, während bei

> *Psor* der Reaktionsmangel die Folge einer konstitutionellen Schwäche ist.

Modalitäten:

> *A) Einseitigkeit:* Wir haben hier oft einseitige Symptome oder nur solche der kranken Körperseite . An der rechten Kopfseite findet sich ein Bezirk, in dem die Haare bei Berührung schmerzen, als sei dort eine Wunde. Überempfindlichkeit nur einer Körperseite (41)

> *B) Verschlimmerung:*
> > a) Die Anwesenheit anderer Menschen verschlimmert die Symptome. Ebenso verschlimmert Unterhaltung.

Eine Frau kann ihren Stuhl nur lassen, wenn sie die Pflegerin aus dem Zimmer schickt, sonst gelingt es ihr trotz aller Bemühungen nicht.

Nat-m. kann in Anwesenheit anderer Menschen nicht urinieren.

Sobald Ambr. in eine Gesellschaft kommt, bekommt er Hitzewallungen mit Röte des Gesichts, Zittern, nervöser Erregung und Gedankenschwund (41).

b) Morgens zeigen sich viele der Symptome.

c) Nach dem Essen.

d) Durch warme Getränke, in einem warmen Zimmer.

e) Im Liegen.

f) Durch Musik: diese ist ihm unerträglich, erzeugt Zittern, verschlimmert die Gemütssymptome und erzeugt hämmernde Schmerzen im Rücken. Viele Körpersymptome treten in Folge von Musikhören auf, die Klänge scheinen eine feste Substanz zu sein, die Besitz von dem Kranken nimmt (41). (*Acon., Graph., Nat-c., Sabin., Sep., Thuj.*).

C) *Besserung:* Durch frische Luft, durch kalte Speisen und Getränke, wenn er vom Bett aufsteht.

Gemütssymptome

»Ambra kommt besonders in Frage für Leute mit einer augenblicklichen Neugier, die schnell von einem Gegenstand zum anderen wechselt. Ich habe es oft mit Kranken zu tun, die mir eine Frage nach der anderen stellen, ohne je die Antwort abzuwarten. Es sind dies unbeständige, launenhafte Schwätzer, die sich gar nicht bewußt sind, daß sie mir keine Zeit zur Antwort gelassen haben. Solche Leute, sage ich mir, brauchen Ambra. Diese Geistesart finden wir so oft bei den Damen der modernen Gesellschaft, daß es geradezu erstaunlich ist, wie oft man ihr begegnet. Eine Modedame, die nicht die Löcher in ihren Strümpfen stopft, um ihr Seelenheil zu retten, wird nach einigen Jahren in diesen Zustand gleiten, und Ambra wird sie nur mühsam heilen.

»Versucht der Ambra-Mensch, über etwas nachzudenken, werden sich seine Gedanken schnell verflüchtigen. Es ist eine Art Verwirrung mit Zerrinnen der Gedanken. Er braucht eine ungewöhnliche Anstrengung und mehrere Anläufe, um seine Gedanken zu sammeln, ehe er nachdenken kann. Aber während er sich schwer konzentrieren kann, treibt es ihn andererseits dazu, sich hinzusetzen und lang und breit über unangenehme Dinge zu reden, die ihm in den Sinn kommen und von denen er sich nicht lösen kann. In gewissem Sinn analog ist hier

> *Nat-m.*, dessen besonderes Charakteristikum es jedoch ist, daß es dem Kranken eine Befriedigung bedeutet, mit Beharrlichkeit auf Unangenehmes aus der Vergangenheit zurückzukommen und die ganze Nacht durch diese Gedanken wach zu bleiben.

»Ambra dagegen haftet wider Willen an diesen Dingen. Grimassierende Gesichter, scheußliche Bilder und Gespenster halten ihn wach und suchen ihn heim. Er stellt sie sich in einer Art Halbschlaf vor. Ein solcher Zustand mit Schwindel, Kopfkongestion und Gehirnmüdigkeit kann infolge großer geschäftlicher Sorgen auftreten.

»Wechsel zwischen Depression und Heftigkeit, eine Eigentümlichkeit des höheren Alters, ist ein anderer Zug von Ambr. Einer Zeit sehr großer Reizbarkeit folgt oft eine Depression mit Gleichgültigkeit gegen alle und alles, gegen Freude und Kummer. Man behandelt Ereignisse, die einem Menschen in normaler Gemütslage das Herz brechen würden, mit Gleichgültigkeit und fragt sich nicht einmal, warum man davon nicht mehr berührt wird. So groß ist diese Gleichgültigkeit.

»Beim Vorhandensein dieser Symptome stellt sich der Kranke vor, er werde den Verstand verlieren, und schließlich sitzt er voller Melancholie, Traurigkeit und Verzweiflung in einer

Ecke und wünscht, nicht mehr zu leben. Er bekommt einen Abscheu vor dem Dasein, an dem er nicht mehr hängt, er möchte sterben. Melancholie und Traurigkeit, er weint tagelang (*Puls.*).

»Das ist der Zustand eines vorzeitig gealterten Menschen mit gebrochener Konstitution. Das Bild einer Ruine, und man wird sich angesichts eines Patienten, der sich so verhält, fragen, ob man ihn früh genug zu Gesicht bekommen hat, um ihn noch zu heilen. Man wird bald der Überzeugung sein, daß es mit ihm bergab geht und er in der einen oder anderen Form verrückt wird. Bei einem Ambra-Patienten mit dieser Geistesverfassung, dieser reizbaren Schwäche, diesem Zittern und Flattern und dieser Erregung, sieht sich der Arzt einem schweren Verfall gegenüber bei einem Menschen, der früher rüstig und kräftig war. Diese Veränderungen finden wir manchmal infolge großer geschäftlicher Sorgen oder häuslichen Unglücks. Es ist ein ganz anderes Bild als beim Phthisiker: keine Kachexie, sondern eine große geistige und nervöse Schwäche. Ein Mann, der schweren Prüfungen durch fortgesetzte Sorgen in der Familie ausgesetzt war, hat das Gefühl, ihm sei nichts geblieben, er habe alles verloren. Er kann es sich nicht erklären, noch die Dinge mit Gelassenheit nehmen. Er hat alles Interesse sowohl an seinen eigenen Angelegenheiten wie an seinen Freunden verloren, fängt an zu grübeln und fragt sich, ob das Leben überhaupt noch lebenswert sei. Das ist das typisch Ambra-Bild« (41).

Schlaf

Schlaflosigkeit infolge von Verdrießlichkeiten und geschäftlichen Sorgen. Er muß aus dem Bett. Ein solcher Kranker kann zubettgehen mit großer Müdigkeit und Schlafbedürfnis. Sobald er aber den Kopf auf's Kissen legt, wird er von seinen Sorgen überfallen, und der Schlaf ist dahin (23). Schläft er, so ist sein Körper kalt, und es zuckt und ruckt in seinen Beinen.

Kopf

Die Kopfhaut schmerzt morgens beim Erwachen. Danach kommt ein Taubheitsgefühl (41).

Auf der rechten Kopfseite tun in einem Bezirk die Haare bei Berührung weh, als sei da eine Wunde. (41).

Zusammenpressender Kopfschmerz, der von beiden Schläfen ausgeht und hier und dort Reißen und Schneiden im Kopf erzeugt. Stiche durch den Kopf. Lanzinierende, schneidende Schmerzen, schlimmer durch Anstrengung, besser in Ruhe und im Liegen. Drückende Schmerzen im linken Stirnhöcker und Auge (41).

Ambra ist eines der häufigsten Mittel bei dem einfachen, unerklärlichen Schwindel der Greise. Sie sind so benommen und schwindelig, daß sie nicht auf die Straße gehen können. Wenn sie morgens aufstehen, müssen sie erst einen Augenblick stillhalten, bevor sie ein paar Schritte gehen können: Ein Schwindel, der bei Senilität und beim vorzeitigen Altern vorkommt (41). Der Schwindel tritt auf, sobald sich der Kranke bewegt. Seine Beine sind kraftlos und unzuverlässig. Er schwankt beim Gehen (23).

Augen

Jucken an den Lidern, als entstehe ein Gerstenkorn.

Sehstörung, als sehe man durch einen Nebel. Es entsteht eine Sehschwäche, ohne daß sie durch irgendeine Veränderung am Auge erklärbar wäre. Sie kommt von einer Art seniler Lähmung, einer nervösen Schwächung der Sehfähigkeit (41).

Brennen im rechten Auge und den Lidern. Schneidende Schmerzen in kurzen Schüben im und über dem rechten Auge. Druckgefühl auf der linken Augenbraue, Stiche, schlimmer nach dem Essen mit Tränenfluß.

Ohren

Die Hörschärfe ist vermindert. Schwerhörigkeit ohne organische Veränderungen am Ohr. Das Gehör ist so stark verändert, daß Musik die Symptome verschlimmert. Das ist die Folge einer Störung am Hörnerv. Musikhören macht Kopfkongestion. Musik verschlimmert auch den Husten. Stellen Sie sich vor, jemand fängt ganz einfach an zu husten, weil er Musik hört!

Calc. hat eine Empfindlichkeit, daß beim Anschlagen von Klaviertönen in irgendeinem Körperteil, besonders aber im Kehlkopf Schmerzen entstehen (41).

Verdauungsorgane

1. Mund und Rachen:

Trockenheit im Mund mit Durst.

Stechen im Rachen zwischen den Schluckbewegungen. Rauhheit im Rachen. Die Rachenbeschwerden sind morgens schlimmer. Trockenheit und Schleimansammlung im Rachen, die der Kranke herauszubringen versucht. Dabei wird ihm bei einem Hustenstoß übel, und er muß manchmal erbrechen (41).

2. Magen:

Die Beschwerden werden schlimmer nach dem Essen und nach heißen Getränken. Husten und Gähnen nach dem Essen.

Erbrechen bei jedem Hustenanfall. Nach jeder Entleerung Schwächegefühl und Elendigkeit in der Magengrube (41). Aufstoßen mit heftigem, krampfhaftem Husten. Saures Aufstoßen wie Sodbrennen. Aufblähung des Magens nach Mitternacht (8).

3. Bauch und Stuhl:

Bauchauftreibung mit viel Flatulenz, besonders nach dem Essen. Manchmal wird der Kranke mitten in der Nacht von Borborygmen und schneidenden Schmerzen in den Därmen geweckt. Der Leib ist kalt, oder er hat das Gefühl, als sei das ganze Innere der Abdominalregion kalt (41).

Tiefes Druckgefühl im Leberbereich, schlimmer morgens, nach dem Essen, nach Stuhlgang.

Hartnäckige Verstopfung bei alten Menschen, besonders wenn diese während des Stuhlganges keinen Menschen um sich ertragen können. Häufiger, erfolgloser Stuhldrang, was den Kranken sehr ängstlich macht. In solchen Momenten ist die Anwesenheit anderer Personen unerträglich. Nach einem normalen Stuhlgang fühlt der Kranke eine Art Druck im Leib oder eine Leere und Schwäche, die sich erst nach Abgang eines Flatus oder nach Aufstoßen bessert (41).

Harnorgane

Der Harn ist beim Entleeren wolkig, gelbbraun und setzt beim Erkalten ein braunes Sediment ab. Der Harn kann sehr reichlich sein und sauer riechen. Blutiger Urin, der ein rotes Sediment bildet.
Während der Miktion Hitze, Brennen, Jucken und Kitzeln in der Harnröhre und an der Vulva.

Geschlechtsorgane

Wollüstiges Jucken am Skrotum. Heftige Erektionen am Morgen ohne Verlangen mit Taubheit der Geschlechtsteile.
Zu häufige und zu reichliche Regel mit heftigem Jucken an den Genitalien, schmerzhafte, geschwollene, juckende Schamlippen und Zunahme der Varizen an den Beinen, falls solche vorhanden sind.
Reichliche Blutungen zwischen den Regeln. Zwischenblutungen aus geringstem Anlaß, wie dem Pressen bei hartem Stuhlgang, einem zu langen Gang oder einer zu heftigen Anstrengung.
Die uterinen Symptome sind im Liegen schlimmer, was man nicht erwarten würde.

Atmungsorgane

1. Nase:
Reichliches Nasenbluten früh morgens.
Langdauerndes Trockenheitsgefühl in der Nase mit häufiger Reizung, wie nach Niesen.
2. Bronchien und Lunge:
Jucken mit Räuspern und Schmerzen in Kehlkopf und Luftröhre.

Heftiger Krampfhusten mit Aufstoßen und Heiserkeit. Sehr oft ist dieser Husten nervös und wird von Erschöpfung, Nervosität und Zittern begleitet, daß man glauben könnte, der Kranke habe ein cerebrospinales Leiden. Nervöser Husten, wie man ihn oft bei Entzündungen findet. Husten durch Zusammenschnüren des Kehlkopfes mit nachfolgendem, reichlichem, weißem Schleim. Es sind Hustenanfälle, sehr ähnlich denen des Keuchhustens. Asthmatische Dyspnoe bei der geringsten Antrengung, durch Musik oder Aufregung. Husten, der beim Nachdenken oder durch Angst auftritt (41). Der Husten verschlimmert sich, wenn Fremde ins Zimmer kommen, oder bei jeder Aufregung. Vom Gehirn ausgelöster Reflexhusten. Dem Husten folgt Luft- oder Speiseaufstoßen (23).

Asthma, Dyspnoe mit Herzsymptomen, nach dem geringsten Versuch sich anzustrengen. Asthma beim Versuch zu coitieren (41). Wir können Ambra einsetzen, wenn Asthma von Herzbeschwerden, Oppression, einem Gefühl von Schwere in der linken Brustseite und unregelmäßigem Herzklopfen begleitet ist. Dies kommt wahrscheinlich von einem Engegefühl in dieser Gegend, nicht von einem Gefühl am Herzen, als sei es von einer Faust gepackt, wie bei *Cact,* sondern als sei das Herz von einem Gewicht, das auf der linken Brusthälfte lastet, zusammengedrückt (23). Tiefe, drückende, schneidende Schmerzen in der linken Seite der Brust (41).

Roheitsgefühl und Jucken in der Brust. Kitzeln und Jucken, das nach Berühren oder Kratzen der betreffenden Stelle den Ort wechselt (41).

Kreislauforgane

Er leidet an Herzklopfen mit Zittern bei der geringsten Anstrengung, infolge der kleinsten Aufregung, beim Musikhören, bei der leisesten geistigen Anstrengung. Und dieses Klopfen spürt er bis in die Extremitäten. Er spürt das Pulsieren seiner Arterien überall und bekommt davon Atemnot (41).

Haut

Jucken und Schmerzhaftigkeit, besonders im Genitalbereich.
Jucken an den Orificien: Augen, Anus.... Taubheit der Haut.

Rücken und Glieder

Die Glieder werden unter geringstem Druck leicht taub, z.B.
wenn man die Beine übereinander schlägt. Die Arme werden
taub, wenn man darauf liegt.

Schmerzen und Wundheit zwischen den Oberschenkeln und
in den Kniekehlen.

Schwere der Beine. Paralytische Schwäche. Der Kranke al-
tert, Senilität überkommt ihn. Ambra hat das vorzeitige Zittern geheilt, das bei Menschen im mittleren Alter auftrat. Es
hat das »Einschlafen«, die Taubheit und die mangelhafte
Durchblutung mit Verlust der Muskelkraft geheilt (41). Taubheit der Füße und Schwirren in den Gliedern, seine Beine sind
unsicher, er strauchelt beim Gehen (23).

Beziehungen

Enge Beziehungen zu *Cimic., Asaf., Coca., Ign., Phos., Valer.* und *Mosch.*, welches ihm oft gut folgt.

Ammonium carbonicum

Am-c., auch Hirschhornsalz oder Riechsalz genannt, ist ein höheres Carbonat des Amoniak. Gewöhnlich gewinnt man es durch Erhitzen von Ammoniumsulfat mit Kreide. Es bilden sich dabei dicke, durchscheinende, farblose Kristalle, die an der Luft leicht zerfallen und sich in 5 Teilen kaltem Wasser lösen, stark nach Salmiak riechen und alkalisch schmecken. Bis zur C 3 wird verrieben, dann verschüttelt.

Allgemeine Mittelwirkung

Am-c. ist ein Konstitutionsmittel von tiefer Wirkung.

An den Schleimhäuten erzeugt es eine heftige Entzündung, von einfacher Reizung mit Hitze und Brennen bis zu Geschwüren. Die Absonderungen sind sauer und scharf: Der Speichel macht die Lippen wund, daß sie in den Mundwinkeln Rhagaden bilden und trocken, wund und rissig werden, der Stuhl macht wund, Regelfluß und Leukorrhoe machen die äußeren Genitalien wund. Wo immer sich auf der Haut ein Geschwür bildet, macht dessen Absonderung die Umgebung wund. Kurz: alle Ausscheidungen von Am-c. machen wund.

Nimmt man Am-c. eine gewisse Zeit, so erzeugt es skorbutähnliche Symptome: viele schwarze, flüssige Blutungen, die nicht gerinnen, aus Nase, Uterus, Blase, Darm, Mund usw. Die Haut sieht marmoriert aus, und die Kranke magert schnell ab.

Lokal angewandt, erzeugt es auf der Haut ein einfaches Erythem, dem eine Dermatitis mit leichter Schwellung folgt. Bald erscheint dann ein Ausschlag ähnlich dem Scharlachexanthem, obwohl von etwas miliarerem Charakter.

Charakteristisches

1. Konstitution und Typ:

Am-c.-Symptome entstehen besonders bei schlaffen, fetten, indolenten Menschen mit sitzender Lebensweise. Es sind zarte, schwache Menschen, obwohl sie fett sind und robust aussehen. Extrem frostig nur wenig erregbar, führen sie oft ein mehr materielles als intellektuelles Leben, sind lymphatisch, traurig, zerstreut, manchmal sogar unruhig. Frostig wie sie sind, erkälten sie sich leicht.

Das Mittel ist besonders angezeigt bei Frauen von zarter Konstitution, die leicht ohnmächtig werden und die immer ihr Riechfläschchen bei sich haben. Es sind fast immer reaktionslose Lymphatiker, die Stimulationen brauchen, besonders solche, die über die Geruchsnerven wirken, wie Am-c., *Camph., Nux-m.* usw.

2. Große allgemeine Schwäche:

Am-c. bewirkt große Erschöpfung und Schwäche aller Glieder. Die Kranke wird leicht ohnmächtig und braucht immer ihr Riechfläschchen.

Das Mittel hat auch Hysterie im Wirkspektrum. So wundern wir uns nicht, wenn nervöse Frauen an ihrem Gürtel immer ein Riechfläschchen hängen haben, denn wenn sie in einen geschlossenen Raum kommen, fühlen sie die Ohnmacht kommen und nehmen zum Riechsalz Zuflucht, das sie wieder zu Kräften bringt. Bleibt dieser Zustand in Grenzen, so braucht man ihn nicht als Hysterie zu bezeichnen. Wird er aber sehr ausgesprochen, so kommt er in den Bereich der Hysterie, in dem Am-c. die Herztätigkeit stimulieren und der Kranken Erleichterung bringen kann.

Modalitäten:

A) Seitenbeziehung: rechts.

B) Verschlimmerung: nachts von 3 bis 4 Uhr.
   Durch Kälte, feuchte Anwendungen und Umschläge.
   Durch Aufstehen.
   Während der Menses *(Cimic.).*

C) Besserung: durch trockenes Wetter.
   Durch Bauchlage *(Acet-ac.)*
   Durch Liegen auf der schmerzhaften Seite.

Gemütssymptome

Am-c. ist voller Niedergeschlagenheit. Besonders Frauen weinen viel, haben fortwährend Ohnmachten, Ängste, Unbehagen, Erschöpfung nach wenig Bewegung. Sie sind überempfindlich gegen alles, was sie sagen hört, selbst Zuhören ermüdet.
Traurigkeit und Angst, die gegen Abend vergehen. Schlechte
Laune morgens oder bei gewittrigem, feuchtem Wetter.

Das Ganze wird begleitet von einer echten Schwäche der
geistigen Fähigkeiten. Gedächtnisschwach, vergeßlich, zerstreut, er irrt sich beim Reden und Schreiben.

Kopf

Kopfschmerz mit Klopfen und Völlegefühl, als wolle der
Kopf platzen und das Gehirn herauskommen und über Stirn
und Augen laufen. Stechen und Klopfen im Kopf. Der Kopfschmerz ist morgens schlimmer, verstärkt oder ausgelöst
durch feuchtes Wetter oder Wetterwechsel oder durch Gehen,
besonders während der Regel. Schmerzhaftes Pulsieren in der
Stirn, besser durch Druck und in einem warmen Zimmer.
Drehschwindel nachts, der zum Aufstehen zwingt.

Augen

Brennen mit Lichtscheu in den Augen, Augenmüdigkeit *(Nat-
m.)*. Funken vor den Augen bei Kopfschmerzen. Doppeltsehen. Lichtscheu. Große schwarze Flecken schwimmen vor
den Augen nach Nadelarbeit.

Nächtliches Verkleben der Lider.

Ohren

Am-c., macht Schwerhörigkeit und Absonderung, die scharf
ist wie immer bei diesem Mittel.

Gesicht

Die Gesichtshaut ist meist blaß, gedunsen, mit zahlreichen
Sommersprossen. Man findet auch oft einen kleinpickeligen,
atypischen, stark juckenden Ausschlag.

ben besonders häufig Risse in den Mundwinkeln *(Arum-t., Cond., Graph., Hep., Nat-m., Nit-ac.).*

Verdauungsorgane

Die wichtigsten und typischsten Symptome des Mittels finden wir an Mund und Rachen.

Der Mund ist trocken mit großer Empfindlichkeit der Zähne, besonders beim Zusammenbeißen: Man hat dabei das Gefühl, als seien sie zu lang, oder es entsteht eine schmerzhafte Erschütterung durch Kopf, Augen und Ohren. Die Zähne schmerzen bei jedem Wetterwechsel und jeder Temperaturänderung im Munde. Unter diesen Umständen schmerzen auch die Zahnwurzeln und Kiefer.

Entzündliche Zahnfleischschwellung, skorbutische Symptome. Das Zahnfleisch zieht sich von den Zähnen zurück und blutet leicht.

Gangränöse Geschwürsbildung an den Mandeln. Die Schleimhaut verfärbt sich purpurn, schwillt, ulceriert, blutet und wird gangränös. Mandeln und Kieferwinkeldrüsen hypertrophieren. Das ganze Bild ist begleitet von großer, allgemeiner Schwäche. Wir finden dieses Bild bei akuten Infektionskrankheiten, wie malignem Scharlach oder schwerer Diphtherie.

Von den übrigen Verdauungsorganen ist kaum etwas erwähnenswert, außer beständigem Durst bei Abneigung gegen kaltes Wasser.

Wie bei *Lyc., Gels., Chin.* großer Appetit, der schnell gestillt ist

Alle anderen Magen-Darmsymptome sind uncharakteristisch.

Harnorgane

Harn reichlich, besonders nachts.
Urin weiß, sandig, trüb, stinkt und ist manchmal blutig.
Blasentenesmen, manchmal nächtliche Incontinenz.

Geschlechtsorgane

1. Männliche:

Jucken am Skrotum mit Schmerzen, auch am Samenstrang. Erektionen ohne Verlangen. Häufige Samenverluste.

2. Weibliche:

Klitorisreizung. Schwellung der Teile mit häufigem Brennen und Jucken.

Abneigung gegen Coitus.

Schmerzen in allen Beckenorganen, sie scheinen manchmal sämtlich wund zu sein. Diese Schmerzhaftigkeit sitzt sehr tief und tritt besonders während der Regel auf.

Regel zu früh, sehr reichlich, von schwärzlichem Blut, das manchmal in Klumpen abgeht. Diese Abgänge werden von Koliken und Stuhlzwang eingeleitet, und begleitet von Kreuzschmerzen, Zahnschmerzen, schmerzhaften Empfindungen in den Oberschenkeln und Verstopfung. In dieser Zeit ist die Patientin sehr traurig, gähnt viel und fröstelt. Während jeder Menstruation herrscht große Erschöpfung und am ersten Tag eine reichliche, choleriforme Diarrhoe. Diese Erschöpfung kann auch wie bei

Verat. von Erbrechen begleitet sein mit objektiver wie subjektiver Kälte, Cyanose, Dyspnoe und Ohnmacht.

Wie *Ars., Hydr., Kreos., Nit-ac.*scharfe, saure, brennende, wundmachende Leukorrhoe

Atmungsorgane

1. Nase:

Akuter oder chronischer Schnupfen mit belästigender Verstopfung der Nasenlöcher, besonders nachts, dann muß er mit offenem Mund atmen *(Samb., Nux-v., Stict.).*

Skorbutisch katarrhalischer Zustand der Nasenschleimhäute.

Nasenbluten, wenn er sich das Gesicht wäscht *(Kali-c., Arn., Mag-c.)*, oder nach dem Essen.

2. Kehlkopf:

Trockener Husten durch Kitzeln in der Kehle, als sei Staub hineingekommen, besonders nachts zwischen 3 und 4 Uhr *(Hyos., Kali-c., Op., Rumx., Zing.).*

3. Bronchien und Lunge:

Am-c. quillt hier über von katarrhalischen Symptomen mit Husten und reichlichem Schleimrasseln in den Luftwegen und viel Dyspnoe.

Es ist ganz besonders das Mittel für die hypostatische Kongestion der Lungen, natürlich nur, wenn die anderen Symptome des Mittels stimmen: die Brust ist übervoll von schwer herauszubringendem Schleim, ist voller lautem, grobblasigem Rasseln, und dabei herrscht große Schwäche. Am-c. ist ein gutes Palliativum in der letzten Phase dieser Krankheit.

Es ist auch angezeigt bei großem Kältegefühl, Erschöpfung und, wie bei

Stann. ausgesprochenem Schwächegefühl in der Brust.

Wie bei

Ant-t., kann der Kranke kaum husten, und er wird jedenfalls den Schleim, der ihm die Atemwege verlegt, nicht herausbringen.

Kurzer, asthmatischer Husten, schlimmer um 3 Uhr morgens. Brustkatarrh der Greise mit Verschlimmerung um 3 Uhr morgens. Die Kranken erwachen um diese Zeit mit Herzklopfen, Atemnot, Erschöpfung und kaltem Schweiß.

Kreislauforgane

Herzklopfen mit Atemnot. Herzschwäche und große Erschöpfung. Sehr heftiges Herzklopfen, das man hören kann, mit Angst, kaltem Schweiß, Tränen, Unfähigkeit zu sprechen, lautem Atmen und Zittern der Hände. Das Herzklopfen wird schlimmer durch Bewegung. Dies kann nur das Zeichen einer einfachen Schwäche sein, einer einfachen Herzschwäche, und wir werden keine anderen Symptome finden. Herzklopfen und Atemnot werden unseren Kranken zwingen, sich hinzulegen, und die Ruhe wird das alles lindern.

Rücken und Glieder

Große Schwäche in allen Gliedern. Sie neigt zu Ohnmachten und hat immer ein Riechfläschchen. Auch Verrenkungsschmerz in den Gelenken, besser durch Druck, Wärme und trockenes Wetter.

Nackensteifigkeit mit reißenden Schmerzen. Ziehen und Spannen in den Lenden, besser beim Gehen.

Lähmungsgefühl, besonders im rechten Arm mit Taubheit und Spasmen. Bläuliche, kalte Hände mit erweiterten Venen.

Ziehen in den Beinen, Schwellung der Füße, die leicht schwitzen. Der große Zeh ist geschwollen und schmerzt besonders nachts.

Haut

Jucken und Ameisenlaufen auf der Haut.

Skarlatiformer Ausschlag, besonders im Gesicht und auf dem Bauch. Am-c. ist ein gutes Scharlachmittel, wenn der Ausschlag sehr rot, oft sogar bläulich ist, und die Kehle der Hauptsitz der Krankheit zu sein scheint. Der Ausschlag ist unvollständig entwickelt, ist besonders deutlich an Gesicht und Bauch, oder er scheint verschwinden zu wollen, weil das Exanthem aus Mangel an Vitalität nicht nach außen herausblühen kann.

Zinc. erzeugt in diesen Fällen Konvulsionen.

Erysipel alter, geschwächter Leute mit den gleichen Charakteristika. Im einen oder anderen Falle gibt es auch Gehirnsymptome, die eine Trunkenheitsschwäche vortäuschen. Der ganze Organismus scheint von den toxischen Wirkungen der Infektion betroffen zu sein.

Beziehungen

Antidote: *Arn., Hep., Camph.*

Unverträglich: *Lach.* In den Arzneimittellehren liest man, es sei *Lach.* feindlich. Das heißt, daß wenn *Lach.* in einer hohen Potenz gegeben wurde und eine heilende Wirkung gezeigt hat, Am-c danach wahrscheinlich keine gute Wirkung bringen,

vielmehr den Fall durch Verwirrung der Symptome verderben
würde. Hat man aber *Lach.* in einer tiefen Potenz gegeben
oder ist der Kranke am Gift der Schlange selber erkrankt,
dann wird Am-c. in einer hohen Potenz, aufgrund der Ähnlichkeit seiner Symptome, ein Antidot sein und über eine große Zahl der vorhandenen Symptome triumphieren. Unter-
sucht man einen von einer Schlange Gebissenen und studiert
dann das Arzneibild von Am-c., so wird man eine große Ähnlichkeit der Symptome finden (41).

Mittel, die gut folgen: *Bell., Bry., Lyc., Puls., Phos., Rhus-t.,
Sep., Sulph., Verat.*

Ammonium muriaticum

Ammonium muriaticum oder Salmiak, NH_4 Cl kommt in kubischen oder okatedrischen Kristallen vor, die farb- und geruchlos sind und stechend, scharf, salzig schmecken. Die ersten 3 C-Potenzen werden durch Verreibung gewonnen.

Allgemeine Mittelwirkung

Am-m. reizt die Schleimhäute sehr und steigert ihre Absonderungen. Daneben finden wir Frösteln, Schwäche, Erschöpfung, Inappetenz und vermehrte Harn- und Schweißabsonderung.

Im periarticulären Bindegewebe erzeugt es besondere Symptome, für die es auch ein gutes Heilmittel ist. Wie

    Am-c. vermindert es in gewissen Fällen die Gerinnungsfähigkeit des Blutes.

Das Nervensystem, besonders das Rückenmark wird gleichfalls betroffen.

Schließlich liegt in seinen Wirkungen eine gewisse Periodizität, so ist bei einigen Arzneimittelprüfungen ein richtiges Fieber aufgetreten, das in Abständen von 7 Tagen wiederkehrte.

Charakteristisches

Konstitution und Typ:

Wie *Am-c.* wirkt es besonders bei fetten, trägen Lymphatikern, die sehr empfindlich für äußere Eindrücke sind.

Modalitäten

  Verschlimmerung:

    a) Durch Kälte. Viele Beschwerden nehmen im Freien zu, er ist sehr kälteempfindlich.

    b) Die Verschlimmerungszeiten sind je nach der Körperregion verschieden. So sind die Kopf- und Brustsymptome schlimmer morgens, die Abdominalsymptome nachmittags, und Haut und Glieder haben ihre Verschlimmerungszeit abends.

Kopf und Gesicht

Völlegefühl im Kopf, besonders morgens. Schneidende, neuralgische und rheumatische Kopfschmerzen.

Viele Symptome sind von Blässe des Gesichts begleitet.
Entzündliche Gesichtsneuralgie: sehr schmerzhaftes Schneiden in den Gesichtsknochen.

Verdauungsorgane

Alle Alkalichloride steigern die Sekretion der Schleimhäute in den einzelnen Abschnitten des Verdauungskanales erheblich. Dies kann bis zu einem echten Katarrh gehen, und trifft auch auf Am-m. zu, das häufig zur Behandlung von Katarrhen im Darmkanal herangezogen wird (35).

Um das Abdomen entwickelt sich eine dicke Fettschicht. Der Am-m.-Patient hat allgemein einen dicken Hängebauch über dünnen Beinen.

Dieser Bauch ist von vielen Gasen aufgebläht und kann von stechenden, schießenden, brennenden und schneidenden Schmerzen geplagt sein, besonders in der Leistengegend.
Blutandrang in der Leber, plötzliche Leberstiche.

Wunder Anus mit Brennen in Anus und Rektum, bei und lange nach dem Stuhlgang. Sehr schmerzhafte Haemorrhoiden.
Das wichtigste Symptom in diesem Organbereich ist aber eine starke Verstopfung mit harten, trockenen, zerbröckelnden, schwer zu entleerenden Stühlen. Manchmal sind diese in Schleim gehüllt wie bei:

   Caust., das ähnliche Stühle hat, die unter ihrem Schleimfilm wie fettig glänzen.

   Alum., Graph., Cas-s., Coll., Hydr., Nux-v., Sep. usw., die harte, schleimbedeckte Stühle haben.
Harte Stühle, die auseinanderfallen, sobald sie den Anus verlassen.
Alle Alkalisalze haben solche Stühle (18).

Weibliche Geschlechtsorgane

Die Regel fließt besonders nachts *(Mag-c., Bov., Zinc., Coca)*.

Sie kommt meist zu früh, hat dunkles Blut und ist häufig von Durchfall und Erbrechen begleitet.

Atmungsorgane

1. Nase:

Viel Niesen und brennendes, wässriges Sekret mit dem Gefühl, als seien die Nasenlöcher verstopft. Schnupfen mit Brennen im Kehlkopf.

2. Kehlkopf und Bronchien:

Heiserkeit und Brennen im Kehlkopf. Der Katarrh greift mit Stechen, Schneiden und Brennen auf die Bronchien über. Er muß dauernd husten oder wenigstens räuspern wegen eines reichlichen, weißen Schleims im Kehlkopf. Trockener Husten infolge beständigen Stechens im Kehlkopf.

3. Lunge:

Trockener, hackender, kratzender Husten, besonders wenn er auf dem Rücken oder der rechten Seite liegt. Voller Husten nachmittags mit reichlichem Auswurf und Schleimrasseln.

Scharfe, plötzliche Schmerzen in der Brust. Brennschmerz an kleinen, scharf begrenzten Bezirken in der Brust. Dyspnoe.

Rücken und Glieder

Kältegefühl zwischen den Schultern *(Abies-c., Caps., Lachn., Sep.)*.

Dieses Symptom findet sich meist bei den Brustleiden, bei denen unser Mittel angezeigt ist, und es ist hier ein eben so sicheres Symptom wie bei

   Lyc. oder *Phos.* das Brennen zwischen den Schulterblättern.

Gliederschmerzen mit dem Gefühl, als seien die Muskeln und Sehnen zu kurz und geschrumpft *(Caust., Cimex., Nat-m.)*.

Ischias mit dem Gefühl von Kontraktur der Sehnen und Muskeln, dabei geht es ihm schlecht im Sitzen, etwas besser beim Gehen, und im Liegen hat er die größte Erleichterung.
Fersenschmerz wie wund *(Cycl., Led., Mang., Valer.)*.

Beziehungen

Antidote: *Coff., Nux-v.*
Complementär: *Ant-c., Phos.* und *Sanic.* folgen gut.

Anacardium orientale

ist ein Baum aus der Familie der Therebinthaceen, der in den alten Wäldern Indiens wächst.

Man muß ihn unterscheiden von A.occidentale, der in Amerika wächst und eine Frucht trägt, die Mahagoninuß genannt wird. Die Frucht von Anac. ist herzförmig und heißt Malagabohne.

Unsere Urtinktur wird durch Zerstampfen dieser Bohne und Mazeration in Alkohol gewonnen. Man kann aber auch die ersten 3 Potenzen durch Verreibung der pulverisierten Bohne herstellen und dann erst ab C4 verschütteln.

Allgemeine Mittelwirkung

Anac. dämpft das Nervensystem, es erzeugt große Schwäche und allgemeine, starke Erschöpfung, begleitet von düsterer Stimmung und Gedächtnisverlust.

Der Verdauungskanal, speziell der Magen, ist ein weiterer Angriffspunkt des Mittels. Die nervösen und die Magensymptome geben Anac. seinen festen Platz in unserer Materia medica.

Schließlich ist noch die Wirkung auf die Haut erwähnenswert, auf der es zunächst erythematöse Effloreszenzen erzeugt, die dann in Papeln, Bläschen und schließlich Pusteln übergehen. Es ist eine echte Dermatose mit Brennen, Jucken, Röte und Schwellung. Nach ein paar Stunden werden die Pusteln zu erbsgroßen Blasen, die dann konfluieren, später platzen und eine eitrige Flüssigkeit entleeren. Die Haut darunter ist wund, ulceriert, und die Eiterung dauert lange. Deckt man die Geschwüre sorgfältig ab, können sie in 10 Tagen vernarben.

Charakteristisches

1. Konstitution und Typ:

Der Anac.-Patient ist gewöhnlich ein Nervöser, Deprimierter mit schwachem Gedächtnis. Er ist reizbar, melancholisch und ängstlich und neigt zu Widerspruch, wie zu typischen Magen-Darmsymptomen.

2. Niedergeschlagen

mit Willens- und Gedächtnisschwäche, ein typisch neuropathischer Zustand.

3. Besondere Empfindungen:

Gefühl von einem Pflock, Fremdkörper oder Holzsplitter *(Nit-ac.)* irgendwo im Körper.

Gefühl als seien einzelne Körperteile von einem Reifen eingeschnürt *(Cact.)*.

Diese Empfindungen charakterisieren die Schmerzen von Anac., die mal das Gefühl eines Splitters, eines Gewichts oder eines schweren Pfropfens, sei es in den Augen, im Magen, im Rektum, der Blase oder in der Wirbelsäule, mal das Gefühl einer Schnur erzeugen, die fest um die schmerzende Zone gebunden ist. Die heftigen Schwere- wie Zusammenschnürungsgefühle werden immer beim Essen, während der Mahlzeit besser.

Modalitäten

A) Seitenbeziehung: Oben-links / unten-rechts.
B) Verschlimmerung:

    a) Durch körperliche Anstrengung und mehr noch durch geistige Arbeit.

    b) Morgens.

    c) Durch heiße Anwendungen.

C) Besserung:

    a) Durch Ruhe.

    b) Abends.

    c) Beim Essen: Diese Modalität ist so hervorstechend, daß sie für unser Mittel zum echten Schlüsselsymptom wird, man findet es so deutlich nirgends wieder. Dem Kranken geht es besser, sobald er ißt, sobald er etwas zu sich nimmt. Das ist der beste Moment des Tages für ihn. Alle Symptome, seien sie psychisch, sensoriell, geistig oder funktionell, verschwinden, sobald er ißt.

Gemütssymptome

Anac. ist ein schwacher Geist, er ist es nach einer nervösen Überanstrengung geworden.

Geistige Arbeit fällt einem so geschwächten Hirn sehr schwer. Der Kopf ist ihm schwer, und er ist erschöpft. Die kleinste geistige Anstrengung wird wie eine Zermalmung des Gehirns empfunden. Eine nervöse Erschöpfung nach Überarbeitung, nach intensiver geistiger Arbeit, wie man sie zu einem Examen erbringen muß, findet in Anac. ihren Retter.

Ein solcher Mensch scheint in einer Art Dauertraumzustand zu leben. Alles was er empfindet, ist ihm fremd, ebenso fremd sind ihm seine Äußerungen, Gesten und Reden.

Er versteht nur langsam und hat sein Gedächtnis ganz plötzlich verloren, vergißt Dinge, die sich gerade erst ereignet haben.

Er kann sich an bestimmte Namen nicht erinnern, und das beschäftigt ihn so sehr, daß er Stunden damit verbringt, sie in einem Wörterbuch zu suchen (61). Gegen diese Vergeßlichkeit wurde Anac. schon lange vor der Homöopathie gegeben, die diese Wirkung erst aufgrund der Arzneimittelprüfung auf eine wissenschaftliche Basis stellte (8).

Er fühlt seine Geisteskräfte schwinden, wird traurig, hypochondrisch, gleichgültig, reizbar, neigt zum Widersprechen, ärgert sich leicht, wird rachsüchtig und mißtrauisch *(Hyos.)* und hat das Zutrauen zu sich und allen verloren. Er ist nicht mehr in der Lage, die einfachste Prüfung zu bestehen, so schwach ist sein Geist. Diese Schwäche, deren Auswirkung er kennt, lähmt ihn. Er ist unentschlossen, fühlt sich beständig hin- und hergerissen von 2 Einflüssen, die im Widerstreit liegen, über seine Lebensführung und die Richtung, in der sein Geist gehen soll, und dies ist wieder ein charakteristisches Symptom von Anac. Er ist unentschlossen, wie er sich entscheiden soll, und entscheidet sich gar nicht. Er hat das Gefühl, in ihm seien 2 Willen, deren einer sagt, er solle etwas tun, der andere, er solle es nicht tun. Widersprüchliche Regungen. Er hat das Gefühl, auf einer Schulter säße ein Teufel, auf der anderen ein Engel, die ihm abwechselnd böse und gute Taten einflüstern (41).

Er sieht die Dinge in ungewöhnlicher Weise. Sein Geruchssinn ist verändert, und er meint ungewöhnliche Dinge zu riechen, wie verbranntes Holz oder Taubenmist. Er hört Stimmen, die ihm widersprüchliche Dinge einreden. Er wird ängstlich, und diese Angst nimmt eine besondere Form an: er glaubt, verfolgt zu werden, und verdächtigt alle in seiner Umgebung. Diese Ideen nisten sich nach und nach in seinem armen, verwirrten Kopf ein, während er mit Kummer und Bedauern an die häßlichen Worte, die tadelnswürdigen Handlungen und die unfeinen Mittel denkt, deren er sich bedient hat. Diese Haluzinationen, diese inpulsiven Handlungen und diese Angst bringen ihn dazu zu glauben, er sei doppelt. Und in der Tat zeigt sich diese Spaltung der Persönlichkeit, die er ahnt und unter der er leidet, in den widersprüchlichsten psychischen Zuständen, die ohne Unterbrechung in seinem Hirn ablaufen: bald ist er traurig, melancholisch, voller Leid, Bedauern und Gewissensbissen, bald gereizt, boshaft und zänkisch. Diese Art *Spaltung der Persönlichkeit,* die ihn zu dem Eindruck führt, er sei doppelt, finden wir auch bei:

Bapt., bei dem es bis zu der Vorstellung gehen kann, daß der Körper in kleine Stücke zerlegt sei und er sich abmüht, diese Teile wieder zusammenzusetzen.

Cann-i.

Petr. glaubt sich nicht nur doppelt, sondern auch daß noch jemand neben ihm im Bett liege.

Stram. ist sich nicht im klaren über seine Identität, stellt sich vor, er sei doppelt und daß ein Stück von ihm fehle.

Solche Vorstellungen entwickeln sich bei jedem dieser Mittel im Zusammenhang mit den für diese typischen Symptomatologien, die eine Unterscheidung untereinander und gegen Anac erleichtert.

Schließlich hat ein solcher Kranker ein unbezähmbares Verlangen zu schimpfen und zu fluchen. Er bedient sich einer heftigen und unverschämten Ausdrucksweise. Dieses Symptom ist hier so ausgesprochen wie bei

Stram., er muß beständig fluchen (48).

Welche Symptome auch immer den miserablen Geisteszustand des Kranken anzeigen mögen, sie verschwinden alle, oder werden mindestens stark gemildert, solange er ißt. Niemals wird der Kranke aus der Rolle fallen, solange er bei Tisch sitzt. Niemals werden ihn beim Frühstück oder Mittagessen die heftigen Anwandlungen überkommen, die sein und seiner Umgebung Leben in so einmaliger Weise durcheinanderbringen.

Kopf

Der Anac.-Kranke kann Drehschwindel und Kopfkongestion haben. Allgemeiner, drückender Kopfschmerz, wie von einem Holzpflock, schlimmer durch geistige Anstrengung oder Bewegung, aber besser im Liegen und besonders beim Essen. Dieses finden wir besonders bei Leuten mit sitzender Lebensweise oder Studenten, die intensiv geistig arbeiten. Immer Besserung beim Essen.

Bei diesem Kopfschmerz wird oft ein Druck, wie von einem Pflock am Orbitalrand, besonders rechts angegeben.

Ohren

Das Gehör kann vermindert sein, und der Kranke klagt über einen Druck, wie von einem Pfropf auf das Trommelfell.

Splitterschmerz innen im Ohr, besser beim Zähnezusammenbeißen und beim Schlucken.

Gesicht

Das Gesicht ist meist blaß, kränklich, mit eingesunkenen, halonierten, »hohlen« Augen.

Verdauungsorgane

1. Mund:

Der Kranke leidet oft unter üblem Mundgeruch und hat den Eindruck, daß die Speisen einen schlechten Geschmack hätten.

Die Zunge ist weiß belegt.

2. Magen:

Heftige Schmerzen, eine ausgesprochene Gastralgie, die durch Essen besser wird.

Seine Speisen und Getränke schluckt er hastig. Man lasse sich von dieser Gewohnheit nicht zu dem Irrtum verleiten, dies komme von einem großen Hunger wie bei

Psor., Phos. und

Jod., dem Mittel, das hier Anac. am nächsten steht, aber dessen übrige Charakteristika die Wahl leicht machen.

Leeregefühl im Magen, besser beim Essen *(Chel., Sulf.)*

Übelkeit und Erbrechen, besser durch Essen. Sie treten auf bei leerem Magen ebenso wie die Magenkrämpfe und Magenschmerzen, die bis in die Wirbelsäule ausstrahlen können und die durch Essen gebessert werden *(Graph., Petr., Chel.)*

An die Stelle der schmerzhaften Krämpfe kann ein Gefühl der Völle, der Auftreibung des Magens treten mit nicht erleichterndem Aufstoßen und Schweißen., das Ganze wieder besser beim Essen.

3. Abdomen und Stühle:

Schmerz im Bauch, als ob an einer Stelle ein Holzsplitter in die Eingeweide drücke. Gefühl von einem schweren Gewicht, das die Eingeweide zusammendrückt und Gefühl, als würde der Leib zusammengeschnürt.

Völle und Auftreibung des Leibes, Blähkolik mit großem Stuhldrang. Schmerzen in der Lebergegend.

Anac. ist ein Verstopfter, der trotz großem Stuhldrang nichts loswerden kann. Er hat ein dringendes, aber erfolgloses Bedürfnis zu Stuhle zu gehen wie

Nux-v., aber während es bei dieser das Ergebnis von sozusagen umgekehrter Peristaltik ist,
ist es bei Anac. eine funktionelle Unfähigkeit, eine echte Asthenie des Rektums, und aus dieser entsteht dann auch das
weitere Symptom des Pflocks im Rektum, der heraus möchte,
dies aber nicht kann (41).
Schwierige Entleerung selbst weicher Stühle, als sei der Darm
gelähmt *(Agn., Alum., Plat.)*.

Geschlechtsorgane

Beim Stuhlgang fließt Prostatasaft aus *(Agn., Alum., Ph-ac.,
Sabal., Sel.)*. Samenergüsse während des Träumens.
Gesteigertes Verlangen, wollüstiges Jucken am Skrotum.
Leukorrhoe mit Empfindlichkeit und Jucken.

Rücken und Glieder

Anac. leidet an einer Art paralytischer Schwäche der Glieder
und des Rückens, mal allgemein, häufiger beschränkt auf
eine einzelne Muskelgruppe. Es kommen zwei Arten von
Empfindungen vor, einmal beklagt er sich über ein Schweregefühl in einem umschriebenen Bezirk, wie Wirbelsäule,
Schulter, Unterarm oder Schenkel, als würde dort ein harter
Gegenstand heftig in die schmerzhafte Stelle gedrückt.
Manchmal intermittiert dieser Druck, und in seltenen Fällen
pulsiert er. Zum anderen hat er das Gefühl, als seien seine
Glieder mit Binden eingeschnürt, dieses Umschnürungsge-
fühl finden wir bei Anac. besonders am Knie.
Neuralgische Krämpfe in den Fingergelenken, rhythmische,
zuckende Krämpfe synchron mit dem Puls. Krämpfe in Wa-
den, Fersen und Zehen.
Alle diese schmerzhaften Empfindungen sind ruhig, solange er ißt.

Haut

Pustelartige Bläschen mit heftigem Jucken. Die Haut in ihrer Umgebung ist geschwollen und brennt, aber das Jucken dominiert.

Dazu folgende Beobachtung: Eine junge Hauslehrerin bekam nach einer sehr großen geistigen Anstrengung rote, brennende, heftig juckende Ausschläge an Rücken, Bauch und Beinen, Salben und die Mittel des allopathischen Hausarztes brachten nichts. Sie ging zu Dr. Dewey, der nach der Fallaufnahme Anac. verschrieb, was heilt. Die Hautsymptome, die vorhandenen Magensymptome und der Gemütszustand bildeten die drei Pfeiler, auf die er seine Mittelwahl stützte, besonders auf die nervliche Schwäche nach intensiver geistiger Arbeit und die stark juckenden Hauteffloreszenzen (6).

Oft ähneln die Eruptionen dem Lichen planus sehr und Anac. hat bei dessen Behandlung Gutes geleistet, natürlich mußten die anderen Leitsymptome stimmen.

Beziehungen

Antidote: *Coff., Camph., Jugl-c.*
Komplementär: folgt gut auf und wird gut gefolgt von *Plat.,*
                 paßt gut nach *Lyc.* und *Puls.*

Antimonium crudum

Antimonium crudum oder Grauspießglanz ist Antimon Trisulfid mit der Formel Sb_2S_3 und kommt meist gemischt mit den Schwefelerzen von Blei, Eisen und Arsen als rhombische, dunkelbraune Prismen vor, die weniger glänzen und leichter sind als metallisches Antimon. Sie sind geruch- und geschmacklos, unlöslich in Wasser oder Alkohol.

Früher wurde dieses Mineral in der Medizin unter der Bezeichnung Antimon verwendet.

Bis zur C 3 wird durch Verreiben potenziert.

Allgemeine Mittelwirkung

Ant-c. wirkt besonders auf den N.vagus ein, mit dessen Hilfe es Erbrechen erregt, was eines seiner wichtigsten Symptome ist.

Es wirkt sowohl auf die direkt vagusabhängigen Organe (Hirnhäute, Rachen, Kehlkopf, Speise- und Luftröhre, Lungen, Rippenfell, Herz, Magen, Dünndarm), als auch über die Anastomosen zwischen Vagus und Sympathicus (Plexus solaris) auf die Unterleibsorgane. Die allgemeine Wirkung ist schwächend.

Auch die Schleimhäute, besonders die des Verdauungskanales, werden durch Steigerung der Sekretion betroffen.

Auf der Haut finden wir Schwielenbildung, und die Nägel verformen sich, da durch Beeinflussung des Gewebsstoffwechsels die normalen Aufbauprozesse gestoppt werden.

Der Stoffwechsel wird allgemein durch die Störungen der vegetativen Funktionen gestört.

Zum homöopathischen Gebrauch des Mittels führen die Gemüts- und Magensymptome (8). Man ist überrascht, beim Studium dieses Mittels zu sehen, wie sich alle Symptome um den Magen zu konzentrieren scheinen. Welcher Art die Beschwerden auch sein mögen, der Magen spielt immer die Hauptrolle.

Die Schmerzen bringen den Magen durcheinander und erzeugen Übelkeit. Bei Kopfschmerzen wird ihm schlecht. Alle seine Beschwerden sind von Magensymptomen begleitet, und umgekehrt treten immer, wenn es seinem Magen nicht gut geht, Beschwerden an allen möglichen anderen Stellen auf (41).

Charakteristisches

1. Konstitutuion und Typ:
Ant-c. ist besonders an beiden Enden des Lebens angezeigt: bei Kindern und jungen Leuten wie bei Greisen.
»Am besten sprechen Leute mit stark ausgebildeten Baucheingeweiden und mehr oder weniger reichlichem Fettansatz auf Ant-c. an. Solche Leute neigen zu Fettansatz und Depression oder zu jener Fröhlichkeit, die von der Befriedigung animalischer Instinkte oder dem Hang zur Sinnlichkeit herrührt. Unter heißem Klima oder wenigstens im warmen Sommer kommt Ant-c. besonders zur Wirkung. Bei Menschen, die unter solchen Bedingungen leben, übernimmt die Haut einen Teil der Funktionen des Stoffwechsels, der infolge seiner Atonie in den Wirkungsbereich von Ant-c. gerät. Das um so mehr, als die Gesundheit oder die harmonische Funktion des Stoffwechsels im heißen Klima eine mäßige, mehr anregende als schwere Ernährung verlangt, die in der Lage ist, die Verdauung mehr zu fördern, als sie zu belasten. Deshalb wird die geringste Überlastung des Magens oder der kleinste Diätfehler zu Verdauungsstörungen führen und so die Schwäche der Eingeweide steigern, wodurch der schon geschwächte Sympathicus und besonders der Vagus zusätzlich strapaziert werden. Diese Abläufe entsprechen Ant-c. umso mehr, als die betroffenen Organe über den Sympathicus in Wechselbeziehung zur Haut, jener äußeren Hülle des Lebendigen, stehen« (21).

2. Besonderer Gemütszustand:
Zwei Gruppen von Symptomen können wir bei diesem ebenso charakteristischen wie für die Arzneiwahl nützlichen Thema schematisch zusammenstellen:

a) trübsinnig, mürrisch, jähzornig und brummig. Kinder können es nicht ertragen, berührt oder angesehen zu werden,
sie lieben es nicht, herumgetragen zu werden wie *Cham.*
Auch Erwachsene sind verdrießlich und traurig.

b) Abscheu vor dem Leben. Er möchte nicht mehr wei-
terleben, das Leben ist ihm eine Last.

3. Weiße Zunge,

sie ist mit einem sehr zähen, weißen Belag überzogen. Viele
Mittel haben weiße Zunge wie *Hydr., Kali-c., Puls., Sep.,*
aber keines hat dieses Symptom so deutlich wie Ant-c.

Modalitäten

A) Seitenbeziehung: Oben-rechts / unten-links.

B) Verschlimmerung:

a) Durch extreme Hitze, besonders Sonnenhitze (*Bry.,
Glon., Gels., Nat-m., Lach*). Das Mittel entwickelt
seine Wirkung besonders in heißem Klima und im
Sommer (siehe Konstitution und Typ). Er ist erschöpft durch heißes Wetter, und diese Temperatur
verschlimmert auch seine Magenbeschwerden, wie es
diese auch auslösen kann.Wie bei

Bry. und *Nat.* wird der Husten schlimmer, wenn er
von draußen in ein warmes Zimmer kommt.

Schlechter durch einen Hitzestau. Strahlende Wärme, wie
Sonne oder Kaminfeuer, löst viele Symptome aus oder
verschlimmert sie. Offenes Feuer ist gar nichts für den
Ant-c-Patienten. So bekommt ein Keuchhustenkind seinen Anfall, wenn es in die Nähe des Feuers kommt (41).

b) Durch kaltes Baden *(Rhus-t., Sulf.)*, das die Symptome hervorruft oder verschlimmert. Kinder schrei-
en, wenn man sie kalt waschen oder baden will. Hat
man es mit einer langdauernden Krankheit zu tun, die
nach einem kalten Bad begann, dann sollte man an
Ant-c denken.

c) Nach Genuß von Wein, Essig, Saurem *(Zinc.)*

d) Nach Überfressen, besonders mit Schweinefleisch, Brot oder Pastete.

e) Nachts, bei Mondschein (sentimentale Stimmung bei Mondschein).

C) Besserung:

a) Durch Ruhe, wenn er ganz ruhig liegt.

b) Durch heiße Anwendungen und heiße Bäder.

c) Im Freien.

Gemütssymptome

Verdrießliche Leute, die mit allem unzufrieden sind, was in ihrer Umgebung geschieht, und die zu Widerspruch neigen. Schmoller, die nicht reden mögen, zänkisch sind und sich über Nichtigkeiten ärgern.

Dicke, fette Kinder, die nie satt sind und launisch werden, wenn man sie beachtet. Sie können es nicht ertragen, berührt oder angesehen zu werden, und geraten über jede Kleinigkeit in Zorn. Diese große Reizbarkeit erinnert uns an

Bry., Cham., Cina., Sep., die auch sehr reizbar sind.

Ein Zustand von Nervenschwäche, von nervöser Erschöpfung wird von Abscheu vor dem Leben, das ihnen zur Last geworden ist, begleitet. Augenblicke großer Erschöpfung mit plötzlicher Schwäche und Ohnmacht bei jungen Mädchen und Frauen, die traurig und sentimental sind, keine Interessen mehr haben und nicht mehr am Leben hängen. Man sieht das gelegentlich in der Pubertät, aber auch in der typhoiden Continua, deren Prostration von Ant-c. gedeckt sein kann. Das Bild ähnelt

Ars., das aber eine vernichtende Todesangst und großen Durst hat und sehr unruhig ist,

während Ant-c. einen tiefen Abscheu vor dem Leben hat, niemals durstig ist und kaum Unruhe zeigt (41).

An dieses Symptom kann sich ein anderes anschließen, das nicht gleichzeitig, sondern mit ihm im Wechsel oder für kurze Zeit allein auftritt: die sentimentalen, hysterischen und emp-

findlichen jungen Mädchen und Frauen werden gerührt durch das
milde Licht des Mondes oder jenes, das durch farbige Fenster-
scheiben dringt. Das ist es, was mit dem Symptom »sentimentale
Stimmung bei Mondschein« gemeint ist. Ein chaotischer Über-
schwang der Gefühle, wie er nur bei Kranken oder bei jemand,
dessen Nerven ganz durcheinander sind, auftreten kann.

Schlaf

Somnolenz. Bei Tage fortgesetzte Schläfrigkeit, nachts unruhiger Schlaf mit Angstträumen.

Kopf

Der Kopfschmerz sitzt besonders auf dem Scheitel und tritt
nach einem Bad, oder im Zusammenhang mit Magenbeschwerden durch Genuß von Süßigkeiten oder saurem Wein
auf. Schweregefühl in der Stirn mit Schwindel, Übelkeit und
Nasenbluten. Schmerzhaftes Schweregefühl auf dem Scheitel
mit Schwindel und Übelkeit, schlimmer durch die kleinste Bewegung, beim Treppensteigen oder im warmen Zimmer, besonders wenn der Kranke der Strahlungswärme eines Ofens
ausgesetzt ist. Er läßt nach, wenn sich der Kranke zur Ruhe
begibt, besonders aber wenn er ins Freie geht. Vor allem aber
hört der Kopfschmerz auf, sobald es zum Erbrechen kommt.
Typisch für die Ant-c.-Migräne ist, daß sie sofort nachläßt,
wenn irgendeine Ausscheidung auftritt, sei es Schnupfen, Erbrechen oder Diarrhoe, besonders wenn ursächlich eine unterdrückte Ausscheidung oder ein unterdrückter Ausschlag in
Frage kommt. Magenbeschwerden und Migräne sind eng verbunden mit dem Gesamtstoffwechsel und folgen dem Wech-
selspiel seiner Ausscheidungen.

Augen

Sie sind entzündet und gerötet. Die Lider verkleben durch eine
leichte, oberflächliche, schleimige Eiterung und können nur mit
Mühe geöffnet werden. Die Canthi sind wund und rissig.

Photophobie, besonders für Sonnenlicht und strahlendes Feuer *(Merc)*. Chronische Blepharitis.

Gesicht

Hier gibt es verschiedene eiternde Ausschläge, Herpes, Furunkel, Pusteln. Gelbliche Krusten an Kinn und Wangen.
Schrundige, rissige Nasenlöcher, bedeckt mit Krusten. Ekzem der Nasenlöcher.
Trockene Lippen mit rissigen Mundwinkeln. Ekzem um den Mund, schmerzhafte Risse in den Kommissuren *(Aur., Cond., Graph., Hep., Nit-ac.)*.

Verdauungsorgane

Dieses Kapitel des Arzneimittelbildes von Ant-c. ist neben den Gemütssymptomen sicher das Wichtigste.

1. Mund:
Reichlicher Speichelfluß von salzigem Geschmack. Bitterer Geschmack mit brennendem Durst, besonders nachts
   Ant-t. hat besonders den bitteren, metallischen, süßlichen, wenig ausgesprochenen Geschmack im Mund.
Bei Ant-c. sei er dagegen sauer (59).
Zahnfleischblutung. Zahnschmerzen in einem kariösen Zahn, schlimmer nachts.
Das Mundsymptom, das so wichtig ist, daß es zu einem Leitsymptom für Ant-c. wird, ist die mit einem zähen, weißen, wie Milch aussehenden Belag bedeckte Zunge. Man hat gesagt, sie sei mit einem zähen Belag aus weißer Tünche bedeckt. Weiße Zungen haben auch:
   Ant-t., bei dem der Belag sonst mehr gelbbraun ist,
   Hydr., Kali-c., Puls., Sep. usw.
Aber keines dieser Mittel hat den weißen Belag so rein und regelmäßig, wie Ant-c., und sie unterscheiden sich durch ihre übrigen Syptome.
2. Magen:
Ant-c. hat keinen Appetit. Schon der Gedanke oder gar der

Geruch von Speisen macht Übelkeit bis Erbrechen *(Colch., Ars., Sep.)*. Wie

Ant-t. hat er großes Verlangen nach Saurem. Auch *Mag-c., Myric., Sep.* haben Säureverlangen.

Beständige Übelkeit. Gefühl eines schweren Gewichtes im Magen. Gefühl als sei der Magen überladen, als habe er zu viel gegessen, sogar wenn er de facto nichts gegessen hat. Der Magen fühlt sich aufgebläht an, selbst wenn das Epigastrium ganz flach ist. Er empfindet eine Auftreibung des Magens und erbricht dessen Inhalt. Fortgesetzte Anstrengung zum Erbrechen, Übelkeit, schmerzhaftes Schweregefühl in der Magengegend, das sich laufend verstärkt. Erbrechen bringt keine Linderung (41).

»Verdauungsbeschwerden durch Magenüberladen. Ant-c. ist ein Mittel für die »bösen Folgen« eines zu reichlichen Banketts oder eines zu schweren Weihnachtsessens. Die Zunge ist sehr weiß, starkes Völlegefühl, Elendigkeit und Auftreibung von Magen und Leib. Der Kranke hat unangenehmes Aufstoßen mit dem Geschmack der genossenen Speisen. Bald kommt es zu Übelkeit, und dann werden Speisereste erbrochen« (18).

Ant-c. sollte auch bei frischen Magenstörungen erwogen werden. Der Verdauungsprozeß geht nur sehr mühsam vonstatten, er hat Aufstoßen mit dem Geschmack der vorher genossenen Speisen, ihm ist übel, und er fühlt, daß er erbrechen müßte, um Erleichterung zu bekommen, bringt es aber nicht so weit.

Erbrechen aufgrund einer Magenüberladung, nach dem Genuß unverdaulicher oder schwerer Speisen, von Saurem, Essig oder saurem Wein (und trotzdem hat er Verlangen nach den sauren Dingen, die ihm nicht bekommen,) oder nach großer Sommerhitze.

Ip. bictet sich für ähnliche Fälle an, aber es hat mehr Übelkeit, während bei Ant-c. das Erbrechen dominiert. Die

Zunge von *Ip.* ist rein oder kaum belegt, im Gegensatz zu dem so starken, weißen Belag bei Ant-c.

*Puls.*ist gut bei solchen Verdauungsstörungen, wenn sie nach zu fetter, zu schwerer Nahrung oder nach Speiseeis auftreten und den Kranken schwächen, wie bei Ant-c., aber *Puls.* hat anstelle des typischen Erbrechens einen gallertigen, grünen oder gelbgrünen Durchfall.

*Bry.*ähnelt Ant-c., paßt wie dieses für Magenkatarrhe nach Überessen, hat die weiße Zunge und einen trockenen Mund, ist aber viel heftiger und gereizter als Ant-c., das melancholischer und mürrischer ist. Schließlich ist die *Bry.*- Zunge höchstens in der Mitte weiß, während die Ränder rosa bleiben, und es herrscht eine Verstopfung mit harten, trockenen, braunen Stühlen. Kommt es zum Durchfall, so ist dieser wäßrig und stinkt nach altem Käse (23).

Gichtmetastasen in Magen oder Därmen. »Die ganze gichtische Struktur des Falles scheint sich so plötzlich zu wandeln, daß man sich fragt, ob die Symptome von außen gekommen seien, denn plötzlich innerhalb einer Nacht oder eines Tages fängt der Kranke an, für Tage oder Wochen zu erbrechen, bis schließlich die gichtischen Symptome in den Extremitäten wieder auftreten. Es ist erstaunlich, wie plötzlich dieser Ortswechsel vor sich geht. Plötzlich hört die Gicht in den Gelenken auf, und dafür kommen ebenso abrupt die gastrischen Symptome. Wenn man so will, kann man es eine »Magengicht« nennen (41).

3. Bauch

Heftige Bauchschmerzen, Koliken mit Brennen und starker Aufblähung, Völle und Auftreibung des Leibes nach dem Essen *(Lyc.)* mit Ructus und Flatus. Oft entwickelt sich diese Auftreibung des Leibes schrittweise mit dem Gefühl, als würde von innen ein Druck ausgeübt, der den Leib immer stärker ausdehnt.

Dieser Zustand von Tympanie kann beim typhoiden Fieber,

bei sommerlicher Diarrhoe oder bei einfacher Flatulenz auftreten. Dabei finden sich gastrische Symptome und die weiße
Zunge, besonders, wenn sie nach dem Genuß von saurem
Wein oder nach einem kalten Bad auftreten, bei einem Gichtiker, dessen Tophi zu schmerzen beginnen und dessen Magen
und Darm sich schmerzhaft aufblähen.

Entzündung und Kongestion der Leber, die dabei dick und
hart wird. Schießende, schneidende Schmerzen in der Leber-
und Gallengegend. Dazu kommt manchmal auch Gelbsucht
(41).

4. After und Stuhl:

Hämorrhoiden mit beständiger Schleimabsonderung, die
Flecken in die Wäsche macht. Sie behindern den Kranken
sehr. Unangenehme Hämorrhoiden bei alten Gichtikern, die
schmerzen und sich entzünden, wenn er kalt wird, bei feuchtem Wetter oder nach kaltem Bad. Immer, wenn der Kranke
unvorsichtig ist und sauren Wein trinkt oder saure Speisen zu
sich nimmt, verschlimmern sich die Hämorrhoiden. Magen,
Darm, Rektum und Hämorrhoiden verschlimmern sich bei jeder Magenverstimmung, sei es durch saure Getränke oder
schwerverdauliche Speisen, durch kaltes Baden oder feuchtes
Wetter (41).

Wechsel von Verstopfung und Durchfall, besonders bei alten
Leuten. Die Durchfälle bestehen aus Wasser mit kleinen Kotstückchen.

Bei Verstopfung gibt es harte, trockene Stühle. Verschiedene
Mittel haben diesen *Wechsel von Durchfall und Verstopfung:*

  Chel., bei dem er die charakteristische Lebersymptomatik
    des Mittels begleitet,

  Coll., bei dem er besonders bei Frauen auftritt,

  Nux-v., hat ihn besonders nach Abführmittelmißbrauch,
    speziell nach Drastica und

  Podo., bei frühmorgendlichen Durchfällen und häufig auf-
    tretendem Prolaps.

125

Diarrhoe nach einem Diätfehler, nach saurem Wein, einem
Bad oder nach Überhitzung, wobei der Stuhl aus festen und
flüssigen Anteilen besteht, während er bei

Ant-t. ganz flüssig ist.

»Er braucht lange, um seinen Darm zu entleeren: Er eilt zum
WC und entleert eine kleine Menge Stuhl, halb flüssig, halb fest.
Kurz danach wiederholt sich der Vorgang und das so oft, bis der
Darm ganz leer ist, und dann kommt es zu heftigen Tenesmen.
Der Ant-c.-Durchfall endet in Dysenterie mit starker Entzün-
dung von Colon und Rektum, großen Schmerzen und vielen Te-
nesmen, langen Anstrengungen und großer Erschöpfung (41)«.

Geschlechtsorgane

Besonders bei der Frau sind die Sexualsymptome eng an den
Gemütszustand gekoppelt. Überschwenglichkeit, Traurigkeit
und Depression in Wechselbeziehung zu einer Ptose der Genitalien (61).

Die Organe des kleinen Beckens sind schlaff, mit dem Gefühl
von Schwäche und Abwärtszerren. Es kommt auch zu echtem
Prolaps mit Leukorrhoe. Zur Regelzeit gibt es verschiedene
Störungen: Die Ovarien schmerzen und sind empfindlich, wie
man es von hysterischen jungen Mädchen kennt, die unter einer sentimentalen, unerwiderten Liebe leiden, verträumt sind
und den obenbeschriebenen Gemütszustand zeigen.

Die Regel ist zu früh und zu reichlich, oder sie wird durch ein
kaltes Bad unterdrückt, mit dem Gefühl von Senkung, von
Abwärtszerren im kleinen Becken und großer Empfindlichkeit der Ovarialgegend. Vor der Regel klagt die Kranke oft
über Zahnschmerzen. Wäßrige oder saure, zähe, wundmachende Leukorrhoe. Pruritus vulvae mit sexueller Erregung.

Atemwege

1. Nase:

Katarrh von Erkältung. Nachts hat er das Gefühl von
Schleimhautschwellung in der Nase. Das gleiche Gefühl ent-

steht, wenn er in ein warmes Zimmer kommt.

Schnupfen mit der Neigung, chronisch zu werden, wegen der Schwäche und mangelhaften Konstitution des Kranken. Im chronischen Zustand wird dieser Schnupfen nachts schlimmer und ist mit Kopfschmerz verbunden. Je mehr der Katarrh zurückgeht, desto schlimmer wird der Kopfschmerz. Er bekommt Kopfneuralgie zusammen mit Magenbeschwerden, Übelkeit und Erbrechen. Man könnte sich hier täuschen lassen durch den Zusammenhang von Kopfschmerz und Magensymptomen und an eine Migräne oder Angina gastrica denken, sollte aber nicht vergessen, daß das alles nach einer Erkältung begann und daß das zähe Nasensekret im selben Maße abnahm, wie sich eine Trockenheit in der Nase einstellte und die eingeatmete Luft einen Brennschmerz in der Nase auslöste. Manchmal hört der Kopfschmerz nach Erbrechen auf, er kann aber auch tagelang andauern und erst durch sehr intensives, langdauerndes Erbrechen gelindert werden.

Auch andere Mittel haben Kopfschmerz, der durch Erbrechen gelindert wird, aber bei Ant-c. ist das Erbrechen heftig, dauert lange an und erschöpft sehr. Der Kopfschmerz nimmt zu durch Bewegung, nachts, im warmen Zimmer, bei Sommerhitze, durch strahlende Ofenwärme oder Licht, während er abnimmt, wenn der Kranke sich hinlegt, sich ganz ruhig verhält oder ins Freie geht (41).

Diese Schilderung zeigt uns, daß bei Ant-c. Schnupfen, Kopfschmerz und Magensymptome eine Einheit bilden können.

2. Kehlkopf:

Stimmverlust nach Erhitzung, kreischende Stimme, die manchmal überschnappt. Abends nimmt er ein kaltes Bad vor dem Schlafengehen, und am anderen Morgen kann er nicht reden. Diese Aphonie ist schmerzlos, und er merkt sie erst beim Versuch zu reden. Gleichzeitig können aber Kehlkopfspasmen oder schmerzhaftes Zusammenschnüren der Kehle bestehen (41).

Der Schnupfen kann hinabsteigen in den Kehlkopf und weiter

in Trachaea und Bronchien und sogar zur Bronchopneumonie führen.

3. Lunge:

Krampfhafte, trockene Hustenanfälle, die schrittweise abnehmen: Der erste Anfall ist von großer Heftigkeit, dauert
lange und erschüttert den ganzen Körper. Ihm folgt ein zwei-
ter, der etwas weniger heftig ist usw. Nach etwa einem Dut-
zend solcher Anfälle bleibt nur ein trockener, harter Husten
ohne Anfälle übrig.

Bei einem solchen dröhnenden Husten, der den ganzen Körper erschüttert und dessen erster Anfall besonders heftig ist,
rühre er nun von einer Bronchitis oder einem Keuchhusten
her, sollten wir, wenn dabei die Zunge weiß und der Magen
mehr oder weniger beteiligt ist und die Brust von der Heftigkeit der Anstrengung schmerzt, an Ant-c. denken, das mit einem Schlage das Bild verändern kann. (41).

Trockener Husten mit Kribbeln in Kehlkopf und Trachaea,
schlimmer beim Betreten eines warmen Zimmers *(Bry., Nat-c.)*

Erschöpfender Katarrh der Greise, Erwachsenen oder Kinder. Schwieriger Auswurf, selbst mit vergeblicher Anstrengung, mit dickem, zähem, fadenziehendem, haftendem Auswurf, der die Bronchien füllt.

Rücken und Glieder

Muskelzucken, ruckartige Armbewegungen.
Arthritische Schmerzen in den Fingern, Gichtknoten in vielen
Gelenken, Tophi.
Schlecht wachsende, brüchige Nägel. Die Nägel spalten sich,
zeigen hornige Verdickungen wie Warzen. Werden sie ver-
letzt, so wachsen sie deformiert nach und werden nicht so
lang wie die anderen.
Das läßt uns denken an:

Sil., das verformte Nägel an Fingern und Zehen hat,

Graph., dessen Nägel deformieren und dick werden,

Thuj., das brüchige, deformierte Nägel hat.

Unter den Nägeln können schmerzhafte, hornige Wucherungen entstehen, die wir aber unterscheiden müssen von

Caust., bei dem Warzen unter den Nägeln wachsen.

Hornwarzen an Händen und Fußsohlen. Entzündete Hühneraugen.

Die Füße sind sehr empfindlich. Sie haben stark verhornte Fußsohlen, die mit Schwielen und Hühneraugen besetzt sein können. Die Fußsohlen sind so empfindlich, daß er nicht fest auftreten kann.

Einige besonders hartnäckige Fälle von chronischem Rheumatismus wurden durch Ant-c. geheilt, weil der Arzt durch die große Empfindlichkeit der Fußsohlen auf dieses Mittel aufmerksam wurde.

Bar-c. wie *Led., Med.* und *Lyc.* haben auch diese empfindlichen Sohlen, werden aber durch ihre Leitsymptome leicht abgegrenzt.

Beim leisesten Druck entstehen an den Fußsohlen Schwielen und schmerzhafte Stellen. Bei Arbeitern bildet sich eine ungewöhnlich dicke Haut an den Fußsohlen. Wegen der großen Empfindlichkeit ist es sehr unangenehm, auf diesen Hühneraugen, Schwielen und Hautverdickungen zu gehen.

Haut

Diese ist von Ant-c. besonders betroffen. Wie bei

Ant-t. finden sich rote, schmerzhafte Bläschenausschläge, wenn auch seltener oder nur ausnahmsweise.

Die Verdickung und Verhornung ist das große Leitsymptom auf dem Gebiet der Haut. Hornwarzen. »Ant-c. bildet große hühneraugenähnliche Flecke auf den Sohlen, am Ansatz der Zehen, die wie Hühneraugen schmerzen und nach Entfernung wiederwachsen.« (25).

Ant-c. erzeugt auch Jucken und manchmal Erytheme und wurde erfolgreich bei Nesselausschlag in Zusammenhang mit gastrischen Symptomen eingesetzt (25).

Die Haut von Ant-c. ist verletzlich, mit der Neigung zu Rissen und Schmerzen. Es kommen honigartige, dicke Krusten vor mit Rissen in deren Bereich, besonders an den Nasenlöchern, den Mund- und Augenwinkeln.

Ant-c. hat reichliche, erschöpfende Schweiße, besonders nachts und bei Krankheiten, die sich lange hinziehen. Schweiße nach kleinsten Anstrengungen, bei Hitzeexposition fängt er an reichlich zu schwitzen und erkältet sich dann leicht.

Beziehung

Komplementär: *Scil.*
Antidot: *Hep.*

Antimonium tartaricum

Ant-t. oder Tartarus emeticus, der Brechweinstein ist ein doppeltes Weinsteinsalz mit Antimon und Kalium von der chemischen Formel $C_4 H_4 O_6$ (Sb O) K. Es ist ein Salz, das in farblosen, durchsichtigen Oktaedern kristallisiert, an der Luft langsam verwittert, wobei es seine Transparenz verliert und zum größten Teil zu einem weißen Pulver zerfällt. Es ist geruchlos, hat einen scharfen, unangenehmen Geschmack und löst sich in Alkohol.

Unsere ersten drei Potenzen stellen wir durch Verreibung, die folgenden durch schrittweise Dilution her.

Allgemeine Mittelwirkung

Ant-t. wirkt besonders auf den Sympathicus und führt zur Zerstörung der Lebenskraft durch Hemmung der vegetativen Steuerung im allgemeinen und besonders an den Eingeweiden des Brust- und Bauchraumes (21).

Nach dem ganzen Arzneimittelbild gehört Ant-t. zu den Dämpfern des Nervensystems, über welches es Lähmungen im motorischen und sensorischen Bereich mit Ausfall der Reflexe erzeugt. (Unter dem Einfluß toxischer Dosen dieses Mittels sehen wir Lähmungen der cerebrospinalen Zentren und völliges Erlöschen der Reflexe. Brechweinstein erzeugt auch eine beträchtliche Schwächung der Muskelkraft (44). Es ist auch ein starkes Herzlähmungsgift und beeinflußt von daher den Kreislauf. (Es schwächt die Herzwirkung, deshalb nennen es die Kontrastimulisten ein schwächendes Antigefäßmittel. Es bewirkt eine venöse Hyperämie der Organe, besonders derer des Abdomens. Im Versuch werden die Herzkontraktionen unter toxischen Dosen nach und nach langsamer und unregelmäßiger, um schließlich in der Diastole aufzuhören. Bei chronischer Vergiftung entsteht eine fettige Degeneration des Herzmuskels, wie bei *Ars.* (44)).

Die Wirkung auf die Schleimhäute ist ebenso wichtig: intensiver Katarrh mit reichlicher Sekretion, die mehr süßlich und fade als scharf ist.

Auf der Haut erzeugt es einen pustulösen Ausschlag, der an Variola erinnert (Bringt man Brechweinstein auf die Haut, so erzeugt er nach 36-40 Stunden, manchmal schon früher, einen pustulösen Ausschlag, der eine gewisse Ähnlichkeit mit Pokken hat. Zunächst sind es spitze, rötliche Papeln verschiedener Größe, die sich abflachen, manchmal in der Mitte einziehen und sich mit einem serösen Eiter füllen. Jede Pustel ist von einem entzündlichen Hof umgeben. Setzt man dann die Applikation aus, dann verschwindet der rote Hof, die Pusteln trocknen manchmal zu braunen Krusten ein, die abfallen, ohne Narben zu hinterlassen, meistens gehen sie aber in tiefe, schmerzhafte Geschwüre über, die bleibende Narben hinterlassen (44)).

Charakteristisches

1. Typ und Konstitution:

Der Ant-t.-Patient zeigt immer sehr schnell ein schweres Zustandsbild. Die Vergiftung ist intensiv und zeigt sich in Asphyxie, wenn die Lungen betroffen sind, oder choleriformen Bildern, wenn es sich um den Verdauungstrakt handelt. In beiden Fällen finden wir eine erhebliche Cyanose, eingefallene Gesichtszüge und halonierte, eingesunkene Augen. Die Nasenflügel sind weitgestellt und in schneller Bewegung. Die Lippen sind livide, manchmal bläulich und das Gesicht kalt, erdfahl und mit kaltem Schweiß bedeckt. Alles spricht bei Ant-t. für einen schweren Befall des Körpers und eine fortschreitende Aspyxie aller Gewebe.

Ant-t. kommt besonders in Frage am Anfang und am Ende des Lebens, sowohl beim geschwächten, reduzierten Greis, bei dem eine Bronchitis zur Katastrophe führen kann, wie beim ängstlichen, schwächlichen Kind, dessen Verdauungsstörungen die Entwicklung hemmen.

2. Große Somnolenz

und Betäubung, die bis zum Koma geht. Dies ist ein Schlüsselsymptom des Mittels (41). Die Schwäche und Prostration sind hier sehr wichtig.

Nux-m., Op. und Ant-t. sind 3 Mittel, bei denen „Schläfrigkeit" ein bemerkenswertes Symptom ist.

Man kann natürlich viele andere Mittel vergleichen, wie *Arn., Bapt.* usw., aber Ant-t. hat klare Indikationen, die es deutlich von allen anderen unterscheidet.

3. Starke Schleimansammlungen

in den Atemwegen mit viel Rasseln, die nicht ausgeworfen werden können: Die Bronchien scheinen mit sehr viel Schleim angefüllt, den sie nicht ausstoßen können. Wir werden dieses Kardinalsymptom studieren, wenn wir uns mit den Atmungsorganen befassen.

4. Übelkeit,

die ebenso stark ist wie bei *Ip.*, aber durch Erbrechen gebessert wird und nicht so lange anhält.

Modalitäten

A) Verschlimmerung:
   a) Abends, nachts, im Liegen.
   b) Durch Wärme.
   c) Durch feuchtkaltes Wetter.
   d) Durch Wetterwechsel, im Frühjahr.
   e) Durch Milch und Saures, das der Kranke jedoch verlangt.

B) Besserung:
   a) Durch große Kälte.
   b) Im Sitzen.
   c) Nach Aufstoßen oder Auswurf.

Gemütssymptome

Hier finden wir keine so typischen Symptome wie bei *Ant-c.*

Der Kranke ist erschöpft. Er hat Furcht vor dem Alleinsein. Stupor, Murmeln, Delirien.

Weinerliche Kinder, die nicht angerührt sein wollen. Mürrisch wie *Ant-c.*, aber vielleicht nicht ganz so ausgeprägt.

Kopf

Kopfschmerzen, wie durch ein Band zusammengeschnürt (*Nit-ac., Carb-ac.*).

Zahlreiche Kopfschmerzen, wie bei *Ant-c.*, sie unterscheiden sich wenig von diesen, und man sollte hier *Ant-c.* vorziehen.

Schwindel abwechselnd mit Betäubung. Schwindel mit Stumpfsinn und Verwirrung im Wechsel mit der Erschöpfung des Mittels.

Verdauungsorgane

1. Mund:

Zunge belegt wie bei *Ant-c.*, aber während sie dort typisch weiß ist, finden wir hier einen gelblichen, schmutzig-bräunlichen Belag.

Oft findet sich ein bitterer, wenig ausgesprochener, metallischer, süßlicher Geschmack.

2. Magen:

Verlangen nach sauren Früchten, besonders sauren Äpfeln, sauren Speisen und Getränken, aber das alles bringt dem Kranken Verschlimmerung, Erbrechen und Durchfall.

Abneigung gegen Milch, die auch verschlimmert, Durchfall und Erbrechen macht, womit das Mittel *Aeth., Calc., Mag-m.* und *Sulph.* ähnelt.

Durst mit Verlangen nach Eiswasser in häufigen, kleinen Schlucken. Dies scheint aber kein echter Durst zu sein, sondern eher das Verlangen, etwas Eiskaltes zu sich zu nehmen. In Wirklichkeit ist er in den meisten Fällen durstlos, verlangt nur ausnahmsweise zu trinken, ist dann im Gegenteil gereizt, wenn man ihm etwas Wasser anbietet und äußert seinen Unwillen über die Störung. Kinder greinen, wenn man ihnen zu trinken geben will. Kein Durst bei den Bronchitissymptomen.

Manchmal äußert er ein unwiderstehliches Verlangen, etwas Kaltes in den Magen zu bekommen, das ist aber die Ausnahme (41).

Flüssigkeiten kann er nur schwer schlucken. Er erbricht in jeder Lage, außer in rechter Seitenlage.

Übelkeit, Brechwürgen, besonders nach dem Essen, begleitet von Erschöpfung, von einem Vernichtungsgefühl, als müsse er sterben. Peinigende Übelkeit mit präkordialem Druckgefühl und nachfolgenden Kopfschmerzen, begleitet von Gähnen, Augentränen und Erbrechen. Übelkeit, Unfähigkeit, die Nahrung zu verdauen, gegen die er im übrigen eine große Abneigung hat. Er erbricht alles, was in seinen Magen kommt, selbst einen Löffel Wasser.

»Die Magen-Darmsymptome sind von beständiger Übelkeit begleitet, gepaart mit tödlichem Widerwillen gegen jede Nahrung. Seine Übelkeit ist gekoppelt mit dem Gefühl, daß er sterben müsse, wenn irgendwelche Nahrung in seinen Magen gelange. Das ist keine einfache Abneigung, es ist ein tiefer Widerwillen gegen jede Nahrung. Seine Umgebung möchte gern, daß er irgendetwas zu sich nähme, da er seit langem nichts gegessen hat, aber schon der Gedanke an Nahrung verschlimmert seine Übelkeit, seine Schmerzen und Atemnot.

»Das Erbrechen ist keine einfache Sache, es ist mehr oder weniger krampfartig. Heftiges Aufstoßen, Gähnen mit Übelkeit, heftige Anstrengungen zu erbrechen, was große Schmerzen erzeugt. Der Magen kann sich anscheinend nur mit krampfhaften Bewegungen der Dinge entledigen, die er erbrechen möchte. Sobald die geringste Kleinigkeit in den Magen gelangt, wird sie zusammen mit viel zähem, weißem, fadenziehendem Schleim erbrochen, mit dem sie vermischt sein kann, oder es wird abwechselnd zäher Schleim mit Galle, wäßriger zäher Schleim , Nahrung oder Galle erbrochen. Am häufigsten wird der zähe, weiße Schleim erbrochen, der lange Fäden zieht, das sehr reichliche Sekret der gereizten Magenschleimhaut.Oft wird es in solchen Massen erbrochen, daß es Öso-

phagus Mund und Nase füllt, und der Kranke keine Luft bekommt« (41).

Magengeschwüre mit Bluterbrechen.

Flatulenz des Magens wie des Abdomens.

3. Bauch und Stuhl:

Eine passive Leberkongestion mit Galleerbrechen kann zu
Ant-t. gehören (41).

Krampfartige Kolik mit viel Flatulenz. Druckgefühl im Bauch,
wenn man sich vorwärts beugt. Das Völlegefühl und die Bauch-
beschwerden von Ant-t. führen dazu, daß der Kranke sich aufrichten und dehnen möchte, während ihm Zusammenkrümmen,
Sitzen und Vorwärtsbeugen Verschlimmerung bringt.

Durchfall begleitet das Erbrechen oder folgt ihm. Es kann auch
ein leuchtendgelber oder grünlicher, breiiger oder reiswasserarti-
ger Durchfall vorkommen mit heftigem Brennen im Rektum
und häufigem Drang. Diese wäßrigen Stühle sind für Ant-t. typisch. Bei

   Ant-c. sind die wäßrigen Stühle mit harten Partikeln vermischt, und es hat hier mehr Brennen und Schmerzen als bei
   Ant-t.

Atmungsorgane

Ant-t. macht eine katarrhalische Entzündung aller Schleimhäute der Atemwege mit vermehrter, zäher Absonderung. Diese Entzündung ist besonders heftig in den terminalen Teilen des
Bronchialbaumes: Bronchien, Bronchiolen und Alveolen (59).

1. Nase:

Die Nasenschleimhäute sind weniger stark gereizt als bei *Ant-
c.* Die Nase ist spitz, die Nasenlöcher sind erweitert, und die
Nasenflügel schlagen schnell, synchron mit der Atmung
(*Chel., Lyc., Phos., Pyrog.*).

2. Bronchien und Lungen

enthalten große Massen von Schleim, wodurch die Atmung
mühsam und laut wird. Der Husten scheint ein bißchen davon

loszubringen, es kann aber nichts ausgeworfen werden. Jeder Hustenanfall scheint eine große Menge herausbringen zu müssen, aber es ist vergeblich. Jedesmal, wenn wir eine große Menge Schleim mit reichlich, lautem Rasseln in der Brust finden, mit der die Bronchien ausgefüllt zu sein scheinen ohne die Möglichkeit, es auszuwerfen, dann ist Ant-t das Mittel, an das man zuerst denken muß.

Atemnot mit sehr weitgestellten Nasenlöchern, die Nasenflügel schlagen im Rhythmus der Atmung; lautes, mühsames Atmen, große Schleimmassen in der Brust, die nicht ausgeworfen werden können, Cyanose des Gesichts, drohende Asphyxie.

Diese Brustsymptome, die bis zur drohenden Lungenlähmung gehen können, vereint mit der Benommenheit des Mittels, lassen dieses angezeigt erscheinen bei der Pleuropneumonie und der Orthopnoe der Greise. Hier ist
Bar-c. komplementär zu Ant-t. und kann noch helfen, wenn ersteres nur ungenügend gelindert hat (23).

Ant-t. ist auch eines unserer Mittel bei der Hepatisation der Lunge, die nach einer Pneumonie bestehen bleiben kann. (Bei der Autopsie wurden die Lungen sehr stark kongestioniert gefunden, und Magendie konnte mehrfach bei Kaninchen, die mit Ant-t. vergiftet wurden, eine Hepatisation erzeugen. Akkermann hat die Fähigkeit von Ant-t., eine Pneumonie zu erzeugen, verneint, aber Dr.P. Jousset hat kürzlich die Befunde von Magendie eindeutig bestätigt, daß Antimon die Lungengewebe entzünden und eine Pneumonie erzeugen kann (59)). Wir finden dumpfen Klopfschall, Verminderung oder Aufhebung der Bläschenatmung und Dyspnoe. Der Kranke ist blaß, betäubt und schwach. Wenn in diesen Fällen
Sulph. die Resorption nicht bringen kann, dann wird Ant-t. erfolgreich sein (48).

Bei der Pneumonie haben sowohl Ant-t. wie *Op.* große Benommenheit, man kann sich aber in der Wahl nicht irren : Bei

Op. ist das Gesicht dunkelrot oder purpurn, und es kann Stertor bestehen.

Bei Ant-t. ist das Gesicht blaß oder cyanotisch, violett, aber nie rot, und es kommt kein Stertor vor (48).

Essen löst einen Hustenanfall mit Schmerzen in der Brust und im Kehlkopf aus, der wiederum zum Erbrechen von Schleim und Nahrung führt.

Es lohnt sich, Kent über die Wirkung von Ant-t. auf die Brust vollständig zu zitieren:

»Wenn wir einen Ant-t. Kranken betrachten, dann fällt uns zunächst sein Gesicht auf: es sieht blaß und kränklich aus, die Nase ist spitz, die Augen eingesunken und von schwarzen Ringen eingefaßt, die Lippen blaß und ausgetrocknet. Die Nasenlöcher sind erweitert, ihr Inneres erscheint dunkel und rußig, und die Nasenflügel bewegen sich im Rhythmus der Atmung. „Das ganze Gesicht hat einen leidenden Ausdruck. Die Luft im Krankenzimmer riecht scharf, mehr scharf als übel, charakteristisch für den herannahenden Tod. Die Familie ist aus der Fassung, man rennt hin und her, die überreizte Pflegerin ist erregt, und Sie kommen in diese Szene, um eine homöopathische Verordnung zu treffen. In dieser Aufregung können Sie nicht schnell und ohne zu überlegen handeln, Sie müssen aber etwas tun, ohne zu zögern! Das Ganze lähmt Ihre Überlegungen in einem Augenblick, in dem es heißt, die genauesten und sichersten Entscheidungen zu treffen.

»Nun, bei welchen Fällen findet sich dieser Zustand, bei dem sich alle Züge und Symptome der Natur des Mittels finden? Zunächst bei den katarrhalisch Erkrankten in erschöpftem Zustand, schwächlichen Kindern oder schwachen Alten. Legt man das Ohr an, so hört man grobes Rasseln und lautes Schnurren in der Brust: wenn Sie je in das Zimmer eines Sterbenden kamen, dann haben Sie das gehört, was man das »Rasseln des Todes« nennt. Eben das sind die groben Rasselgeräusche, die wir hier haben.

»Von Zeit zu Zeit wirft der Kranke ein schleimiges, klares, weißliches Sputum aus, seine Brust ist voll davon. Anfangs kann er auswerfen, aber schließlich geht es nicht mehr, seine Lunge kann es nicht mehr herausbringen, der Schleim sammelt sich an und macht Atemnot. Ein Lähmungszustand der Lunge, wie er sich bei Grippe einstellen kann. Dies kann schnell eintreten oder sich erst im Laufe von 3, 4 oder 8 Tagen entwickeln. Die ersten Tage der Krankheit wiesen uns noch nicht auf das Mittel hin. Solange die Reaktionslage des Kranken gut ist und seine Kräfte ihn nicht verlassen, sieht man keine Facies Hippocratica, Erschlaffung, unüberwindbare Schläfrigkeit, Auskühlung oder den kalten Schweiß von Ant-t. Man hört nicht das charakteristische Rasseln in der Brust, weil diese Symptome zu einem passiven Schwächezustand, zu einem Reaktionsmangel gehören, der noch nicht eingetreten ist. Ant-t. paßt deshalb in den Fällen, die diese Passivität, das Nachlassen der Abwehrkräfte zeigen, oder bei jenen Kranken, die so schwach sind, daß sie sehr schnell ihre Kraft verlieren und keine Abwehr mehr haben bei Bronchitis, Pneumonie oder irgend einer Entzündung der Atemwege, die auf eine Trockenheit der Schleimhäute oder spärliche Schleimabsonderung herausläuft. Diese Entzündung nimmt schnell zu und mündet in den Zustand der Schwäche und Erschlaffung von Ant-t. Aber im Anfang ist dieses nicht angezeigt:

Bry. oder *Ip*. z.B. können in diesem Anfangsstadium helfen, und man hat nach ihrer Verordnung den Eindruck, daß sie helfen werden, und sie werden auch helfen, wenn der Kranke die Kraft hat, unter ihrer Wirkung zu reagieren.«

»Hat unser Patient diese Kraft aber nicht mehr, dann wird er schnell in einen Zustand von Benommenheit fallen und damit Ant-t. brauchen.

Ip. hat auch einige grobe Rasselgeräusche wie Ant-t., hat aber gleichzeitig reichlich Kraft, den Schleim aus den Bronchien herauszuhusten. Auch erscheint dieses Rasseln

139

bei *Ip.* von Anfang an, während es bei Ant-t. erst nach einigen Tagen auftritt mit Husten und Brechwürgen bei jedem Hustenanfall, im Zustand großer Erschlaffung, Prostration und Kälte. Der Kranke scheint sterben zu müssen. Hört man ihn husten, dann hat man den Eindruck, daß sein Tonus, seine Lungenkraft sehr geschwächt sind. Wir wissen, daß die Lungen eine expulsive Tätigkeit entfalten können, wenn sich durch Entzündung zu große Schleimmassen in ihnen ansammeln. Bei Ant-t. haben sie diese Kraft nicht mehr. Die Lunge ist voller Schleim und Rasseln. Er hustet, wirft aber nicht oder in viel zu geringer Menge aus. Er hat Atemnot und wird ersticken.

»Wenn der Kranke bei Pneumonie durch einen ersten Frost niedergestreckt ist, kann eine heftige Krise eintreten, die durch ihre Heftigkeit eine große Prostration erzeugen kann. Ant-t. ist aber im Anfang nicht angezeigt, weder während des Frostes noch während sich die Entzündung entwickelt, sondern erst in der Exsudation. Sehr verschieden von

Acon., Bell., Ip., oder *Bry.*, die in heftiger Weise niederwerfen,

hat Ant-t. wenig Fieber, einen kalten Schweiß und allgemeine Frostigkeit, eine Facies hippocratica, große Abgeschlagenheit, keine Reaktion. Es ist das Mittel, das die Szene beschließt bei schweren Fällen von Bronchitis und Pneumonie, die nur zu oft mit dem Tode enden unter dem Bild, das wir soeben für unser Mittel beschrieben haben.

»Der Patient ist ein alter Gichtiker, seit langem geschwächt durch einen schlechten Gesundheitszustand, immer fröstelnd, blaß, mit dicken, schmerzhaften Gelenken. Immer wenn das Wetter feucht wird, gibt es einen Katarrh auf der Brust, in der Luftröhre oder im Kehlkopf mit reichlicher, schleimiger Sekretion. Gleich muß er erschöpft ins Bett, die Brust erfüllt von dem bedrohlichen und reichlichen Rasseln von Ant-t.

»Kinder, die bei jedem feuchtkalten oder bedeckten Wetter an Regentagen, im Herbst oder Frühjahr ihre Bronchitis haben, kommen von einem Schnupfen in den anderen, das akute Stadium ist nie heftig, aber sie haben ohne Pause dieses grobe Rasseln.

Kali-s. geben wir kräftigen Kindern, die einen ähnlichen chronischen Zustand aufweisen, aber weder ermattet noch erschöpft sind, trotzdem aber dieses Rasseln in der Brust haben.

Denken Sie daran, daß es die Schwäche ist, die Ant-t. verlangt.

»Diese Schwäche treffen wir bei hochbetagten Greisen, die sehr geschwächt sind und jeden Winter »ihren Katarrh auf der Brust« haben. Jede Kältewelle im Winter bringt eine Krise mit weißem, zähem Bronchialschleim, Atemnot, die aus dem Bett treibt und zum Sitzen in einem Sessel zwingt. Wegen dieser Atemnot durch die Schleimansammlung kann er sich nicht hinlegen. Ant-t. wird ihm in einem guten Teil der Fälle vor seinem Tode Erleichterung bringen.

Ammc. sollte man in derartigen Fällen geben, wenn der Auswurf gelb und eitrig ist. (41).«

Rücken und Glieder

Heftige Schmerzen in der Lumbosakralgegend mit einem Gefühl von Gewicht und Schwere am Coccyx, als würde es nach unten gezogen.

Haut

Ant-t. ist ein kräftiges Hautreizmittel, macht schmerzhafte Pusteln ähnlich Variola, die wie diese blaurote Flecken zurücklassen.

Diese Eruptionen finden wir besonders im Gesicht oder der Genito-Analgegend.

Beziehungen

Antidote: *Puls., Sep.*
Komplementär: *Bar-c.*

Apis mellifica

Wir haben zwei Namen für dieses Mittel, entsprechend der
Zubereitungsart: Apis vivus wird nur aus dem Gift der Biene
hergestellt, Apis mellifica durch Verreibung des ganzen Tieres.
Die Symptome der beiden Präparationen werden aber nicht
voneinander getrennt.

Allgemeine Mittelwirkung

Nach einem Bienenstich irgendwo in den Körper wird zunächst ein scharfer, lanzinierender, stechender, brennender
und selten auch klopfender Schmerz gefühlt. Gleichzeitig bildet sich ein mehr oder weniger starkes Ödem und man spürt
ein Spannungsgefühl. Die anfangs blaß-rosa Schwellung
nimmt schnell eine kräftige Farbe an bis zu erysipelatösem
Aussehen. Parallel damit nehmen Hitze und brennend-stechende Schmerzen zu. Dann klingen die Symptome gewöhnlich nach und nach ab, das Ödem wird resorbiert, und es tritt
Heilung ein. Andernfalls nimmt die kleine Verletzung einen
gangränösen Charakter an und geht in Gewebszerstörung
über.

*Ars.*würde eine stheniche Entzündung heilen, (d.h. eine
    plötzliche Schwellung des betroffenen Gebietes, die
    schnell wieder zur Resorption kommt).

*Bell.*hat dagegen eine sehr rote Schwellung mit klopfenden,
    pulsierenden Schmerzen, die resobiert wird oder zur Eite-
    rung kommt.

Die Apis-Vergiftungssymptome treten je nach Empfindlichkeit des Betroffenen mehr oder weniger heftig und schnell auf.
»Sie können den Körper des Kranken mit großer Schnelligkeit
befallen und bis zur Bewußtlosigkeit führen. Wird ein Mensch
gestochen, der gegen das Bienengift überempfindlich ist, so
befällt ihn Übelkeit und ein Gefühl von Beklemmung und
Angst, daß er meint, sterben zu müssen. Innerhalb von 10 Mi-

nuten wird sein Körper von einer heißen, brennenden Urticaria überzogen. Er fordert laut schreiend ein kaltes Bad und fürchtet, daß er sterben müsse, wenn nicht gleich etwas zur Linderung seiner entsetzlichen Leiden geschehe. Er wälzt und windet sich, als wolle es ihn zerreißen.

Carb-ac. ist das Antidot für diesen Zustand« (41).

Diese Wirkungen des Bienenstichs helfen uns, die wichtigsten Symptome von Apis zu verstehen und zu merken. An den Stellen, an denen die Wirkung des Mittels angreift, entsteht schnell eine blaßrote Schwellung mit scharfen, stechenden, brennenden Schmerzen und ein Spannungsgefühl. Oft bildet sich eine ödematöse Infiltration, die für Apis charakteristisch ist.

Apis wirkt besonders auf Haut, Zellgewebe, Schleimhäute, seröse Häute sowie auf die Keimdrüsen, besonders auf das rechte Ovar.

»Auf der Haut bewirkt das Mittel einen dicken, manchmal rosa-rötlich gefärbten Ausschlag, den man mit dem Finger tasten kann. Anfangs ist der Kranke wegen der Hitze sehr ängstlich und seine Haut ist mit oder ohne Ausschlag sehr berührungsempfindlich. Dann folgt ein entzündlich-erysipelatöser Zustand, der überall, besonders aber im Gesicht auftritt und von brennend-stechenden Schmerzen und Ödem begleitet wird. Wir sehen also, daß Apis auf der Haut einen ödematösen Hydrops, einen blaßroten Ausschlag, Urticaria und Erysipel erzeugt. Diese verschiedenen Entzündungszustände können sich auch auf die Schleimhäute erstrecken« (41).

»Unter der Haut, besonders der des Gesichts erzeugt Apis eine ödematöse Schwellung mit erysipelatösen Zügen. Die Haut ist dort schmerzhaft empfindlich, und es treten Ameisenlaufen, Stiche, Brennen und ein Spannungsgefühl auf, als seien die Gefäße überfüllt.

»Das Zellgewebe wird infiltriert, und die Schleimhaut entzündet sich, dabei ist sie stark injiziert und prall, bald trocken, bald von zähem Sekret oder schleimig-eitrigem Belag bedeckt. Es kommen auch Bläschen und wunde Stellen vor mit Stechen, Jucken, Brennen und einem sehr typischen Spannungsgefühl. Die entzündliche Schwellung kann so beträchtlich sein, daß sie z.B. in der Trachaea Erstickungsgefühl auslöst, das auch ohne mechanisches Hindernis bestehen kann, vielmehr Folge von Spasmen ist, die im Kehlkopf so heftig sein können, daß sich der Kranke Luft machen muß. Er reißt sein Hemd auf, zieht die Kravatte ab, öffnet das Fenster, um frische Luft zu bekommen, und fächelt sich diese beständig zu. Zimmerwärme ist ihm unerträglich.« (15/40)

Apis entzündet auch die serösen Häute, aus denen sich Ergüsse bilden, die immer sehr rasch entstehen und auf Infektionen oder Kälteeinwirkung zurückgehen.

Schließlich ruft es Entzündungen der Hoden und der Eierstöcke hervor, die sich durch »Taubheit der betreffenden Gebiete äußern, die bis zu den falschen Rippen und zu den Oberschenkeln gehen kann und besser ist, wenn die Frau auf der kranken Seite liegt. Kleine Stiche von einem Ovar zum anderen, die ein leichtes Spannungsgefühl verursachen und sich bis zu großen Schmerzen steigern können« (15/40). Wegen der starken Wirkung auf das weibliche Genitale ist das Mittel mit großem Erfolg bei Frauen, besonders »bei Witwen« (38) eingesetzt worden, bei verschiedenen Leiden, die von den Sexualfunktionen oder Erkrankungen der Ovarien ihren Ursprung nehmen.

Charakteristisches:

1. Scharfe, brennende, stechende Schmerzen
wie von Bienenstich mit Kältebesserung:
Stechende, brennende Schmerzen wie von glühenden Nadeln, die schnell den Ort wechseln, von rechts nach links wandern, besser werden durch Kälteanwendung und schlimmer durch Hitze.

»Rötung und Schwellung mit brennenden, scharfen, stechenden Schmerzen in Augen, Ohren, Gesicht, Zunge, Kehle, After, Hoden, Eierstöcken« (33). »Man muß noch Panaritien und Hautaffektionen hinzufügen« (48). Diese Schmerzen können bei jeder beliebigen Krankheit auftreten und alle Körpergewebe betreffen: die serösen Häute, Apis ist ein ausgezeichnetes Meningitis- und Rheumamittel; die Schleimhäute, hier ist es ein Mittel z.B. für die Angina mit Apisschmerz, verschiedene Parenchyme usw.

Die Apis-Schmerzen brennen wie glühende Kohlen und stechen wie von Nadeln. Sie sind scharf, ungewöhnlich heftig und breiten sich schnell über den ganzen Körper aus. Sie werden immer durch Hitze und Ruhe verschlimmert und immer gebessert durch Kälte und Bewegung. Die Kombination »Stechen und Brennen« gibt es nur bei Apis, man kann diese Empfindung mit dem Stich von glühenden Nadeln vergleichen.

2. Ödem, Infiltration, Gewebehydrops:

Allgemeine Neigung zu blassen, wachsartigen, durchsichtigen, sehr berührungsempfindlichen Ödemen (17).

Die wachsartige Blässe der Haut im Bereich der Ödeme ist typisch. Sie sind durchsichtig weißlich, der Urin kommt spärlich, und Durst fehlt fast immer. Die Hauttransparenz und der Durstmangel sind charakteristisch und erlauben die Auswahl bei Hydrops zwischen Apis und

   Acet-ac., Apoc., Ars., Cact., die durstig sind, besonders die drei ersten.

Dieses Ödem, diese Gewebsinfiltration erscheint fast sofort im Beginn der Apisentzündung und kann relativ schnell in chronischen Hydrops übergehen.

Das Ödem kann überall im Körper entstehen, kommt aber besonders häufig im Kehlkopf, Rachen, Mund, Gesicht und Lidern, besonders auch um das ganze Auge vor.

   Phos. hat mehr ein Ödem des ganzen Gesichts und speziell am Unterlid, das wie ein Säckchen herunterhängt,

   Kali-c. betrifft das Oberlid.

Ferner an der Vulva, dem Skrotum, dem Thorax usw. Bei besonders schwerer und stürmisch verlaufender Diphtherie ist der ganze Rachen ödematös geschwollen, und die Uvula hängt wie ein durchsichtiger Wassersack: hier kommt kein Mittel der Apis gleich. In all diesen Fällen werden wir die stechend-brennenden Schmerzen finden. Sollten sie einmal fehlen, so ist das ein sehr ernstzunehmendes Zeichen. Beim Erysipel kann die Schwellung ödematös sein und kann an der Oberfläche große durchsichtige Wasserblasen bilden. Sind brennend-stechende Schmerzen dabei, dann muß man Apis geben. Wenn bei der serösen Meningitis der »Cri encepahlitique« auftritt, muß man Apis geben. Wie die Krankheit auch heißen mag, wenn im Schlaf schrille Schreie beobachtet werden, sollte man an eine cerebrale Reizung denken und bei den typischen Schmerzen Apis geben.

3. Berührungsempfindlich, Schmerzhaftigkeit, wie wundgeschlagen:

Diese allgemeine Berührungs- und Druckempfindlichkeit ist typisch und besonders ausgeprägt im Bereich von Uterus und Ovarien, aber nicht nur dort. Wie wir gesehen haben, begleitet sie oft auch die Ödeme.

Es kommt auch vor, daß der ganze Körper berührungsempfindlich ist, selbst die Haare *(Chin)*. Dies kommt auch bei Meningitis vor und ist dann ein starker Hinweis auf Apis. Auch beim Erysipel kommt sie vor, und *Hep.* hat sie ebenso deutlich wie Apis (48).

4. Die Haut ist abwechselnd trocken-heiß und schweißbedeckt:

Kein Mittel hat diesen Wechsel so ausgeprägt, und man denke daran bei entzündlichen Erkrankungen oder intermittierendem Fieber.

Modalitäten

A) Seitenbeziehung: Rechts: Wir müssen hier die Erscheinungsweise der Symptome besonders hervorheben: sie gehen von rechts nach links und von oben nach unten.

Rhus-t. hat Wechsel von links nach rechts.

Agar. hat sie immer überkreuz, z.B. linker Arm und rechtes Bein oder umgekehrt.

Led.- Symptome steigen von den Beinen kopfwärts auf.

Kalm.- Symptome gehen von oben nach unten.

B) Verschlimmerung:

   a) Durch Wärme, die nicht ertragen wird, weder bei Hautsymptomen, noch bei denen des Herzens, des Rachens usw. Diese Verschlimmerung kann sowohl von heißem Wasser wie einem warmen Zimmer, einem warmen Ofen oder warmer Kleidung ausgelöst werden. Alles was warm ist, belästigt den Apis-Kranken.

   b) Nachmittags von 16 bis 18 Uhr.

   c) Durch Druck und Berührung.

   d) Nach dem Schlaf *(Lach., Cocc., Spong., Op.* etc.)

C) Besserung:

   Im Freien, durch Entblößen, von kaltem Bad. Die Schmerzen werden durch kalte Anwendungen gelindert.

Gemütssymptome

Das hervorstechendste unter den auffälligen Gemütssymptomen ist Verschlimmerung durch Wärme (41).

Er ist traurig, weint oft, unaufhörlich und grundlos, Tag und Nacht und kann nicht einschlafen, wegen des Zudrangs seiner störenden Gedanken. Er quält sich mit allem herum. Schwermut mit ständigem Weinen. Traurigkeit und Melancholie. Hochgradige Reizbarkeit. Er ist argwöhnisch und eifersüchtig. Freudlos und gleichgültig gegenüber allem, was ihn glücklich machen könnte. Er kann sich nicht auf Dinge einlassen, die ihn fröhlich machen könnten und ist überzeugt, daß sie nur für andere da seien. Er ist apathisch, gleichgültig, eifersüchtig, *(Lach., Hyos.),* manchmal sogar unbewußt und kann dann nicht klar denken.

Linkische, stumpfsinnige, alberne, kindische Frauen im Wochenbett oder im vorgerückten Alter, die es in der Unterhaltung nur zu einem stumpfsinnigen Geschwätz bringen.

Meint, daß er sterben müsse, Todesahnung, Todesfurcht, Angst vor einem Schlaganfall. Wegen dieser Todesangst vergleiche man Apis mit

Acon., Ars., und *Phos.*

Stupor abwechselnd mit erotischer Manie, oder er ist vom Cri encephalique begleitet.

Koordinationsstörungen, Ungeschicklichkeit, läßt Dinge fallen.

Nat-m., Lach., Bov., Aeth., Ign., Nux-v., Hell., Tarant.
   haben auch diese Ungeschicklichkeit, und besonders
Nat-m. ist Apis sehr ähnlich.

Symptome infolge von Schock, Zorn, Kränkung, Eifersuchtsanfällen oder nach schlechten Nachrichten. Lähmung der rechten Seite nach einem Schreck.

»Andere Gemütssymptome dieses Mittels sind die Delirien der Kinder mit schweren Gehirnerkrankungen. Der kleine Kranke gleitet langsam in Bewußtlosigkeit und Stupor, liegt ganz ruhig mit Spasmen der einen Körperseite, während die andere unbeweglich bleibt. Er rollt den Kopf hin und her, oder dieser wird steif, ein wenig nach hinten gebogen gehalten. Die Pupillen sind eng oder weit, die Augen wie das Gesicht sehr rot. Apis ist hilfreich bei Hirnkongestion, Meningismus und Cerebrospinalmeningitis mit Opisthotonus, wenn alle Symptome durch Wärme verschlimmert werden. Der Zustand des Kindes verschlechtert sich, wenn das Zimmer nur etwas warm ist. Wenn das Kind die Kraft dazu hat, wird es die Decken wegstrampeln. Kann es ein offenes Feuer von seinem Bett aus sehen, so bringt ihm das auch Verschlimmerung, und es wird schreien, bis man es weit weg vom Feuer bringt. Hitze wird alle Symptome verschlimmern und gelegentlich einen kalten Schweiß hervorrufen, der aber weder das Fieber, noch die

brennende Hitze der Haut wegnehmen wird. Sehr oft wird es
mit dem Kopf rollen, mit den Zähnen knirschen. Die Augen
glänzen, es drohen Krämpfe, und das Kind greift sich an den
Kopf bei halber Bewußtlosigkeit, die durch gellende Schreie,
den Cri encephalique, unterbrochen wird, der Folge der Kongestion und Entzündung des Gehirns und sehr typisch für
Apis ist. Das Kind wird in dieser typischen Weise auch im
Schlaf aufschreien, wenn sich der Apis-Zustand anbahnt«
(41).

   Bell. und *Hell.* haben bei cerebralen und meningealen Reizungen ähnliche Indikationen wie Apis, und man muß
   hier differenzieren.

Schlaf

Der Apis-Schlaf ist sehr unruhig. Er schreit und zuckt im
Schlaf plötzlich und hat unruhige Träume von den Sorgen seines Berufes.
Im Krankheitsfall kann es zu tiefem Stupor kommen, der
durch scharfe, gellende Schreie unterbrochen wird.

Kopf

Gefühl als sei das Gehirn ganz erschöpft.
Hitze, Pulsieren, Klopfen. Gefühl als sei der Kopf ange-
schwollen, schlimmer in Bewegung, besser durch Druck *(Arg-
n.)* Plötzliche, durchdringende Schmerzen. Schweregefühl im
Hinterkopf wie von einem Stoß, begleitet von sexueller Erre-
gung und gebessert durch Druck.
Er bohrt den Kopf ins Kissen und stößt scharfe, durchdrin-
gende Schreie aus.
Schwindel, schlimmer im Liegen und beim Augenschließen.
Bei *Meningismus und Meningitis* behauptet Apis einen her-
vorragenden Platz. Oft ist es das Mittel bei irgend einer
Krankheit, wenn im Schlaf durchdringend aufgeschrien wird,
was wir auf eine cerebrale Reizung mit scharfen, stechenden
Schmerzen zurückführen können. Solche Fälle zeigen im An-

fangsstadium die nervöse Unruhe, wie sie das Gift der Biene
auslösen kann (23).

Hier sollte man mit Apis vergleichen:

Bell. u.*Hell.*

*Bry.*hat gewisse Ähnlichkeit mit Apis bei den Auswirkungen unterdrückter Exantheme, aber das Sensorium ist
hier noch stärker abgestumpft. Sein Mund macht ständige Kaubewegungen, das Gesicht ist dunkelrot, die Lippen
wie verbrannt. Großer Durst und das angebotene Getränk wird gierig und ungeduldig in großen Schlucken getrunken. Bewegt man ihn, so schreit er vor Schmerzen
(Bewegungsverschlimmerung).

*Hell.*folgt gut, wenn er in Sopor verfällt.

Apis folgt dagegen, wenn er mit Auftreten des Sopors anfängt, durchdringend zu schreien, wie es für das Mittel typisch ist (23).

*Cupr.*hat bei meningealen Reizungen nach unterdrücktem
Exanthem auch Berührungspunkte mit Apis. Hier schreit
der Kranke auf, bevor er in Konvulsionen fällt. Dabei
sind die Daumen eingeschlagen, das Gesicht blaß, die
Lippen bläulich, und er rollt dauernd mit den Augen.

Treten bei Apis Konvulsionen auf, so haben sie mit denen von
Cupr. keine Ähnlichkeit. Es sind mehr konvulsivische Bewegungen und Muskelzuckungen einer Körperseite.

*Sulph.*hat auch enge Beziehungen zu Apis bei unterdrückten Ausschlägen. Beide Mittel folgen einander gut.

*Glon.*hat wie Apis den Cri encephalique und das Vergrößerungsgefühl des Kopfes. Bei ihm ist krampfhaftes cere-
brales Erbrechen sehr auffällig, wie auch eine heftige
Kopfkongestion mit Klopfen den Fall beherrscht.

*Zinc.*hat auch cerebrale Reizzustände. Das Kind fährt mit
großem Schreck aus dem Schlaf, in dem es mit dem Kopf
rollt und zuckt und schreit. Die Füße sind ständig in Bewegung. Schwächliche, anaemische Kinder, bei denen Exantheme nur schwer herauskommen.

*Rhus-t.*hat in derartigen Fällen ähnliche Symptome, wenn es auch sonst mit Apis keine Ähnlichkeit zeigt.

*Ars.*ist bei Hydrocephalus durch die Hitze der Haut angezeigt. Das Gesicht ist blaß und heiß. Das Kind liegt im Stupor hingestreckt mit gelegentlichen Spasmen des Körpers und des Mundes. Im übrigen ist es wie tot, die Augen halb geschlossen und ohne Augenreflexe.

Augen

Sie sind sehr lichtempfindlich. Die Conjunktiven sind rot, entzündet, geschwollen, mit Chemosis. Geschwollene Lider, rot, ödematös und entzündet. Gefühl von Hitze und Brennen, heiße Tränen.

Gerstenkörner mit Brennen und dolchartigen Stichen. Hitze und Schwellung der Lider (14).

Ödematöse Schwellung der Unterlider, die säckchenförmig herunter hängen.

Kali-c. hat ein ähnliches Bild im Oberlid, besonders in dessen innerem Winkel.

Wenn es besonders stark ist, dann bleibt das Apis-Ödem nicht auf das Unterlid beschränkt. Das Mittel hat sich auch bewährt bei Ödem beider Lider, wenn die übrigen Charakteristika stimmten.

Kali-c., Ars., Kali-ar. und *Phos.* sind hier zu vergleichen.

Keratitis mit starker Conjunktivitis. Staphylome der Hornhaut nach eitriger Entzündung. Apis beugt den Rezidiven der Gerstenkörner vor (8).

Ohren

Scharlach-Otitis (41). Ohrmuschel rot und entzündet mit brennenden Schmerzen (8), oft verbunden mit Jucken. Apis heilte oft Erfrierungen.

Rauschen und Sausen in den Ohren.

Gesicht

Kongestioniert, rot, geschwollen, schmerzhaft. Das ganze

Gesicht ist entzündet. Ohren, Augen, Lippen, besonders die
Oberlippen sind geschwollen, und die gespannte Haut hat das
Aussehen einer »generalisierten, roten Aufgedunsenheit«
(61).

Oder das Gesicht ist wachsartig blaß, die Haut schlaff und
weich, und die ödematöse Aufgedunsenheit wird besonders
deutlich um die Augen und hier speziell am Unterlid, das wie
ein Wassersäckchen hängt.

Verdauungsorgane

1. Mund:

Die Schleimhaut in Mund und Rachen glänzt lackartig, sie ist
leuchend rot, ödematös wie beim Erysipel. Das Zahnfleisch
ist wie die Oberlippe geschwollen.

Geschwollene, wunde, schmerzhafte Zunge mit Bläschen.
Rote, heiße, zitternde Zunge.

Mund, Zunge und Rachen werden als wund empfunden, *wie
verbrüht* mit kochendem Wasser. Dazu vergleichen wir:

> *Iris.* hat das Gefühl, als seien Mund und Zunge erhitzt, zu-
> gleich besteht ein Brennschmerz im Epigastrium und Ab-
> domen.

> *Bell.* hat eine entzündliche Schwellung der Mundhöhle mit
> Rötung und Trockenheit, wie verbrannt.

> *Mag-m.* hat Brennen im Mund und auf der Zunge mit Trok-
> kenheit, aber ohne Durst.

> *Merc.,* dessen Mund entzündet und trocken ist und wie ver-
> brüht brennt, hat stinkenden Atem und die typische Zunge.

2. Rachen:

Brennende, stechende Schmerzen. Mandeln und Rachen sind
geschwollen und glänzend rot. Geschwüre auf den Mandeln.
Die Schleimhaut ähnelt hier genarbtem Leder oder rohem
Rindfleisch. Das Zäpfchen hängt wie ein Wassersack herab
(Kali-bi., Rhus-t.). Gefühl als stecke eine Fischgräte im
Rachen *(Hep.),* schlimmer durch heiße Getränke und Schluk-
ken fester Speisen.

Bei schwerer, stürmisch verlaufender Diphtherie mit ödematöser Schwellung des ganzen Rachens und wassersackartig
herabhängender Uvula gerät der Kranke in Lebensgefahr
durch Stenose des Rachens und Kehlkopfes. Hier ist kein Mittel so wertvoll wie Apis.
Dabei kann der typische, stechend-brennende Schmerz bestehen, es wird aber bedrohlich, wenn er fehlt.

> *Bapt.* hat diese Indolenz bei Rachenerkrankungen mit ähn-
> lichem Verlauf, das Schleimhautödem ist aber nie so
> stark, und es fehlt immer dessen charakteristisches Ausse-
> hen (48).

3. Magen:

Durstlosigkeit ist typisch, es besteht aber Verlangen nach kalter Milch *(Ars., Chel., Ph-ac., Rhus-t.)*.

Schmerzhafte Empfindungen. Hochgradige Empfindlichkeit
der Magengegend, schlimmer durch leisesten Druck, was
Apis in die Nähe von *Lach., Nux-v., Bell.* und *Merc.* rückt.
Übelkeit mit Verlangen zu erbrechen. Erbrechen von Galle,
Speisen, bitterer oder saurer Flüssigkeit mit großer Praecor-
dialangst.

4. Abdomen:

Hier finden wir auch die für das Mittel typischen Schmerzen,
zusammen mit einem Konstriktionsgefühl, wie an anderen
von Apis betroffenen Orten.

Das Abdomen ist von Gasen aufgebläht, die Haut wie ein
Trommelfell gespannt. Bei allen Entzündungen wie Peritonitis, Hepatitis, Entzündung der Beckenorgane ist der Leib
stark aufgetrieben und schmerzt auf Druck oder beim Niesen.
Er traut sich nicht zu husten aus Furcht, der Leib könnte platzen. Beim Pressen zum Stuhl hat er das Gefühl, es würde im
Leib etwas zerreißen. Auftreibung, stechend-brennende
Schmerzen im Leib, Empfindung als wären die Därme wund
geschlagen.

Ödeme der Abdominalregion, Ascites, Hydrops, Anasarka, überempfindliche Leber, Entzündungen von Leber und Milz (41).

5. *Anus und Stühle:*

Unwillkürlicher Stuhl bei jeder Bewegung, Gefühl als bliebe der Anus offen. Die Stühle sind blutig aber schmerzlos.

*Phos.*hat unwillkürliche Stühle, aber diese schmerzlosen Stühle sind viel häufiger und sehr erschöpfend. Außerdem hat der Kranke großen Durst und verlangt nach kaltem Wasser, das er bald nach dem Trinken erbricht. Die Zunge ist weiß, der Kranke ist schwach und hat oft einen gelblichen Teint.

*Rhus-t.*hat auch unwillkürliche Stühle, aber nur nachts, und sie sind schmerzhaft. Der Durst ist unstillbar, und die Zunge trocken, bräunlich und mit dem roten Dreieck an der Spitze (61).

Aloe hat unwillkürliche Stühle mit einem Unsicherheitsgefühl im Rektum, die Stühle gehen manchmal unbemerkt ab.

*Arn.*hat unwillkürliche Stühle nachts im Schlaf.

*Gels.*hat unwillkürliche Stühle im Zusammenhang mit einer Erregung.

Der Kranke kann nicht urinieren, ohne gleichzeitig zu Stuhle zu gehen *(Aloe)*.

Wäßrige, gelbe Durchfälle: »Apis ist besonders nützlich bei einer bestimmten Art von Durchfall, die wir bei Kindern finden. Er sieht aus wie Tomatensauce und enthält Schleim, Speisereste und Blut« (41). Dunkle, stinkende Stühle bald nach dem Essen.

Der Kranke ist verstopft, weil er beim Pressen zum Stuhl Schmerzen im Leib und das Gefühl hat, als würde innen etwas platzen.

Die Apis-Verstopfung steht allgemein in Verbindung mit Hirnerkrankungen. Die Därme scheinen gelähmt zu sein, während das Hirn kongestioniert ist. (41).

Der Anus ist wie wund. Brennende Haemorrhoiden im Wochenbett.

Harnorgane

Apis hat zahlreiche und auffällige Harnsymptome.

Spärlicher, nur tropfenweise abgehender Urin. Er strengt sich sehr an, um den Urin zum Fließen zu bringen, es kommen dann aber nur wenige Tropfen eines heißen, brennenden, blutigen Harns. Sobald sich nur eine kleine Menge Urin in der Blase angesammelt hat, stellt sich ein gebieterischer, hartnäckiger, aber erfolgloser Drang ein. Später ist die Harnproduktion dann fast ganz unterdrückt. Säuglinge urinieren lange Zeit nicht, schreien durchdringend und fahren mit den Händchen an den Kopf, stöhnen im Schlaf und strampeln die Bettdecke weg. Eine Gabe Apis wird ihnen da helfen (41).

Harnbeschwerden mit ödematöser Schwellung der Urogenitalorgane.

Entzündung der Nieren, Uretheren, Blase und Uretra. Die ganzen Harnwege sind gereizt wie bei

> *Canth.*, und die beiden Mittel antidotieren einander. Wenn man zu einem Kind gerufen wird, das mit Apis behandelt wurde, kann man ihm ganz allgemein *Canth.* als Antidot geben. Werden wir zu einer Frau gerufen, die *Canth.* zu »lasterhaftem Zweck« genommen hat, kann man den Folgen mit Apis begegnen. Der heftige Wahnsinn, der durch *Canth.* ausgelöst werden kann, wird durch Apis geheilt werden.

Krankhafte Reizung der Harnorgane, Strangurie, peinigende Schmerzen bei der Miktion. Harnverhaltung bei Brustkindern (41).

Spärlicher, stinkender Urin, der Eiweiß und Blutkörperchen enthält, speziell bei akuter Albuminurie. Akute Nephritis mit Albuminurie bei Scharlach oder typhoidem Fieber oder irgend-einer anderen akuten Infektionskrankheit (41).

Geschlechtsorgane

Apis hat Beziehungen zu den männlichen wie weiblichen Geschlechtsorganen, bei denen es in typischer Weise sehr ausgesprochene ödematöse Schwellung erzeugt.

Es ist aber im besonderen ein Freund der Frauen.

Ödem der Schamlippen mit scharfen, brennenden Schmerzen, besser durch kaltes Wasser.

Unterdrückte Regel mit Kopfsymptomatik, besonders bei jungen Mädchen.

Dysmenorrhoe mit starken Ovarialschmerzen, besonders rechts.

Profuse, Metrorrhagie mit Bauchschmerzen, Ohnmacht und brennenden Schmerzen.

Spannungsgefühl, Bearing down, als wolle die Regel kommen.

Metritis mit brennenden Schmerzen, Ovariitis. Ovarialtumoren. Apis befällt das rechte ebenso regelmäßig, wie

Lach. das linke Ovar.

Ist angezeigt bei Ovariitis rechts mit extremen Schmerzen. Die Schmerzen sind heftig, stechend-brennend, und man wird feststellen, daß das rechte Ovar geschwollen ist, sei es durch Palpation der Bauchdecken oder durch vaginale oder kombinierte Untersuchung. Bei Ovarialzysten ist Apis ein ausgezeichnetes Mittel, um diese zur Rückbildung zu bringen, besonders im Anfangsstadium. Wir haben hier als zusätzliche Symptome die brennend-stechenden Schmerzen, ein Spannungsgefühl, das sich bis in die Schenkel erstreckt, und ein Beklemmungsgefühl in der Brust mit Husten infolge uterinen Reflexes (23). (Vergleich von Apis mit anderen Ovarialmitteln siehe bei *Lach.*).

Atmungsorgane

1. Kehlkopf:

Auch hier wie an anderen Stellen die gleichen Schleimhautreizungen durch Apis.

Apis wurde nützlich befunden, wenn Erysipel von Kehlkopf-symptomen begleitet wird. Glottis- und Larynxödeme. Manchmal findet man auch die wahlanzeigenden Symptome bei einfacher Laryngitis.

Bell. wird zu oft bei Kehlkopferkrankungen mit Apis ver-wechselt, es hat mehr spastische Konstriktionen.

Apis hat mehr ödematöse Schwellung mit der daraus entste-henden Dyspnoe (23).

2. Bronchien und Lungen:

Dyspnoe, mühsames Atmen. Atemnot mit folgendem, beson-deren Symptom: Der Kranke hat das Gefühl, daß er nicht wie-der einatmen könne. Dieses hat zur Verordnung von Apis bei Hydrothorax, Lungenödem und Asthma geführt.

Trockener, kurzer, substernaler Husten. »Trockene Husten-anfälle, durch ein Kitzeln hinten im Rachen oder in der Tra-chaea ausgelöst, stärker nach Mitternacht. Sie erschüttern den ganzen Körper, hallen im Kopf wider und hindern den Kranken am Schlaf. Wenn sich ein bißchen Schleim gelöst hat, hört der Husten gleich auf, aber nur vorübergehend« (11).

Der Apis-Husten ähnelt mehr oder weniger jenem von

Lach., Carb-v., Rumx., Bell., Cham., Crot-h., Nux-v., Bry., Ign., Ars., Hyos. (23).

Kreislauforgane

Die schießenden, stechenden Schmerzen, das Herzklopfen, die Orthopnoe haben Apis wertvoll in der Behandlung der Pe-ricarditis, Endocarditis und des cardialen Hydrops gemacht. Die wichtigsten Symptome sind Ödem, plötzliche Schwellung der Haut und Schleimhäute, Dyspnoe, scharfe, stechende Schmerzen, Unruhe und Angst (23).

Ars. hat viel Ähnlichkeit mit Apis, sie ähneln sich so sehr in der Unruhe und Atemnot, daß sie oft füreinander gege-ben werden. Die beste Unterscheidung ist die zappelige Unruhe von Apis gegenüber der passiven von *Ars.* Beim Hydrops können sie verwechselt werden, wenn eine

157

Phlegmasia alba vorliegt, aber Apis hat häufiger Rötung mit erysepelatösem Zustand oder Hautjucken. Man denke auch an seinen Durstmangel.

Apoc., Aspar. und *Dig.* haben auch Berührungspunkte mit Apis.

Rücken und Glieder

Gefühl müde und gebrochen zu sein.

Ödem. Geschwollene und steife Füße.

Acet-ac. hat Ödeme der Beine und des Abdomens mit wachsartiger Haut, großem Durst, Magenbeschwerden und Abmagerung.

Apoc. hat Ödeme, besonders auf der Seite, auf der er liegt, starke Verminderung des Harnes, heftigen Durst und Beklemmmung.

Ars. hat Gliederschwellungen bis zur Anasarka und spärlichen, eiweißhaltigen, brennenden Urin. Die Haut ist am ganzen Körper blaß und kalt. Große Schwäche und passive Unruhe.

Cact. hat Ödeme der Arme und Hände, besonders links. Die Haut glänzt. Das Ganze steht in Zusammenhang mit Herzaffektion.

Die Knie sind geschwollen, glänzend, empfindlich, mit Hitze und brennend-stechenden Schmerzen.

Rheumatische Schmerzen in Rücken und Gliedern.

Es kann lähmige Schwäche der Extremitäten bestehen. Das ist ein häufiges Symptom bei Tiergiften und kann mit den plötzlichen, heftigen Giftwirkungen pflanzlicher und mineralischer Stoffe verglichen werden. Apis wurde erfolgreich eingesetzt bei der Schwäche nach Schädigung der Vitalität durch Krankheiten wie Diphterie, typhoidem Fieber usw. Bei all diesen Fällen ist die Unterdrückung eines Exanthems wegweisend, und das Wiedererscheinen der Hauteffloreszenzen verlangt das Aussetzen von Apis, so lange diese dauern.

Sulph. ist hier ein großes Adjuvans (23).

Probleme der Bewegungskoordination. Er ist ungeschickt
und läßt leicht die Dinge fallen, die er anfaßt *(Bov., Aeth.,
Ign., Nat-m., Hell., Tarent.*, siehe bei *Nat-m.*).

Haut

Auf der ganzen Haut findet man eine rauhe, dicke, manchmal
rosafarbene Effloreszenz, deren Rauhheit man mit dem Finger
fühlen kann. Zu Anfang ist der Kranke sehr ängstlich wegen der
Hitze, und seine Haut ist sehr berührungsempfindlich, sowohl
ohne wie mit Ausschlag. Dann folgt eine erysipelatöse Entzündung an irgend einer Stelle, aber gewöhnlich im Gesicht mit Stechen, Brennen und Ödem. Wir sehen also, daß Apis auf der
Haut Ödeme, Hydrops, rote Ausschläge, Urticaria, Erysipel
oder verschiedene Formen der Entzündung erzeugt, die sich auf
die Schleimhäute ausdehnen können (41).

Erysipel mit schmerzhafter Empfindlichkeit und rosa Färbung.
Urticaria. Furunkel mit heißen, brennend-stechenden Schmerzen *(Ars., Anthr.)*.

Plötzliche Aufgedunsenheit des ganzen Körpers.

Scharlach mit Angina und schwer herauskommendem Ausschlag, schlimmer durch Wärme. Er versucht, seine Decken
abzuwerfen, verlangt nach frischen Dingen und wird verschlimmert duch strahlende Wärme, besonders eines Ofens
oder Kaminfeuers (41).

Fieber

Frost nachmittags mit Durst. Der Apiskranke hat niemals
Durst, außer beim ersten Frost. Verschlimmerung durch Bewegung und Wärme, er verabscheut sie, wirft seine Decken
weg, verlangt, daß man das Fenster öffnet, und wird um so
unruhiger, je wärmer es ist.

Äußere Hitze mit Atemnot.

Unbeständige Schweiße mit Schlummersucht. Der Schweiß zeigt
sich, dann wird die Haut trocken, und bald schwitzt er wieder.

Findet man bei einer fieberhaften Erkrankung abwechselnd
Schwitzen und heiße, trockene Haut, sollte man an Apis den
ken, denn kein Mittel hat dieses Symptom so ausgeprägt.
Nach dem Fieberanfall schläft er ein (8).

Beziehungen

Antidote sind *Plantaris* und *Lach. Gegen den Stich der Biene
ist Led.* als Antidot empfohlen worden (65).
Man denke auch an den Antagonismus zu *Rhus-t.*
Komplementär zu *Nat-m.*
Menschen, die von Bienen gestochen wurden, sollen immun
gegen den Biß von Vipern sein und umgekehrt (67).

Apocynum cannabinum

Apoc., der Indianerhanf ist eine ausdauernde Apocynacee, die im nördlichen Amerika beheimatet ist. Nicht zu verwechseln mit Cannabis indica, dem indischen Hanf aus dem Haschisch gewonnen wird.
Die Urtinktur gewinnen wir aus der frischen Wurzel.

Allgemeine Mittelwirkung und Charakteristisches

Apoc. lähmt die Lebenskräfte: Verlust der Muskelkraft, Erschlaffung der Sphinkteren usw. Dieser Kräfteverlust ist ein wichtiges Allgemeinsymptom, da er die Herz-, Nieren- und Eingeweidesymptome bestimmt (23).

Alle Ausscheidungen werden unter der Mittelwirkung eingeschränkt: »Spärlicher Urin, trockene Haut. Woran der Kranke auch leidet, er wird nicht schwitzen. Er fühlt, daß es ihm besser gehen würde, wenn er nur schwitzen könnte, aber er hat keinerlei Tendenz, das Wasser, das sich in seinen Geweben anhäuft, auszuscheiden. Er trinkt viel, doch kann er nichts von dem aufgenommenen Wasser von sich geben. Er uriniert sehr wenig, fast gar nicht. Er schwitzt nicht oder nur sehr wenig. Seine trockene, rauhe, grobe Haut ersetzt die fehlende Entwässerung über die Nieren nicht durch Schweißabsonderung. So läuft das Zellgewebe schnell voll, und es bildet sich ein Hydrops« (41).

Hydrops ist das zweite charakteristische Symptom für Apoc:
»Hydrops mit großem Durst, Ergüsse in den serösen Höhlen, in Meningen, Pericard, Pleura, Peritonaeum mit starken, langdauernden Beschwerden. Entzündliche, wäßrige Ergüsse in den Gelenken. Das ganze Bild erinnert uns sehr an *Apis*, dem Apoc. sehr nahe steht, aber

Apis ist es immer zu warm und es will abgedeckt sein, während Apoc sehr durstig ist, immer friert und zugedeckt sein will.

»Apoc ist ein wichtiges Mittel bei schweren Infektionskrank-

heiten wie Typhoid oder Scharlach und tut hier besonders
gute Dienste bei schleppendem Verlauf, der zur Chronizität
tendiert. Der Kranke verfällt in Prostration, ist sehr frostig
und schwach, hat großen Durst, der Urin wird spärlich, die
Haut trocken, und es steht schlecht um seine Rekonvaleszenz.
Seine Kräfte verfallen, und es stellt sich ein Hydrops ein.
Wenn z.B., ein Typhoid den Kranken 5 Wochen lang ans Bett
gefesselt hat, ist er ausgezehrt und erschöpft, kommt nicht
wieder zu Kräften, nimmt nicht zu, hat keinen Appetit und
trinkt stattdessen viel; er verlangt nichts als Wasser. Nach
und nach verdickt sich die Haut, und es kommt zum Hydrops. Apoc kann hier helfen, wenn der Fall an

   Apis erinnert, wir dürfen aber nicht vergessen, daß letzterem immer zu warm ist, er abgedeckt sein will und nach
   kalten Dingen verlangt, Symptome, die wir bei Apoc nie
   finden« (41).

Ein weiteres gutes Charakteristikum unseres Mittels ist der
Wechsel zwischen gegensätzlichen Zuständen: »Hydrops
wechselt mit reichlichen Ausscheidungen ab. Der Hydrops
kann vorübergehend gelindert werden durch reichliche
Durchfälle oder eine spastische Aktivität der Nieren, daß sich
der Kranke wundert, wo all das Wasser herkommt. Dann
stoppt solche Ausscheidung plötzlich, der Urin wird spärlich,
und der Hydrops erscheint wieder« (41).

Modalitäten

Verschlimmerung: Durch Kälte. Er ist frostig und sehr empfindlich gegen Luft. Kalte Getränke bekommen ihm nicht,
machen Magenschmerzen und führen sogar zum Erbrechen.
Er bekommt Schmerzen hier und da im Körper, nachdem er
etwas Kaltes genossen hat. Nach kalten Anwendungen oder
nach Abdecken werden seine Beschwerden schlimmer.
Bei flachem Liegen. Er kann sich nicht hinlegen, muß aufrecht sitzen bleiben.

Gemütssymptome

Es kommt eine gewisse Geistesverwirrung vor. In jedem Fall
Prostration und tiefer Stupor. Er ist sehr traurig und niedergeschlagen.

Gesicht

Ängstlicher Gesichtsausdruck. Gedunsenes, geschwollenes
Gesicht. Schwellung unter den Augen. Die geschwollene
Haut behält eine Delle, wenn man mit dem Finger hineinge-
drückt hat (41).

Verdauungsorgane

Mund und Zunge sind trocken, und der Kranke hat sehr starken Durst. Heftiger Durst, aber Wasser belästigt ihn. Er verlangt kaltes Wasser, dieses bekommt aber seinem Magen
nicht, macht Schmerzen oder wird erbrochen, noch ehe es
sich im Magen erwärmt hat. Das kalte Wasser kann auch zur
Auftreibung und zu einem sehr plötzlichen Unwohlsein führen, daß er schließlich bedauert, kaltes Wasser getrunken zu
haben, da heiße Getränke ihn erwärmen und ihm gut tun (41).
Wenn der Apoc-Kranke das Stadium der Anasarka erreicht,
scheint das gesamte Körpergewebe so mit Wasser überladen
zu sein, daß alle Flüssigkeit, die in den Verdauungskanal aufgenommen wird, im Serum verbleibt und die Blutgefäße mit
wäßrigem Blut überfüllt sind. Auch der Magen ist erweitert
und aufgetrieben wie alle übrigen Organe und erbricht alles,
was hineinkommt. Er hat ein Spannungsgefühl im Epigastrium und in der Brust. Er hat Hunger, manchmal Heißhunger, die kleinste Nahrungsmenge, selbst ein einziger Bissen
löst ein Spannungsgefühl aus, das bis zur Atembehinderung
gehen kann. Sein Magen würgt das Wasser in beträchtlichen
Mengen heraus, vermischt mit Galle und den genossenen
Speisen. Schließlich wird der Magen so reizbar, daß gar nichts
mehr aufgenommen wird, die Eingeweide werden gelähmt,
der Leib aufgetrieben, die Nieren versagen den Dienst.

Harnorgane

Sehr reichliche oder spärliche Harnabsonderung. Manchmal ist die Blase zum Teil gefüllt, es kann aber kein Urin gelassen werden. Harnverhaltung mit heftigem Drang. Schmerzhafte Miktion. Ständiger, gebieterischer Harndrang.

Manchmal wird der Hydrops erleichtert durch eine extrem reichliche Harnausscheidung, dann wird die Urinmenge nach und nach immer spärlicher, und der Hydrops nimmt wieder zu.

Trüber, heißer Urin mit dickem Schleimsatz und Brennen in der Harnröhre nach der Miktion.

Apoc hat beste Dienste geleistet bei Nephritis mit spärlichem Urin, Hydrops, Übelkeit, Erbrechen, Schlummersucht und mühsamer Atmung.

Geschlechtsorgane

Uterus und Ovarien werden funktionsunfähig, es stellt sich Amenorrhoe ein im Zusammenhang mit Hydrops.

Manchmal scheinen die Beschwerden mit der Unfähigkeit der Organe, ihrer Aufgabe nachzukommen, zu beginnen. Eine Frau wird schwach und sehr nervös, die Regel bleibt aus, und der Leib wird empfindlich, dann schwillt er an, und sie bekommt Beinödeme (41).

Apoc kann auch eine starke Blutungsneigung haben: Die Regel fließt zu reichlich, zu lange und kommt zu oft.

Ein gutes Mittel für Hydrops nach schwerer Uterusblutung.

Atmungsorgane

Starke Beklemmung, keuchende, mühsame Atmung. Völle und Spannungsgefühl in der Brust.

Kreislauforgane

Trikuspidal- und Mitralinsuffizienz mit Arrythmie. Schneller, schwacher Herzschlag mit niedrigem arteriellem Blutdruck, Pulsieren der Jugularis, Cyanose und allgemeinem Hydrops. Sehr unangenehmes Herzklopfen. Unregelmäßiger, kleiner, unzählbarer Puls.

Beziehungen

Apoc. steht *Apis* sehr nahe, aber letzteres ist niemals durstig und immer gebessert durch Kälte, ganz im Gegenteil zu Apoc. *Ars.* steht den beiden auch nahe, besonders Apoc., mit dem es den großen Durst und die Wärmebesserung gemeinsam hat, von ihm unterscheidet es sich durch Prostration, tödliche Angst und schreckliche Unruhe, sowie einen kadaverösen Geruch, den man schon beim Betreten des Zimmers wahrnimmt, die wir weder bei Apoc. noch bei *Apis.* finden.

Argentum nitricum

Silbernitrat kommt nicht in der Natur vor. Wir erhalten es durch Lösung von Silber in Salpetersäure. Es ist ein reines Salz mit der chemischen Formel $AgNO_3$ und bildet in reinem Zustand durchsichtige, farblose Täfelchen, ist frei von Kristallwasser, absolut neutral, von zusammenziehendem, metallischem, unangehmem Geschmack. Stark ätzend, löst es sich in der gleichen Menge kaltem Wasser. An der Luft und im Sonnenlicht zersetzt es sich leicht.

Geschmolzen und in Formen gegossen, dient es seit langem als Höllenstein zum Ätzen.

Milchzucker reduziert Arg-n., darum darf man niemals Verreibungen herstellen. Setzt man Alkohol im Übermaß zu, dann bildet sich Knallsilber, ein weißes Pulver, das beim kleinsten Stoß verpufft. Man muß daher die C 1 mit reinem destilliertem Wasser, die C 2 mit 1/2 Alkohol und 1/2 Wasser und erst von der C 3 an aufwärts mit Alkohol potenzieren (nach dem HAB werden die D 1 - D 6 mit Wasser, die höheren Potenzen mit 45 %igem Alkohol hergestellt).

Allgemeine Mittelwirkung

Die Wirkung von Arg-n. auf das zentrale Nervensystem reicht von einfacher nervöser Schwäche bis zur Lähmung. Es werden auch anormale Empfindungen und gestörte Muskelkoordinationen ausgelöst, die ihm einen guten Platz in der Behandlung der Ataxie zuweisen.

Nach Chanot und Ball kann die Wirkung des potenzierten Arg-n. bis zu einem gewissen Grad der von *Stry.* ähneln. Rouget gibt an, daß Arg-n. die motorischen und Atemzentren lähmt. Für Rabuteau sind die Silbersalze Muskelgifte (44).
Eben so deutlich ist die Wirkung auf die Schleimhaut. Hier entsteht »Atonie und destruktive Entzündung« (21).

Charakteristisches

1. Konstitution und Temperament:

Arg-n. paßt ebenso wie *Arg-m.* ganz besonders zu reizbaren, mageren, nervösen Menschen (45).

»Ich denke immer an Arg-n., wenn ich einen durch seine Krankheit welk und trocken gewordenen Menschen sehe« (30). »Das finden wir besonders bei Kindern, die wie verschrumpelte Greise aussehen.

Fl-ac.: Junge Leute, sehen alt aus «(48).

»Magere, niedergeschlagene, müde Menschen, die alt und welk aussehen, selbst Kinder haben etwas Greisenhaftes. Ihr Gesicht ist abgemagert, schmutzigweiß, triefäugig mit bläulich-trockenen Lippen. Sie sind gehetzt und sehr deprimiert«(13).

2. Typische Gemütssymptome:

Gold wie Silber affizieren besonders das Gemüt und bei Arg-n. dominieren wie bei *Arg-m.* die intellektuellen Symptome sehr deutlich, unter ihnen besonders Störungen des Gedächtnisses und der Vernunft.

Der Arg-n.-Patient wird immer unvernünftiger in seinen Äußerungen, in der Erklärung seiner Handlungen, tut seltsame Dinge und kommt beim Sprechen zu bizarren Schlußfolgerungen. Er läßt sich zu unsinnigen Handlungen hinreißen. Allen möglichen Einbildungen, Illusionen und Halluzinationen ist er ausgeliefert. Verwirrende Gedanken überschwemmen sein Bewußtsein, und besonders nachts machen ihm diese Gedanken Angst. Dadurch gerät er in Hast und Eile. Er geht hin und her, meint, er müsse immer schneller gehen und das bis zur Erschöpfung. Er ist von der Idee besessen, von irgendeiner Krankheit oder Krise befallen zu sein. Er bildet sich plötzlich ein, daß er an einer bestimmten Straßenecke fallen müßte oder Krämpfe bekommen würde, und er macht weite Umwege, um nur nicht an dieser Stelle vorbeigehen zu müssen oder damit er dort nicht irgend etwas Unsinniges tue.

167

Er ist so willensschwach, daß er sich nicht gegen irgendwelche plötzlichen Eingebungen wehren kann. Ein Ansturm seltsamer Gedanken überkommt ihn; so meint er, sich herabstürzen zu müssen, wenn er über eine Brücke geht oder wenn er an einen hochgelegenen Ort kommt. Er fragt sich, ob er soetwas fertigbringen würde, und manchmal kommt ihn wirklich das Verlangen an hinunterzuspringen. Wenn er aus dem Fenster sieht, überlegt er sich, wie schrecklich es sein müsse, aus dem Fenster zu springen, und manchmal überkommt es ihn, tatsächlich dies zu tun. Er hat Angst vor dem Tod, das ängstliche Gefühl, der Tod sei nahe, und manchmal sagt er wie

Acon. seine Todesstunde voraus.

Denkt er an Dinge, die er tun will oder die er zu tun versprochen hat oder die er erwartet, dann wird er ängstlich. Wenn er verabredet ist, dann ist er unruhig, bis die festgesetzte Stunde herangekommmen ist. Will er mit der Bahn fahren, dann ist er voller Angst und zitternder Unruhe, nicht nur bis er im Zug sitzt, sondern bis dieser fährt, erst dann geht alles vorbei. Soll er jemand an einer Straßenecke treffen, ängstigt er sich und ist solange in Schweiß gebadet, bis die Sache vorüber ist. Die Symptome überkommen ihn als Folge seiner Ängstlichkeit: er wird reizbar und ärgert sich leicht. Ärgert er sich, so wird er heftig und bekommt Kopfschmerzen, denen Husten, Schmerzen in der Brust und Schwäche folgen. Soll er irgendwo hingehen, ins Theater oder auf eine Hochzeit, oder wenn er irgend etwas Ungewohntes tun soll, so sieht er dem mit großer Ängstlichkeit entgegen, eine Angst, die von Durchfall begleitet sein kann.

Er gibt alle möglichen bizarren Erklärungen für sein seltsames Benehmen, um seine Verrücktheit, über die er sich völlig im klaren ist, zu verbergen.

Er ist traurig, melancholisch, sein Geist ist verwirrt, und sein Gedächtnis lückenhaft (41).

Modalitäten

A) Seitenbeziehung: mehr links.

B) Verschlimmerung:

a) Durch jede Form von Wärme,

b) Nachts.

c) Durch Süßigkeiten.

d) Während der Menses:

»Die Leiden der Frauen pflegen bei der Regel zu erscheinen oder sich zu verschlimmern. Es besteht eine sehr heftige Dysmenorrhoe, nervöse Erregung, selbst hysterische Erscheinungen und eine heftige Blutung. Die Regelverschlimmerung ist ein Schlüsselsymptom, während die Patientin im Intermenstruum von allen ihren Leiden befreit ist« (41).

Cimic., Bell., Graph., Kali-c., Nux-v., Puls., Sep., Vib. haben diese Modalität in ähnlicher Weise.

e) Nach dem Essen.

f) Beim Liegen auf der rechten Seite.

»Er kann nicht rechts liegen ohne heftigstes Herzklopfen zu bekommen (*Alum., Bad., Kali-m., Kali-n., Lil-t., Plat., Spong.*). Dieses Symptom ist so typisch für Arg-n., daß man es bis zu einem gewissen Grad für unabdingbar erklären könnte. Aus diesem Grund versucht er auch, unbedingt eine andere Lage einzunehmen. Er steht auf und geht herum, denn wenn er sich auf die rechte Seite legt, so sagt er, hat er Pulsieren vom Kopf bis zum Fuß, überall« (41).

g) Seine Schmerzen nehmen langsam ab und zu, wie wir es von *Stann., Plat., Stront-c., Syph.* kennen. Diese von Böricke u.a eingeführte Modalität wird von Boger, Chargé, Clarke, Hunt, Kent und Sheddy nicht erwähnt.

C) Besserung:

    a) Durch Kälte, durch kalte Luft:

    »Beim Studium von Arg-n. wird man merken, daß die meisten Symptome durch das ganze Arzneimittelbild, mit wenigen Ausnahmen, eine Besserung durch Kühle wie bei *Puls.* und vielen anderen Mitteln haben. Er will kalte Luft, kalte Getränke, kalte Dinge, Eiscreme. Er will den Kopf im Freien haben, er glaubt in einem warmen Zimmer, in warmen Kleidern zu ersticken. Er will Tür und Fenster offen haben und kann nicht atmen in einem überfüllten Raum. Wegen des Menschengedränges kann er weder ins Theater noch in die Kirche gehen« (41)

    b) Durch Druck.

    c) Durch Aufstoßen.

Gemütssymptome

Arg-n. zeigt eine sehr charakteristische Störung des geistigen Gleichgewichts.

Einer physischen Anstrengung hat er ebensowenig entgegenzusetzen wie geistiger Arbeit, einer großen Sorge oder einem Kummer: Mattigkeit und Gedächtnisschwäche infolge geistiger Anstrengung. Er fürchtet, daß sein Gehirn versagt (4).

Seine Erschöpfung und seine übermäßige Nervosität machen ihn reizbar und zornig, bringen ihn leicht in Wut. Erschöpft, niedergeschlagen, vorzeitig gealtert, hat er Anfälle von Traurigkeit und Schwermut, da er ein verschwommenes Bewußtsein von seinem gestörten nervösen Zustand hat. Er fürchtet, von einer unheilbaren Krankheit befallen zu sein, und er fürchtet, verrückt zu werden (*Alum., Cimic., Calc., Acon., Lil-t., Manc., Med.*).

Da er ständig erregt ist, ist er immer geschäftig und hat es eilig. Er geht schnell, und je unruhiger er wird, umso schneller geht er, ohne Ziel, getrieben, bis zur Erschöpfung. Er hat nicht nur ein unwiderstehliches Bedürfnis, schnell zu gehen, er muß auch alles schnell tun, da er das Gefühl hat, die Zeit verrinne zu schnell und werde niemals reichen, seine Aufgaben fertigzumachen (*Cann-i.*).

Diese Besonderheit des Mittels, daß er alles in *Eile* und hastig machen muß, bringen Arg-n. in die Nähe von:

Aur.,das ungeduldig ist, alles mit Hast macht, am liebsten mehrere Dinge gleichzeitig.

*Lil-t.*macht auch alles eilig, muß dauernd tätig sein. Das finden wir besonders bei ängstlichen Frauen, die peinlich um ihr Seelenheil besorgt sind, ständig zum Weinen geneigt sind und typische Uterusbeschwerden haben.

*Med.*ist immer geschäftig, ihr geht die Zeit zu langsam, und sie hat Angst, verrückt zu werden.

*Nat-m.*und *Nux-v.* sind immer in Eile, ungeduldig, aber mit den Charakteristika, die eine Verwechslung ausschließen.

*Sul-ac.*tut alles eilig und überstürzt, ist ungeduldig, schlecht gelaunt und sehr schwach.

Alum., Merc. usw. gehören auch hierher.

Diese beständige Hast wird durch dauernde Befürchtungen kompliziert. Er meint immer, seine Tätigkeit nicht zu Ende bringen zu können.

Ängstlichkeit, begleitet von Durchfall (*Gels.*), wenn er in die Öffentlichkeit, in die Kirche, eine Gesellschaft oder ins Theater gehen muß.

Man muß auch an Phobien und Angstanfälle denken.

Er hat Angst vor den Menschen, wenn er durch die Stadt geht. Wenn er um ein Häuserecke gehen soll, fürchtet er, die Hausecke könne herunterfallen und auf ihn stürzen. Der Anblick hoher Häuser macht ihm Schwindel und läßt ihn taumeln. Er ist verwirrt, und die beiden Häuserzeilen scheinen sich einander zu nähern und ihn zu erdrücken. Seine gewöhnliche Neigung, schnell zu gehen, verstärkt sich noch, und er rennt, um der vermeintlichen Gefahr zu entgehen.

Noch andere Impulse können vorkommen. So kann ihn beim

Blick aus einem hoch gelegenen Fenster das Verlangen an-
kommen, sich hinabzustürzen, beim Überschreiten einer
Brücke hat er das unwiderstehliche Verlangen, ins Wasser zu
springen. Es ist aber keine Tendenz zum Selbstmord, sondern
einfach ein heftiges Verlangen, das ihm unwiderstehlich erscheint.

Schlaf

Die Schlafsymptome sind sehr allgemein: Drückende Alpträume, seltsame, lebhafte Träume, von Schlagen, er würde
sich mit all seinen Freunden überwerfen usw. Er erwacht mit
einem Ruck, und sogleich ist er erregt und verwirrt von vielerlei Sorgen, die sein Hirn heimsuchen. Nachts kann er nicht
schlafen, weil er zu nervös ist. Morgens beim Erwachen hat er
zerschlagene Beine, ist schlapp, hat Brustschmerzen usw.
(41).

Kopf

Kongestiver Kopfschmerz mit *Vergrößerungsgefühl*, besser in
kalter Luft und besser durch strammes Einbinden des Kopfes
mit einem Tuch. Wegen dieses Symptoms kann man mit Arg-
n. vergleichen:

Bapt., bei dem der Kopf zu groß und zu schwer erscheint,
  mit dem Gefühl von Taubheit in Kopf und Gesicht.

Bov. fühlt seinen Kopf auch vergrößert und hat einen
  Kopfschmerz, als sei sein Hirn gequetscht.

Berb. hat ein Vergrößerungsgefühl, als ob der Kopf durch
  einen zu engen Hut zusammengedrückt würde.

Nux-m. erscheint der Kopf auch zu groß und zu schwer und
  das Gehirn wie zerquetscht (13).

Kopfschmerzen mit Kältegefühl und Zittern.

Kopfschmerz, als würden die Schädelknochen auseinanderge-
trieben, besonders nach langer geistiger Anstrengung.

Migräne mit schneidenden Schmerzen, besonders im Stirn-

höcker, Besserung durch Anlegen einer strammen Binde.
Ganz im Gegenteil zu den übrigen Modalitäten des Mittels
herrscht hier Verschlimmerung im Freien. Migräne, vorzugsweise rechts, die sich zum rechten Auge erstreckt und sich
durch eine extreme Müdigkeit und ein Zittern des ganzen
Körpers auszeichnet, infolge der Heftigkeit der Schmerzen.
Sie endet mit Galleerbrechen.
Schwindel mit Ohrensausen, Zittern und allgemeiner Schwäche. Schwindel beim Anblick hoher Häuser. Schwindel bei
geschlossenen Augen. Er kann nicht mit geschlossenen Augen
gehen, ohne schwindelig zu werden. Diese Symptome erinnern
an

> *Gels.*: Beide Mittel haben viel Schwindel, große Schwäche,
> allgemeine Muskelschwäche mit Zittern, und beide haben
> sich bei der Tabes dorsalies bewährt. »Die anderen Indi-
> kationen sind unwichtig. Ich gebe *Gels.* in akuten, Arg-n.
> in chronischen Fällen« (48).

> *Alum.*hat auch Schwindel bei geschlossenen Augen.

Augen

»Es sind viele Augensymptome zu nennen, geprägt von den
allgemeinen Charakteristika des Mittels bei katarrhalischen
Zuständen: Geschwürsbildung und Besserung durch Kälte«
(41).
Purulente Ophthalmie, reichlich eitrige Absonderung mit
Schwellung der Lider, eine Ansammlung von Eiter im Auge
und selbst Lidödeme (*Apis, Rhus-t.*). Neugeborenenophthal-
mie.
Conjunktivitis mit reichlich milder, gelber, schleimigeitriger
Absonderung. Blepharitis (*Graph., Staph., Bor.*). Akute,
granulierte Conjunktivitis mit sehr viel schleimigeitriger Absonderung. Die Menge des Sekretes ist charakteristisch.
Starke Lichtscheu. Er kann das Licht nicht ertragen, besonders in einem warmen Zimmer, dabei hindert ein echter
Schmerz den Kranken am Lesen, Nähen und Arbeiten. Ent-

zündung der Tränensackskarunkel, die gerötet und verdickt ist, mit Mengen von roten Gefäßen, die sich von ihrer Innenseite zur Hornhaut ziehen, nach langem Lesen feiner Schrift, nach anhaltender feiner Arbeit. Dabei kommen auch Akkomodationsstörungen vor.

Das Sehen kann getrübt sein, rote Phosphene, fehlerhafte Akkomodation. Die Buchstaben tanzen oder verwischen sich beim Lesen und Schreiben.

Gesicht

Auch das Gesicht zeigt Einzelheiten, die für die Mittelwahl sehr nützlich sein können.

Es ist kupferfarben, schmutzigweiß, die Lippen trocken und bläulich, vor allem erscheint es aber vorzeitig gealtert. Mit seinen vielen Falten drückt es die vielfachen Befürchtungen aus, die täglich den Geist okkupieren und verwirren und jede Äußerung von Fröhlichkeit unterbinden.

*Lyc.*zeigt auch diesen *Greisenaspekt*; das Kind hat das Aussehen eines kleinen Alten mit vorzeitigen, tiefen Runzeln, wofür man aber nicht die geistige Belastung des Patienten, sondern eine schwer gestörte Gesundheit durch Leberinsuffizienz verantwortlich machen muß. Der erwachsene *Lyc.*-Patient kann auch diese Falten, diese Vergreisungszeichen tragen, aber sein erdig-gelblicher Teint, besonders an den Schläfen, die verstreuten braunen Flecken auf der Haut, der dicke Bauch, der mit dem mageren Gesicht kontrastiert, und die Harnbeschwerden sind charakteristisch für das Mittel, und seine Leberbelastung sowie die besondere Reizbarkeit aufgrund seiner Empfindlichkeit und seines Zornes und schließlich die brennenden, lebhaften und intelligenten Augen in diesem alten Gesicht, finden wir bei Arg-n. nicht.

Verdauungsorgane

1. Mund:

Die Zunge von Arg-n. ist trocken (obwohl kein Durst besteht), die Papillen stehen hervor, und die Spitze ist rot und schmerzhaft, was man nicht verwechseln darf mit

Rhus-t. mit dem roten Dreieck an der Zungenspitze,

Phos., dessen Zahnfleisch leicht blutet und empfindlich ist, und

Caust., das auch Schmerzen an gesunden Zähnen hat.

Oft besteht übler Mundgeruch und viel zäher Speichel.

2. Rachen:

Die Rachenschleimhaut ist dunkelrot, besonders am Zäpfchen und an den Gaumenbögen. Im Rachen sammelt sich, besonders morgens, zäher, dicker Schleim an, der zum Raksen und Spucken zwingt (*Nit-ac.*).

Rachenkatarrh mit dem Gefühl, als sei die Schleimhaut wund und als stecke ein *Holzsplitter* darin, wie wir es kennen von

Hep., Nit-ac., Dol. und *Sil.*

Arg-n. wünscht ein kühles Zimmer, kalte Luft und kalte Getränke.

Hep. dagegen sucht ein warmes Zimmer, warme Getränke usw. also ganz gegensätzliche Wärmemodalitäten, die die Mittel unterscheiden.

Nit-ac. hat ein zu typisches Aussehen des Rachens und der Nasenlöcher und zu typischen Geruch, um verwechselt zu werden.

Dol. hat dieses Splittergefühl immer unter dem rechten Kieferwinkel, und nur beim Schlucken. Das besondere Jukken, schlimmer nachts, und der Zustand der Leber machen die Unterscheidung leicht.

Sil. zu diagnostizieren, ist schwieriger: Der Schmerz ist aber stechender, fast wie von einer Nadel, und wird von Verhärtung der Lymphknoten begleitet. Auch wird er im allgemeinen von einer rezidivierenden Tonsillitis ausgelöst.

Alum. u. *Nat-m.* haben auch dieses schmerzhafte Gefühl von einem Pflock im Rachen, aber wenn es sich um einen roten Rachen mit Schwellung und Schmerzen handelt,

helfen sie nicht, dann sind Arg-n. und *Hep.* nützlicher
(41).

3. Magen:

Unwiderstehliches *Verlangen nach Zucker* und Süßigkeiten.
Der Kranke verlangt und ißt viel Süßspeisen und Süßigkeiten, die ihm schlecht bekommen. »Die Zuckerverschlimme-
rung ist so ausgeprägt, daß der Säugling Durchfall bekommt,
wenn seine Amme Zucker ißt« (41).

Arg-n. stehen hier einige Mittel nahe:

Calc. hat Verlangen nach Süßigkeiten und zugleich nach Eiern, Salz und manchmal unverdaulichen Dingen wie
Kalk, Kreide, Kohle.

Cina hat Darmparasitenreflexe und dazu Süßigkeitsverlan-
gen

Kali-c. hat zugleich mit dem Zuckerverlangen einen Widerwillen gegen Speisen und das Gefühl, als sei der Magen
voller Wasser.

Lyc. hat eine Abneigung gegen Brot, wenn es Verlangen
nach Süßigkeiten hat, aber es hat immer großen Appetit,
der schnell gestillt ist.

Med. liebt gleichzeitig mit Zucker Likör, Salz und heiße
Getränke.

Sabad. ist ein gutes Mittel gegen Eingeweidewürmer bei
großem Süßverlangen.

Sulph. verträgt schlecht Milch, wenn er Süßverlangen hat,
die Nahrungsmittel erscheinen ihm stets zu salzig, er
trinkt viel und ißt wenig.

Nagender Schmerz wie von einem Geschwür in der Magengrube, schlimmer von der leisesten Berührung unter den falschen Rippen links. Dyspnoe, Gastralgie und sogar Magengeschwüre mit ausstrahlenden Schmerzen (siehe *Kali-bi*). Ulcus
und Gastritis alter Säufer.

Viele Magenschmerzen sind von Aufstoßen begleitet. Aufstoßen nach jeder Mahlzeit. Er glaubt, sein Magen müsse plat-

zen, so aufgetrieben ist er. Schwieriges Aufstoßen, er hat große Mühe, aufstoßen zu können, dann kommt die Luft plötzlich mit großem Knall und Gewalt heraus: Das alles ist sehr
typisch, und es kommt oft vor, daß aus Gewohnheit *Carb-v.*,
Chin. und *Lyc.* fälschlich verschrieben wurden, weil man sie
besser kennt (48). »Arg-n. ist wirklich eines unserer aufge-
blähtesten Mittel. Der Kranke ist bis zum Platzen aufgebla-
sen, und er hat kaum Linderung durch Aufstoßen oder Windabgang« (41). Die Flatulenz kann bis zur Kompressionsdys-
pnoe gehen. Er macht verzweifelte Versuche aufzustoßen,
aber ein Krampf im Ösophagus hindert ihn daran. Schließlich
entweicht das Gas mit lautem Knall.

Erbrechen von zähem Schleim lindert. »Unaufhörliches Spei-
seerbrechen. Manchmal bringt der Kranke einen ganzen
Mund voll Nahrung hoch so lange, bis der Magen leer ist.
Luftaufstoßen, begleitet von *Aufschwulken* von unverdauter
Nahrung wie *Ferr.* und *Phos.*« (41). Vergleiche hier:

   Bism. mit einer rein nervösen Gastritis, bei der der Patient
   die kleinste Nahrungsmenge erbricht, sobald sie in den
   Magen kommmt, und auch

   Ars. mit Bluterbrechen.

4. Bauch und Stühle:

»Der Bauch ist durch eine lästige Flatulenz aufgetrieben« (41)
mit Koliken.

Verschiedenartige Durchfälle. Grünschleimige Durchfälle wie
feingehackter Spinat. Wenn der Stuhl auf einen Stoff kommt,
wird er in kurzer Zeit grün. Stuhl wird mit vielem Spritzen
entleert. Der Stuhl enthält rote Stücke oder Schleimeiter oder
Schleimhautstücke. Während der Stuhlentleerung geht Gas
mit viel Geräusch ab . »Viele andere Mittel haben einige dieser Symptome in deutlichem Grade wie u.a. *Calc-p.* mit sprit-
zenden Stühlen mit viel Gas, aber Arg-n steht bei weitem an
der Spitze«(48).

Wegen der grünen Durchfälle vergleiche *Acon., Elat., Mag-
c., Sec., Cham.*

Durchfall sofort nach Essen oder Trinken: Vor allem die Getränke laufen nur durch den Verdauungskanal durch und führen zum Stuhlgang kurz nach dem Trinken (*Ars., Crot-t., Podo., Staph.*).

Harnorgane

Inkontinenz bei Tag und Nacht. Der Urin ist sehr reichlich und fließt fast ununterbrochen und unbemerkt (41).

Entzündete Harnröhre mit brennenden Schmerzen und dem Gefühl, als säße ein Splitter in der Schleimhaut. Urin spärlich und dunkel, manchmal blutig. Nach dem Schluß der Miktion gehen noch *einige Tropfen* Urin ab.

Cann-i. hat dieses Symptom mit häufigen Miktionen bei sehr spärlicher Harnmenge. Vor, während und nach der Miktion heftiges Brennen in der Harnröhre.

Con. verliert ein paar Tropfen Harn nach Beendigung der Miktion, er kann sie weder zurückhalten, noch sie gewaltsam herauspressen. Unwillkürlicher Harnabgang.

Kali-c. hat einen gebieterischen Harndrang, aber er muß etwas warten, bevor der Harn anfängt zu fließen, er fließt langsam, und nach Beendigung der Entleerung gehen noch ein paar Tropfen ab.

Sel. verliert nicht nur ein paar Tropfen nach der Miktion, sondern hat auch das Gefühl eines störenden Tropfens im Ausgang der Harnröhre.

Brom. hat ein ähnliches Symptom.

Gonorrhoe mit zähem gelbem, eitrigen Ausfluß und heftigen Schmerzen in der Urethra, peinigende Erektionen und manchmal blutigen Ausfluß (s. *Cann-i.*).

Geschlechtsorgane

1. männlich

Impotenz. Erektionen kommen nicht, wenn er koitieren will, oder sie hören auf, wenn er es versucht. Indifferenz während des Koitus aber sinnliche Träume mit Samenabgängen. Kein Verlangen. Geschrumpfte Sexualorgane.

Schmerzen wie Nadelstiche in Hoden und Skrotum. Orchitis nach schneller Unterdrückung eines Ausflusses.

2. weibliche:

Die Scheide ist überempfindlich, und die äußeren Teile sind geschwollen. Beim Wasserlassen schmerzt die Vagina.

Adnexitis. Große Schmerzen im Becken. Geschwüre am collum uteri. Nadel- oder Splitterschmerz in und um die Gebärmutter, besonders an den Geschwüren. Gebärmuttervorfall mit Geschwüren am Muttermund.

Menses, unregelmäßig, reichlich oder spärlich, zu früh oder zu spät, aber stets ist das Blut schwarz und klumpig. Metrorrhagie. Kurzdauernde Blutungen mit schießenden Schmerzen durch Becken und Leib. Uterusblutung zwei Wochen nach der Regel.

Reichliche, gelbe, blutige Leukorrhoe.

Koitus ist sehr schmerzhaft, sogar unmöglich, wegen der Empfindlichkeit der Scheide. Nächtliche Orgasmen. Nervöser Erethismus während der Regel.

Atmungsorgane

1. Kehlkopf:

Die Kehlkopfsymptome sind bei Arg-n. bemerkenswert: Kehlkopfkatarrh mit Stimmverlust. Schleimhautschwellung in der Umgebung der Stimmbänder und Lähmung derselben. Geschwüre und Condylome auf den Stimmbändern (41). Beim Singen hoher Töne muß er husten. Chronischer Kehlkopfkatarrh der Sänger. Erstickender Husten wie von einem Haar in der Kehle.

2. Lungen:

Dyspnoe mit Beklemmung, als sei die Brust mit einem Band zusammengeschnürt. Schmerzhafte Punkte in der Brust. Haemoptysen.

Kreislauforgane

Unser Mittel hat eine Neigung zu Blutungen: Geschwüre

bluten leicht, ebenso Nase und Lunge. Der Urin ist sanguino-
lent. Metrorrhagien. Bluterbrechen. Allgemein Schleimhautblutungen (41).

Herzklopfen. Intermittierender, unregelmäßiger Puls. Herzklopfen schlimmer, wenn er rechts liegt (*Alum*). Ängstlichkeit
mit Herzklopfen und Gefühl von Pulsieren durch den ganzen
Körper. Heftiges Herzklopfen bei der geringsten Gemütsbewegung oder der kleinsten, unvorhergesehenen Muskelanstrengung. Der Kranke muß seine Hände fest auf die Herzgegend pressen, um Erleichterung zu haben (41).

Gefühl einer Sperre in der Brust, die ihn am Durchatmen hindert, mit heftigen Schmerzen um das Herz (Angina pectoris).

Sind viele Menschen in seinem Zimmer, dann hat er das Gefühl, als nähmen sie ihm die Luft zum Atmen.

Rücken und Glieder

Arg-n. ist ein hervorragendes Nervenmittel, reich an Spinal-
symptomen, an schneidenden, reißenden, blitzartigen
Schmerzen, besonders an den unteren Extremitäten, so wie
man sie bei der Tabes dorsalis findet (41).

Kreuzschmerz, besser in aufrechter Haltung oder beim Gehen, aber schlimmer, wenn er von seinem Sitz aufsteht
(*Sulph., Caust.*).

Treffen wir diese zusammen mit großer Schwäche (*Kali-c.*),
mit Müdigkeit, vor allem in den Unterarmen und Waden, und
besteht auch noch Schwindel und Zittern der Extremitäten,
dann wird Arg-n. uns beste Hilfe leisten (48). Der Lenden-
schmerz tritt im Sitzen auf, wird besser, wenn der Kranke
steht und geht. Rückenschmerzen durch Flatulenz. Scharfe
Schmerzen in der Wirbelsäule. Nächtliche Rückenschmerzen.
Großes Schweregefühl in der Lendengegend. Ein großes Mittel bei Tabes dorsalis (41).

Schwäche mit Zittern verdeutlicht die Schwäche des Nervensystems von Arg-n., dessen Gleichgewicht nie sicher ist.

Gels.hat auch das Zittern, vielleicht noch stärker, aber der Patient ist schläfrig und apathisch, mehr stumpf als niedergeschlagen und erschöpft nach der kleinsten Anstrengung.

Arg-n. kann sich schlecht aufrecht halten, er geht schlecht und zeigt einen schwankenden Gang, wenn er sich unbeobachtet glaubt.

In besonderer Weise zeigt sich diese nervöse Anfälligkeit in Konvulsionen und Lähmungen. Den Konvulsionen geht immer eine kurze Erregungsphase voraus.

Cupr.zeigt die gleiche Erregung, hier jedoch zwischen den Anfällen.

In den Tagen vor dem Anfall hat der Arg-n.- Patient erweiterte Pupillen, und das Mittel hilft gut bei Epilepsie nach Schreck, nachts oder während der Regel.

Status Epilepticus mit erweiterten Pupillen in den Tagen oder Stunden vor dem Anfall. Der Kranke spürt den Anfall kommen. Nachher ist er sehr schwach und zittrig.

Große Schwäche in den Beinen. Gefühl, als würden die Beine plötzlich versagen, mit Taubheitsgefühl.

Morgens beim Aufwachen fühlen sich alle Glieder wie zerschlagen, und wenn er gehen will, wankt und stolpert er und ist nicht sicher auf den Beinen. Er kann nicht mit geschlossenen Augen gehen.

Schwäche der Beine mit Abmagerung der Muskeln (Muskelatrophie).

Zittern, das sich auf den ganzen Körper ausdehnen, sich aber auch auf bestimmte Muskelgruppen beschränken und hier choreiforme Bewegungen auslösen kann.

Haut

Pustulöse Eruptionen mit Jucken, besonders nachts in der Bettwärme.

181

Purpurfarbene Ausschläge, wie sie bei schweren Formen des typhoiden Fiebers und bei zymotischen Krankheiten vorkommen. Druckgeschwüre vom Bettliegen, Decubitus.

Beziehungen

Antidote: *Nat-m.* ist das beste Antidot für Mißbrauch von Arg-n. auf den Schleimhäuten.
Ars.
Unverträglich: Coff.
Arg-n. folgt gut auf *Verat.* und *Lyc.* folgt ihm gut bei flatulenter Dyspnoe.
Es ist auch nützlich bei Kindern, die geraucht haben (*Ars., Verat.*)(1).

Arnica montana

Arnica montana ist eine Pflanze aus der Familie der Kompositen. Der deutsche Name ist Bergwohlverleih, in Frankreich wird sie Vogesentabak oder Bergbetunie genannt wegen des Niesreizes, den die Blüten auslösen können. Es ist eine ausdauernde Pflanze mit einem schwärzlich braunen Rhizom, die besonders auf feuchten Bergweiden wächst, wo sie im Juli bis August blüht.

Die Pflanze wird zur Blütezeit gesammelt, um daraus das Medikament zu machen. Wegen der Arnikafliege, die ihre Eier auf die Blüten legt und die zu der Arnikawirkung diejenige des Insekts hinzufügen kann, die in ihrer Reizwirkung der von Cantharis ähnelt, empfehlen manche homöopathischen Pharmakopoeen, die Urtinktur nur aus der frischen Wurzel herzustellen. Andere schreiben vor, daß man die Blüten sehr gründlich reinigen und dann die Tinktur aus der ganzen Pflanze herstellen soll. (Legt man die gesammelten Pflanzen auf ein weißes Tuch in die Sonne, so wandern die Insekten aus. (Gawlik mündlich).

Allgemeine Mittelwirkung

Arn. wirkt gezielt auf die Muskeln und das Zellgewebe. Durch seine besondere Beeinflussung der Muskelfasern bewirkt es Störungen des arteriellen und kapillaren Kreislaufes, woraus man ihre Wirkung auf die inneren Organe und besonders auf Gehirn und Medulla erklärt.

Sie greift die Blutgefäße und besonders die Kapillaren in der Weise an, daß diese erschlaffen und Blutaustritte möglich werden. So erzeugt sie im Körper Zustände, die denen einer Prellung oder Verletzung vollkommen gleichen, und ist daher hilfreich, wenn eine Verletzung, selbst eine abgeheilte, die Ursache für die derzeitigen Beschwerden zu sein scheint. Nach einer Prellung oder der Überanstrengung eines Organs, nach einer Muskelanstrengung, wenn der Körper und die Glieder

183

wie zerschlagen wehtun, wenn das Bett zu hart zu sein scheint, dann ist das Mittel besonders angezeigt.

Es beeinflußt nicht dyskrasische, d.h. chronische pathologische Zustände. Seine Wirkung ist so schnell und kurzdauernd, daß sie die vegetative Sphäre nicht in dauerhafter Weise beeinflussen kann. Das Mittel ist nur angezeigt, wenn die Kapillaren und die äußersten Nervenenden betroffen sind, sei es durch einen krankhaften Prozeß, sei es infolge einer äußeren Gewalteinwirkung. Unter seiner Wirkung zeigen die Organe im allgemeinen zunächst eine Erschlaffungsphase, dann eine Steigerung der Vitalität, wie sie immer auf einen äußeren Druck folgen (21).

Charakteristisches

1. Konstitution und Typ:

Die Menschen, bei denen Arn. seine Wirkung am besten entfaltet, sind Plethoriker mit rotem Gesicht, injizierten Augen und trockenen, rissigen, geschwollenen Lippen. Sie sind überempfindlich und fürchten dauernd, sich zu verletzen.

2. Arn. ist das Mittel für Prellungen und ihre Folgen:

Es erzeugt im Körper Zustände, die den Folgen von Stoß, Sturz oder Prellung ähneln, und man muß sich stets seiner erinnern bei akuten oder chronischen Leiden, die im Gefolge einer Verletzung entstanden sind.

Im Arzneimittelversuch erzeugt Arn. Ekchymosen, wie man sie nach Prellungen sieht, und es begünstigt die Resorption der Extravasate. Es ist besonders geeignet, wenn ein selbst lange zurückliegendes Trauma die erste Ursache einer Krankheit ist. Bei einer Prellung wird Arn. das erste Mittel sein, falls keine Gegenanzeigen vorliegen, aber für die *Schwäche der Sehnen,* die nach einem solchen Ereignis folgen kann, wird Arn. nicht immer ausreichen, dann wird aber

Rhus-t. sein natürliches Komplementärmittel.

Calc. muß auf Rhus-t folgen, wenn die Schwäche und Empfindlichkeit in den Gelenken andauert.

Man darf aber diese Mittel nicht alle am gleichen Tag und zusammen geben. Man wartet vielmehr ab, bis jedes alles geleistet hat, was man von jedem einzelnen erwarten kann, bevor man zum nächsten greift.

Rhus-t, gehört zu Gelenken, in denen nach Verletzung ein Schmerz persistiert, der durch Bewegung besser wird, was zu Unruhe und Schwäche führt.

Calc., folgt auf *Rhus-t.,* wenn das verletzte Gelenk weiter schmerzt und schwach bleibt.

Caust., Staph., u. a. werden wir dann und wan aufgrund ihrer besonderen Symptome brauchen.

Aber alle sind mehr oder weniger verknüpft mit Arn., *Rhus-t.* und *Calc.* (41).

3. Arnica blutet leicht:

Der Arn.-Patient blutet leicht, der Tonus seiner Blutgefäße ist erschlafft, und Blutextravasate erscheinen leicht. Auf der Haut entstehen Ekchymosen, und die Schleimhäute bluten leicht. Auch die entzündeten Teile bluten.

Er ist erkältungsanfällig, und hat er einen Schnupfen, dann blutet die Nase leicht. Sein Nasensekret ist blutgestreift oder mit kleinen stecknadelkopfgroßen Blutgerinnseln betupft. Der Urin enthält Blut, und er blutet aus den verschiedenen Körperöffnungen. Das Blut sickert durch die Gefäßwände (41).

4. Schwäche, Schlaffheit, Gefühl wie Zerschlagen, Schmerz wie nach einer Prellung:

Das Bett scheint dem Kranken, der dauernd in Bewegung ist, zu hart.

Beobachtet man einen Arn.-Patienten, so wird man ihn sich ständig bewegen sehen, er dreht sich im Bett von einer Seite zur andcren. Woher diese Unruhe? Es ist sehr wichtig, das zu wissen.

Acon. und *Ars.* haben die schreckliche Angst, die zu solcher Unruhe führt.

185

Rhus-t. hat die unangenehmen Schmerzgefühle, die sich
   durch Bewegung bessern.

Der Arn.-Kranke bewegt sich andauernd, kann nicht lange
auf der gleichen Seite liegen, weil diese schmerzt, weil sein
Bett ihm zu hart erscheint und auch weil ihm wie *Rhus-t.* Bewegung Linderung verschafft.

Man kann dieses Gefühl von allgemeiner Zerschlagenheit, von
Quetschungen, daß der Kranke sein Bett zu hart empfindet, bei
   Bapt., Chin., Pyrog., Ruta und *Staph.* wie bei *Rhus-t.* fin-
   den.

Modalitäten

A) Seitenbeziehung: oben links, unten rechts.

B) Verschlimmerung:
   a) Durch die geringste Berührung. Er fürchtet die leise-
      ste Berührung durch alle, die sich ihm nähern (*Ant-c.,
      Bell., Cham., Zinc.*).
   b) Durch feuchte Kälte (*Aran., Rhus-t., Nux-v., Calc.*).
   c) Durch Ruhe.
   d) Durch Wein (*Alum., Ant-c., Ars., Carb-v., Con.,
      Fla-ac., Lyc., Nux-v., Sil., Zinc.*).

C) Besserung:
   a) Durch Bewegung.
   b) Beim Liegen mit tiefgelagertem Kopf.

Gemütssymptome

Ausgesprochene Schwäche bis zur Prostration. Er ist körperlich und seelisch erschöpft und hat das charakteristische Gefühl, als sei sein ganzer Körper zerschlagen.

Traurig und düster, will er seine Ruhe haben, in Frieden gelassen werden. Er möchte allein bleiben, nicht angesprochen
werden, man soll ihm nicht nahekommen (wegen seiner großen Empfindlichkeit und wegen des starken Zerschlagenheits-
gefühls im ganzen Körper). Alles wird ihm gleichgültig, nicht
aus Menschenfeindlichkeit, sondern aus Erschöpfung.

Er ist furchtsam, leicht erschreckt, er neigt zu hypochondrischer Ängstlichkeit, ist reizbar, dickköpfig, gerät in Panik mit Besorgnis oder Verzweiflung und stellt sich allerlei schreckliche Dinge vor, besonders wenn er herzkrank oder von einer anderen schweren organischen Krankheit bedroht ist (41).

Während er auf eine gestellte Frage antwortet, verfällt er in tiefen Stupor und schläft tief ein, bevor er seine Antwort beendet hat.

Liegt ein Kranker mit einem hohen infektiösen oder traumatischen Fieber im Bett, so kann er entkräftet, bewußtlos, stuporös werden. Weckt man ihn, so wird er richtig auf gestellte Fragen antworten, aber anschließend in den stuporösen Zustand zurückfallen, aus dem man ihn herausgeholt hat, oder er zögert, ist nicht in der Lage, die richtigen Worte für die Antwort zu finden, und fällt schließlich in seinen tiefen Schlaf zurück. Wenn der Doktor ihn schüttelt, wird er sagen : »Ich brauche Sie nicht, ich habe Sie nicht gerufen !«, dann schläft er wieder ein, fällt in seine Prostration zurück, rollt sich zusammen und brummt nur noch, wenn man ihn anredet. Ein solcher Zustand schreit nach Arn. Stupor mit unwillkürlichem Abgang von Harn und Stuhl bei schweren Infektionskrankheiten wie typhoidem Fieber mit Delirien, selbst heftigen Delirien, wie Delirium Tremens (41).

Schlaf

Am Tage ist der Arn.-Kranke schläfrig, und abends geht er gern ins Bett in der Hoffnung, seine große Erschöpfung und die Zerschlagenheit, an der er leidet, auszuschlafen. Aber sein Schlaf ist unruhig, voller Träume. Er wacht oft und plötzlich auf, greift mit der Hand zum Herzen und scheint von einem großen Schrecken erfaßt; fürchtet, daß ihm etwas Schreckliches zustoßen würde; eine plötzliche Todesangst weckt ihn abrupt auf; er ist voller schrecklicher Angst, aber schließlich kommt er zu sich, legt sich wieder hin, schläft wieder ein, aber sein Schlaf ist weiterhin ängstlich, und er wacht nach kurzer Zeit wieder auf mit dieser schrecklichen Furcht vor einem plötzlichen Tode. Er ruft: „Schnell, holt mir einen Arzt!" Das kommt jede Nacht vor bei Kranken, die sich am Tage ziemlich wohl fühlen und deren Klagen man im allgemeinen nicht viel Beachtung schenkt, weil man denkt, das habe nichts zu bedeuten, und der Patient sei ganz einfach nervös. In Wirklichkeit tritt dieser Zustand, wie die oben beschriebenen Gemütssymptome bei Herzleiden auf, oder bei Leuten, die von einem anderen schweren organischen Leiden bedroht sind. Wir finden diesen Zustand auch bei Menschen, die einen Unfall, ein schweres Trauma erlitten haben. Sie schrecken nachts mit dieser beklemmenden Todesfurcht auf, mit dem Ausdruck echten Schreckens, sie durchleben den Schreck des Unfalles wieder, sehr ähnlich *Op.* mit dem Unterschied, daß bei

Op. die Angst auch am Tage bestehen bleibt, während sie bei Arn. nur im Schlaf kommt (41).

Kopf

Nur der Kopf und das Gesicht sind rot und heiß, während der übrige Körper kalt ist. Das ist ein typischer Zug des Mittels, ein ausgesprochener Zustand während der plötzlichen Kongestionsanfälle, der kongestiven Schauder usw. Manchmal ist dies der Anfang einer schweren Krise, wenn fast keine Vorzeichen vorhanden waren, außer ein oder zwei unruhigen Nächten mit schlimmen Alpträumen, plötzlichem Erwachen mit Angst, ein bißchen Schläfrigkeit und einem allgemeinen Gefühl von Zerschlagenheit. Bei Kindern, die von einem schweren Fieberanfall betroffen werden mit drohenden Krämpfen, bei denen oft nur der Kopf heiß, während der übrige Körper kalt ist, könnte man zunächst an

Bell. denken, bei dem der Kopf heiß, die Glieder kalt sind. Man muß aber Arn. sorgfältig vergleichen, besonders bei Kindern, die es anscheinend nicht mögen, berührt zu werden und die schreien, wenn ihre Mutter sie anrührt oder sich ihnen nur nähert. Studieren Sie den Fall genau, dann werden Sie feststellen, daß ein Gefühl von Zerschlagenheit, eine allgemeine Schmerzhaftigkeit der Grund zu diesem Verhalten ist. Und wenn Sie das Kind ausziehen, dann können Sie noch Ekchymosen auf der Haut sehen, als eine weitere Indikation für Arn. (41).

Kopfschmerzen mit dem Gefühl, als sei die Haut an der Stirn und besonders über den Augen zusammengezogen, besonders rechts.

Der Schmerz strahlt zu den Schläfen, wird schlimmer beim Bücken und kann von Geistesverwirrung begleitet sein.

Gefühl von etwas Kaltem auf dem Kopf oder als werde ein Nagel hineingetrieben.

Drehschwindel besonders beim Aufrichten, beim Kopfdrehen oder beim Gehen.

Apoplexie mit vollem, kräftigem Puls, stertoröser Atmung und Lähmung. Hier denke man auch an

Op. mit dem dunkelvioletten Gesicht und der tetanischen Rigidität des Körpers.

Verdauungsapparat

1. Mund:

Fauliger Atem, Aufstoßen nach faulen Eiern riechend (48). Der abstoßende Geruch ist typisch für Arn. Das Aufstoßen und die Winde stinken widerlich, auch die Stühle stinken sehr. (41).

Trockener Mund mit Durst, auch die Zunge ist trocken und weiß belegt.

2. Magen:

Arnica hat keinen Appetit, manchmal einen echten Widerwillen gegen die Nahrung, besonders gegen Fleisch und Milch. Diese *Fleischabneigung* rückt Arn. in die Nähe von:

Alum., das außerdem keine Kartoffeln verträgt und ungewöhnliche Dinge liebt wie Kreide, Kohle usw.

Calc., das neben Fleisch auch Fett ablehnt und weder Milch noch Eier verdauen kann.

Carb-v. hat Widerwillen gegen Fleisch, Milch und fette Speisen.

Graph. hat Abneigung gegen Fleisch und Süßes.

Puls. lehnt Fleisch, Fette und heiße Speisen ab, während es Eis und kalte Früchte liebt.

Sep. schließlich will auch kein Fleisch und verträgt keine Milch, während es Essig und Saures will.

Arn. hat großes Verlangen nach Essig. Er hat Magenbeschwerden während des Essens. Nach dem Essen Gefühl von Völle und Ekel wie von dem Druck eines Steines. Gefühl, als werde der Magen gegen die Wirbelsäule gedrückt. Häufiges Aufstoßen am Morgen.

3. Eingeweide und Stuhl:

Auftreibung des Bauches, besser nach Abgang von Winden, die nach faulen Eiern riechen.

Stinkende, braune, blutige, wundmachende, unwillkürliche Stühle, manchmal von Tenesmen begleitet. Stuhlinkontinenz im Schlaf. Diese *Stuhlinkontinenz* finden wir auch bei :

Aloe, die ein Unsicherheitsgefühl im Rektum hat, bei der die Stühle unwillkürlich mit den Winden oder beim Urinieren abgehen. Manchmal geht auch der Stuhl ab, ohne daß der Patient es bemerkt.

Apis hat in manchen Fällen unwillkürliche Stühle bei jeder Bewegung mit dem anschließenden Gefühl, als bleibe der Anus offenstehen.

Gels. hat unwillkürliche Stühle infolge einer Erregung, eines Schrecks, einer schlechten Nachricht.

Phos. hat unwillkürliche Stühle mit dem Gefühl, als stünde der Anus dauernd offen, Stuhl und Winde stinken sehr.

Ph-ac., Sec., Verat-a., Hyos., Bapt., Carb-v. usw. kommen auch in Frage.

Harnorgane

Er kann kein Wasser lassen nach einer zu großen Anstrengung, spastische Harnverhaltung mit Druck in der Blase. Tenesmus, bräunlich-roter Urin mit Ziegelmehlsediment.

Geschlechtsorgane

Ausgesprochene Symptome in diesem Organbereich gibt es hauptsächlich bei der Frau.

Zerschlagenheits- und Wundheitsgefühl in der Uterusgegend, die die Frau daran hindern, aufrecht zu gehen. Sie hat eine schmerzhafte Empfindlichkeit des ganzen Abdomens, besonders der Beckenregion. In der Schwangerschaft sind die Kindsbewegungen sehr schmerzhaft und wecken sie nachts auf. Diese hochgradige Empfindlichkeit, dieses Gefühl der Zerschlagenheit strahlen zum Rektum und den Schamlippen aus, die geschwollen und schmerzhaft sind.

Varizen an der Vulva und in der Vagina mit Zerschlagenheitsgefühl.

Die Arn.-Kranke spürt ständig Schmerzen im Unterleib, nicht wie bei

>   *Helon.*, die spürt, daß sie einen Uterus hat und darunter leidet, besonders, wenn sie daran denkt, und der es besser geht, sobald sie abgelenkt wird. Diese Empfindlichkeit ist ganau wie bei

>   *Bell-p.*, deren Bauchdecken und Uterus empfindlich sind.

Die Regel kommt meist zu früh und ist von leuchtendrotem, mit Klumpen gemischtem Blut, oft reichlich und begleitet von Zerschlagenheitsschmerz im Kreuz, der zu den Leisten und Schenkeln ausstrahlt. Dabei kann der Kopf heiß und der übrige Körper kalt sein.

»Zwischen den Regeln kann ein blutiger Ausfluß mit Zerschlagenheitsgefühl im Becken vorkommen«.

Schmerzhafte Geburtswege nach der Niederkunft. Gibt man hier Arn., so kann es Blutungen und Wochenbettkomplikationen vorbeugen, wie es für alle traumatischen Uterusblutungen paßt.

Atmungsorgane

1. Nase:

Dunkelrotes Nasenbluten. Prellungsschmerz. Kalte, von oben bis unten schmerzhafte Nase, als sei man darauf gefallen.

2. Kehlkopf:

Aphonie nach zu vielem Reden. Morgens schmerzhaftes Gefühl, als sei die Kehlkopfschleimhaut roh.

Husten nach einem Übermaß an Schreien und Weinen. Trockener Husten durch ein Kitzeln ganz unten in der Trachea.

Arn. ist ein gutes Keuchhustenmittel, und man kann sich leicht vorstellen, welches die Indikationen sind : Verschlimmerung durch Berührung, Schmerzgefühl wie Zerschlagen, Krampfhusten mit Blutauswurf oder dunklem Auswurf mit Blutstreifen oder Schleim mit stecknadelkopfgroßen Blutstückchen. Speiseerbrechen begleitet den dunklen, schleimigen Auswurf. Der Gemütszustand des kleinen Kranken ist auch leicht zu erraten : Er ist verdrießlich und reizbar. Der Husten wird durch Weinen ausgelöst, wenn dieses Zorn und Erregung begleitet. Nächtliche Hustenanfälle. Das Kind weint vor dem Anfall, als habe es Angst vor den Schmerzen, die damit verbunden sind (41).

3. Bronchien und Lungen:

Anfallsweiser Husten in Verbindung mit Herzleiden nachts. Pleurodynie (*Ran-b., Cimic.*).

Haemoptysen nach Trauma, forcierter Atmung oder heftiger Anstrengung des Kreislaufs.

Kreislauforgane

Der Arn.-Kranke leidet am Herzen. Bald spürt er schmerzhafte Punkte in der Praecordialgegend, bald hat er ein Zerschlagenheitsgefühl, begleitet von großer Erschöpfung und Schwäche.

Gefühl, als sei das Herz von einem Band oder einer Hand zusammengeschnürt (*Cact.*).

Vorübergehende Herzhypertrophie, als Folge von heftigen
Anstrengungen.

Arn. blutet viel. Seine Indikation sind alle Blutungen, die von
Schmerzhaftigkeit und Kälte des ganzen Körpers bei heißem
Gesicht begleitet sind.

Rücken und Glieder

Muskelkaterschmerz im Rücken, wie zerschlagen. Dieses
Symptom finden wir bei einigen anderen Mitteln, mit denen
wir Arn. vergleichen müssen :
> *Acon.,*
> *Berb.,* bei dem die Schmerzen in Zusammenhang mit Nie-
>   rensteinen stehen;
> *Rhus-t., Ruta.*

Steifheit aller Glieder mit dem Gefühl von Zerschlagenheit.

»Schmerzen, die nach einer langdauernden Anstrengung oder
einer übertriebenen körperlichen Leistung auftreten. Wir
müssen uns die Lokalisation in der großen Zehe merken, begleitet von einer leuchtendroten, heißen Schwellung, mit
Übermpfindlichkeit gegen die leiseste Berührung. Der Kranke erträgt nicht, daß man ihn berührt, nicht einmal, daß man
sich ihm nähert. Der Schmerz ist unerträglich, wie bei einem
Gichtanfall« (41).

Haut

Arn. erzeugt auf der Haut eine Neigung zu kleinen Furunkel-
chen, die über den ganzen Körper verteilt erscheinen, einer nach
dem anderen, und außerordentlich schmerzhaft sind.

Schmerzhafte Akne, deren symmetrische Anordnung auffällt.

Feine Bläschen auf erythematösem Grund, von Hitze und Jukken begleitet.

Ekchymosen, die bei der geringsten Berührung entstehen.

Lach. und *Sul-ac.* haben auch Neigung zu Ekchymosen,

doch treten diese hier spontan auf,
während sie bei Arn. immer durch ein Trauma ausgelöst sind,
so gering dieses auch sei.

Fieber

Arn. kann helfen bei Fieber mit Röte und Hitze des Kopfes,
während der übrige Körper kalt ist, besonders abends und
nachts. Schon wenn man die Bettdecke ein bißchen anhebt,
fröstelt er.
Der Kranke ist sehr durstig, sogar vor dem Frost.
Viel saurer und scharfer Schweiß nachts.
Gefühl, als sei der Körper mit kaltem Wasser übergossen.

Beziehungen

Antidote: *Camph., Ign.*
Complementär: *Acon., Ip., Verat.*

Arsenicum Album

Die arsenige Säure, gewöhnlich Arsen genannt, mit der Formel As_2O_3 findet sich kaum in freier Form in der Natur. Man gewinnt sie gewöhnlich durch Rösten von arsenikhaltigen Kobalt- und Nickelerzen.

Es ist ein weißes kristallines Pulver, sieht dem Puderzucker sehr ähnlich, ist geruchlos und schmeckt schwach sauer. Seine Schärfe entwickelt sich erst auf der Zunge. Streut man dieses Pulver auf glühende Kohlen, so zersetzt es sich und verbreitet einen sehr charakteristischen, knoblauchartigen Geruch.

Es löst sich nur in 82 Teilen Wasser, 14O Teilen 96%igem Alkohol, aber in 5 Teilen Glyzerin.

Wir bereiten die ersten drei Potenzen durch Verreibung, und von da aus die höheren Potenzen durch Dilution.

Allgemeine Mittelwirkung

Wegen seiner außerordentlichen therapeutischen Kraft und Vielseitigkeit hat Ars. eine große Wirkungsbreite. »Es beeinflußt alle Teile des Organismus, aber besonders das sympatische Nervensystem. Man kann sagen, daß Ars. in seiner Wirkung auf alle Organsysteme ausstrahlt.« (21)

Versuchen wir die Wirkung des Mittels, wie sie bei der Hahnemannschen Arzneimittelprüfung gefunden wurde, zu ordnen, so finden wir folgende Bezirke betroffen:

1. wird die Vitalität in fortschreitendem Maße gelähmt, daher die große Schwäche und Erschöpfung, begleitet von einer starken Reizbarkeit des Sensoriums, die sich in Angst und physischer wie geistiger Unruhe äußert.

2. Ebenso zahlreiche wie auffällige Symptome beobachtet man am Nervensystem. Am Rückenmark entsteht zunächst eine Reizbarkeit und später Lähmung der grauen Substanz. Bei weiterer Einwirkung werden die peripheren Nerven betroffen, und man sieht auch hier, wie bei den meisten Arzneieinwirkungen von Ars., »eine merkwürdige Mischung von

Lähmung und Reizung, wobei die Lähmung von Krämpfen, die Anaesthesie von Neuralgien begleitet ist.« (35) Außerdem wirkt Ars. auf den Sympathicus und beeinflußt die Vasomotoren so stark wie *Acon.*, löst Schüttelfrost aus und ist deshalb erfolgreich bei gewissen Fieberformen.

3. Im Blutkreislauf wird zunächst die Fähigkeit der Erythrocyten in der Lunge, den Sauerstoff aufzunehmen, vermindert. Bei der Ars.-Vergiftung wird das Blut schwarz, gerinnt nicht mehr und es kommt leicht zu petechialen Blutungen. Auch die Zahl der roten Blutkörperchen wird beträchtlich verringert, es kommt zur Anämie. Die Herzaktion wird erheblich gestört, durch Schädigung des N.vagus. Auch der Herzmuskel selbst scheint von dem Gift schwer betroffen zu sein. Schließlich können wir uns gut vorstellen, welchen Einfluß unser Mittel auf den peripheren Kreislauf hat, infolge seines Einflusses auf den Sympathicus.

4. Der Stoffwechsel in den Geweben wird durch häufig wiederholte kleine Dosen von Ars. vermindert. Die Kohlehydrate werden nicht verbrannt wegen des von Ars. hervorgerufenen Sauerstoffmangels im Blut, sie werden als Fett abgelagert (deshalb Obesitas usw.).Bei der chronischen Ars. Vergiftung führt dieser Mangel an Verbrennung und diese zunehmende Verlangsamung des Metabolismus zu der Kachexie, der wir so häufig begegnen.

5. Die Schleimhäute sind unter der Ars.-Wirkung stark gereizt, entzündet, rot und trocken und lassen in nur kleinen Mengen ein scharfes, brennendes Exsudat austreten. Die für unser Mittel so charakteristischen, verbreitet auftretenden brennenden Schmerzen sind nach Dr. Wuwb auf diese Schleimhautwirkung des Mittels zurückzuführen.

6. Auf die serösen Häute wirkt Ars. nicht weniger stark und erzeugt hier eine subakute Entzündung, begleitet von plötzlichen, reichlichen serösen Ergüssen.

7. Das Muskelgewebe wird nicht nur über die motorischen Nerven ergriffen, sondern die Muskelfasern selbst werden in einem myotonen Sinne erfaßt, der zu Kontraktionen führt. Diese spastische Wirkung erklärt die typischen Krämpfe ebenso, wie die Konstriktionen der Sphinkteren in entsprechenden Fällen. (35)

Ars. greift, kurz gesagt, alle Gewebe heftig an, indem es starke Entzündungen und Reizungen hervorruft. Als unvergleichliches Polychrest ist die Skala seiner Wirkungen unbegrenzt und reicht von gutartigen Zuständen reizbarer Schwäche über plötzliche Notfälle bis zur schwersten Kachexie (volle chronische Wirkung).

Es sei noch erwähnt, daß Teste Ars. besonders schätzt für die endemischen Erkrankungen bei Bewohnern sumpfiger Gebiete und Jahr bei schlimmen Folgen von Erkältung durch Wasser. Auf alle Fälle ist es im eigentlichen Sinne das Mittel für kachektische Zustände, und eine Menge chronischer Leiden, die sich infolge einer akuten Affektion eingestellt haben, und deren Wiederherstellung sich hinzieht, ohne enden zu können. Man findet viele Ars.-Symptome bei alten Syphilitikern.

Charakteristisches

1. Konstitution und Temperament:

»Ars. ist besonders das Mittel für geschwächte Menschen, deren Widerstandskraft praktisch auf dem Nullpunkt angekommen ist. Menschen jeglichen Temperaments, bei denen die Verdauungsorgane ihre Aktivität durch ein Übermaß üppigen Lebens mit reichlichen, schweren Nahrungsmitteln verloren haben. Menschen von nervösem Typ. Auch Menschen von frischem, blühendem Aussehen, die jedoch leicht von Durchfällen geplagt werden und bei denen eine Kleinigkeit genügt, das Stoffwechselgleichgewicht zu stören. Menschen, bei denen das kleinste Unwohlsein ohne ersichtlichen Grund Ohnmacht hervorruft. Besonders die Alten fühlen sich durch Ars. gebessert, und das Mittel ist bei ihnen viel häufiger angezeigt als in der Kindheit, weil im Alter das Venensystem, in dem

197

man Stauungen und Überfüllungen findet, dominiert, sei es wegen Abnutzung der Venen, sei es durch Überlastung mit Stoffwechselabbauprodukten, welche die Gewebe von allen Seiten in die Venen ausschütten, um sie nach einer letzten Aufarbeitung im Pfortadersystem auszuscheiden. Im Alter übersteigt ja der Abbau bei weitem die Aufbauprozesse, die in der Kindheit vorherrschen. Trotzdem gibt es eine Menge von Fällen, in denen Ars. den jungen Organismen helfen kann, in denen gefährliche Belastungen entstanden sind im Nerven- und Drüsensystem, in den Baucheingeweiden und im Chylus.« (21)

»Das Ars.-Temperament wird charakterisiert durch den Wechsel zwischen Erregung und Lähmung, der manchmal periodisch sein kann. Eine Nacht kann ruhig sein, die nächste sehr unruhig. Der Kranke ist erfüllt von den verschiedensten Plänen und von einer verzehrenden Aktivität. Er ist leidenschaftlich erregt, nervös, und am nächsten Morgen ist er total erschöpft, hält sich für unheilbar und verbreitet sich wortreich über die Gründe seiner Verzweiflung. Er sagt, alle Behandlung sei sinnlos, der Tod lauere ihm auf, er sei jedoch zu schwach, als daß ihm das Angst einflöße. Trotzdem ist er ständig in Unruhe, von Angst gepeinigt, die ihn in kaltem Schweiß badet. In fortgeschrittenem Zustand ist die Schwäche sehr ausgesprochen. Weil er seinem Bewegungsdrang nicht nachkommen kann, verlangt er ständig in eine andere Lage in seinem Bett gebracht zu werden. Er hat Gesichtshaluzinationen, sieht Gespenster und Tiere, gibt sich erotischen Phantasien hin, besonders wenn er Alkoholiker ist. Der Wahnsinn überkommt ihn, er beißt sich in die Finger, verstümmelt seinen Körper und verspürt einen unwiderstehlichen Impuls zum Selbstmord.« (47)

»Das Gesicht ist im ganzen in die Länge gezogen, abgemagert, von grünlicher Leichenblässe. Seine Gesichtszüge sind scharf, pergamentartig, hängen herab, die Nase ist spitz, die Haut trocken kalt, durchfurcht, runzelig, mit kleinen kleieartigen Schuppen bedeckt, die sich leicht ablösen, oder sie ist mit zähem, kaltem Schweiß bedeckt.«

»Das ganze Gesicht zeigt ein kachektisches, hippokratisches Bild.

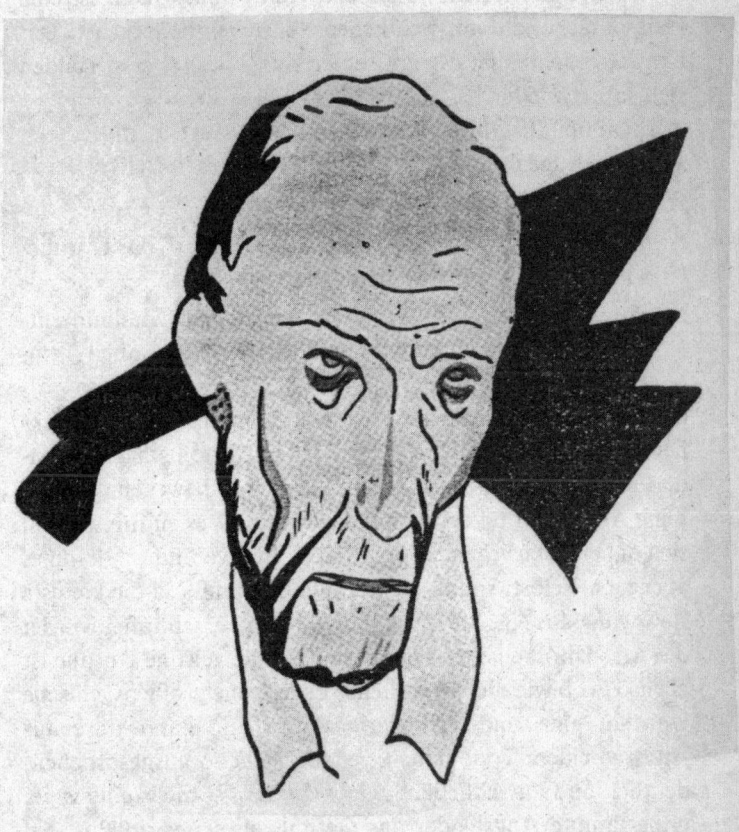

»Der Arsentyp« (Zeichnung Philippe Thual)

»Aus dieser lividen Abmagerung und kalten Trockenheit sticht die kongestive Rötung der Augen und die Aufgedunsenheit oder das Ödem der Lider, besonders der Unterlider, hervor.

»Die Lippen sind pergamentartig trocken, rissig, bläulich-livide.

»An den Unterlippen, ausgehend vom Mundwinkel, ist eine kleine Fläche, die mit weißlichen Krüstchen bedeckt ist. Der Kranke feuchtet sie oft mit seiner Zunge an, aber sie bilden sich sofort wieder.

»Ekzem um die Ohren.

»Dunkle Augen und Haare, letztere sind straff«. (10)

2. *Unruhe und Angst:*

Ars. bildet mit *Acon.* und *Rhus-t.* das, was Nash das Unruhe-Trio nennt. Aber während die Unruhe von

Acon. stürmisch und aktiv, in einem frühen Stadium entzündlicher Erkrankungen auftritt, mit sehr hohen Temperaturen,

erscheint diejenige von Ars. im letzten Stadium einer Krankheit, wenn die Lebenskraft des Kranken schon stark vermindert ist: er ist schon zu schwach, um sich zu bewegen, obwohl seine Angst und Erregung ihn dazu treiben, es zu tun. Er will sich dauernd bewegen, seine Lage im Bett verändern, kann es aber nicht selbst, sodaß man ihm helfen muß, da die kleinste Bewegung aus eigener Kraft ihn sehr stark erschöpfen würde: die Ars.-Unruhe ist eine passive. Aber die geistige Unruhe ist ebenso groß wie die körperliche. Es hat eine große psychische Unruhe, eine undeterminierte Angst. Er kann durchaus Angst vor dem Tode haben, jedoch nicht so ausgesprochen, deutlich und ausschließlich wie *Acon.* Es ist mehr eine vage, unbestimmte Angst oder das Gefühl, als sei es nutzlos, ein Mittel zu nehmen, da er unheilbar sei und sterben werde. Er wird von echten Angstanfällen gepackt, die ihn aus dem Bett treiben. Selbst wenn er keine Schmerzen hat, muß er dauernd die Lage wechseln, hin und her wandern, wenn er noch kräftig genug ist aufzustehen, und er kann dafür keinen anderen Grund angeben, als daß er einfach nicht stillhalten könne. »Die Unruhe von Ars. unterscheidet sich von der des *Mag-c.* dadurch, daß Ars. von Ort zu Ort wandert, von einem Bett ins andere gebracht werden will, einfach wegen seiner Angst und Unruhe, während

Mag-c. aus dem Bett steigt und im Zimmer herumwandert, nur um seine Schmerzen zu lindern«. (14) Das ist ganz wie bei

Rhus-t., das sich unablässig bewegt, weil sich sein Schmerz durch Bewegung beruhigt.

»Wenn bei irgendeiner Krankheit die Unruhe hartnäckig fortbesteht und besonders, wenn sich eine große Schwäche hinzugesellt, soll man Ars. nicht vergessen«. (48)

»Die Unruhe ist ein Hauptmerkmal von Ars. Abends wird der Stupor von Ars. unterbrochen von anfallsweiser Unruhe mit Klagen und Stöhnen. Der Kranke ist ängstlich, und er fürchtet, sterben zu müssen. Seine Unruhe zwingt ihn beständig, die Lage zu ändern«. (14)

3. *Schwäche und Erschöpfung:*

Neben die Unruhe von Ars. müssen wir seine Schwäche und Erschöpfung stellen. Kein anderes Mittel hat wie dieses eine Schwäche und Erschöpfung, die derjenigen des typhoiden Fiebers mehr ähnelt und die dieses besser heilt.

Wenn er nicht im Bett bleibt, ist der Ars.-Patient von der geringsten Bewegung erschöpft. Er muß sich nach der geringsten Betätigung hinlegen, und dieser extreme Erschöpfungszustand tritt bei jeder Kleinigkeit auf. Ars. ist erschöpft von der kleinsten Anstrengung. »Bergsteigen oder andere Muskelarbeit führt zu Atemnot, Erschöpfung, Schlaflosigkeit und anderen Beschwerden«. (48) Tiefe und schnelle Erschöpfung erscheint plötzlich, anscheinend aus völliger Gesundheit. Der Kranke ist sich, so lange er liegt, nicht im klaren über diesen Zustand von Schwäche und Erschöpfung. Sobald er sich bewegt, ist er erstaunt, wie schwach und erschöpft er ist.

Carb-v. und *Mur-ac.* haben auch große Prostration ohne das Verlangen nach beständiger Bewegung von Ars.

Ph-ac., Stann., Sulph., Ign., Hydr. oder *Sep.* haben ihre Schwäche in der Brust lokalisiert und nicht allgemein wie Ars.

Chin. hat seine Schwäche infolge großen Verlustes an Körperflüssigkeiten.

Con. hat eine große allgemeine Schwäche mit ausgesprochenem Verlangen zu sitzen oder zu liegen, fällt in Ohnmacht nach einem kleinen Spaziergang, hat sogar Mühe zu sprechen, aber die anderen Charakeristika unterscheiden es deutlich.

4. Brenngefühl:

Die Schmerzen von Ars. sind brennend und können überall im Körper auftreten. Brennen, als seien glühende Kohlen auf die leidende Stelle gelegt. Dieses Brennen kann im Gehirn gespürt werden und den Kranken veranlassen, sich den Kopf mit kaltem Wasser waschen zu lassen. Dieses Gefühl brennender Hitze innen im Gehirn mit Gefühl von Klopfen wird durch kaltes Wasser gelindert. Betrifft aber ein neuralgischer Schmerz die Kopfhaut oder die extrakranialen Nerven und ist dieser von dem typischen Ars.-Brennen begleitet, dann bringt Wärme Besserung. Es ist also ein auffälliges Charakteristikum des Mittels, daß sich alle Körpersymptome durch Hitze und warmes Einpacken bessern und daß sich Kopfschmerzen durch Kälte bessern, mit Ausnahme derer am äußeren Kopf, die sich, wie die übrigen Brennschmerzen von Ars., durch Wärme bessern. Diese brennende Hitze, dieses Brennen, findet man auch im Magen, der Blase, der Scheide und in der Lunge. Man wird sagen, daß glühende Kohlen in der Lunge seien. Man kann sie fühlen in der Kehle und auf allen Schleimhäuten. Die Haut brennt und juckt, und der Patient kratzt sich wund, dann hört das Jucken auf, aber es brennt. Sobald das Brennen ein bißchen nachläßt, kommt das Jucken wieder. Die ganze Nacht wechseln Jucken und Brennen ab, und der Patient scheint überhaupt nicht zur Ruhe kommen zu können (41). Dieses Brennen ist stärker, als bei allen anderen Mitteln, die ein ähnliches Symptom haben. Es ist fast immer zugegen in allen akuten Krankheiten, die Ars. brauchen, welches besonders wirksam ist nach *Acon.*, das im übrigen unserem Mittel in seiner Unruhe ähnelt. Aber seine viel größere Wirkungsbreite in diesem Sinne liegt bei den hoffnungslosen Fällen von typhoidem Fieber und schweren Entzündungen wie Ulcera, Karbunkeln, bösartigen und krebsigen Affektionen. Es gibt keine Organe oder Körperzonen, wo das Brennen nicht auftreten könnte, und seine charakteristische und wichtigste Modlität ist die Wärmebesserung, sei es ein warmer Raum oder örtliche Wärmeanwendung.

Bezüglich dieses *Brennens* muß man neben Ars. *Sulph.* und *Phos.*stellen. Man unterscheidet sie dadurch, daß das schmerzhafte Brennen bei Ars. viel intensiver ist als das der beiden anderen Mittel.

Sulph. hat das Brennen generalisierter, mit einem weniger akuten Charakter,es kommt hauptsächlich im Verlauf von chronischen Leiden vor und wird niemals durch Wärme gebessert. *Sulph.* sucht im Gegenteil das Kühle, während Ars. die Wärme sucht. Das Brennen bei

Phos. ist stärker lokalisiert, sei es zwischen den Schultern, was an die Empfindung von *Lyc.* erinnert, sei es entlang der Wirbelsäule oder in den Handflächen. Im übrigen fürchtet er die Wärme, fühlt sich besser im Freien und ist immer verschlimmert durch heiße Anwendungen oder Getränke.

Anthrac. zeigt die gleichen Brennschmerzen wie Ars., sie erscheinen aber an einem Furunkel oder Karbunkel, sind unerträglich, begleitet von einer harten Schwellung, livider Rötung oder einem schwärzlichen Schorf und eitriger Ulceration. Der

Apis-Schmerz brennt und sticht wie mit glühenden Nadeln, ist von Rötung und ödematöser Schwellung begleitet, aber im Gegensatz zu Ars durch Wärme, besonders strahlende Wärme verschlimmert, und wird immer durch kalte Anwendungen gelindert.

Sec. hat die gleichen Brennschmerzen wie Ars, aber die betroffenen Teile fühlen sich kalt an, der Kranke kann jedoch nicht die geringste Wärme ertragen. Er hat das Verlangen, entblößt zu werden, und kann nur durch kalte Anwendungen Linderung finden.

Schließlich kann man noch folgende Mittel vergleichen:

Acon., Agar., Bell., Caust., Carb-ac., und *Tarant.,* aber sie alle haben so auffallende Charakteristika, daß man sie nur wegen des Brenngefühls nicht mit Ars. verwechseln kann.

5. Scharfe, wundmachende Schleimhautabsonderungen von leicht fauligem Geruch:

Die Schleimhautabsonderungen von Ars. sind scharf und machen wund. Sie reizen die Hautstellen, mit denen sie in Berührung kommen sehr, verursachen dort ein starkes Hitzegefühl und das intensive typische Brennen.

»Die Nasen- oder Augenabsonderungen erzeugen eine Rötung um diese Öffnungen und so ist es auch mit den Ausflüssen aus allen übrigen Körperöffnungen. Geschwüre brennen und die klare, sanguinolente Flüssigkeit, die von ihnen abgesondert wird, macht die Umgebung wund«(41).

Außerdem haben sie leicht einen fauligen Geruch ähnlich dem von gangränösem, angefaultem Fleisch (41).

»Die Stühle stinken faulig. Die Absonderungen aus dem Uterus, der Regelfluß, die Leukorrhoe, der Urin, der Auswurf, alle diese Organabsonderungen haben einen ausgesprochen üblen Geruch. die Geschwüre riechen so übel, daß man den Eindruck hat, das Gewebe verwese« (41).

6. Periodizität der Symptome:

Diese Besonderheit geht durch das ganze Mittelbild. Die Ars.-
Schmerzen sind im allgemeinen periodisch. Der Wechsel von
Erregung oder Wohlbefinden mit Schwäche kann an einem
Tage beobachtet werden, sich aber auch in größeren Abständen zeigen. Ars. leidet oft jeden 2. Tag. Die Beschwerden
kehren bei Ars. jeden 2. oder alle 4 Tage, jede Woche oder
alle 14 Tage wieder. Je chronischer das Leiden, desto länger
der Zyklus, sodaß wir beobachten, daß die besonders akuten
und ausgesprochenen Leiden, die Ars. benötigen, eine Verschlimmerung alle 2 bis 4 Tage haben, während sich mit zunehmender Chronizität die Verschlimmerungszeiten verschie-
ben: zunächst alle 8 Tage und schließlich nur alle 14 Tage.
Hier ähnelt Ars.

Chin., die beiden Mittel liegen in vieler Beziehung nahe bei-
einander.

Modalitäten

A) Verschlimmerung:

a) Nachts, besonders nach Mitternacht.

Von 1 - 3 Uhr morgens. Dies ist ein so deutliches Symptom, daß man es als Leitsymptom bezeichnen kann.
Es ist im übrigen bei allen 3 Unruhemitteln vorhanden, bei Ars. aber besonders deutlich.

b) Durch Kälte: Er fürchtet die Kälte und liebt die Wärme. Es muß aber betont werden, daß er die frische
Luft liebt. Er braucht frische Luft zum Atmen. Er
wickelt sich warm ein, will in seinem Zimmer Feuer
haben, liebt es aber das Fenster aufzumachen. Er
braucht Luft, bekommt schnell Atemnot und wird
ängstlich in einer stickigen Atmosphäre. Eine bestimmte Art von kongestivem Kopfschmerz wird aber
zeitweise gelindert durch kaltes Abwaschen des Kopfes. Nimmt ein Kopfschmerz kongestiven Charakter
an mit dem Gefühl von Hitze und Brennen innen im

Kopf, wenn der Kranke das Gefühl hat, der Schädel wolle
bersten, wenn er ein kongestioniertes, heißes Gesicht hat, so
wird sich dieser Kopfschmerz durch kalte Anwendungen und
in kühler Luft bessern. Das ist so ausgesprochen, daß er einen
Kranken gesehen habe, der sich dick in Decken gepackt hatte,
um seinen Körper warm zu halten, aber das Fenster geöffnet
hatte, um seinen kongestiven Kopfschmerz zu lindern.(41)

  c) Rechte Seite (Kopf, Lunge, Abdomen).

  d) Beim Liegen auf der kranken Seite und mit tiefgelagertem Kopf.

B) Besserung:

  a) Bei hochgelagertem Kopf.

  b) Durch Wärme, durch heiße Getränke usw. Alle Ars.-
  Symtome werden durch Wärme gebessert, auch das
  charakteristische Brennen. Nur gewisse Kopfschmerzen machen eine Ausnahme und werden durch Kälte
  besser. Ganz allgemein liebt es Ars., nahe am Feuer zu
  sitzen, warm eingehüllt zu sein. Er liebt die Wärme
  wie *Nux-v., Psor., Hep., Calc., Sil., Mag-m.* und die
  anderen hydrogenoiden Mittel. Er flieht die Kälte und
  die Feuchtigkeit, was ihn gegen *Sulph., Ant-c., Iod.,
  Apis* und *Puls.* abgrenzt. (10)

Gemütssymptome

»Die Stimmung von Ars. spiegelt genau die physischen Veränderungen wider, die das Mittel im menschlichen Körper erzeugt, von
der sensorischen Überempfindlichkeit bis zur melancholischen
Apathie, von den beständigen Ängsten und Befürchtungen bis
zum Abscheu vor dem Leben, von der lebhaften Angst bis zur to-
talen Mutlosigkeit. Alle Gemütssymptome scheinen aus der Tiefe
der leidenden Organe und Eingeweide hervorzugehen. Sie beruhen
auf den Affekten und Instinkten und nicht auf Intelligenz und
Willen. Das Gehirn ist höchstens ganz sekundär angegriffen von
Ars. Sein Delirium ist immer passiv, als entspräche es dem schlechten Zustand der Körpersubstanzen und -säfte« (21).

Der Ars.-Patient ist zugleich ängstlich und erregt, verzweifelt und erschöpft.

Gedanken überschwemmen seinen Geist in Massen, und er ist zu schwach, sie zu verjagen oder anzuhalten. Er liegt in seinem Bett, Tag und Nacht gequält von deprimierenden Gedanken und Ideen. Wenn seine Gedanken ihn quälen, wird er ängstlich (41). Unruhe, Angst, Erschöpfung sind die 3 Leitsymptome, die, zuweilen gemeinsam, den Geist von Ars. beherrschen. Beim Beschreiben der Leitsymptome des Mittels haben wir schon diese ängstliche Unruhe besprochen. Sie kann bis zum Delirium und selbst bis zum Wahnsinn gehen. Große Angst und Unruhe. Er wechselt darum dauernd den Platz, ist aber oft zu schwach, sich zu bewegen.

Angstanfälle treiben ihn nachts aus dem Bett. Diese Angst befällt das Herz, und so scheint die Gemütsangst und die Herzangst zusammenzufallen. Ein durchdringender, ängstlicher Schreck befällt ihn nachts. Er springt aus dem Bett mit dem Gefühl, sterben oder ersticken zu müssen, er wird von Atemnot befallen, von cardialer Dyspnoe, von verschiedenen Formen von Asthma. Die Anfälle kommen abends, wenn er sich schlafen gelegt hat, oder nach Mitternacht. Ab 1 oder 2 Uhr nachts wird er von innerlicher Angst befallen, von Atemnot, Todesfurcht, von Kälteschauern und kalten Schweißen (41).

Schwermut, Traurigkeit, Furcht vor Gespenstern, vor der Dunkelheit, vor dem Alleinsein, vor dem Tode. Todesgedanken und Gedanken über die Unheilbarkeit seiner Leiden. Deshalb meint er, es sei unnütz, seine Arzneien einzunehmen. Ars. liebt die Einsamkeit nicht, da er fürchtet, es könne ihm etwas zustoßen, wenn er allein ist. Bei Dunkelheit, wenn der Abend hereinbricht und wenn die Nacht gekommen ist, geht seine unbestimmte Ängstlichkeit in echte Angst über mit der Furcht, sterben zu müssen *(Acon)*.

Große Angst mit kaltem Schweiß.

Heftige Delirien, viel heftiger als bei allen anderen Säuren außer *Nit-ac.* Sie sind schlimmer nachts. Er sieht Gespenster und hat andere Halluzinationen, dabei zittert er am ganzen Körper. Wir bemerken hier eine Ähnlichkeit mit den Erschei-

207

nungen des Delirium tremens, dem »Säuferwahn«, und Ars. ist ein oft gebrauchtes Mittel, besonders bei alten Säufern, die vom Alkohlmißbrauch ernstlich geschädigt sind und nicht von ihrem gewohnten Trunk lassen können (23).
Völlige Gleichgültigkeit. Gedächtnis und Intelligenz vermindert.

Geizig, boshaft, egoistisch. Sie sind mutlos, vermeiden es Bekannte zu treffen, weil sie sich einbilden, sie früher beleidigt zu haben (3). Allgemeine Überempfindlichkeit *(Hep.)*, Diese Empfindlichkeit ist typisch für Ars.: überempfindlich gegen Gerüche und Berührung. Überempfindlichkeit aller Sinne. Ein besonderer Zug ist die Überempfindlichkeit gegen die Einrichtung des Zimmers und die Dinge, die ihn umgeben. Er ist ganz besonders eigen mit diesen Dingen, und Hering nannte ihn: »Den Kranken mit dem goldenen Knopf am Spazierstock«. Wenden wir das auf den Kranken im Bett an, so wird er sich grämen, wenn nicht jedes Bild an der Wand genau senkrecht hängt. Es sind Leute, die sich aufregen über Unordnung und Verwirrung, denen es schlechter geht, und die unruhig sind, bis alles wieder an seinem richtigen Platz steht; die ein krankhaft anspruchsvolles Wesen an den Tag legen, das sein Simillimum in Ars. findet (41).

Schlaf

Tagsüber schläfrig, unterbrochen von Unruhe, dem Drang, sich zu bewegen. Beständiges Schlafbedürfnis mit häufigem, kräftigem Gähnen.

Nachts ist der Schlaf sehr unruhig, besonders von 1-3 Uhr morgens, und er wacht plötzlich nach Mitternacht, gegen 3 Uhr früh auf, von einer schrecklichen Angst befallen, als müsse er sterben. Diese Angst jagt ihn aus dem Bett heraus, und er sucht einen geeigneten Platz, an dem dieses Gefühl verschwinden könnte. Oft ist sein Schlaf begleitet, oder besser, gestört von Delirien, von Träumen und Alpträumen, die mit starker Unruhe einhergehen. Der Kranke jammert und klagt und versucht, aus seinem Bett zu entfliehen, wie bei den Solanaceen.

Unruhiger, nicht erholsamer Schlaf. Während des Schlafens Auffahren mit Entsetzen, Stöhnen, Zähneknirschen. Krampfartige Bewegungen der Hände und Finger. Häufige fürchterliche, ängstliche und phantastische Träume. Häufiges Aufwachen nachts, wonach er nicht wieder einschlafen kann.

Nachts Zucken der Glieder, Hitze, Unruhe. Brenngefühl unter der Haut, als habe er siedendes Wasser in den Venen oder im Gegenteil großes Kältegefühl, daß er nicht wieder warm werden kann. Asthma-Anfälle, Erstickungsgefühl im Kehlkopf, große Unruhe und Angstgefühl am Herzen.

Atemnotanfälle im Schlaf, er muß mit hochgelagertem Kopf schlafen.

Kopf

Unerträgliches Jucken der Kopfhaut. Trockene Seborrhoe. Haarausfall, besonders am Vorderkopf. Nächtliches Brennen und Jucken. Kleine runde haarlose Stellen, die empfindlich sind, an denen die Haut schmutzig aussieht und mit Schuppen bedeckt ist.

Brennendes Jucken. Krustige Eruptionen, Pusteln und fressende Geschwüre auf der Kopfhaut, die schmerzt, als sei sie geschwürig oder gequetscht, durch leichteste Berührung stark verschlimmert. Manchmal ist die Kopfhaut so empfindlich, daß die Haare nicht gekämmt werden können. Bei Berührung mit dem Kamm oder der Bürste entsteht ein Gefühl, als würden diese ins Hirn eindringen (41).

Kongestiver Kopfschmerz, begleitet von Klopfen, Brenngefühl, Unruhe und Angst. Schwere im Kopf, Stirnkopfschmerz, Ohrgeräusche. Brennende Migräne, die durch Kälte besser wird. Schwere, Gefühl von Schwäche und Verstimmung im Kopf, schlimmer im geschlossenen Raum und besser im Freien. Klopfende, betäubende oder schießende und brennende Kopfschmerzen, oft nur einseitig und meist supraorbital, an der Nasenwurzel oder am Occiput und manchmal be-

gleitet von Schlafsucht oder Ohrensausen. Brennende, perio-
dische Schmerzen mit beständiger Unruhe und kalter Haut.
Hemikranie mit Gefühl von Eiseskälte der Kopfhaut. Für die
Migräne kann man auch an

Graph. denken, das morgens beim Erwachen einen allgemeinen, einseitigen Kopfschmerz mit Brechneigung hat.

Naja., das einen starken Schmerz in der linken Schläfe
und der linken Orbitalregion hat, der sich zum Hinterhaupt ausdehnt mit Übelkeit und Erbrechen.

Prun. mit ziehenden Schmerzen von der rechten Stirnseite
durch das Gehirn zum Hinterkopf. Hier kommen auch
berstende Schmerzen im rechten Augapfel hinzu.

Puls. hat einen einseitigen Kopfschmerz mit dem Gefühl
von Bersten, Übelkeit und Erbrechen infolge einer Ver-
dauungsstörung.

Sel., das eine linksseitige Infraorbitalneuralgie hat infolge
von Gehen in der Sonne, von starken Gerüchen oder Tee-
abuses.

Onos., das einen occipitofrontalen Kopfschmerz morgens
oder beim Gehen, besonders auf der linken Seite hat.

*Bell., Bry., Coff., Ign., Sang., Sep., Sil., Spig., Stann.,
Thuj.*, wobei jedes Mittel durch seine Charakteristika von
Ars. zu unterscheiden ist.

Die Kopfschmerzen verschlimmern sich nach Mitternacht,
durch Lärm, Licht, Bewegung, Anstrengung, die einen Blutandrang zum Kopf macht, nach Erhitzung und beim Gehen.
Sie sind allgemein besser im Dunkeln, beim Liegen mit hoch-
gebettetem Kopf. Sie werden durch Kälte gebessert, wenn es
sich um kongestive Schmerzen handelt. Der Kranke leidet
dann unter einer Schwere, die im Freien nachläßt, die aber sofort wieder erscheint, wenn er in ein warmes Zimmer kommt.
Sie werden dagegen durch Kälte verschlimmert, wenn es sich
um neuralgische Schmerzen handelt. »Die Besserung der
Kopfschmerzen durch Kälte besteht nicht , wenn diese mit
Neuralgien und anderen rheumatischen Symptomen verge-

sellschaftet sind: der Kranke hat im allgemeinen Linderung durch Wärme und er wünscht, daß sein Kopf warm eingehüllt wird« (41).

Andererseits sind die Ars.-Kopfschmerzen in sehr auffälliger Weise der Periodizität unterworfen, die auch viele andere Symptome des Mittels beherrscht. Die Kopfschmerzen kommen besonders nach jeder Mahlzeit, morgens, abends im Bett oder nachts. Manchmal sind sie dann unerträglich und von Tränen und Stöhnen begleitet, werden durch kaltes Wasser gelindert, um nachher um so schlimmer wiederzukommen. Sie kommen oder verschlimmern sich in einem Zyklus von 2,4,7,14 Tagen. Das kommt auch bei

Chin. und Nat-m. vor, die hier Ars. sehr nahe stehen.

Ars. hat alternierende Zustände, was auch bezüglich der Kopfsymptome gilt. Zunächst friert er immer, besonders bei Affektionen im Körper, und verlangt viel Wärme, die ihm Linderung bringt. Leidet er aber am Kopf, so will er zwar den Körper warm haben, verlangt aber Kühle für den Kopf. Ähnlichem begegnen wir bei

Phos., dessen Kopf- und Magenbeschwerden durch Kälte gebessert werden, während die übrigen Körperteile Wärme brauchen.

Bei Ars. alternieren die Kopfsymptome mit Beschwerden am übrigen Körper. So hat er eine Zeit lang Kopfschmerzen, dann verschwinden diese und dafür treten rheumatische Gelenkschmerzen auf.

Alum. hat einen Druckschmerz auf dem Scheitel, der mit Blasenreizung abwechselt.

Podo. hat Kopfschmerzen im Wechsel mit Diarrhoe.

Arn. zeigt Gemütssymptome im Wechsel mit solchen des Uterus (41).

Merken wir uns »bei den chronischen, kongestiven Kopfschmerzen, wie bei den Malariaaffektionen von Ars. zeigt die Haut eine Tendenz zu Runzeln und nimmt das Bild vorzeitiger Alterung an. Die Schleimhaut der Lippen und des Mundes schrumpft zusammen und bedeckt sich mit Runzeln« (41).

Stupor und Betäubung. Schwindel hauptsächlich abends, beim Augenschließen, beim Gehen oder im Freien, manchmal mit Wanken und der Gefahr hinzufallen. Trunkenheitsgefühl, Schwarzwerden vor Augen und Kopfschmerzen.

Zu den Kopfsymptomen gehört auch, daß »dieser ständig in Bewegung ist. Dieses dauernde Bewegen des Kopfes findet sich auch bei anderen Körpersymptomen. Wenn die kranken Teile zu schmerzhaft sind, um bewegt zu werden, dann gibt der Kranke seiner Unruhe nach, indem er den Kopf bewegt« (41).

Augen

Brennen in den Augen mit scharfem, brennendem, wundmachendem Tränenfluß. Drückende, brennende und lanzinierende Schmerzen in den Augen, schlimmer durch Licht wie durch Augenbewegung, wobei manchmal das Bedürfnis besteht, sich hinzulegen oder im Gegenteil eine Angst, die ihn daran hindert ruhig im Bett zu bleiben.

Die Lider sind gerötet, geschwürig, mit Krusten, Schuppen oder Granulationen bedeckt. Äußere Entzündung des Auges mit vielen brennenden Schmerzen. Entzündete, rote Augen mit Rötung der Bindehaut oder der Skleren und Injektion der Conjunktivalvenen. Entzündliche Schwellung der Lider. Große Trockenheit der Lider, hauptsächlich an ihrem Wimpernrand. Machmal krampfhafter Lidschluß auf Lichteinfall. Lider verklebt.

Ödem um die Augen, besonders am Unterlid, das wie ein kleines Wassersäckchen hängt, wie bei

   Apis., Phos., Kali-ar.

   Kali-c hat ein lokalisiertes Ödem am inneren Winkel des
      Oberlides.

Konjunktivitis mit scharfem, brennendem Tränenfluß. Hornhautgeschwüre.

»Innere« Lichtscheu. Der Kranke kann kein Licht vertragen. Retinitis albuminurica. Katarakt. Myosis. Optikusatropie durch Tabakabusus. Ciliarneuralgie.

Ohren

Ekzem um das Ohr.

Wundmachender, übelriechender, spärlicher Ohrfluß mit scharfen, bohrenden, brennenden Schmerzen und Ohrensausen während der Schmerzanfälle.

Summen und Pfeifen in den Ohren, begleitet den kongestiven Kopfschmerz, besser im Freien und verschimmert, wenn man in ein warmes Zimmer kommt.

Gefühl als seien die Ohren verstopft mit Schwerhörigkeit, besonders für die menschliche Stimme.

Gesicht

Das Ars.-Gesicht ist aufgedunsen, blass, gelblich, kachektisch, scharfgeschnitten, hohl, kalt, machmal feucht *(Acetac.)*. Es kann einen Ausdruck von Todesangst haben. Die Lippen sind trocken, rissig, und der Kranke leckt sie oft, um sie anzufeuchten.

»Das Gesicht von Ars. ist verstört, seine Züge können krampfhaft verzerrt, verfallen und entstellt sein. Es ist totenblaß oder gelblich, kachektisch und die Augen liegen tief in den Orbitae. Andererseits kann auch das ganze Gesicht oder Teile davon aufgedunsen sein, zum Beispiel ein Ödem der Lider, besonders der unteren, die entzündet sind und ein spastisches Zittern zeigen. Der Blick ist starr und scheu. Das Sehvermögen kann getrübt sein, man findet auch Pupillenverengung. Die Lippen, die konvulsivisch zucken können, besonders beim Einschlafen, sind bläulich gesprenkelt oder schwarz-violett eingerahmt« (21). Bläuliche oder schwärzliche, trockene und rissige Lippen.

»Das Ars.-Gesicht ist blaß-gedunsen oder gelblich kachektisch. Die Lippen blass oder livide, die Augen haloniert. Sind die Störungen, die das Mittel erfordern, weniger ausgeprägt, dann ist die Haut im Gegenteil rosa. Die Epidermis löst sich, besonders an den Mundwinkeln, in feinen Schuppen ab, die Reispuder ähneln« (47).

Schneidende, brennende Schmerzen.

Herabhängen des Unterkiefers.

Verdauungsapparat

1. Mund:

Trockene, pergamentartige, rissige, bläuliche Lippen. Man kann an der Unterlippe einen kleinen Streifen finden, der sich von der Mitte bis zu den Mundwinkeln ausdehnen kann, bestehend aus sehr feinen, weißen Schorfen, die der Kranke schnell mit der Zunge beseitigen kann, die sich aber sehr schnell wieder bilden.

Aphten, Geschwüre der Wangenschleimhaut. Diese können von einem manchmal blutigen, aber immer fauligen Speichelfluß begleitet sein und von brennenden Schmerzen, die durch heiße Getränke gebessert werden. Geschwollenes, leicht blutendes Zahnfleisch. Die Zähne scheinen zu lang zu sein und schmerzen. Neuralgische Schmerzen, auch infolge eines Zahnschadens.

Atem mehr als stinkend, faulig.

Große Trockenheit der Lippen, der Wangenschleimhaut, der Zunge mit erheblichem Durst.

Die Zunge ist manchmal trocken und rot mit hervorstehenden Papillen, manchmal rot mit gezahntem Rand, manchmal braun oder sogar schwarz, wie in Fällen von typhoidem Fieber, in denen das Mittel angezeigt ist. Sie kann der Sitz brennender Schmerzen sein.

2. Rachen:

Der Rachen ist trocken wie der Mund. Trockene, brennende Kehle. Geschwollener, ödematöser, ausgetrockneter, zugeschnürter Hals. Kalte Getränke schmerzen beim Schlucken während heiße Getränke Linderung bringen.

Bei Entzündung sehen wir eine diffuse Rötung, die dunkelrot sein kann. In einigen Fällen können falsche Membranen auftreten, die grau und hochgradig gefältelt aussehen, wie zusammengeschrumpft, manchmal gangränös, stets von einem fauligen Atemgeruch begleitet sind.
Glottisödem.

3. Magen:

Ausgesprochen heftiger Durst, wobei der Kranke nur kleine Mengen Wasser auf einmal trinken kann. Unstillbarer Durst, er trinkt oft aber wenig auf einmal.

Er hat Durst auf kaltes Wasser, obwohl Kaltes verschlimmert und Heißes bessert. Auch kann kaltes Wasser wie ein Stein im Magen liegen und gleich wieder erbrochen werden. Das sieht man auch bei

Phos, aber hier lindern gekühlte Speisen und Getränke, während das Magenbrennen bei Ars. nur durch heiße Anwendungen wie heißes Trinken, welches auch vertragen wird, gelindert wird.

Hier können andere *Durstmittel* verglichen werden:

Bry. hat sehr ausgesprochenen Durst, trinkt aber viel auf einmal und in großen Abständen, ganz im Gegensatz zu Ars., das wenig und oft trinkt.

Acet-ac. hat brennenden, starken Durst, kalte Getränke tun ihm nicht gut.

Acon. hat einen unstillbaren Durst und will kaltes Wasser. Alles schmeckt ihm bitter, nur kaltes Wasser findet er gut.

Ant-c. hat Durst abends und nachts.

Ant-t. hat einen brennenden Durst, der wie Ars oft und wenig kaltes Wasser verlangt.

Bell. hat zwei widersprüchliche Symptome: Durst mit großem Verlangen nach kaltem Wasser und Abscheu vor Wasser.

Canth. ist sehr durstig, hat aber erhebliche Verschlimmerung durch Flüssigkeiten.

Caps. ist sehr durstig. Beim Trinken fröstelt er.

Eup-per., hat großen Durst, besonders vor dem Erbrechen.

Merc. hat ausgesprochenen Durst mit großem Verlangen nach kalten Getränken.

Nat-m. hat starken Durst, der mit dem typischen Hunger des Mittels einhergeht. Der typische

Phos.-Durst »ist eines der konstantesten Symptome dieses Mittels. Bei den akuten wie den chronischen Krankheiten besteht hier ein intensiver Durst auf kalte, selbst eisgekühlte Getränke. Sie bringen eine momentane Linderung, aber der Kranke erbricht sie, sobald sie sich im Magen erwärmt haben.«

Rhus-t. hat unstillbaren Durst bei völlig fehlendem Appetit.

Verat. ist sehr durstig und will kaltes Wasser, das aber gleich nach dem Trinken erbrochen wird.

Verlangen nach kaltem Wasser, Saurem, Schnaps, Kaffee und Milch.

Apis., Chel., Ph-ac., lieben Milch und verlangen danach wie Ars.

Ant-c., Ant-t., Mag-c., Sep., Chin., Hep., Verat., Ph-ac., Puls. usw. haben Säureverlangen und

Asar., Caps., Coca., Carb-ac., Kali-bi., Nux-v., Lach., Phos., Sel., Sul-ac. usw. haben Schnapsverlangen mit Ars. gemeinsam.

Der Magen kann kein kaltes Wasser vertragen, es bleibt wie ein Stein darin liegen. Das könnte paradox erscheinen, da der Kranke doch kaltes Wasser zu trinken verlangt. In Wirklichkeit steht dieses Symptom aber in Beziehung zu der großen Modalität des Mittels, an die wir immer denken müssen: Verschlimmerung durch Kälte.

Der heftige Durst des Mittels ist oft begleitet von einem echten Mangel an Appetit. Ars. hat wie

Arn., Alum., Bry., Chin., Calc., Puls., Sep. einen ausgesprochenen Widerwillen gegen Fleisch und wie

Puls., Carb-v., Nat-m. gegen Butter.

Manchmal besteht sogar Widerwillen gegen alle Nahrungsmittel. Er verträgt weder deren Anblick, noch deren Geruch
(*Colch., Cocc., Sep., Stann.*). Fehlen von Hunger und Appetit. Unüberwindlicher Widerwillen gegen alle Nahrungsmittel. Alles was er schluckt, verursacht in der Speiseröhre einen
Druck, als bliebe es dort stecken.Andererseits kommt auch
ein beständiger Hunger vor, der aber schnell gestillt ist.

Übelkeit, Erbrechen, Aufstoßen, Magenschmerzen, Koliken
nach dem Essen. Frösteln oder Gänsehaut, erneutes Erbrechen und Durchfall, Aufstoßen und Kolik nach Trinken.

Der Ars.-Magen ist extrem reizbar, so sehr, daß das geringste
Getränk oder die geringste Speise Schmerzen oder Erbrechen,
Durchfall oder beides zugleich auslöst. Gastralgie, nachdem
er nur ein kleines bißchen gegessen oder getrunken hat.Hoch-
gradig reizbarer Magen mit Wundheitsgefühl (*Arg-n.*).

Die Magenschmerzen sind entsetzlich, durch die geringste
Nahrungs- und Flüssigkeitsaufnahme verschlimmert, besonders wenn diese kalt sind. Atemnot durch eiskaltes Wasser
oder Eiscreme, ebenso durch Essig, Saures, Tabak. Das Er-
brochene kann alles mögliche enthalten: von Wasser und
Schleim bis zu schleimiger Galle und Blut.

Diese Überempfindlichkeit des Magens, dieses Erbrechen
nach Speisen und Getränken lassen an

Ip. denken, aber dieses hat neben anderen Unterschei-
dungsmerkmalen viel mehr Übelkeit als Ars. Man denke
auch an *Ant-c., Nux-v., Phos., Puls.*

In anderen Fällen kann der Magen viel mehr vertragen, hat aber
ein Gefühl von Schwellung und Völle, das schon durch Nahrung in normaler Menge ausgelöst wird. (*Lyc.*).

Wie Feuer brennende Schmerzen. Der Kranke spricht von glühendem Eisen. Sehr unangenehmes, manchmal unerträgliches
Gefühl von Brennen, wie von glühenden Kohlen im Magen.

Dieser Brennschmerz kann bisweilen von Durchfall begleitet sein. Schwäche- und Vernichtungsgefühl in der Magengrube, das durch Essen besser wird. Sobald er aber zu essen beginnt, tritt heftiger Stuhldrang und Durchfall auf (*Chin., Ferr.*).

Die auslösenden Ursachen für diese Symptome können sein: Kälte in jeder Form; Reichlicher Alkoholgenuß; Leichengifte, Genuß von verdorbenem Fleisch. Üble Folgen von Pflanzenkost, Melonen, wässerigen Früchten (*Chin., Puls.*).

4. Abdomen:

Der Bauch ist aufgebläht und schmerzt. Intensive Bauchschmerzen, die den Kranken zwingen sich zu winden und zu drehen, besser durch Wärme. Brennende Schmerzen, die nach heißen Anwendungen und heißen Getränken besser werden. Sie sind von Angst und Unruhe begleitet.

Der Bauch ist tympanitisch aufgetrieben und der Kranke kann da keinerlei Berührung ertragen. Er ist sehr erregt, wechselt dauernd seine Lage und gibt keine Ruhe, ehe er nicht völlig erschöpft ist. Ascites und Anasarka.

Milz und Leber sind vergrößert.

5. Anus:

Haemorrhoiden brennen wie Feuer, besser durch Wärme. Vorstehende Haemorrhoiden, die brennen als säße man auf glühenden Kohlen, besser durch Wärme und warme Anwendungen, begleitet von scharfen Schmerzen, die nicht beim Stuhlgang auftreten, sondern wenn der Kranke geht oder sich hinsetzt. Die Haut um den Anus ist wund mit brennenden Schmerzen. Tenesmen mit Brennen. Eingeklemmter Prolaps mit Brennschmerz. Alle diese Brennschmerzen bessern sich unter Wärme.

Der Kranke leidet beständig unter einer Empfindung von Druck und Brennen in Rektum und Anus.

6. Stuhl:

Der Stuhl riecht besonders übel und ist scharf. Er macht die Haut um den After wund. Das kann von einem Ekzem mit Jucken und Brennen begleitet sein, gebessert durch die Anwendung von sehr heißem Wasser.

Die Ars.-Stühle haben dysenterischen, selbst choleriformen Charakter: Durchfall mit allen möglichen Stuhlformen, vom einfachen Schleimstuhl bis zu schwarzen, blutigen, fötiden Stühlen. Kleine, spärliche, wundmachende Stühle von kadaverösem Geruch, die mühsam entleert werden und mit großer Erschöpfung einhergehen. Kleine braune, zwetschgenbrühefarbige, widerliche, nach Verwesung stinkende Stühle, die beim Durchtritt durch den After wie Feuer brennen, wund machen und manchmal Blut enthalten. Dysenterische Stühle mit brennenden Schmerzen, kalten Extremitäten, Erbrechen und Erschöpfung. Spärliche, dunkle, widerliche Stühle mit starker Erschöpfung, schlimmer nachts und durch Kälte in jeder Form (*Acon., Bry., Puls. usw.*), nach Essen oder Trinken (*Arg-n., Crot-t., Podo., Staph.*).

Typisch für die Stühle des Ars.-Durchfalls sind: geringe Menge, dunkle Farbe, ausgesprochen widerlicher Gestank und nachfolgend große Erschöpfung.

Cholera infantum mit starker Erregung, Angst, Erschöpfung, brennendem Durst und Kälte der Haut. Der Körper ist wie ein Eisklumpen (*Verat.*).

Verstopfung ist als sekundäres Ars.-Symptom bezeichnet worden. Sie geht mit einem Gefühl von Lähmung des Rektums einher.

Bei jedem Grad von Erkrankung im Verdauungskanal, von der leichtesten Reizung bis zur stärksten Entzündung und den schwersten Krankheitsformen werden wir immer antreffen: das charakteristische Brennen, die Wärmebesserung und Kälteverschlimmerung und, wenn auch nicht immer so ausgeprägt, eine nächtliche Verschlimmerung.

Harnorgane

Ars. wirkt auf die Nieren, deren Schleimhäute es reizt und tiefgreifend entzündet. Arsenvergiftung bewirkt eine Volumenzunahme der Nieren, deren Epithel schließlich der fettigen Degeneration anheim fällt. (44)

»Bei der akuten Ars.-Vergiftung ist die Harnsekretion fast immer vermindert oder unterdrückt. Bekommt man ein bißchen Urin, so ist er stets eiweißhaltig. Die Beobachtungen von Dr. Mitchell zeigen uns das häufige Auftreten von Anasarka mit und ohne Albuminurie infolge starker Dosen von Ars. als Medikament. Auch die Erfahrungen von Dr. Quaglio haben unsere Kenntnisse auf diesem Gebiet erweitert: er vergiftete 7 Katzen langsam mit Natrium arsenat über einen Zeitraum von 1 bis 10 Monaten und bei allen konnte er eine deutliche, mehr oder weniger weit entwickelte Brightsche Krankheit nachweisen« (19).

Albuminurie mit lokalen Ödemen oder Anasarka, Epithelzylindern, Epithelzellen, Eiter- oder Blutzylindern. Brightsche Krankheit.

Diabetes mit charakeristichem Durst, leichter Erschöpfbarkeit und den übrigen großen Symptomen des Mittels.

Ars. ist besonders angezeigt beim Diabetes, wenn er durch Furunkel, Karbunkel, Gangrän oder Albuminurie kompliziert war. Bei der gewöhnlichen Form sei *Uran* häufiger angezeigt (40).

Spärliche, brennende, unwillkürliche Harnabgänge. Brennen beim urinieren, mit unwillkürlichem Harnabgang. Die Blase ist wie gelähmt und der Kranke empfindet nach der Miktion eine Schwäche im Abdomen. Incontinentia urinae.

Genitalorgane

1. männliche:

Hier herrschen Haut- und Schleimhautgeschwüre vor: Herpes, Ekzem, Geschwüre; alle sehr empfindlich gegen die leiseste Berührung mit heftigem Brennen, besser durch Wärme. Ödeme von Penis und Skrotum.

2. weibliche:

Brennen. Brennschmerz in der Ovarialgegend, besonders rechts. Ziehen bis in die Schenkel, mit Taubheitsgefühl. Regel zu früh und zu reichlich, von schwarzem Blut oder spärlich mit sehr blassem Blut. Dieses macht wund und ist begleitet von brennendem Jucken der Vulva. Während der Regel leidet die Frau unter stechenden, schießenden Schmerzen in Rektum, Damm und Vulva.

Ziehende, brennende Schmerzen im Uterus wie in den Ovarien.

Scharfe, brennende, stinkende, wundmachende Leukorrhoe, besonders wenn die Frau auf ist. Der Ausfluß, der sehr übel riecht, ist nicht sehr reichlich. Er kann mit Gasaustritten aus der Vagina einhergehen.

Am-c., Hydr., Iod., Merc., Kreos., Nit-ac., Sep., Sulph., Graph., Bor. usw. haben eine scharfe, wundmachende, brennende, saure Leukorrhoe ebenso wie Ars.

Kreos., Hep., Carb-an., Helon., Merc., Psor., Sec., Sep. usw. gehören neben Ars. zu den Mitteln mit sehr übelriechendem Ausfluß.

Entzündung, Reizung, schmerzhafte, brennende Schwellung, wie von rotglühendem Eisen, schlimmer durch die geringste Bewegung und besser in einem warmen Zimmer, oder durch heiße Anwendungen. Nagen oder Geschwüre mit Hitzegefühl und Brennen können sich im Bereich der Vulva finden. Ödem der Vulva.

Atmungsorgane

1. Nase:

Schnupfen mit spärlichem, wässerigem, wundmachendem, brennendem, die Oberlippe reizendem Ausfluß. Die Nase scheint verstopft und Niesen bringt keine Erleichterung.

Bekommt leicht *Schnupfen*, manchmal periodisch im Herbst und Frühjahr. Die Nase scheint zunächst verstopft und es tritt Niesen auf, das nicht erleichtert, dann fängt die Nase an zu laufen, es brennt und die Oberlippe wird wund. Hitze, heiße Getränke und heiße Anwendungen bringen dem Kranken Linderung.

Merc. kann man hier vergleichen, das einen flüssigen, scharfen, sehr ätzenden Ausfluß hat, begleitet von viel Niesen. Wenn aber Kälte schlecht vertragen wird, wie bei Ars., dann ist *Merc.* nicht am Platze, das sich im Gegenteil in einem warmen Zimmer besonders schlecht fühlt: *Merc.* braucht eine niedrige Temperatur. Im übrigen folgt Ars. gut auf *Merc.*, wenn dieses nur unvollständig hilft.

All-c. hat einen wässerigen, brennenden Schnupfen, hat aber Linderung im Freien, während Ars. durch Wärme Besserung findet. Außerdem hat *All-c.* einen reichlichen, aber milden Tränenfluß und ist stärker auf der linken Seite.

Euphr. hat einen milden Nasenkatarrh aber scharfe, wundmachende Tränen, gerade umgekehrt wie bei *All-c.*, außerdem ist er stärker rechts.

Heufieber und -schnupfen, schlimmer im Freien, besser im warmen Zimmer, auf jeden Fall, sobald er ins Haus hineinkommt.

Nasenbluten mit brennenden Schmerzen. Akne und Lupus.

2. Lunge:

Bei vielen Lungenaffektionen ist Ars. nützlich, wenn die Atmung sehr behindert ist mit Pfeiffen, Husten und schaumigem Auswurf. Der Kranke kann nicht liegen, kann sich nicht ausstrecken, er muß sich aufsetzen, um Luft zu bekommen. Er kann sich überhaupt nicht bewegen ohne außer Atem zu kommen. Die Atemwege sind verkrampft, wie zugeschnürt. Man merke sich besonders, daß das Mittel sehr nützlich ist, wenn diese Beschwerden mit einem unterdrückten Hautausschlag in Zusammenhang stehen (48).

Große Atemnot mit Erregung und Erschöpfung. Röcheln, brennende Schmerzen in der Brust. Trockener, erschöpfender, pfeifender Husten mit dem Gefühl, als habe er Schwefeldämpfe eingeatmet. Der Husten verschlimmert sich im Liegen und nach Mitternacht.

Sulph. hat einen Husten, der vor Mitternacht schlimmer ist. Zusammenschnürungsgefühl der Atemwege. Suffoaktiver Katarrh. Asthmaanfälle, besonders nachts um Mitternacht.

Ip. ähnelt hier dem Ars. sehr und ist ein anderes großes Asthmamittel. Ars. folgt *Ip.* gut, sowohl beim nervösen wie beim katarrhalischen Asthma.

Kältegefühl in der Brust und beständige, lanzinierende, scharfe, manchmal brennende Schmerzen im oberen Drittel der rechten Lunge.

Haemoptyse mit Schmerzen zwischen den Schultern.

Lungenödem.

3. Rippenfell:

Alle serösen Entzündungen gehören zu den häufigsten Wirkungen von Ars. auf den gesunden menschlichen Körper (11). Jeder teilt diese Meinung, aber noch typischer ist, daß man mehr als einmal bei Ars.-Vergiftungen Pleuritis mit serösem Erguß gefunden hat.

Pleuritis mit reichlichem Erguß und heftiger Dyspnoe, besonders nachts oder bei geringster Anstrengung. Pleuraerguss mit Herzkomplikationen wie stürmischem Herzklopfen, besonders im Liegen. Die Erregung des Mittels, seine Schwäche und besonders seine Gemütslage sind hier von Bedeutung für die Wahl von Ars.

Kreislauforgane

1. Herz und Kreislauf:

Wir haben bei der Besprechung der allgemeinen Wirkung schon gesagt, daß Ars auf den Herzmuskel selbst wirkt. Dies beruht jedoch nicht auf einer direkten Beeinflussung des Muskels, vielmehr wirkt das Mittel in kleinen Dosen zunächst schwächend auf den Vagus, wodurch der Herzschlag beschleunigt wird. Auch die Herzganglien werden durch kleine Dosen angeregt, durch starke Dosen, jedoch gedämpft, was zur Verminderung des Herzschlages führt.

Ars. produziert eine ganze Serie von Herzsymptomen, die man folgendermaßen zusammenfassen kann: Reizbares Herz, es klopft zu stark, das Herzklopfen wird von den Umstehenden gesehen und vom Kranken selbst gehört (*Spig.*). Es kommt auch sehr unregelmäßiges Herzklopfen vor. Herzklopfen nachts oder nach Stuhlgang mit Schwäche und Zittern, was den Kranken zwingt sich zu legen. Gefühl von Zusammenschnürung und Druck am Herzen (*Cact.*) beim Gehen. Herzbeklemmungsgefühle (*Spig.*). Fettige Degeneration des Herzmuskels.

Bei Herzklappenerkrankung ist Ars. nützlich, wenn nächtliche Verschlimmerung, Erregung, die typische Angst, höchste Atemnot, kleiner unregelmäßiger Puls mit Pulsdefizit vorliegen. Anasrka und Kachexie sichern die Indikation.

Bei Endocarditis und Pericarditis ist Ars. bei folgendem, klinischem Bild angezeigt: Erregung und typische Angst, mehr oder weniger generalisierte Ödeme, Atemnot, schlimmer um Mitternacht und im Liegen, kalte klebrige Haut, während der Kranke im Innern eine brennende Hitze spürt. Ameisenlaufen in den Fingern, besonders der linken Hand.

Puls schnell, schwach, unregelmäßig. Morgens ist er immer schneller, was für unser Mittel typisch ist.

Varizen brennen wie Feuer, dieses wird aber durch heiße Anwendungen gelindert.

2. Blut:

Ars. hat eine große Neigung zum Bluten. Der Patient hat überall leicht Blutungen. Haemorrhagien von schwarzem Blut, das sehr schlecht riecht und wund macht, Brennschmerz und Angst mit Erregung und Erschöpfung. Haematurie, Haemoptysie, Haematemesis, Teerstühle, Menorrhagie, Metrorrhagie, Epistaxis. Blutungen aus den Schleimhäuten, wenn eine sehr starke Entzündung besteht. Petechien.

Anaemie. »Ars. vermindert nicht sicher das Blutplasma wie *Chin.* und es zerstört die roten Blutkörperchen nicht: es erzeugt vielmehr pathologische Veränderungen der weißen und roten Blutkörperchen: Die gestörte Haemogenese ist eine Ars.-Wirkung und eine ausgesprochene Haemolyse ist sicher. Bei chronischen Ars.-Vergiftungen kann die Zahl der Erythrocyten auf 2 000 000 sinken, wobei der Prozentsatz an Haemoglobin normal oder erhöht sein kann.

  Ferr hat das Gegenteil.

»Es ist das gleiche Bild wie bei der progressiven, perniciösen Anaemie und erklärt, warum Ars. in solchen Fällen so oft lindert und manchmal auch heilt. Dr. Osler schreibt: Eisen wirkt kaum bei dieser Form der Anaemie. Wir könnten ihm auch erklären warum, wenn er uns anhören wollte.

»Bei Ars.-Vergiftung zeigen nicht nur die roten Blutkörperchen Veränderungen: die weißen Blutkörperchen bekommen auch ihren Teil.

»Das Differenzialbild ist verändert und die Gesamtzahl ist immer erhöht. Sie kann einer septischen Leukozytose entsprechen, kann aber auch so stark erhöht sein, wie bei der Leukämie.

»Wir sehen also, daß Ars. sowohl zu den schweren Blutkrankheiten gehört, als auch zu den Anaemien durch Organkrankheiten. In diesen extremen Fällen bringt uns Ars. glückliche und unerreichte Ergebnisse.

»Man kann bei Anaemien mit einer mehr oder weniger deutlichen Besserung rechnen, diese ist aber fast sicher in den Fällen, die eine größere Zahl von Symptomen aus dem Ars-Bild zeigen. Eines der wichtigsten ist die zunehmende Erschöpfung, zusammen mit einer immer größer werdenden physischen und psychischen Unruhe. Die Herzschwäche und die Dyspnoe nach Mitternacht, die durch Wärme gebesserten, brennenden Schmerzen, der besondere Durst usw. sind ebenfalls sehr charakteristisch.

»Unter anderen Umständen als diesen, wird Ars. nicht gut tun und eines der Mittel, die man hier sorgfältig von ihm unterscheiden muß ist *Acet-ac.*« (63).

Rücken und Glieder

Schwäche der Wirbelsäule, besonders am unteren Rücken, sodaß er sich legen muß, ohne allerdings Linderung zu finden. Dabei besteht Angst und Unruhe.

Schmerz und Schwächegefühl im Sakrum.

Brennende Rückenschmerzen (*Ox-ac.*). Brennen zwischen den Schultern (*Lyc.*). Ziehende Schmerzen im Rücken.

Schmerzen im Nacken bei Angina pectoris.

Schwäche- und Druckgefühl in den Gliedern, die schwer und mühsam zu bewegen sind.

Lähmung und Kontraktur der Glieder. »Die Ars.-Lähmung befällt besonders die Beine. Zittern, Schmerzen, Kontrakturen, Konvulsionen gehen ihr voraus. Wir wissen noch nicht genug, um sagen zu können, worin sich die Ars.-Lähmung von derjenigen von *Stram., Bism., Ant-c., Zinc., Plb., Merc.* unterscheidet. Man kann jedoch sagen, daß die Ars.-Lähmung im Zusammenhang mit einer Läsion im Bereich des unteren Markes steht, während bei der

Merc.-Lähmung das ganze Mark geschädigt zu sein scheint.

Ant-c. betrifft mehr den oberen,

Plb. den mittleren Teil des Rückenmarkes.

Manchmal betrifft die Ars.-Lähmung auch die Arme, die auch der Sitz von Schmerzen, Taubheit, Ameisenlaufen und spastischen Kontrakturen sein können, ebenso direkte Ars.-Wirkungen wie die Krämpfe, die Ödeme, das bleiche Aussehen, die Verminderung der Wärme und die Abmagerung ohne Athrophie. Aber bei all diesen Störungen funktionieren Blase und Rektum gut. Man findet die Ars-Lähmung besonders in Ungarn, weil dort die merkwürdige Gewohnheit herrscht Ars. in hohen Dosen zu nehmen als Anregungsmittel und in dem Glauben, die Frische des Teints und die Wohlbeleibtheit aufrecht erhalten zu können (7).

Die Lähmung betrifft besonders die Enden der Gliedmaßen. Sie bleibt nur selten bei den Fingern und Zehen stehen, sondern erstreckt sich meistens auf die Hände und Füße, ja steigt auch weiter empor ohne jedoch über die Ellbogen und Knie hinaus zu gehen. Man muß ferner die besondere Affinität von Ars. zu den unteren Extremitäten bedenken. Sie ist chiropedal und besonders pedal. Diesen Lähmungen gehen Schmerzen, Krämpfe, Taubheit, Formikationen in den Gebieten voraus, die danach von der Lähmung betroffen werden. Sie können durch Hyperästhesien der Haut kompliziert sein. Beuger und Strecker sind manchmal gleichmäßig, manchmal in verschiedenem Grade betroffen. Gern sind sie von Desquamationen, manchmal auch von Juckreiz begleitet. Wenn sich schließlich eine Heilung anbahnt, so verläuft diese im umge kehrten Sinne, sodaß die Enden der Extremitäten sich zuletzt erholen (37).

»Die Ars-Lähmungen gehören in die heute wohl definierte Gruppe der toxischen Lähmungen und stehen in Verbindung mit Läsionen der peripheren Nerven (Baars). Die Lähmung fängt meist in den Beinen an (69 von 72 Fällen) und verläuft zentripetal (Brouardel). In 50% der Fälle werden die Arme am Tage danach befallen. Die Lähmungserscheinungen sind fast immer symmetrisch. Man findet Steppergang und Sehnen-Arefexie. Sehenverkürzungen sind häufig, die Extensoren sind befallen, und es kommt manchmal zu frühzeitiger Atrophie. Es ist eine sensorisch-motorische Lähmung« (56).

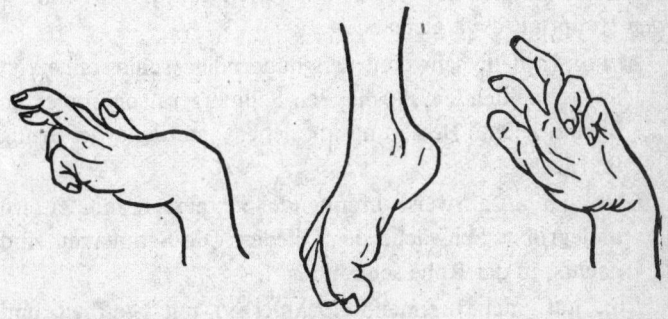

Kontrakturen der Extremitäten nach Arsenlähmung (nach Lewin (56)).

Zittern, spastische Zuckungen einer Muskelgruppe, Kontraktionen, choreiforme Bewegungen. Hartnäckige und alte Chorea bei der man neben den großen Charakteristika des Mittels in den Beinen ein Gefühl der Unruhe findet, das den Kranken zwingt dauernd die Lage der Füße zu verändern oder beständig herumzulaufen, um Erleichterung zu suchen. Vergleichen wir hier für die Chorea:

Agar., Cimic., Croc., Cupr., Ign., Mygal., Stram., Tarent., Verat-v., Zinc., Ziz.

Sulph., und *Cupr.* haben Wadenkrampf beim Gehen oder nachts im Bett.

Schneidende, ziehende, brennende Knochenschmerzen, schlimmer nachts, immer besser durch Wärme.

Brennende Schmerzen entlang einem Nerv. Periphere Neuritis. Ischias mit starken, brennenden Schmerzen, begleitet von großer Unruhe und Angst, oft intermittierend, mit Neigung periodisch wiederzukehren. Sie sind besonders ausgesprochen nachts gegen 1 Uhr und zwingen den Kranken aufzustehen und herumzugehen. Sie sind eben schlimmer in der Ruhe und besser in Bewegung (*Rhus-t.*). Andererseits werden sie schlimmer durch Kälteanwendung, wenn diese auch manchmal zunächst lindern kann, werden dagegen durch Hitze gebessert. Bezüglich des *Ischias* kann man mit Ars. die folgenden Hauptmittel vergleichen:

Am-m. ist beim schweren, langdauernden Ischias angezeigt mit schneidenden, stechenden Schmerzen, schlimmer im Sitzen, leichte Besserung im Gehen, deutliche Besserung im Liegen.

Gels. hat anfallsweise brennende Schmerzen mit Zittern und großer Schwäche der Glieder. Die Schmerzen sind nachts, in der Ruhe schlimmer.

Lyc. hat auch brennende Schmerzen mit Steifheit und Schwäche des kranken Beines. Es hat Ruheverschlimmerung wie

Rhus-t., einem anderen großen Ischiasmittel.

Visc. hat ein Gefühl, als würden die Muskeln mit glühenden Zangen gequetscht. Das Bein ist schwer wie Blei und Ruhe bessert.

Schwellung. Knöchel- und Fußödeme.

Haut

Ars. neigt zur Bildung von Verhärtungen der Haut (23). Es hat auch Neigung zur Faltenbildung, zu runzligem, vorzeitig gealtertem Aussehen (41).

Dieser Zustand der Haut kann eine echte Kachexie begleiten. Man hat solche Zustände tatsächlich beobachtet, sowohl nach hohen Dosen wie nach langfristiger Einnahme kleiner Dosen des Giftes. Sie zeigen sich in Blässe, Abmagerung, extremer Schwäche, Anasarka, Haemorrhagien, Durchfall und hektischem Fieber. Tierversuche haben gezeigt, daß Ars. die Blutkörperchen zerstört und das Haemoglobin zersetzt, wodurch die Haemorrhagien und die Kachexie ausgelöst werden. Man hat das Mittel erfolgreich bei der Behandlung gewisser essentieller Kachexien eingesetzt, wie Albuminurie, Diabetes, Chlorose usw., und auch bei Kachexien infolge akuter und chronischer Krankheiten (40).

Die Haut ist trocken wie Pergament, rauh, schuppig, mit Jucken, brennenden Schmerzen, Papeln, Pusteln, verschiedenartigen Eruptionen, Ödemen usw. All das schlimmer durch Kälte und Kratzen, besser durch Wärme.

Brennen und Jucken. Er kratzt sich wund. Dadurch entsteht ein starkes Brennen und der Juckreiz beruhigt sich. Sobald aber das Brennen aufhört, fängt das Jucken wieder an. Das Ganze schlimmer nachts, und zwar besonders zwischen 1 und 3 Uhr früh. Taucht man die befallenen Teile in sehr heißes Wasser, so beruhigt das.

Ars. ist das Mittel der Wahl bei Psoriasis.

Dr. Rabuteau hat die Homöopathen verspottet, gesagt zu haben Ars. erzeuge Schuppen der Haut. Prof. Imbert-Gourbeyre hat diesem Spott ein Ende bereitet, indem er 1866 in einer

Denkschrift über die arsenhaltigen Mineralwässer zeigte, daß Ars. wirklich Hautschuppen wie bei Psoriasis erzeugt.

Ebenso oft ist Ars. nützlich beim Ekzem mit konfluierenden Bläschen, das von brennenden Schmerzen begleitet und durch Wärme gebessert wird. Wie bei

Petr. und *Psor.* schlimmer im Winter und besser im Sommer . Schlimmer auch nachts, besonders zwischen 1 und 3 Uhr.

Urticaria, wenn die befallenen Teile Sitz von Brennschmerz und Juckreiz sind, die Unruhe auslösen, und wenn deutliche Wärmebesserung besteht.

Alle Furunkel, Karbunkel, kalte Brände, septischen Wunden verlangen Ars., wenn diese Leiden mit Brennschmerzen, besser durch Wärme, fauligen Absonderungen und den charakteristischen Allgemeinsymptomen des Mittels einhergehen.

Karbunkel mit brennenden, stechenden Schmerzen. Es herrscht Reizbarkeit von Körper und Geist vor, die mitternächtliche Verschlimmerung ist deutlich, die Absonderungen sind faulig (23).

Oberflächliche, nicht sehr tiefe Geschwüre, brennen wie Feuer, mit einem Schmerz, der selbst während des Schlafes anhält. Der Geschwürsgrund ist schwärzlichblau, speckig und sondert einen stinkenden, scharfen Eiter ab. Sie bluten leicht. Pocken (Schwarze Blattern) mit den charakteristischen Ars.-Symptomen.

Anthr. hat die gleichen Symptome, aber sehr viel intensiver.
Man denke auch an *Carb-v.* und *Lach.*
Gangrän mit Wärmebesserung.

Sec. hat dagegen Besserung durch Kälte und kalte Anwendungen.

Lupus. Es wurden Epitheliome mit Ars., *Con., Hydr.* und verschiedenen anderen Mitteln geheilt (23).

Gürtelrose mit zusammenfließenden Bläschen und starken Brennschmerzen, wie von glühenden Nadeln, Nachtverschlimmerung und Wärmebesserung (*Rhus-t., Ran-b., Dol., Graph., Mez., Crot-t.*).

Bei den Schmerz- oder Fieberanfällen, die durch das Mittelbild gehen, kann sich die Haut mit einem kalten, klebrigen Schweiß bedecken.

Ödem, Anasarka. Ars. ist voller Gedunsenheit, voller Ödeme wie Ergüssen in die serösen Höhlen.

Fieber

Die Periodizität von Ars. macht dieses zu einem Mittel der Wahl bei intermittierenden Fiebern. Die Malariaanfälle von Ars. sind unbestimmt, der Frost unregelmäßig, die Hitze ist dagegen intensiv, mit großem Durst auf heiße Getränke. Kalte Getränke lassen den Kranken frösteln. Dieser Durst tritt jedoch niemals im Frost auf, ist dafür sehr ausgesprochen, sowohl im Hitzestadium wie im Schweiß. Letzterer kommt nur zögernd und erleichtert nicht immer. Der Puls ist klein, schwach und schnell. Der Kranke ist auch oft von typischen Neuralgien gequält und bei alten, schweren Malariafällen kann sich eine mehr oder minder generalisierte Anasarka zeigen mit Leber- und Milzhypertrophie.

Ars. folgt in der Malariabehandlung oft gut auf *Chin*. Es ist oft angezeigt, wenn *Chin.* versagt, oder nach Mißbrauch desselben.

Bei den akuten Ars.-Reaktionen beim septischen Typhoid ist das Fieber hoch. Die Indikation unseres Mittels drängt sich auf durch seine Leitsymptome: Erregung, Schwäche, mitternächtliche Verschlimmerung usw.

Beziehungen

Komplementär: *Carb-v., Phos., Thuj., All-s.*
Antidote: *Op., Carb-v., Chin., Hep., Nux-v.*

Arsenicum jodatum

Ars-j. mit der Formel AsJ_3 ist ein Pulver von rötlich-oranger Farbe, das nach *Jod* schmeckt und riecht. Es besteht aus 16,5% *Ars.* und 83,5% *Jod,* ist eine instabile Verbindung, die sorgfältig vor Licht, Luft und Wärme geschützt werden muß, da sonst der Jodanteil verdunstet.

Ars-j. löst sich in reichlich Wasser, wir können es in klassischer Weise verschütteln, die tiefen Potenzen aber auch verreiben.

Allgemeine Mittelwirkung

Im Gegensatz zu dem Mischungsverhältnis der Grundsubstanzen setzt sich in der Arzneiwirkung der *Ars*-Charakter durch. Wie dieses wirkt Ar-j. auf den Stoffwechsel im Sinne von Abmagerung und Reduzierung der allgemeinen Vitalität mit Schwäche, schlechter Abwehrlage usw. Wie *Ars.* bewirkt es auf den Schleimhäuten eine für das Mittel typische Absonderung: chronische Entzündung der Bronchien und Lungen mit reichlich grüngelbem Auswurf, und Entzündung des Magen-Darm-Kanals. Lediglich die Drüsen zeigen eine an *Jod* erinnernde Wirkung. Im ganzen ist es kein sehr individuell wirkendes Mittel, es ist ein *Ars.*, das nur in einigen Details an *Jod* erinnert.

Charakteristisches

1. Konstitution und Typ:
Ars-j. ist besonders angezeigt bei Psorosyphilitikern, Skrofulösen oder Tuberkulösen.

Es sind magere, kachektische, erschöpfte, heruntergekommene, unzufriedene, schweigsame Menschen mit physischer und psychischer Ängstlichkeit.

2. Alle Schleimhautabsonderungen sind scharf, wundmachend, ätzend, heiß, brennend:
(wie *Ail., Ars., Kreos., Merc-c., Nit-ac., Tell., Sulf.).* Bei akuten Krankheiten sind sie allgemein wässrig-klar und bei chronischen Leiden dick. Sie können auch sauer oder übel riechen.

232

Dies ist ein wichtiges Leitsymptom für das Mittel, das ganz im Vordergrund seines Wirkungsbildes steht: der Ausfluß, sei er wässrig oder eitrig, reizt und ist scharf, von welcher Schleimhaut er auch kommen mag.

3. Empfindungen:

Brennen wie *Ars.*, das ergibt sich aus dem eben Gesagten. Gefühl, als seien die Glieder von einem Band umschnürt (*Cact.*). Innerliches und äußerliches Zusammenschnürungsgefühl an den Orifizien (41). Pulsiern, Klopfen wie bei *Iod.*

Modalitäten

Verschlimmerung: Durch Bewegung und körperliche Anstrengung, trotzdem verlangt er, sich zu bewegen.

Durch Extremtemperaturen (*Ars.* wird durch Kälte, *Jod* durch Wärme verschlimmert). Er ist nicht gern in einem geschlossenen Zimmer, sondern lieber im Freien unter der Bedingung, daß er nicht friert.

Durch Kälte, kalten Wind, kaltes Wetter, Südsturm (*Ip.*). Während der Menses.

Es geht ihm schlechter bei Hunger und besser nach dem Essen (*Iod*).

Gemütssymptome

In diesem Sektor des Arzneimittelbildes finden wir die Prägung durch *Ars.* mit seiner Unruhe und Angst, wenn auch in geringerem Maße: Er ist ängstlich, traurig, schweigsam, unzufrieden sogar erschöpft, aber auch reizbar und unfähig zu arbeiten. Besonders wenn er krank ist, ist er reizbar und zornig. Bei vielen Arzneiprüfungen zeigte sich Hast und Ungeduld, in anderen Fällen sind sie unentschlossen, können sich nicht zwischen zwei Möglichkeiten entscheiden.

Geistesverwirrung morgens und abends. Arbeitsscheu, geistige Anstrengung verschlimmert viele Symptome. Ausgesprochene geistige Schwäche.

233

Kopf

Stirnkopfschmerz mit unangenehmem Schweregefühl im Kopf, den ganzen Morgen, und Zerschlagenheit und Steifheit der linken Halsseite, schlimmer beim Bewegen des Kopfes. Schmerzen in der rechten Schläfe. Gefühl von Schwere des Gehirns, von Verwirrung, als könne er nicht klar denken mit Schmerzen im Jochbein und manchmal etwas Stirnkopfschmerz morgens. Kopfschmerz wie von einem dicken Schnupfen. Kopfschmerz während des Vor- und Nachmittags. Besserung im Freien, schlimmer im warmen Zimmer. Besser nach dem Essen und schlimmer, wenn er Hunger hat. Schlimmer durch Bewegung, Lärm, Gehen. Geistige Arbeit macht Kopfschmerzen. Gefühl von Vergrößerung und Schwere im Kopf bei Schmerzen.

Krustige, ekzematöse Ausschläge mit mehlartigen Schuppen auf der Kopfhaut.

Augen

Conjunktivitis mit Brennen und manchmal sehr reichlicher Absonderung. Leicht Tränenfluß mit Brennschmerz, besonders in kalter Luft. Augenschmerzen beim Lesen.

Ohren

Stinkender, wundmachender Eiter aus dem Ohr; eitrige Otitis mit grünlich-scharfem Ausfluß (*Sul-ac.*). Tuben- und Mittelohrkatarrh. Lanzinierende, marternde Schmerzen.

Gesicht

Ausgezehrtes Gesicht mit scharfen Zügen und kränklichem Ausdruck. Bleiche oder livide Hautfarbe, die fast cyanotisch sein kann, oder Blässe mit roten Bäckchen. Ausschläge im Gesicht und um die Nase, Akne, Ekzem, Knötchen.

Verdauungsorgane

1. Mund:

Aphten im Mund. Entzündung des Zahnfleisches, das leicht blutet. Das Zahnfleisch ist entzündet und die Zunge rissig. Nachts während des Schlafes sind Mund und Zunge trocken. Brauner oder weisser Zungenbelag. Vergrößerungsgefühl der Zunge. Morgens reichlich Schleim im Mund. Speichelfluß. Skorbutisches Zahnfleisch. Schmerzhafte, brennende Zunge.

Übler, selbst fauliger Mundgeruch. Schlechter, bitterer, fauliger, salziger, saurer oder süßlicher Geschmack im Mund.

2. Rachen:

Entzündung und Vergrößerung der Mandeln. Trockener Rachen. Beläge auf den Mandeln mit brennenden Schmerzen, Schluckbeschwerden und Geschwüren der Rachenschleimhaut.

3. Magen

Vermehrter Appetit bis Heißhunger im Beginn der Arzneimittelprüfung, dann folgte Inapetenz mit Abneigung gegen die Speisen.

Großer Durst mit starkem Verlangen nach kaltem Wasser, das fast sofort nach dem Trinken erbrochen wird (*Phos.*). Heftige Magenschmerzen mit Luftaufstoßen, fettig wie nach dem Genuß von Schweinefleisch. Gastralgie und Sodbrennen. Brennende, krampfartige, schneidende, drückende, schießende Schmerzen im Magen. Viel Sodbrennen. Schmerzhaftes Erbrechen und Übelkeit. Beständiges Erbrechen. Nach dem Essen Erbrechen mit Durchfall und Schmerzen.

4. Abdomen und Stühle:

Flatulente Auftreibung. Harter, von vielen Gasen, die beständig abgehen, geschwollener Leib. Koliken. Krampfartige, schneidende, brennende Leibschmerzen. Leibschmerzen nach dem Essen, während der Regel, beim Stuhlgang. Schmerzen, die »den Kranken zerschneiden«, zwingen dazu sich vorwärts zu beugen, sich zusammenzukrümmen (*Coloc.*). Blähungsabgang bringt Linderung.

Splenomegalie. Leberschwellung, Schmerzen an beiden Organen.

Sehr heftige, schneidende Leibschmerzen, als solle es zum
Stuhlgang kommen. Es kommt aber keinerlei Stuhl, sondern
beträchtliche Mengen Gas, was dem Kranken Linderung
bringt. Besserung durch heisse Anwendungen auf den Leib.
Heftige, scharfe, schneidende Leibschmerzen hindern ihn zu
Stuhl zu gehen. Schmerzen wie wund verbreiten sich über das
ganze Abdomen und zwingen den Kranken sich zusammenzukrümmen. Nach vielen Anstrengungen entleert er einen dik-
ken, weichen Stuhl, der ihm einige Erleichterung bringt. Das
ereignet sich besonders abends.

Koliken, besser nach Windabgang oder Stuhlentleerung.
Stuhlgang abends mit großer Anstrengung. Die Stühle sind
weich, ungeformt, dunkel, fast schwarz. Morgens beim Aufstehen gebieterischer Stuhldrang, aber mit unbefriedigendem Ergebnis. Die Stühle sind spärlich und dünn, als sei der Anus zugeschnürt. Durchfall mit häufigen, reichlichen, wässrigen Stühlen.
Wässrige Stühle, fast immer von Übelkeit und schmerzhaftem
Erbrechen begleitet. Die ganze Nacht bleibt der Durchfall aus
und beginnt am Morgen, sobald sich der Patient zu bewegen beginnt (*Bry.*). Dumpfe, tiefsitzende, andauernde Schmerzen im
After mit dem Gefühl, als könne man den After nicht zuhalten,
wie dies bei Dysenterie vorkommt.

Harnorgane

Starke Wirkung auf Blase und Nieren. Der Urin ist trüb, eiweißhaltig, braun oder rötlich gefärbt, reichlich oder spärlich
und von üblem Geruch. Häufiger Harndrang, besonders
nachts. Unwillkürliches Harnträufeln. Auch Harnverhaltung
wurde beobachtet.

Geschlechtsorgane

1. Männliche

Heftige Erektionen am Morgen, später unvollständig oder
ausbleibend. Jucken an Penis und Glans. Samenverluste, Ho-
denschwellung.

2. Weibliche

Gesteigertes sexuelles Verlangen. Alle möglichen Regelstörungen: reichliche oder ausbleibende Regel. Reichliche, häufige, verspätete, schmerzhafte, unzureichende, kurzdauernde Regel. Uterusblutungen. Starke, blutige, scharfe, dicke, klare, gelbliche Leukorrhoe nach der Regel. Ovarialschmerz, besonders rechts. Empfindlichkeit und Quetschungsgefühl in Ovarien und Genitalien. Schmerzen in den Lenden während der Regel. Kreuz- und Coccyxschmerz.

Geschwollene, schmerzhafte Brüste. Knoten in den Brüsten mit Einziehung der Warzen. Nach *Con.* ist Ars-j. oft sehr nützlich.

Kreislauforgane

Unregelmäßiger Puls; Herzschmerzen mit und ohne Klappenfehler, besonders wenn sich dies mit Lungenleiden verbindet. Fettige Entartung. Aortitis. Altersherz. Myocarditis. Herzbeklemmung. Tumultöses Herzklopfen. Herzklopfen durch Anstrengung und Bewegung.

»Seine Herzwirkung zielt auf Hypertrophie mit Dilatation und Arteriosklerose. Wenn Letztere die Gehirngefäße befällt, führt sie zu einer seelischen Depression mit muskulärer Asthenie und Zittern der Hände. Die Sehnenreflexe sind anfangs gesteigert und verschwinden dann. Wenn Sie nun noch die oben beschriebenen Verdauungsstörungen dazunehmen, so haben Sie einen neurasthenisch-hypochondrischen Zustand auf den Ars-j. paßt.«(56).

Atmungsorgane

1. Nase:

Große Trockenheit der Nasenschleimhäute. Schmerzen an der Nasenwurzel. Häufiges Niesen. Verstopfungsgefühl in der Nase. Heftiger Schnupfen mit Reizung und Stechen in den Schleimhäuten der Nase und des Auges mit wäßriger, scharfer Absonderung, die die Oberlippe wund macht. Katarrhneigung. Heuschnupfen. Chronische Rhinitis mit dicker, gelblicher, blutiger, wundmachender Absonderung. Honigartige Sekrete.

237

2. Rachen und Kehlkopf

Laryngitis und Trachaeitis. Kruppöse Laryngitis. Trockenheitsgefühl in den Luftwegen. Geschwüre im Kehlkopf; das Mittel hat sich bewährt bei Tuberkulose des Kehlkopfes, wenn es durch die Gesamtheit der übrigen Symptome angezeigt war. Nachdem er sich morgens ein bißchen bewegt hat räuspert er aus dem Nasenrachen einen dicken, mit Blutgerinnseln vermischten Schleim herunter, was seine Schmerzen lindert.

3. Bronchien und Lunge

Kurzer, trockener Husten mit Trockenheitsgefühl der Luftwege und Verstopfungsgefühl der Nase. Häufiger Husten mit schleimig-eitrigem Auswurf, der ausnahmsweise fadenziehend, schlimmer von Bewegung und nachts ist. Heftiger Husten, jahrelang, ohne Auswurf, trotz aller Anstrengung, das herauszuhusten, was ihn da reizt. Blutiger Auswurf, Haemoptoe. Reizhusten mit Kitzel in Kehlkopf und Luftröhre. Erschöpfender Krampfhusten, schlimmer durch Bewegung und Gehen.

Mühsames Atmen. Atemnot wie bei Asthma, er muß sich aufsetzen um leichter atmen zu können. Asthma zwischen 23 und 2 Uhr. Kurze, mühsame, asthmatische Atmung nachts, wenn er sich bewegt, sich anstrengt, mit Herzklopfen. Beklemmung im warmen Zimmer. Heuschnupfen mit Asthma (*Gels.*). Asthma bei Emphysem, Auszehrung und Tuberkulose.

Chronische Bronchitis mit kurzem Atem und schwierigem Auswurf. Verschiedene Rasselgeräusche in der Brust: Rasseln, leichtes Knisterrasseln oder feuchte RG's. Hitze in der Brust. Seitenstiche beim Husten. Brennschmerz in der Brust. Die Autoren der Arzneimittelprüfung bezeichnen es als häufig angezeigtes Mittel, das besonders bei der Phthise hilfreich ist und hier gut auf *Sulf.* folgt. Ars-j. ist angezeigt im Anfangsstadium der Tuberkulose bei leichter abendlicher Temperatursteigerung, hochgradiger Erschöpfung, schnellem Puls, Reizbarkeit, Schweißen, Auszehrung und Neigung zu

Durchfällen (8). Bei Phthise muß man an Ars-j. denken,
wenn die Stimme rauh ist, ein starker, schleimiger Husten mit
reichlich eitrigem Auswurf besteht und der Husten von Herzschwäche, Auszehrung und einer allgemeinen Schwäche begleitet ist. Man denke an unser Mittel auch bei Durchfällen
fortgeschrittener Tuberkulöser; bei Auszehrung mit großem
Appetit (*Nat-m, Jod*); bei Amenorrhoe der Anämischen mit
Herzklopfen und Atemnot, oder wenn man vermutet, daß
sich hinter dem Ganzen Tuberkulose versteckt.

Chronische Pneumonie; Pneumonie, die nicht heilt.

Rücken und Glieder

Im Rücken, besonders im Nacken wie zerschlagen. Brennende Schmerzen in der Lendengegend, als stünden die Kleider
hier in Flammen.

Schweregefühl in den Gliedern mit Mattigkeit im ganzen Körper.
Schmerzen im oberen Drittel des Humerus. Frösteln, besonders an
der Hinterseite des linken Oberschenkels, gefolgt von Ameisenlaufen und Schwere im linken Fuß, die auf den rechten Fuß übergeht,
beim Gehen teilweise nachläßt, und durch warme Anwendungen
gebessert wird. Kalte Beine. Dumpfe Schmerzen wie geprügelt in
der linken Wade. Müdigkeits- und Erschöpfungsgefühl in den
Waden beim Knien. Heftige, lähmende Schmerzen in der linken
Wade, die sich sehr schnell über das ganze Bein ausbreiten, bei Bewegung verschwinden, aber in Ruhe wiederkehren. Ameisenlaufen und Stiche in den Knöcheln, erst links, dann an der Hinterseite
des rechten Knöchels. Die Beinschmerzen sind in Ruhe schlimmer.
Schwere in den Beinen. Lähmung.

Haut

Kalte Haut trotz innerer Hitze.
Beständiges Jucken am ganzen Körper, besonders im Rücken.

Chronische Hautaffektionen. Psoriasis, mit nässenden Flä-
chen. Abschälung der Haut in großen Schuppen. Ichthyosis.

Fieber

Leichtes Fieber. Leichte Nachtschweiße. Hektisches Fieber
mit Schweiß. Schneller, schwacher, unregelmäßiger Puls.
Frost, während dem er keinerlei Kälte verträgt. Frost abwechselnd mit Fieber oder Hitzewallungen.

Beziehungen

Antidote: *Bry*
Komplementär: *Kali-j, Phos.*

Arum triphyllum

Arum-t., der dreiblättrige Aronstab ist eine perinierende Pflanze aus Virginia, die wegen ihrer Blüte, einem leuchtend gelben Kolben in einer schönen weißen Scheide, in unseren Gewächshäusern gezogen wird.

Man darf sie nicht mit Arum maculatum, dem gewöhnlichen oder gefleckten Aronstab verwechseln, der an Hecken, im Schatten der Wälder an feuchten Stellen bei uns wächst.

Beide gehören zur gleichen Familie und haben bei der Arzneimittelprüfung gleiche Symptome gebracht. Beide scheinen das gleiche Gift zu enthalten, haben die gleiche Reizwirkung und erzeugen die gleiche Entzündung auf den Schleimhäuten und ähnliche Zerstörungen an den betroffenen Stellen.

Unsere Urtinktur stellen wir aus der frischen Wurzel her.

Allgemeine Mittelwirkung und Charakteristisches

Die Hauptwirkung geht auf die Schleimhäute, die heftig gereizt werden und eine scharfe, sehr stark wundmachende Absonderung hervorbringen, die den Kranken unaufhörlich dazu treibt, sich Lippen und Nase zu reiben bis es blutet.

»Die kleinen Jungen, die in Gegenden spielen, in denen unsere Pflanze wächst, werden nie vergessen, was ihnen geschah, als sie aus unvernünftiger Naschhaftigkeit die »wilde Rübe« probiert haben: Ein intensives Krabbeln und sehr unangenehmes Stechen in Lippen, Zunge und den ganzen Schleimhäuten der oberen Luft- und Verdauungswege von der Nasenspitze bis in den Rachen hinunter, begleitet von einem unbeherrschbaren und andauernden Bedürfnis, diese Gebiete zu kratzen und zu reiben. Trotz des Brennens und Blutens dieser Teile, die dadurch wund werden, können sie es nicht lassen, mit den Fingern in der Nase zu bohren und an den Lippen herumzufingern, sie zu reiben und wundzukratzen. Dieses nicht zu unterdrückende Verlangen finden wir bei den akuten Erkrankungen, für die Arum-t. das Mittel ist: Die Nase juckt und der Kranke verbringt seine Zeit damit, sie zu reiben, mit dem Finger darin zu bohren, und kratzt dabei seine Lippen wund« (41).

Schleimhäute wund und wie abgeledert. An den Lippen, in der Mundhöhle, der Nase usw. kratzt sich der Kranke wund, selbst wenn ihm das so große Schmerzen macht, daß er schreien muß, aber auch das bringt ihn nicht dazu, es zu lassen *(Hell)*. Diese wunden Stellen sind sehr rot, wie rohes Beafsteak (33).

Die Schmerzen bei Arum-t. brennen und sitzen meistens in den Schleimhäuten, die ein typisches Aussehen haben: Sie sind sehr rot, wie wund und bluten leicht, weil der Kranke zwanghaft bis zum Bluten bohren und kratzen muß, oder es besteht eine scharfe, wundmachende Absonderung.

Diese Allgemeinsymptome sind ein ausgezeichneter und unentbehrlicher Wegweiser für seinen Einsatz bei akuten Erkrankungen in denen Arum-t. unschätzbare Dienste leisten kann, wenn angezeigt: Bei Scharlach, Rachenentzündung, Infektionskrankheiten, gewissen schweren Affektionen mit Kontinua usw. Der Arum-t.-Kranke wird meist ein Schwerkranker sein mit allen Zeichen des Typhoids mit Fieber, Delirien und Adynamie. Er wird sehr erschöpft und reizbar sein und es kann eine starke, körperliche, wie geistige Erregung bestehen mit unaufhörlichen Bewegungen von Kopf und Gliedern, besonders der Finger. Er schlägt alle Augenblicke den Kopf in die Kissen, seine Hände sind in dauernder Bewegung und die Finger kratzen in stereotyper Weise ständig das Bettuch. Er kratzt nicht nur an der Bettdecke, sondern auch an seinem Hemd und besonders an Lippen und Nase. Er zupft und kratzt und reibt die Ränder der Nasenflügel und die Lippen, als müsse er dort, zum Teil eingebildete, kleine Häutchen abreißen. So kratzt er unaufhörlich bis das Blut fließt, als ob ein dauerndes Kitzeln und Jucken an diesen Stellen ihn dazu zwänge, immer wieder mit den Fingern dorthin zu grei-

fen. Dieses besondere Flockenlesen des Mittels unterscheidet
es bei ähnlichen Zuständen von

  Hyos., Stram., Bell. usw.

Modalitäten

Verschlimmerung: durch Wärme.
Auf der linken Seite: Alle Symptome sind links stärker ausgebildet. Die Absonderungen und die Reizung ist hier stärker
am Tränensack, an der linken Zungenseite und im Mund, an
der linken Mandel und am linken Nasenloch.

Kopf

Mehr oder weniger chronischer Kopfschmerz, schlimmer
durch Wärme, im warmen Zimmer, wenn er warm angezogen
ist, sich erhitzt hat, nach heißen Getränken, besonders heißem Kaffee und allgemein besser nach dem Frühstück und
dem Mittagessen. Oft ist es ein schmerzhaftes Schweregefühl,
manchmal von heftigen Schläfenschmerzen begleitet.

Gesicht

Geschwollenes, aufgedunsenes Gesicht. Die Augen ertragen
kein Licht. Das Oberlid ist in zitternder Bewegung und der
Tränensack oft entzündet, besonders links.

Verdauungsorgane

1. Mund:

Die gesamte Schleimhaut der Mundhöhle bis weit hinunter in
den Rachen ist sehr gereizt und wund. Lippen, Mund und
Gaumen schmerzen und brennen, mit dem Gefühl von Ameisenlaufen und Stechen. Bei der Prüfung sah die Schleimhaut
rot wie ein rohes Beafsteak aus.

Die trockenen Lippen brennen, sind wund und bluten, weil
der Kranke es nicht lassen kann daran zu zupfen und zu kratzen, um trotz der Schmerzen ein eingebildetes Häutchen zu
entfernen. Besonders die Unterlippe ist wund, wie abgehäutet

und man sieht oft auf dieser Schleimhaut kleine Blutstropfen hervorquellen.

Reichlicher, saurer, wundmachender, ulcerierender Speichelfluß, der die Mundwinkel aufspringen läßt.

In der Zunge Gefühl von Hitze, wie verbrannt und wie wund. Immer ist sie sehr rot und trocken und die Papillen erhaben, wie bei

> *Arg-n., Bell., Croc., Ptel., Tereb.* usw., eine »Himbeerzunge«.

Die Mundschleimhaut kann auch mit falschen Membranen bedeckt sein und ist nach deren Entfernung wund und blutig. Übler Mundgeruch. Der Mund brennt und schmerzt so, daß sich der Kranke zu essen und zu trinken weigert.

2. Rachen:

Schleimhautentzündung: wund, rot, schmerzhaft, oft auch mit fauligen falschen Membranen bedeckt. Das Schlucken ist sehr schwierig, nicht nur wegen der Schmerzen, sondern auch wegen einer Parese der submukösen Muskulatur. Schmerzhafte Stiche in Rachen und Mund.

Schmerzhafte, berührungsempfindliche Submaxillardrüsenschwellung. Manchmal auch Schwellung der Parotis.

3. Magen:

Weder Appetit noch Durst, er trinkt wenig und selten.

4. Abdomen und Stühle:

Gelegentlich Auftreibung des Leibes und heftige Schmerzen zwischen Nabel und linker Hüfte, schlimmer wenn er auf ist oder tief atmet oder beim geringsten Druck.

Scharfe, stinkende, wundmachende Durchfälle, die Stühle sind mal gelb wie Maismehl, mal braun und wässrig mit Tenesmen. Sie sind sehr scharf und machen die Analschleimhaut, die brennend schmerzt, wund und roh. Wundheit und Rötung in der Analfalte zum Coccyx mit beständigem Aussikkern einer scharfen Flüpssigkeit. Brennschmerz in Anus.

Atmungsorgane

1. Nase:

Die Nasenschleimhaut ist wund und roh. Der Kranke bohrt ständig in der Nase mit dem Finger bis es blutet. Dieser Zwang in der Nase zu bohren könnte zunächst an

Cina erinnern, doch unterscheidet sich dieses in seinen übrigen Symptomen genügend von Arum-t.

Die Nase ist schrundig und rissig, wie nach Aufenthalt in sehr kalter Luft, besonders links.

Fließschnupfen, sehr reichlich nachmittags mit Hitze in Gesicht und Kopf, besonders spürbar um das linke Nasenloch. Die scharfe Absonderung macht Nasenflügel und Oberlippe wund. Verstopfung der Nase, besonders der linken, sodaß der Kranke durch den Mund atmet.

2. Kehlkopf:

Hier kann Arum-t. sehr angezeigt sein als erstes Mittel.

Heiserkeit. Die Stimme wird unsicher, wechselt, bald tief, bald heiser, bald rein. Wenn man in einer Tonlage spricht oder singt wird man heiser, wechselt man die Tonlage, dann wird die Stimme wieder klar. Heiserkeit nach Überanstrengung der Stimme bei einem Redner oder Sänger. Das könnte an

Rhus-t. erinnern, aber während hier die Stimme bei fortgesetztem Gebrauch wieder klar wird,

nimmt bei Arum-t. die Heiserkeit in diesem Falle weiter zu. Brennen in der Kehle mit dem Gefühl von wunden Stimmbändern, wobei Sprechen oder Singen sehr schmerzt. Vollständige Aphonie nachdem er sich wie bei

Acon. oder Hep. dem Nordwind ausgesetzt hatte, oder wie

Arg-n., Caust., Phos., Sel., nachdem er viel gesungen hat.

Aphonie bei einem Redner, der sich bei einer langen Rede erhitzt und danach erkältet hat.

3. Bronchien und Lunge:

Brennen in der Trachaea beim Husten. Katarrh mit Brennschmerz in Trachaea und Hauptbronchien. Dieses Brennen wird auch in der Lunge empfunden, die sehr druckempfindlich ist. Dieses Symptom ist, wie alle Symptome des Mittels, links stärker ausgebildet.

Harnorgane

In den meisten Fällen, in denen wir das Mittel benötigen ist der Urin spärlich, kann sogar unterdrückt sein. Ein guter Hinweis auf die einsetzende Mittelwirkung ist der Wiedereintritt einer Harnflut (41).

Haut

Sie kann echte, petechiale Flecke des Typhoids oder ein rotes Exanthem in generalisierten Feldern beim Scharlach zeigen. Für letzteren ist es oft ein ausgezeichnetes Mittel, wenn es durch die übrigen Symptome angezeigt ist.

Schwerer, typhoioder Scharlach mit Adynamie, Oligurie, Anurie oder gar drohender Urämie. Hier können wir vergleichen mit

Am-c., bei dem der Ausschlag so schwer herauskommt,

Ail. mit lividem konfluierendem Exanthem, dessen Angina auch bläulich und von Rachenödem begleitet ist.

Beziehungen

Folgt gut auf

Hep. und *Nit-ac.* beim trockenen, rauhen Krupphusten; auf

Caust. und *Hep.* bei Heiserkeit und morgendlicher Taubheit bei Scharlach (1).

Es darf nicht in zu tiefer Potenz gegeben werden, noch zu oft wiederholt werden um Verschlimmerungen zu vermeiden (1).

Asa Foetida

Asaf. ist ein Gummiharz, das durch Anschneiden aus der Wurzel des Stinkasant, Asa foetida gewonnen wird. Es handelt sich um eine Umbellifere, die von Kleinasien bis nach Indien gefunden wird.

Es besteht aus kleinen gelblich-roten oder bräunlichen Stückchen, die sich etwas fettig anfühlen, mit mattem Glanz an den Bruchstellen und sehr üblem Geruch.

Durch Mazeration mit Alkohol wird die Urtinktur aus besagtem Gummiharz gewonnen und daraus nach Hahnemann weiterpotenziert.

Allgemeine Mittelwirkung

Die Anfangswirkung ist eine Reizung der Spinalnerven des Herzens, des Magens und des Oesophagus. Bei längerem Gebrauch wird die Tätigkeit dieser Organe geschwächt und zerrüttet, wodurch der Stoffwechsel gestört, die Lymphorgane gestaut und ihre Funktion gehemmt wird. Schließlich entsteht eine echte Kachexie mit hysteriformen Spasmen, asthenischem Zittern, Völlegefühle, passiver Kongestion, atonischen Gewebsveränderungen besonders im Periost und Knochengewebe, Störung der Schleimhautsekretion und schließlich Schaffung eines »Milieus« im Darm, das die Ansiedlung von Parasiten begünstigt. (21).

Charakteristisches

1. Konstitution und Typ:

Bei Mageren braucht man nicht an Asaf zu denken, denn sie werden kaum auf dieses Mittel ansprechen, das tun vielmehr die Fetten mit schlaffer Muskulatur und »venöser Konstitution», von kräftigem Teint, leicht cyanotisch aber nicht von kränklichem Aussehen. Sie beklagen sich, man wird es ihnen aufgrund ihres Aussehens aber nicht glauben. Sie haben gute Farben, werden aber schnell cyanotisch, wenn sie sich anstrengen oder kalt werden. Sie sind außerordentlich nervös, produzieren oft echte hysterische Symptome und werden durch Nichtigkeiten ohnmächtig. Sie leiden an lanzinierenden Knochenschmerzen, die von innen nach außen stechen und haben verhärtete Lymphdrüsen. Solche Entzündungen des Periosts und der Drüsen treffen wir bei alten Syphilitikern mit dem Bild der venösen Konstitution (41).

2. Hochgradige Flatulenz

mit Spasmen des Oesophagus und Magens im Sinne einer umgekehrten Peristaltik: Er ist voller Gase und Flatulenz mit reichlichem Aufstoßen, da die Gase die Tendenz haben oben, niemals unten heraus zu kommen. Er hat manchmal das Gefühl von einer großen Auftreibung, mit der Neigung nach oben hinaus zu explodieren (48).

3. Reichliche, wässrige, wundmachende und sehr übelriechende Absonderungen.

4. Tiefe Geschwüre

mit bläulichen Rändern, scharfer, flüssiger, sehr übelriechender Absonderung und hochgradiger Empfindlichkeit gegen Berührung und Kleidung (*Hep.*), die nachts stechend schmerzen. Periostitis und Knochenkaries mit gleicher Überempfindlichkeit und den gleichen nächtlichen Schmerzen. Syphilitische Diathese und venöse Konstitution.

Diese *Geschwüre* darf man nicht verwechseln mit denen von:

Ars., die sehr ähnlich aussehen, aber flacher sind und brennende Schmerzen haben, die durch Wärme besser werden;

Carb-v., das besonders bei varikösen Geschwüren in Frage kommt;

Hep. hat die gleiche Überempfindlichkeit in den Geschwüren, aber diese bluten leicht bei der geringsten Berührung und sind umgeben von kleinen Knötchen oder Bläschen mit rotem Hof;

Lach. hat indolente, torpide Geschwüre, wenn sie auch berührungsempfindlich sind;

Merc. hat Geschwüre mit unregelmäßigen, weiterfressen-

den Rändern und Knötchen darum, und unterscheidet
sich in seiner übrigen Symptomatik genügend von Asaf.

5. Taubheitsgefühl:

Ein typisches Sympom, das man überall ein bißchen finden
kann: Auf der Kopfhaut oder innen im Schädel. Taubheit zusammen mit den Schmerzen. Taubheit und Empfindungs-
losigkeit nach den Schmerzen. Taubheit nach Schlaf (41).

Modalitäten

A) Seitenbeziehung: rechts.
B) Verschlimmerung: durch Ruhe, die meisten Symptome
   treten in der Ruhe auf. (41). Nachts. Durch Wärmeanwendung.
C) Besserung: durch langsame Bewegung. Im Freien.

Kopf

Streng lokalisierte, schneidende, lanzinierende Schmerzen
wie von einem eingeschlagenen Nagel in Vorderlappen oder
Schläfen. Bohrende Schmerzen von den Knochen nach außen
zur Haut. Solche Schmerzen findet man besonders bei Hysterikern, Syphilitikern und Skrofulösen (41).

Augen

Entzündung des Auges, der Lider mit Brennen und Trockenheit. Hornhautgeschwüre mit Taubheitsgefühl im Auge und
Schmerzen, die im Freien besser werden. Iritis syphilitica mit
auswärtsgerichteten, lanzinierenden, brennenden Schmerzen
und Empfindlichkeit des knöchernen Orbitalrandes.

Ohren

Periostitis, Knochenkaries, brennende, auswärtsstechende
Schmerzen und stinkende, wundmachende Absonderung.

Gesicht

Das Gesicht ist gedunsen, bläulich und macht einen plethorischen Eindruck. Es erinnert an
Carb-an., Carb-v., Puls., Aur. (41).

Verdauungsorgane

1. Mund:

Zähneknirschen bei Nacht: ständige Kaubewegungen mit Speichelfluß. Die Unterlippe ist geschwollen mit brennendem Stechen. Trockenheitsgefühl im Mund, obwohl er feucht ist, mit Brennen und Wundheitsgefühl.

2. Rachen und Ösophagus:

Globus hysterikus: Gefühl eines in den Rachen aufsteigenden Klumpens. Gefühl als sei die Peristaltik umgekehrt und ginge vom Magen in den Rachen hinauf.

Brennen, Trockenheit und Wundheitsgefühl im Rachen mit schmerzhafter Schluckbehinderung.

3. Magen:

Hochgradige Flatulenz mit so häufigem Aufstoßen, daß man sich fragen muß, wo all das Gas herkommt. Aerophagie. Echter Meteorismus des Epigastriums.

Aufstoßen wie nach Knoblauch oder mit scharfem, ranzigem, fauligem Geschmack. Die Gase haben das unwiderstehliche Bedürfnis oben herauszukommen, niemals unten.

Druck und Spannung im Magen mit dem Gefühl, als steige etwas in der Speiseröhre auf. Choreatische Kontraktionen des Zwerchfells.

Krampfartige, zusammenziehende Magenschmerzen. Gefühl von Zerschlagenheit mit Völle im Magen. Brennen in Magen und Zwerchfell.

Sichtbares und spürbares Pulsieren im Magen.

Magenverstimmung durch fette Speisen.

4. Abdomen und Stühle:

Viele Bauchschmerzen, Lanzinieren, Krämpfe. Beim Einatmen auswärtsgerichtete Stiche in den Hypochondrien. Bauchweh, besonders im Hypogastrium mit ängstlicher Unruhe. Druck und Stiche in den Seiten des Abdomens. Windkolik mit Kneifen.

Er leidet an Durchfall bei der leichtesten Magenverstimmung, beim geringsten Diätfehler. Flüssige oder breiige, gelbliche oder bräunliche, sehr übelriechende Stühle, begleitet von Bauchweh, das gewöhnlich nach dem Stuhl und durch reichlichen Windabgang besser wird.

Geschlechtsorgane

Gefühl als ob alles auf die Genitalien schlüge mit Hodenschmerzen, besonders beim Fahren im Wagen, oder Abwärtszerren, Gefühl von Druck auf die Gebärmutter.
Schwellung der Mammae, Milchabsonderung während der Schwangerschaft.

Atmungsorgane

1. Nase:
Alter Katarrh, Knochenkaries mit sehr fauligem, stinkendem Sekret.
2. Bronchien und Lunge:
Nervöses Asthma. Krampfartige Asthmaanfälle mit dem Gefühl, als könnten sich die Lungen nicht genügend ausdehnen. Druckgefühl im Thorax.
Asthmaanfall nach reichlichem Essen, nach Anstrengung, nach Coitus (*Ambr.*).
Hartnäckiger Husten mit Kitzeln im Kehlkopf, schlimmer nachts. Stiche in der Brust von innen nach außen.
Oppression, besonders im Liegen und nach dem Essen, mit schneller Atmung und kleinem Puls.

Kreislauforgane

Pulsieren und Klopfen in der Brust, Herzklopfen.

Haut

Bläuliche Geschwüre mit harten Rändern, die gegen Berührung, selbst einen Verband überempfindlich sind, mit einer wundmachenden, sehr übelriechenden Absonderung.

Alte Narben verfärben sich violett, als seien sie mit venösem Blut überfüllt, sind sehr schmerzhaft und scheinen aufbrechen zu wollen (41).

Rücken und Glieder

Gichtisch-rheumatische Symptome bei Nervösen. Sehr schmerzhaftes Klopfen in der großen Zehe.

Zucken und Zittern von Muskelgruppen in den Gliedern, besonders in Beinen und Füßen.

Anschwellung und Bohren im Periost der langen Röhrenknochen. Manchmal haftet die Haut an diesen Stellen, ist violett und kann ulcerieren. Knochenkaries mit Lanzinieren aus der Tiefe nach außen und Fisteln, die zu einem Hautgeschwür führen und eine sehr scharfe, übelriechende Absonderung haben.

Beziehungen

Vergleiche: *Merc., Aur., Chin., Mosch., Cast., Valer., Ambr.*
Antidote: *Chin., Merc.*

Aurum metallicum

Metallisches Gold, der »Rex metallorum« der Alchimisten ist das wohlbekannte Metall, das an vielen Stellen der Erde gefunden wird, besonders in Mexiko, dem arktischen Nordamerika, Transwaal usw. Es gibt auch einige Vorkommen in Europa.

Meist kommt es in reinem Zustand vor, sei es in nicht sehr ergiebigen Adern, hier meist mit Silber oder Kupfer zusammen, sei es in kleinen Körnchen oder Klumpen im Sand gewisser Flüsse.

Als Therapeutikum stand es bei den alten arabischen Ärzten hoch im Kurs gegen Melancholie, Herzklopfen und Atemnot. Dann fiel es in Mißkredit und wurde vergessen aus theoretischen Überlegungen, da doch ein unlöslicher Stoff nicht resorbiert werden könne. Anfang des 19. Jahrhunderts kam es wieder ein bißchen in Gebrauch. Die Ärzte Chrestien und Mil aus Montpellier zeigten, daß Gold in feinst pulverisierter Form eine gewisse Wirkung auf die Schleimhautsekretion hat. Dem unseren sehr nahe kommt die Verwendung als Koloid und sein Gebrauch ist in gewissen fällen klassisch geworden. Aber erst die Hahnemannischen Arzneimittelprüfungen haben den ganzen therapeutischen Wert erschlossen.

Zur Gewinnung unseres Mittels wird Goldchlorid mit Eisensulfatlösung gefällt und dann mit verdünnter Salzsäure, später mit Wasser ausgewaschen. Damit werden dann die drei ersten C-Potenzen durch Verreibung und die Weiteren durch Verschüttelung hergestellt.

Allgemeine Mittelwirkung

Aur. macht Depression bis zur Lebensabscheu und zum Selbstmord.

»Das Gold hat sehr typische Einflüsse auf die Psyche. Es ist eigenartig, daß alle Edelmetalle so intensiv auf das Gemüt einwirken. Wollen wir das verstehen, sollten wir bedenken, daß der menschliche Körper ein echter chemischer Mikrokos-

mos ist, der in seinem Aufbau fast alle Elemente der Natur
enthält, wobei die auf der Erde häufigsten wie Calcium, Natrium und Kalium in den Geweben neben den Grundstoffen
organischen Lebens, Kohlenstoff, Sauerstoff, Wasserstoff
und Stickstoff, am stärksten vertreten sind. Man hat in den
Zellen unseres Körpers die verschiedensten Stoffe gefunden,
so fand man erst vor zwei Jahren auch Nickel darin, bis jetzt
fand man jedoch, so weit ich weiß, keine Spur von Edelmetallen. Wir wissen, daß ein Stoff, den man in den Körper einbringt, die Neigung hat sich besonders den Organen zuzuwenden, in denen er normalerweise reichlich vorkommt: so geht
Eisen in die Leber, Schwefel in Haut und Schleimhäute, Natrium in die Säfte usw. Die Edelmetalle, die von keinem peripheren Gewebe oder Organ festgehalten werden, können ihre
Wirkung auf das zentrale Nervensystem, das sich sonst am
wenigsten geschützt zeigt, ausüben. Man kann sich also vorstellen, daß das Gold seine Wirkung auf das Gehirn ausübt,
weil kein anderes Organ die Fähigkeit hat, es davon abzulenken. Jedenfalls möchte ich diese Hypothese anbieten, um die
Erfahrungstatsache der intensiven Wirkung von Edelmetallen
auf die Psyche zu erklären.

»Die Alchimisten haben Gold der Sonne zugeordnet, also
dem Lebensprinzip im allgemeinen. Mit der Vermutung hier
eine Panacee zu haben, hatten sie allerdings wohl unrecht.
Heute wissen wir daß es ein Hauptmittel für zwei wichtige
Diathesen ist, für die syphilinische und die tuberkulöse. Die
Alchimisten hatten jedenfalls einen gewissen Grund dem
Gold eine erregende Wirkung auf die Lebenskraft zuzuschreiben — und in der Arzneimittelprüfung hat sich das für die
psychische Sphäre bestätigt.

»Alle Mittel haben ihre Primär- und Sekundärwirkung, die
einander entgegengesetzt sind. In der Arzneimittelprüfung
von Gold aber, ich weiß nicht warum, kommt nur die Sekundärwirkung, die der psychischen Depression heraus.

»Eine gute Beschreibung der Erstwirkung finden wir in der

fast hundert Jahre alten Goldstudie von Legrand: »Die Erregung der geistigen Fähigkeiten existiert tatsächlich und ähnelt einer ungewöhnlichen Leidenschaft oder dem Zustand wenn man voll des Weines ist«. Man kann jenen Zustand auch mit dem hysterischer Frauen vergleichen im Zustand der Nervosität. Als Ausdruck dieser allgemeinen Erregung haben Männer, weniger Frauen, ein großes sexuelles Verlangen (66).

»Hysterischer Zustand mit großer Beeindruckbarkeit. Schmerzen werden sehr stark empfunden oder sie erscheinen nur wenn man daran denkt; Lachen und Weinen; nervöses Zittern; abendliche Verschlimmerung (40).

»Faßt man die verschiedenen Autoren zusammen, so kann man von erregender Erstwirkung und deprimierender Zweitwirkung sprechen.

»Der Aur-Patient kann fröhlich sein wie im Rausch, es handelt sich dabei aber um eine psychische Spannung, die leicht in Zorn umschlagen kann. Diese Erregung entspricht der Trunkenheit oder einer Hypomanie: Der Kranke ist erregt, will dauernd den Platz wechseln und springt von einem Gedanken zum anderen. Er zeigt ein großes Verlangen nach körperlicher und geistiger Tätigkeit, kann aber nichts Zusammenhängendes fertigbringen: er stellt Fragen und wartet die Antwort nicht ab, fängt etwas an und beendet es nicht, kann seinen Geist nicht auf etwas konzentrieren, kann eine geistige Arbeit nicht konsequent durchführen. Sein Verhalten ist hastig und unruhig. Es kann auch eine Art von religiöser Erregung bestehen (38).

»Seine Unruhe erzeugt Reizbarkeit. Der Kranke ist streitsüchtig, wird zornig beim geringsten Widerspruch oder Hindernis.

»Seine Erregung hindert ihn am Schlaf, er spürt keine Müdigkeit.

»Dieser Zustand geht langsam in eine melancholische Depression über.

»Die Unruhe wird ängstlich und von krampfartigem Zusammenziehen im Abdomen und am Herzen, sowie manchmal von Zittern begleitet. Sein Gedächtnis und die intellektuellen Fähigkeiten lassen nach, sodaß der Kranke Tätigkeiten vermeidet. Zunächst zögert er, dann wird er peinlich und genau. Er hält sich für minderwertig oder schuldig, glaubt Fehler gemacht zu haben und zu irgendetwas Vernünftigem unfähig zu sein. Er wird schweigsam und meidet die Unterhaltung. Sein soziales Empfinden ist gestört, sodaß er glaubt die Zuneigung seiner Nächsten verloren zu haben, und er unter ihrer Abwesenheit mit einem Gefühl des Heimwehs leidet. Er kann seine me-lancholischen Gedanken auf andere Leute projizieren, glauben, man würde ihn anklagen, ihm Hindernisse in den Weg legen und dann kann er in ein paranoides Delirium gleiten. Auf jeden Fall wird er pessimistisch und vermutet überall Schwierigkeiten. Eine tiefe Traurigkeit mit großer Neigung zu weinen stellt sich ein. Die Aggressivität der Anfangsphase wendet sich gegen ihn selbst und wird zur Suicidneigung: Der Kranke, der anfangs Furcht vor dem Tod hatte kommt so weit, daß er diesen als beste Lösung herbeisehnt. Die Selbstmordgedanken zielen darauf, sich irgendwo herabzustürzen und wenn er nicht dauernd daran denkt, so träumt er oft davon. Die Schlaflosigkeit besteht auch während der depressiven Phase und er hat Nachtängste.

»Das sind die beiden Arten von Gemütssymptomen, die Aur entsprechen. Sie können schnell miteinander wechseln oder sich vermischen, sei es zu jenem unausgeglichenen Zustand, den man bei Hysterikern nach einer Emotion oder bei Alkoholikern findet oder als Zyklothyme Zustände, die im manisch-depressiven Irresein enden. Es ist im ganzen gesehen ein typisch melancholisches Mittel« (2).

Aur bewirkt im Bereich des Kreislaufs im Sinne seiner allgemeinen Tendenzen eine Hyperämie. Diese Kongestionsneigung kann überall im Körper entstehen: am Herzen, wo es über Aktivitätssteigerung zur Hypertrophie führt, im Kopf, im Gesicht, in der Brust, an der Leber, den Genitalorganen. Dies läßt sich erklären, aus einer Sympathikuswirkung und der Wirkung auf die Muskelfasern in der Tunica muscularis der Gefäßwände (21).

In den Knochen der Nase, des Gaumens und des Mastoids erzeugt es *Karies* und Exostosen.

Ang. dagegen bildet Karies an den langen Röhrenknochen wie Tibia, Femur und Humerus. Es ist eine schmerzhafte Karies, die bis ans Mark geht und zur Sequesterbildung führt.

Asaf. ist ein gutes Mittel für Knochenkaries bei Syphilis. Das Periost ist schmerzhaft und verdickt, Karies mit wundmachender Absonderung.

Fl-ac. richtet sich gegen Karies der langen Knochen und des Schläfenbeines. Die Schmerzen sind schlimmer nachts und von großer Erschöpfung begleitet.

Calc. zeigt Schwellung und Erweichung der langen Kochen und der Wirbelsäule, die sich verbiegen.

Calc-p. ist nützlich bei Karies der Hüfte und der Ferse mit stinkendem Eiter, der kleine Sequester enthält.

Phos. kann Karies der Gesichtsknochen, besonders des Unterkiefers betreffen; Die Leitsymptome beider Mittel verhindern jedoch die Verwechslung von*Phos.* mit Aur.

Drüsen und Drüsengewebe infiltrieren und verhärten sich unter Aur. Das finden wir besonders bei den Hoden, Parotiden, Mammae, Ovarien, Lymphknoten usw.

Schließlich löst es

Merc.-ähnliche Zustände bei der Lues aus.

»Die Verwendung von Aur als Antivenericum und Antiscrofulosum ist sehr alt. Sie war von der Schule fast vergessen und dann von der Homöopathie wieder entdeckt und wissenschaftlich untermauert worden. Man wird sie jetzt nicht mehr vergessen« (21). Gerade solche Störungen der Säfte und Gewebe sind es, die Aur. zu einem so wichtigen Mittel machen.

Charakteristisches

1. Konstitution und Temperament:
Lymphatisch-sanguinische Konstitution mit kupferroten

Wangen, schwarzen Augen und Haaren, ein kräftiger, muskulärer Mensch (45).

Aur. hat eine sanguinische Erscheinung. Die Kongestionen in seinen Organen, an denen er leidet führen zu Hypertrophie und Verhärtung. Diese und sein arterieller Hochdruck sind die Ursache für zahlreiche organische Beschwerden, zu denen sich ein schwarzer Pessimismus gesellt, der ihn an Selbstmord denken läßt.

»Aur. zeichnet sich aus durch sein rosiges Gesicht, das bei Leberleiden ins bräunliche Oliv spielt, seine Hast, seinen Lebensüberdruß, seine Selbstmordneigung und seine tiefe Melancholie. Auch wenn sein Lebenswille getrübt ist, bleibt doch sein Verstand klar und er ist arbeitsam. Es ist ein Mensch, der von Psora und/oder Syphilis schwer gezeichnet ist. Wir finden syphilitische Knochenläsionen sowie syphilitische Gemütssymptome (das besonders nach Mißbrauch von *Merc.* als Therapie), wandernde Schmerzen, ein inneres Druckgefühl, schmerzhaftes, inneres Reißen in den Knochen, alles schlimmer bei Nacht. Alle Körpersymptome sind von großer Verzweiflung begleitet, die weit über jene von

Cham., Coff. und *Ars.* hinausgeht« (46).

Das Mittel ist besonders geeignet für Erwachsene beiderlei Geschlechts mit schwarzen Haaren, blühenden Farben, meist braungebrannt bis olivfarbig, Neigung zu Verstopfung, traurig, finster, verschlossen, menschenfeindlich oder im Gegenteil von lebhaftem Humor, unruhig, aber immer bereit sich zu grämen, sich Sorgen um die Zukunft zu machen, selbst wenn diese ihm besonders günstig zu lächeln scheint.

2. Traurigkeit und Hoffnungslosigkeit:

Diese Gemütssymptome sind so ausgesprochen, daß sie zum Leitsymptom des Mittels werden.

»Aur ist lebhaft, in Bewegung, angeregt, erregt, herrschsüchtig, spricht laut, versucht das durchzusetzen, was er sagt, verlangt, daß man auf ihn höre und will anderen seine Pläne aufdrängen. Hört man nicht auf ihn oder widerspricht ihm gar,

verschließt er sich und explodiert dann vor Zorn. Im Grunde ist er
aber sehr empfindlich, will tätig sein, und zweifelt schnell an sich.
Er fürchtet die Zukunft, selbst wenn alles zum Besten steht, denkt
oft an den Tod und wenn seine Nerven schwach werden dann
kann ihn seine Angst zum Selbstmord treiben» (47).

Tieftraurig, wie er ist, sieht er alles von der Schattenseite. Er weint,
beklagt sich und glaubt er sei nicht wie die anderen und nicht für
diese Welt gemacht. Er schreit laut nach dem Tode und hat einen
unwiderstehlichen Hang zum Selbstmord. Das Leben ist ihm zur
Last und Selbstmordgedanken kommen ihm dauernd in den Sinn.
Oft tritt dieser Gemütszustand zusammen mit Leberleiden auf bei
Männern und bei Frauen mit Leiden des Uterus, der vergrößert,
verhärtet und prolabiert ist (48).

Modalitäten

A) Seitenbeziehung: rechts.

B) Verschlimmerung:
   a) Nachts, im Liegen, in Ruhe.
   b) Durch geistige Anstrengung.
   c) Von Sonnenuntergang bis Sonnenaufgang.
   d) In kalter Luft, im Winter: Viele Symptome treten nur
      im Winter auf. Trotzdem will er im Freien sein, was
      ihm Linderung bringt, es fehlt ihm jedoch an Lebens-
      wärme und Kälte, in jeder Form verschlimmert seine
      Leiden oder löst sie aus.

C) Besserung:
   a) im Freien *(Puls.)*.
   b) Bei Hitze, im Sommer.
   c) Musik beruhigt ihn und macht ihn friedlich, bringt
      Helligkeit in seine verfinsterte Seele und lindert seinen
      Zorn (46).

Gemütssymptome

Matte, deprimierte Menschen ohne Schwung, mit schlechtem
Gedächtnis. Sie sind lebhaft und schnell in ihren Bewegungen

und ihrer Sprache. Sie können die Dinge nicht so schnell erledigen, wie sie möchten, haben ein großes Verlangen nach körperlicher und geistiger Tätigkeit, können aber trotz ihrer Hast oft nichts schnell und leicht fertigbringen.

Gefühl von Empörung und Verzweiflung: Er kritisiert und beobachtet sich dauernd selbst, meint, daß er nichts gut mache, daß alles schief laufe, ihm nichts gelingen könne und darüber verzweifelt er. In seiner Vorstellung wird er überall Hindernisse antreffen und ist überzeugt, seine Verpflichtungen seinen Freunden gegenüber vernachlässigt zu haben, ein großer Sünder zu sein, der verdammt wäre. Seine Dinge, so meint er, laufen schlecht. Seine Familie langweilt ihn, seine Freunde ärgern ihn, er werde niemals Erfolg haben, denn alles was er anrührte schlage ihm fehl. Die Zukunft erscheint ihm dunkel, das Leben hoffnungslos und er möchte sterben. Oder er bildet sich ein, man werde ihn vergessen, oder seine Vorgesetzen und die Leute, mit denen er zu tun hat, würden seine Bemühungen nicht anerkennen, seine Familie würde ihn vernachlässigen, kurz, er habe auf dieser Erde nichts mehr zu suchen und Selbstmord sei für ihn die beste Lösung (41).

Psychische und religiöse Hoffnungslosigkeit führt ihn dazu, an seinem Seelenheil zu zweifeln, zu fürchten er sei zu einem Verbrechen fähig. Der Gedanke, er habe seine Pflicht verletzt beunruhigt ihn. Er wünscht allein zu sein, zu schweigen. Dann brütet er vor sich hin und weint. Unwillkürliches Weinen. Langsam geht er auf und ab, beklagt sich, stöhnt, möchte sterben und macht Pläne für seinen Selbstmord (46).

Er ist überempfindlich. Alle seine Sinne sind überempfindlich, Geruch, Geschmack, Gehör und Gespür. Auch ist er sehr schmerz- und kälteempfindlich und seine psychische Empfindlichkeit ist genau so gesteigert. Jeder kleine Widerspruch bringt ihn in heftigen Zorn. Die kleinste Beleidigung löst eine unausrottbare Rachsucht in ihm aus.

Staph. ist sehr empfindlich bezüglich dessen, was man über

ihn sagt und hat auch die große physische Überempfindlichkeit.

Für ein so sensibles Wesen werden die kleinsten täglichen Rei-
bereien zur Katastrophe. Er quält sich mit nichtigen Dingen,
die ein normaler Mensch nicht einmal zur Kenntnis nehmen
würde. Jede Kleinigkeit ärgert ihn, besonders wenn man die
Dinge nicht genau so sieht wie er. Da wird er sogleich den Wi-
derspruchsgeist seines Gesprächspartners tadeln.

Er ist griesgrämig und aufbrausend, bekommt heftigen Zorn,
echte Explosionen, die seine Umgebung erschüttern, und die
er gleich danach bereut.

Das Ganze führt zu einer tiefen Traurigkeit, Entmutigung,
Abscheu vor dem Leben und dauernden Selbstmordgedanken. Diese Gedanken setzen sich nach und nach in seinem Gehirn fest, er muß ständig daran denken, hat die größte Mühe
sie zurückzuweisen und auf die Dauer werden es zwanghafte,
fixe Ideen. Diese Selbstmordneigung findet man beonders
häufig bei Hepatitikern und Syphilitikern, besonders wenn sie
zu viel *Merc.* bekommen haben. Es sind nicht die physischen
Schmerzen, die sie zum Suicid treiben, denn im Grunde
fürchten sie den Tod. Es sind vielmehr die Befürchtungen, die
selbsterfundenen Sorgen, die Hoffnungslosigkeit, die allein
ihn in den Zustand treiben, in dem er Schluß machen will.
Hätten nicht Syphilis und *Merc.* seinen Charakter verändert,
dann würden es die Sorgen, die eingebildeten Demütigungen,
seine Ängste, und alles was er meint durch die Bosheit der
Menschen erleiden zu müssen, eine unglückliche Liebe oder
seine Befürchtungen wegen der Zukunft bewirken (46). Hier
erinnern wir uns im Vergeich zu der *Suicidneigung* von Aur.
an folgende Mittel:

Alum. hat Selbstmordanwandlungen, wenn es Blut oder ein
   Messer sicht.

Arg-n. hat den Trieb sich herabzustürzen, wenn es am offenen Fenster steht, oder ins Wasser zu springen beim
   Überqueren einer Brücke.

Caps. bekommt bei großem Heimweh das Verlangen sich das Leben zu nehmen.

Naja. will sich wegen seines schweren Herzleidens umbringen, das er tatsächlich organisch hat. Wir müssen aber wissen, daß seine Einbildungkraft ständig vorgestellte Sorgen ausschmückt oder diese verschlimmert.

Nat-s. muß ständig mit seiner Suicidneidung kämpfen und *Nux-v*.hat eine plötzliche Selbstmordneidung aufgrund einer akuten Emotion, eines großen Zornes.

Zum Schluß sollten wir uns folgenden typischen und interessanten Charakterzug von Aur. merken: Wenn er von einer Arbeit, die ihn interessiert, erfüllt ist, von einem Vergnügen abgelenkt wird oder einem freudigen Ereignis oder einer Melodie, die er liebt, dann kann er wieder fröhlich und lebhaft werden, was im Grunde seine Veranlagung ist.

Kopf

Aur. wird früh kahlköpfig. Haarausfall besonders bei Syphilitikern und *Merc*-Vergifteten.

Schädelexostosen. Exostosen und Periostitis bei alten Syphilitikern und nach*Merc*-Abusus. Schmerzen wie zerbrochen in den Schädelknochen, die bis in die Gesichtsknochen ausstrahlen, schlimmer im Liegen. Syphilitische, berstende Schmerzen der Schädelknochen.

Heftiger, erschütternder Stirnschmerz, Schmerzen, die von innen nach außen drücken, schlimmer nachts.

Kopfkongestionen mit Hitze, gerötetem Gesicht und Wallungen, die durch warmes Einhüllen des Kopfes gelindert werden.

Heftiger Kopfschmerz nachts, als rührten sie von einem kalten Luftzug her, daß sich der Kranke umsieht, wo dieser herkomme, obwohl es einen solchen gar nicht gibt (41)

Augen

Berührungsempfindlichkeit des Auges, Schmerzen in Auge und Orbia wie von Gräten.

»Skrofulöse Augen, die sich leicht erkälten« (46). Konjunktivitis. Sandgefühl im Auge. Lider morgens verklebt. Brennen, stechen und jucken der Lider und der inneren Augenwinkel, Hyperämie.

»Die therapeutischen Möglichkeiten von Aur. sind im Bereich des Auges groß: Kongestion der Lider, der Sklerotika, Tränenfluß, Bindehautkongestion, Blepharitis, Trachom, Chalazion, Keratitis, Iritis, Glaukom und gewisse Lähmungen der Augenmuskeln haben von Aur. profitiert.

»Herz, Leber, Uterus, Prostata, Hoden, Gehörknöchelchen und die Plattenknochen sind zusammen mit dem Auge eine Gruppe von Geweben, in der sich wegen ihrer besonderen Gefäßstrukturen die Kongestion besonders deutlich manifestiert.

»Jede Aur.-Wirkung hat Hyperämie als Charakteristikum. Die äußeren Häute sind sehr rot, die Keratitis stark vaskularisiert, die Retina läßt einen hohen arteriellen Druck erkennen.

»Die Hyperämie ist aber nicht das einzige Aur-Symptom am Auge: auch die Lebersymptomatik hat ihre Rückwirkungen auf das Auge, dessen Symptome und Modalitäten im Zusammenhang mit den Funktionsstörungen der Leber Bedeutung gewinnen. Auch die Erhöhung des Blutspiegels an Cholesterin und Harnstoff machen Erscheinungen am Auge« (55).

Hervorstehende Augen, Exophthalmus, Protrusio bulbi. Choreoiditis. Iritis mit heftigen Orbitalschmerzen, Schmerzen in den Orbitalknochen, die sehr berührungsempfindlich sind. Keratitis.

Hochgradige Photophobie. »Mondschein lindert die Augensymptome« (46).

Schschwäche mit dem Gefühl von glänzenden Punkten oder Fremdkörpern, die vor dem Auge schwimmen.

Ungleichheit der Pupillen.

Doppeltsehen (*Gels., Cycl.*).

Hemiopie: Er meint ein Vorhang hinge über der oberen Gesichtsfeldhälfte, sodaß er nur die untere Hälfte der Dinge sehen kann. Zusammen damit findet sich oft ein beträchtlich erhöhter Augendruck und der Bulbus ist sehr berührungsempfindlich.

> *Dig.* hat Hemiopie, aber im übrigen empfindet er die Dinge gelb oder grün.
>
> *Lyc.* und *Lith.* haben eine vertikale Hemiopie, sie sehen nur die eine Seite des Gesichtsfeldes,

während Aur. eine horizontale Hemiopie hat.

Ohren

Lärmüberempfindlichkeit, besser durch Musik.
Pfeifen, Summen, Krachen in den Ohren.
Karies der Gehörknöchelchen und des Mastoids mit chronischer Eiterung. Stinkender, hartnäckiger Ohrfluß nach Scharlach.

Gesicht

Rotes, aufgedunsenes, wie von Schweiß leuchtendes Gesicht. Die Lippen sind von einem leicht bräunlichen rot, nicht leuchtend rot wie *Sulf.* Roter, schuppender Ausschlag an Stirn und Nase. Die Nase neigt dazu dick und rot (*Lach.*) zu werden, mit einem sehr ausgebildeten subkutanen Venennetz *(Carb-v.)* und Trockenheit und Geschwüren im Inneren. »Die Nasenspitze ist knollig rot, eine Erdbeernase, auf der auch kleine Varizen sein können, bei Herzkranken, besonders bei Vitium des linken Herzens und bei alten Säufern« (41).
Ostitis an Stirn-, Nasen-, Jochbein und Oberkiefer mit schneidenden Schmerzen, besonders nachts und großer Empfindlichkeit der betroffenen Stellen. Schneidende Schmerzen, besonders im rechten Jochbogen.

Verdauungsorgane

1. Mund:

Fauliger, übler Mundgeruch »wie nach altem Käse«. Fauliger und bitterer Geschmack im Mund. Stinkender Atem junger Mädchen in der Pubertät.

Zahnschmerz. Karies mit Zahnschmerzen, sobald kalte Luft in den Mund kommt.

Nekrose des harten Gaumens mit bläulichen Geschwüren des Gaumensegels. Durchbohrende Schmerzen im Gaumen.

Zahnfleischgeschwüre, Speichelfluß.

Schwellung und Geschwüre an den Mandeln mit stechenden Schluckschmerzen.

Schmerzhafte Submaxillardrüsen.

2. Magen:

Vermehrter Durst und Appetit: Der Kranke ißt gierig, als könne er seinen Hunger nicht befriedigen, besonders am Anfang der Mahlzeit. Für Fleisch wird er sich kaum interessieren, er zieht zarte Speisen, Milch, Brot und alkoholische Getränke vor (46). Er hat großes Verlangen nach kalten Getränken *(Ars., Acon., Ant-t., Bry., Cupr., Merc., Verat.),* Kaffee *(Ang., Ars., Con., Mosch.* usw.), Likor, Schnäpsen *(Ars., Asar., Caps., Carb-ac., Kali-bi., Lach., Merc., Nux-v., Sulf.* usw.).

Der Magen schmerzt, man spürt dort ein Brennen mit Luft-und Speiseaufstoßen. Gefühl von Auftreibung des Epigastriums.

Schläfrig nach dem Essen *(Agar., Calc., Kali-c., Nux-v.* usw.).

3. Abdomen:

Hier geht die Mittelwirkung hauptsächlich auf die Leber. Die meisten Verdauungssymptome des Mittels gehen auf schlechtes Funktionieren der Leber zurück. Vergrößerte, harte Leber, besonders bei Herzkranken mit Störung des Pfortaderkreislaufs und des ganzen Venensystems im Abdomen. Ptose der Leber mit großer Suicidneigung. Schneidende, brennende Schmerzen im rechten Hypochondrium. »Diese Leberbeschwerden sind begleitet von großer Traurigkeit bis zur Verzweiflung, wie man sie auch bei Herzkranken findet. Hier muß darauf hingewiesen werden, daß man bei Tuberkulösen niemals etwas ähnliches beobachtet. Außer im allerletzten

265

Stadium, wenn das Lungengewebe von den Tuberkeln bereits
fast völlig zerstört ist, werden sie niemals die Hoffnung auf-
geben und immer an ihre Heilung glauben - beim Herzkranken ist es absolut umgekehrt. Es scheint eine verheerende
Verbindung zu bestehen, einerseits zwischen Lunge und Einsicht: Der Tuberkulöse wird niemals genau seinen Zustand
begreifen und sich bis zum Ende Illusionen über die Möglichkeit seiner Heilung machen; andererseits zwischen Herz und
Willen: bei den kleinsten Herzbeschwerden gibt sich der
Kranke der Verzweiflung hin, ist nicht bereit zu kämpfen und
hat keinen Willen zur Heilung» (41).

Besonders rechts gespanntes Abdomen. Ascites mit Verhärtung der Leber.

Borborygmen und Tympanie. Flatulenz mit Windkolik, besonders nachts und Abgang vieler übelriechender Gase mit
Verstopfung oder Durchfall; in beiden Fällen weißliche, gelbliche oder farblose Stühle.

Druckgefühl im Abdominalbereich als wolle eine Hernie her-
austreten, schlimmer im Sitzen, besser beim Aufstehen.

4. Anus und Stühle:
Äußere Hämorrhoiden, die beim Stuhlgang bluten.
Nächtliche Durchfälle mit Brennen im Rektum. Verstopfung
mit hartem, kleinstückigem Stuhl. Gelbe oder weißlich-farb-
lose Stühle.

Harnorgane

Polyurie mit ständigem Drang. Polyurie bei Hypertonikern.
Trüber Urin mit einem dicken, reichlichen Satz, er riecht
stark nach Ammoniak und zersetzt sich schnell.
Schmerzhafte Harnverhaltung mit heftigem Harndrang und
Druck in der Blase.
Eiweißhaltiger Urin bei Syphilitikern mit Herzbeschwerden.
Er ist viel reichlicher als die genossene Flüssigkeitsmenge und
sieht trübe und milchig aus.
Nephritis in Verbindung mit Herz- und Leberbeschwerden.

Geschlechtsorgane

1. Männliche:

Aur ist ein Wollüstling. Er hat nächtliche Pollutionen, die ihn schwächen. Sein Verlangen ist gesteigert, zeitweise ohne Erektionen. Auch das Gegenteil kommt vor: Gesteigertes Verlangen mit heftigen Erektionen.
Schmerzen und Schwellung der Hoden, besonders rechts. Spannung im rechten Hoden mit Quetschungsschmerz. Chronische Hodenverhärtung mit Schmerzen und Hydrozele, besonders bei Syphilitikern.

Hodenatrophie bei Kindern. Verspätete oder fehlende Pubertät. Die Mädchen bekommen in der Pubertät einen schlechten Mundgeruch, die Knaben sind verschlafen wie unintelligent und siechen dahin, wenn sie von ihren Eltern getrennt werden. Sie meinen, daß sie alles falsch machen, weinen, zum Teil im Schlaf oder wenn sie Freunde treffen. Ängstlich. Sie fürchten sich vor großen Menschen oder wenn sie an hochgelegenen Orten sind (jedoch ohne den Schwindel von *Arg-n*).Im Winter geht es ihnen schlecht, sie werden zornig und können beim geringsten Widerspruch vor Zorn zittern (41).

2. Weiblich:

Große Empfindlichkeit der Scheide mit Brennen und Stechen. Vaginismus.

Vergrößerter, vorgefallener Uterus. Kongestion und Induration des Uterus mit heftigen, reißenden Schmerzen, die durch Anstrengung der Arme schlimmer werden.

Spärliche, verspätete Menses gefolgt von zähem, scharfem, weißem Ausfluß. Melancholie mit Verschlimmerung, besonders der Gemütssymptome bei der Regel.

»Frau Aur ist steril. Der Uterus fällt vor bei der Regel oder bei jeder Anstrengung, wenn sie die Arme hochhebt, mit großen Schmerzen. Uteruspolypen. Die Regel ist spärlich und spät. Ein durchsichtiger Fluor wird schlimmer beim Gehen, er kann weiß und dick sein, ist aber immer reichlich. Sie ist disponiert zur Metritis, zur »Cirrhose des Uterus«. Ihr sexuelles Verlangen ist gesteigert. Während der Regel bilden sich Knötchen an den Genitalien, ihre Fröhlichkeit wechselt manchmal mit Zornausbrüchen *(Ign., Caps.)*, die geringste Beleidigung ist ihr unerträglich« (46).

Atmungsorgane

1. Nase:

Katarrh und Ozäna. Geschwürige Nasenlöcher, verstopfte Nase voller Krusten, oder es besteht eine extrem übelriechende Absonderung. Stinkendes Nasensekret bei Karies der Nasenknochen. Durchbohrende Nasenschmerzen, besonders nachts. Schrecklicher Gestank aus Nase und Mund. Meist finden wir dieses Bild bei Syphilitikern und

> *Merc., Hep.* und Aur. streiten sich um den ersten Platz in der Behandlung der Ozäna.

Geruchsüberempfindlichkeit, aber Anosmie bei Ozäna.

2. Brust:

Nächtliche Atemnot. Häufig tiefe Atemzüge. Asthmaanfälle, besonders bei feuchtem Wetter und in warmer Luft. Splitterschmerz in der Seite. Schmerzhaftes Druckgefühl in der linken Seite.

Die meisten dieser Brustsymptome sind sekundär und Folge eines Herzleidens. Herzasthma mit unregelmäßigem Herzschlag und kongestiven Schüben.

Die Oppressionen gehen einher mit Erregung, Angst und Suicidneigung.

Kreislauforgane

Aur. ist ein Sanguiniker in dauernder Kongestion und Plethora. Alle Organe können kongestioniert sein mit Besserung durch Kälte, Baden oder Abdecken.

Der arterielle Blutdruck ist erhöht, der Kranke hat Hitzewallungen mit heftigem Herzklopfen. Heftiges, sichtbares Herzklopfen mit Angst, infolge einer leichten Anstrengung, schlimmer durch Bewegung. Herzklopfen, im Freien besser.

Vergrößertes, zitterndes Herz. Zusammenziehen in der Brust. Herzschmerzen, schlimmer im Liegen (*Spong.*). Herzhypertrophie mit Völlegefühl. Praecordialangst, Herzoppression, schlimmer beim Treppensteigen und durch Traurigkeit. Schwächegefühl in der Herzgegend, Herzhypertrophie bei alten, sanguinischen, korpulenten, hypertonen Menschen. Vergrößertes Herz mit Völlegefühl bei Rheumatikern. Aur. wirkt gut bei rheumatischer Endocarditis: Gelenkrheuma, das von einem Gelenk zum andern wandert und sich schließlich im Herzen festsetzt.

Gefühl als würde das Herz einen Augenblick zu schlagen aufhören, dem gleich ein Gefühl von Springen und heftigem Klopfen des Herzens mit Schwächegefühl im Epigastrium folgt.

Schneller, schwacher, unregelmäßiger Puls. Gefäßerethismus. Sichtbares Pulsieren der Karotiden und Temporales. Die Kreislaufbehinderung kann heftig, aber kurz sein und an Angina pectoris erinnern. Sie kann aber auch andauern, sodaß der Kranke sehr starke Beklemmung bei der geringsten Anstrengung und Knöchelödeme bekommt. Er kann dabei nicht ruhig liegen bleiben, sondern muß im Bett oder einem Sessel aufsitzen mit vorgebeugtem Körper. Dyspnoe während der Herzschmerzen, die es dem Kranken unmöglich macht flach zu liegen, nach dem Essen mit Besserung nach kräftigem Aufstoßen, beim Lachen oder Reiten, bei Herzklopfen oder bei schnellem Gehen.

Rücken und Glieder

Aur. ist bei vielen syphilitischen Knochenleiden angezeigt, besonders wenn der Kranke vorher reichlich *Merc.* bekommen hatte. Ostitis und Periostitis. Schneidende, reißende, bohrende Knochenschmerzen, wie Messerstiche, schlimmer nachts und im Liegen, besonders in den kurzen Knochen (*Ang., Flac.*).

269

Schneidende, lähmende Schmerzen in den Gelenken. Schwäche der Glieder.

Rheumatismus, der von einem Gelenk zum anderen springt und sich dann im Herzen festsetzt. Orgasmus als koche das Blut in allen Gliedern, in den erweiterten Venen, die verdickte, geschwollene Wände haben. Gefühl als fließe das ganze Blut vom Kopf in die Beine.

Schwere, geschwollene Füße. Beinödeme.

Beziehungen

Gut folgen auf Aur.: *Acon., Bell., Calc., Chin., Lyc., Merc., Nit-ac., Puls., Rhus-t., Sep., Syph.* (Aur. folgt gut und wird gut gefolgt von *Syph.*).
Antidote: *Bell., Chin., Cocc., Coff., Cupr., Merc., Puls., Spig., Sol..*

Baptisia tinctoria

Baptisia, der wilde Indigo ist eine Leguminose, aus deren frischer Wurzel wir in gewöhnlicher Weise unsere Urtinktur herstellen.

Allgemeine Mittelwirkung

Die Symptome dieses Mittels sind asthenischer Art und ähneln dem infektiösen Fieber, der Septikämie, der Malariaintoxikation, und sind von großer Entkräftung begleitet (21). Die Erstwirkung geht auf die Säfte im Sinne einer Zersetzung, ähnlich wie im typhoiden Fieber (21).

Charakteristisches

1. Konstitution und Temperament:
Bapt. ist besonders auf das lymphatische Temperament bezogen (1).

2. Große Erschöpfung:
Abneigung gegen geistige Anstrengung, die ihn sehr erschöpft. Er kann nicht mehr denken. Völlige Gleichgültigkeit, er denkt an gar nichts, ist unfähig seine Gedanken auf irgendetwas zu sammeln. Stupor. Er fällt in seinen somnolenten Zustand zurück, wenn man ihn angesprochen hat oder, wie bei

Arn., antwortet er korrekt, fällt aber dann in sein Delirium zurück. (1).

3. Sehr schmerzhafte Steifigkeit der Muskulatur:
Wie er auch immer liegt, die Teile, die der Matratze aufliegen, schmerzen wie zerschlagen *(Pyrog., Arn., Ruta.).*

4. Übler Geruch aller Absonderungen und Ausdünstungen:
Atem, Schweiß, Stuhl, Urin, Absonderung von Geschwüren, sie alle riechen übel bei typhoidem Fieber und akuten Krankheiten *(Ars., Pyrog., Psor..)* (1).

Gemütssymptome

Unfähig zu denken. Die nervliche Schwäche ist erheblich. Vom Anfang der Mittelwirkung an sind die geistigen Fähigkeiten gestört: Abneigung gegen jede geistige Anstrengung, er kann seine Aufmerksamkeit nicht sammeln, sich auf nichts konzentrieren und alles wird ihm sehr schnell gleichgültig. Große Erschöpfung, tiefer Stupor. Fragt man ihn, so fängt er an zu antworten, fällt aber mitten in seiner Rede wieder in seinen Stupor, seine Prostration und Somnolenz zurück *(Arn.)*. Konfuse, abschweifende Gedanken, Delirium. »Er faselt und murmelt« Unverständliches. Er glaubt er sei doppelt oder dreifach, seine Decke sei viel zu klein ihn zu bedecken, er sei zerteilt, sein Kopf vom Körper getrennt, er sei zerstückelt und er rumort im Bett herum im Bemühen seine Teile zusammenzusuchen. Das erinnert an:

Anac., das eine echte Spaltung der Persönlichkeit hat,
Canni.,
Petr. glaubt nicht nur doppelt zu sein, sondern hat das Gefühl, jemand Fremdes läge neben ihm im Bett,
Stram. ist sich über seine eigene Identität nicht im klaren.

Er ist manchmal sehr unruhig und ständig in Bewegung, obgleich er sich ganz ruhig verhalten möchte, einerseits wegen seiner geistigen Verfassung, andererseits wegen seines schmerzhaften Gefühls von Zerschlagenheit, das er durch Ruhe lindern möchte.

Schlaf

Dauernde Schläfrigkeit, Stupor, er schläft ein während er auf eine gestellte Frage antwortet.
Im Schlaf kann er nicht ruhig liegen weil die Teile auf denen er liegt wie zerschlagen schmerzen *(Arn.)*. Schreckliche Alpträume. Schlaflosigkeit und Unruhe. Er will nicht einschlafen aus Furcht vor Alpträumen oder vor dem Ersticken (8).

Kopf

Verwirrung, es dreht sich im Kopf. Schwindel mit allgemeinem Schwächegefühl, besonders in den Beinen, hauptsächlich in den Knien.

Hinterhauptsschmerz mit Taubheit, Völle und Druckgefühl in
der Nasenwurzel. Das Hirn scheint ihm zu schmerzen. Stirnschmerz mit dem Gefühl, als sei die Haut zu eng und zu stramm.

Augen

Die Augen sind kongestioniert, rot, empfindlich und die
kleinste Bewegung der Augäpfel bereitet große Schmerzen.

Gesicht

Kongestioniertes, dunkelrotes Gesicht mit stupidem, blödem
Ausdruck wie bei einem Säufer *(Gels.)*.

Verdauungsorgane

Hier ist der Hauptangriffspunkt von Bapt.

1. Mund und Rachen:

Er hat einen bitteren Geschmack im Mund, aus dem abstoßender, fauliger, unerträglicher Gestank strömt. Das Zahnfleisch ist
geschwollen, aufgedunsen, schmerzt und ist ulzeriert. Die Zähne
sind mit schwärzlichen Ablagerungen überzogen.

Der Kranke streckt seine Zunge nur mit Mühe heraus, sie zittert, schmerzt, ist geschwollen, wie abgehäutet und wenn sie
anfangs weiß belegt ist mit roten Papillen, dann wird sie
schnell trocken werden wie verbrannt mit rissiger, leuchtend-
roter, schmerzhafter Oberfläche und einem rotbraunen Streifen in der Mitte, eine echte »Papageienzunge«, die sich
schließlich mit einem schwärzlichen Belag wie von schwarzem
Blut überzieht , aber ohne das rote Dreieck an der Spitze, das
Rhus-t. auszeichnet.

Die Schleimhaut von Zunge, Mund und Rachen ist mit kleinen, schmerzhaften, dunkelroten Geschwüren bedeckt, die
sich schnell ausbreiten und einen typischen, fauligen, gangränösen Geruch haben. Tonsillen, Gaumensegel und Gaumenbögen sind geschwollen und dunkelrot, sie werden nie leuchtendrot, wie bei *Bell.* sein und sie sind oft von einem fauligen,

273

schmerzlosen Belag bedeckt. Dunkelrote, schmerzlose Angina.

Er kann nur Flüssigkeiten schlucken. Die geringste feste Nahrung macht Erstickungsgefühl, deshalb will er auch gar nichts Festes und verlangt nur kaltes Wasser.

> *Bar-c.* hat ein ähnliches Symptom, es bekommt einen Krampf, der nur von flüssigen Speisen überwunden werden kann.

> *Sil.* kann auch nur Flüssigkeiten schlucken, hat aber Abneigung gegen Wasser.

Der Schluckakt scheint vollständig gelähmt. An die Konstriktion des Pharynx schließt sich eine solche des Ösophagus *(Caj.)* und der Cardia an, die die Ernährung sehr erschwert.

> *Verat-v.,* hat heftigen, schmerzhaften Singultus mit Krampf im Ösophagus, wodurch alle Nahrung und Getränke sofort wieder ausgebrochen werden.

2. Magen:

Ständiges Verlangen nach Wasser. Alle Symptome werden durch Bier verschlimmert *(Kali-bi.).* Inapetenz.

Magenerweiterung. Schmerzen im Epigastrium. Leeregefühl im Magen. Gefühl von etwas Hartem *(Abies.).*

3. Abdomen und Stühle:

Aufgetriebener Leib. Starke Tympanie, Barborygmen und Gurgeln. Schmerzhafte Empfindlichkeit, besonders in der rechten Fossa iliaca. Die ganze rechte Hälfte des Abdomens ist sehr berührungsempfindlich: Leber, Ileocoecalgegend und Appendix. Schmerzen in Leber- und Gallenblasengegend.

Durchfälle, besonders morgens, häufig, wenig, bräunlich, wundmachend, faulig, sehr übelriechend *(Ars., Carb-v., Psor., Podo.),* manchmal schwärzlich und blutig. Übelriechende, erschöpfende Durchfälle wie Maul- und Klauenseuche, manchmal unwillkürlich und begleitet von kleinen perianalen Geschwüren.

Geschlechtsorgane

Regel zu früh und zu reichlich; saurer, stinkender Weißfluß.

Atmungsorgane

Mühsame Atmung wie wenn die Lungen zusammengedrückt würden. Er sitzt in seinem Bett und hat Angst einzuschlafen, da er gleich mit Alpträumen und Erstickungsgefühl erwachen würde.

Rücken und Glieder

Die Muskeln von Nacken, Rücken und Gliedern sind empfindlich und steif. Im Sakrum hat er unerträgliche Schmerzen wie zerbrochen, die ihn am Schlafe hindern. Schmerzhaftes Reißen in Armen und Beinen.

Haut

Brennen und Hitze in der Haut *(Ars.)*. Livide Flecke am ganzen Körper.

Fieber

Das Fieber beginnt meist um 11 Uhr morgens, dauert den ganzen Tag und wird von dem typischen Zerschlagenheitsschmerz begleitet. Die Temperatur steigt schnell und hat ihr Maximum gegen 15 Uhr. Der stinkende, nicht sehr reichliche Schweiß kommt abends und nachts. Die Temperatur kann sehr hoch sein, der Puls intermittierend und schnell. Bapt. entspricht schwerem, infektiösem Fieber.

Pyrog. hat viele Symptome mit Bapt. gemeinsam: Prostration, Verwirrtheit, Unruhe, die gleichen Halluzinationen, das Gefühl des Zerschlagenseins, das den Kranken nicht zur Ruhe kommen läßt, und die fauligen Ausscheidungen.

Eup-per. leidet an heftigen Knochenschmerzen wie Bapt., hat das Gefühl als befinde sich sein Herz in kaltem Wasser, und als besonderes, unterscheidendes Symptom, niedriges Fieber bei hohen Pulszahlen, wie wir es bei schweren Infektionen finden.

Bapt. ist vor allem das große Mittel für typhoides Fieber. Hier
noch einmal seine Hauptsymptome, die es in diesem Fall angezeigt sein lassen: Anfangs große Nervosität, Schüttelfrost,
Schmerzhaftigkeit, allgemeine Muskelsteifigkeit besonders an
Kopf, Rücken und Gliedern, allgemeines Zerschlagenheitsgefühl. Dann verlassen ihn zunehmend die Kräfte, er wird
schläfrig und gleichgültig, die Gedanken verwirren sich, die
Augen werden injiziert, das Gesicht kongestioniert, er macht
einen vollständig abgestumpften Eindruck und das Sensorium ist so gelähmt, daß der Kranke mitten in der Antwort
einschläft, wenn man ihn mit einer Frage geweckt hat. Außerdem hat er mitten auf der Zunge einen sehr ausgeprägten, erst
weißen, dann braunen Streifen. Mit fortschreitender Krankheit fängt der Kranke an zu murmeln und liegt völlig regungs-
los auf seinem Bett, oder er wirft sich hin und her und wenn er
redet sagt er, daß er zerteilt sei und seine einzelnen Teile wieder zusammensuchen müsse. In seiner rechten Fossa iliaca
gurgelt es, wenn dieses Symptom nicht schon früher aufgetreten war, und dieser Bezirk ist berührungsempfindlich.
Schließlich hat er Durchfall, und Stuhl, Urin, Schweiß und
Atem riechen sehr widerlich.

Um unserem Mittel unter anderen seinen rechten Platz beim
typhoiden Fieber geben zu können vergleiche man:

> *Gels.*, das sehr ähnliche Symptome hat: Beide haben große
> Muskelschmerzen und Prostration, sie sind sehr schläf-
> rig, verbergen darunter aber eine heftige, nervöse Unruhe.
> Beide haben das Gefühl als sei der Kopf oder irgendein
> Körperteil enorm vergrößert, beide haben den Fiebergip-
> fel nachmittags. Der Unterschied liegt im Grad und der
> Stärke der Symptome: *Gels.* reagiert milder als Bapt.: Es
> geht letzterem voraus bei Muskelschmerzen und bei
> Frost, der den Rücken herunter läuft mit Ameisenlaufen.
> So finden wir es im Anfang der Krankheit. Nachmittags
> tritt Fieber mit schnellem, vollem und weichem Puls auf,

der nicht hart und gespannt ist, wie bei *Acon.* Das Gesicht hat eine gleichmäßige, diffuse Rötung und in diesem Zustand kann schon Prostration auftreten. Wenn am nächsten Tage nachmittags das Fieber trotz *Gels.* weiter steigt und sich die Bapt-Symptome einstellen, kann man auf dieses Mittel übergehen.

Rhus-t. ist ebenfalls Bapt. sehr ähnlich und die Unterscheidung fällt oft nicht leicht. Beide sind unruhig, haben eine trockene Zunge mit braunem Belag und Muskelschmerzen. Aber die Unruhe kommt bei *Rhus-t.* mehr von Rheumaschmerzen als von allgemeiner Muskelschmerzhaftigkeit her und seine Zunge hat an der Spitze das rote Dreieck, das bei Bapt. fehlt. Schließlich hat *Rhus-t.* ein murmelndes Delirium ohne die Irrtümer über seine Identität von Bapt. Die Ausleerungen stinken bei *Rhus-t.* nicht so sehr, wie bei Bapt. und die pneumonischen Symptome, die das Fieber begleiten können, herrschen bei *Rhus-t.* deutlich vor.

Arn. hat manche Ähnlichkeit mit Bapt: Stupor und die Unfähigkeit lange in einer Lage zu verweilen sind ähnlich. Wenn man sie aufweckt und etwas fragt schlafen beide während der Antwort wieder ein, aber *Arn.* paßt besser, wenn Neigung zu apoplektischer Kongestion besteht, der Stupor so tief ist, daß Stuhl und Urin unwillkürlich abgehen und die Atmung laut und schnarchend ist. Beim *Arn*-Patienten findet man zuweilen echte, kleine Ekchymosen am Körper.

Lach. ähnelt Bapt. im Gestank der Ausscheidungen, dem fauligen Atem und der sehr tiefen Prostration. Es ist bei sehr schweren Fällen angezeigt, wenn folgende Zeichen vorhanden sind: Zittern der Zunge beim Versuch sie herauszustrecken. Sie erscheint zwischen den Zähnen, scheint aber nicht die Kraft zu haben, ganz herauszukommen. Es kommt zu Blutungen aus irgendeiner Körperöffnung: Die Lippen springen auf und lassen schwarzes Blut aussickern; es kommt zu intestinalen Blutungen, die ein

Sediment wie verbranntes Stroh hinterlassen, und es besteht die hohe Berührungs- und Druckempfindlichkeit des Mittels.

Mur-ac. ähnelt Bapt. in der großen Schwäche und den sehr übelriechenden Ausscheidungen. Die Schwäche ist hier aber so groß, daß der Kranke nicht einmal seinen Kopf auf dem Kissen halten kann, sondern zusammengesunken heruntergleitet.

Beziehungen

Bapt. ist nützlich wenn *Ars.* zu früh oder zu häufig beim typhoiden Fieber gegeben wurde (1).

Auf Bapt. folgen oft: *Crot-t., Ham. und Nit-ac.*

Tereb. wirkt gut bei den Blutungen im typhoiden Fieber (1).

Baryta carbonica

Baryta carbonica oder Bariumcarbonat, $BaCO_3$, kommt in der Natur in faserig-kompakten, weiß-gelblichen Massen oder in farblosen Kristallen vor. Es ist das Witherit der Mineralogen, dessen schönste Stücke aus Alston-Moor kommen. Um es rein zu gewinnen, setzt man es einem doppelten Lösungsprozeß aus, indem man das Nitrat oder Chlorat von Barium in einer alkalischen Karbonatlösung ausfällt.

Die ersten drei Dynamisationen des so erhaltenen Salzes stellen wir durch Verreibung her, und gehen dann auf alkoholische Lösungen für die höheren Dynamisationen über.

Allgemeine Mittelwirkung

Bar-c. beeinflußt die allgemeine Entwicklung des Individuums. »Im allgemeinen findet man in der Literatur bei diesem Mittel das Wort Kleinheit. Das will nicht nur heißen Kleinheit der Statur, sondern meint Kleinheit des Geistes wie des Körpers. Jeder weiß, was man gemeinhin unter Frühreife versteht: mit dieser Bezeichnung definiert man junge Menschen, die ungewöhnlich hervorstechen und deren Intelligenz ihren Altersgenossen weit überlegen ist, die sehr begabt sind. Bei Bar-c. haben wir das genaue Gegenteil und das ist es, was man mit dem Begriff Zwerghaftigkeit sagen will« (41).

Dieser Einfluß des Mittels auf die allgemeine Entwicklung des Individuums, bezieht sich auf eine breite Skala und ist besonders deutlich beim Kind zu beobachten, »welches nur zögernd seine geistige Aktivität entfaltet, im Lernen zurückbleibt, sehr spät Laufen, Sprechen oder Lesen gelernt hat. Später sieht man bei 19, 20, ja 25jährigen, daß sie sich noch wie Kinder benehmen und ausdrücken. Ist es ein Mädchen, so spielt es noch mit Puppen, sagt Albernheiten, hat nichts von einem jungen Mädchen ihres Alters, die geistige Entwicklung ist verzögert. Das ist der Ausdruck jener Kleinheit des Geistes von unserem Mittel« (41).

Kurz gesagt: Bar-c. »scheint den harmonischen Entwick-
lungsgang aufzuhalten, der vom Kind zur Frau oder zum
Manne führt, und es ist weniger die physische Zwerghaftigkeit, die an unser Mittel denken läßt, als vielmehr die des Geistes oder einzelner Organe: ein Organ kann in der Entwicklung stecken bleiben oder gar atrophieren, während die anderen sich weiterentwickeln. Eine Körperseite kann sich entwik-
keln, während die andere zurückbleibt oder sogar atrophiert:
diese Anomalie in der Entwicklung ist es, die uns an Bar-c.
denken läßt« (41).

Bar-c. erzeugt auch degenerative Gewebsveränderungen, »besonders der Arterienwände, wodurch Aneurismen, Rupturen
und Apoplexien entstehen« (8).

Auch hat Bar-c. »Fettgeschwülste, cystische Tumoren, Lu-
pus, äußere tuberkulöse Wucherungen und Sarkome geheilt.
Es hat in erstaunlicher Weise die Schmerzen gelindert und das
Leben verlängert bei gewissen kanzerösen Leiden« (41).

Ganz besonders ist das Drüsengewebe und hier speziell das
Lymphsystem und die Mandeln betroffen. »Ein Hauptsymptom von Bar-c. ist seine Affinität zum Lymphgewebe im ganzen Körper. An Hals, Achseln, Leisten oder im Bauch, überall kann man beobachten wie sich Drüsenketten bilden. Vergrößerung und Verhärtung der Drüsen, Entzündung der Drüsen mit Infiltration, sind bemerkenswerte Züge von Bar-c.«
(41).

Schließlich erzeugt Bar-c. einen katarrhalischen Zustand der
Schleimhäute, besonders der Atemwege.

Charakteristisches

1. Konstitution und Typ:

Bar-c. ist sehr nützlich bei skrofulösen Kindern, die physisch
und intellektuell zurück sind. Sie sind klein geblieben und haben sich nicht harmonisch entwickelt. Sie haben leicht skrofulöse Ophthalmie, einen dicken Bauch (*Sulf.*), sie erkälten sich
leicht und haben sehr große Mandeln (8).

Solche Kinder lernen spät laufen wie *Calc.*, aber aus anderen
Gründen: Bar-c. lernt spät laufen, obwohl die Gliedmaßen
gut genug ausgebildet sind während

Calc. diese Verspätung wegen schwacher, lascher Muskeln
und schwächlicher, ungenügend verkalkter Knochen hat.
Kurz gesagt: *Calc.* ist spät im laufen »können«, Bar-c.
spät im laufen »lernen« (41).

Es gibt auch einige Ähnlichkeiten zwischen den Bar-c.-und

Sil.- Kindern: beide haben einen dicken Kopf auf einem zu
mageren Hals, und einen dicken Bauch inmitten eines
Körpers mit ärmlicher Muskulatur. Beiden geht es
schlechter bei nassem Wetter und beide sind kälteempfindlich am Kopf. Beide haben einen übelriechenden Fußschweiß. Man muß aber folgendes wichtige Unterschei-
dungsmerkmal kennen: *Sil.* hat einen profusen Kopfschweiß wie *Calc.*, den man bei Bar-c. nicht findet. Auch
hat *Sil.* nicht die Geistesschwäche von Bar-c., sein kleiner
Patient ist im Gegenteil eigensinnig und kapriziös (48).

Letzten Endes ist das große Charakteristikum des Bar-c.-
Typs der Stillstand der psychischen Entwicklung. Hier rivali-
siert es mit

Bor. und *Nat-m.* Diese drei Mittel zeigen eine besondere
Verzögerung in der Entwicklung des Gehirns oder wenigstens seiner Tätigkeit, sodaß die Individuen dieser Typen
langsam lernen und sich langsam entwickeln.

Aber Bar-c. steht unter den Dreien an der Spitze. Wenn die
Bar-c.-Kinder in die Sprechstunde kommen halten sie ihre
Hände vors Gesicht und beobachten den Arzt zwischen den
Fingern durch. Sie sind ängstlich, furchtsam und schreckhaft.
Sie haben Angst vor Fremden, wenden sich von ihnen ab oder
fliehen. Auch andere Mittel haben ähnliche Symptome, aber
bei Bar-c. sind sie besonders ausgeprägt. Solche Kinder haben
ein welkes Gesicht, ein kränkliches Aussehen. Sie sind ungewöhnlich furchtsam und wollen sich nur verstecken. Die Müt-

ter erzählen, daß sie keinerlei Verlangen haben mit anderen Kindern zu spielen. Sie spielen nicht einmal allein, sondern sitzen in einer Ecke ohne ihrem Spielzeug Beachtung zu schenken. Sie scheinen an nichts zu denken. Sie wachsen, aber ihr Verstand, ihre Aufnahmefähigkeit bleiben auf dem Nullpunkt oder entwickeln sich wenigstens nicht ihrem Alter portional (41).

Es sind Menschen, bei denen sich keine Eindrücke in ihren unbeweglichen Gesichtszügen widerspiegeln, weil sie nicht beeindruckbar sind. Gleichgültigkeit, die nicht auf bewußter Verachtung beruht sondern auf dem absoluten Fehlen von Reaktionen. Frauen, deren stupider Ausdruck den völligen Mangel an Urteilsfähigkeit und Empfindsamkeit anzeigt.

Ein weiterer Zug von Bar-c. ist die Beziehung dieser Tatsachen zum vorgeschrittenen Alter. Wir haben gesagt, daß es bei Bar-c. einen Zustand von Kindlichkeit und Kindischkeit gibt, der fortdauert, eine gehemmte oder verzögerte Entwicklung. Dabei macht es wenig aus, ob wir dies bei Kindern, jungen Leuten oder Menschen über 50 Jahren finden. Infolge von Umständen, die wir nicht näher erklären können, erscheint ein solcher Mensch vorzeitig gealtert. Die kindische Haltung, das Denken und Handeln wie ein Kind, sollte uns bei der vorzeitigen Vergreisung an Bar-c. denken lassen (41).

Modalitäten

A) Seitenbeziehung: Oben rechts, unten links.

B) Verschlimmerung:

    a)   Durch kalte Luft: Der Bar-c. Kranke ist frostig, kälteempfindlich. Er friert immer und muß sich warm einhüllen. Die geschwollenen Drüsen sind kälteempfindlich und kongestionieren unter deren Einfluß oder wenn sich der Kranke erkältet. Ausnahme: die Kopfschmerzen bessern sich durch Kälte und werden durch Wärme verschlimmert. Der Bar-c. Mensch ist aber oft empfindlich gegen beide Temperaturextreme, gegen große Kälte wie gegen starke Hitze. Das heiße Wetter bringt Beschwerden, läßt das Blut zu Kopfe steigen und begünstigt apoplektische Zustände (41).

b) Jeder Wetterwechsel.

c) Nässe, Naßwerden, kaltes Baden.

d) Wenn er an seine Beschwerden denkt, an seine Langeweile, seine Leiden, seine Gesundheit, all das verschlimmert sogleich (*Gels., Helon., Ox-ac., Calc-p.*).

e) Beim Liegen auf der schmerzhaften Seite (*Hep., Iod., Kali-c., Nux-m., Phos.*).

C) Besserung:

a) Beim Alleinsein.

b) Beim Gehen im Freien (nur die Kopfschmerzen).

Gemütssymptome

Kindische Geisteshaltung. Schüchternheit, Abneigung gegen Leute, die er nicht kennt. Man sieht Bar-c. Kinder sich hinter Möbeln verstecken wenn Fremde ins Zimmer kommen. Sie verstecken sich als schämten sie sich, als seien sie erschreckt. Das Kind bildet sich alle möglichen seltsamen Dingen ein, von denen es spricht und über die es lacht. Es kommt in der Schule nicht voran. Es begreift nicht, es behält nicht, es kann nicht nachdenken, es ist das genaue Gegenteil von Frühreife (41).

Geistige Schwäche. Der Kranke ist unentschlossen, er hat kein Selbstvertrauen, ist schüchtern, flieht die Menschen, die er nicht kennt, ist wie ein Kind. Er macht sich Sorgen um unwesentliche Dinge. Geistige Verwirrung, übertriebene Genauigkeit. Sein Gedächtnis ist unzuverlässig. Diese *Gedächtnisschwäche* ist ein wichtiges Leitsymptom von Bar-c. Hier muß man vergleichen mit:

Sulph. der ein schwaches Gedächtnis besonders für Eigennamen hat. Er erinnert sich genau früherer Begebenheiten und vergißt die gestrigen Ereignisse.

Lyc. vergißt die Bedeutung von Buchstaben, gebraucht falsche Worte und macht Schreibfehler.

Nux-m. hat große Gedächtnisschwäche mit großer Trägheit des Geistes, kann seine Aufmerksamkeit nur mit Mühe konzentrieren und stellt Worte und Buchstaben beim Schreiben um.

Anac. hat kein Gedächtnis mehr, erinnert sich weder an Namen noch an den genauen Sinn der Worte. Beim Reden und Schreiben vergißt er, was er sagen wollte, das passiert besonders den alten, verbrauchten Menschen. Wie

Caust. schafft er sich immer wieder Ärger.

Er fürchtet, daß ihm ein Unglück zustoßen wird, ist voller Sorgen und Kummer, voller eingebildeter Schwierigkeiten. Er denkt sich alle Arten von Leiden und Verdruß aus, die ihm begegnen könnten (*Ars.*) (41).

»Mangel an klarem Bewußtsein«. Er hat keinen hellen Intellekt. Wir wissen wie tief Bar-c. der Intelligenz seinen Stempel aufdrückt, Das Mittel ruft zunächst einen Zustand von geistiger Schwäche hervor, die langsam bis zur Imbezillität führt. Zwischen diesen beiden Extremen kann man alle Stufen von einer einfachen Trübung des Verstandes bis zur völligen Verblödung finden (41).

Schlaf

Am Tage ist er schläfrig, mit häufigem Gähnen und nachts schlaflos. Häufiges Erwachen mit allgemeiner Hitze und dem anhaltenden Gefühl großer Müdigkeit. Erschreckende Träume und Alpträume.

Kopf

Der Kopf ist schwer und eingenommen, mit Schläfrigkeit. Das Hirn scheint leer zu sein.

Kongestive Kopfschmerzen, die von innen nach außen drükken. Der Kopfschmerz wird schlimmer in zu kalter Luft oder von zu großer Hitze. Im allgemeinen kann man aber sagen, daß die Kopfschmerzen durch Abkühlung besser werden. Ge-

fühl »als sei das Gehirn lose im Kopf«, als falle es hin und
her, als bewege es sich, wenn der Patient den Kopf oder den
Körper bewegt. Gefühl von plötzlichem Rucken des Hirns im
Kopf, oder im Gehirn selbst (41).

Bar-c. hat vielerlei Kopfbeschwerden bis hin zum apoplekti-
schen Stupor (41).

Große Empfindlichkeit der Kopfhaut.

Feuchte oder trockene Ausschläge auf dem Kopf.

Gesicht

Das Gesicht ist rot und kongestioniert, die Lippen sind trok-
ken und rissig mit Schwellung der Oberlippe *(Apis., Bell.,
Calc., Hep.).*

Augen

Hier findet sich wenig Charakteristisches. Man hat abwech-
selnde Erweiterung und Verengung der Pupillen beobachtet.
Er sieht wie durch einen Schleier, das Mittel war manchmal
hilfreich beim grauen Star.

Gefühl als habe er ein Gewicht auf den Oberlidern, Schweregefühl in der Stirn mit Kopfschmerz, als drücke die Stirn auf
die Augen *(Carb-v., Carb-an., Nat-m.),* der Kranke greift
sich mit beiden Händen an die Stirn und sagt: »Meine Stirn
liegt schwer und schmerzhaft auf den Augen« (41).

Ohren

Schwerhörigkeit, Geräusche, Knacken, Brummen in den Ohren, besonders beim Schneuzen.

Verdauungsorgane

1. Mund und Speicheldrüsen:

Morgens beim Aufwachen ist der Mund trocken. Aphten. Blutendes Zahnfleisch. Zahnschmerzen während der Regel.

Lähmung oder Schwäche der Zunge. Das Sprechen fällt bei alten
Leuten schwer, wegen der lähmungsartigen Schwäche der Zunge.

Hypertrophie der Speicheldrüsen. Entzündung mit Verhärtung und Infiltration der Parotis und Submaxillaris. Diese Drüsen entzünden sich, schmerzen und hypertrophieren nach Kälteeinwirkung oder einem plötzlichen Wetterwechsel, sie kommen nicht zur Eiterung sondern verhärten. Man findet diese Drüsenschwellung auch nach Scharlach (41).

2. Rachen:

Bar-c. hat einen allgemeinen Katarrh des Rachens: Entzündung des Zellgewebes des Rachens und der Mandeln. Die Rachenschleimhaut hat ein glänzendes Aussehen mit einer Reihe von höckrigen Granulationen. Sie entzündet sich beim geringsten Luftzug und sobald er sich erkältet. Jeder Schnupfen beim Kind macht eine Entzündung der Mandeln, die sehr schnell anschwellen. Kinder mit dicken Mandeln, die überall etwas vergrößerte Drüsen haben und intellektuell zurückgeblieben sind (41).

Diese *Mandelentzündung* ist nicht so stürmisch wie die von

Bell. Sie erscheint nicht wie diese in einer Minute und kommt nicht wie diese schnell zur Eiterung: es ist eine ernstliche Halsentzündung, die langsam kommt und die sich schrittweise weiterentwickelt, ganz im Gegensatz zu *Bell.* und auch zu

Hep., dessen Halsentzündung ebenso plötzlich wie bei *Bell.* auftritt, und bei der Eiterung im Vordergrund steht. Man muß an

Cham denken, wenn zugleich mit den Mandeln das Ohr befallen wird und Wärme bessert. (41).

Gefühl eines dicken Fremdkörpers im Rachen beim Schlukken , welches durch die enorme, chronische Vergrößerung der Mandeln ausgelöst wird, die so weit gehen kann, daß sie das Schlucken verhindert, den Klang der Stimme verändert und bei der geringsten Abkühlung sehr schmerzhaft wird.

Typisches Brennen im Rachen, daß er nichts als flüssige Nahrung schlucken kann. Reizung die ein dauerndes Würgegefühl erzeugt, ein krampfartiges Zusammenziehen der Kehle. Zusammenziehung, Zuschnürung und Spasmen der Kehle.

Bei diesen *Mandelaffektionen* muß man Bar-c. vergleichen mit:

Calc. ist vor allem bei den leukophlegmatischen Kindern angezeigt,

Calc-p. bei chronischen Fällen, die Patienten dieses Typs betreffen,

Calc-j., das in gewissen Fällen Bar-c. ähnelt mit großen Mandeln voller kleiner Krypten,

Con. ist nützlich bei dicken Mandeln ohne Eiterungsneigung,

Hep. hat große Mandeln mit Schwerhörigkeit und dem Gefühl einer Gräte im Rachen, und

Lyc. hat große Mandeln, die mit kleinen verhärteten Geschwüren durchsetzt sind.

3. Ösophagus:

Speiseröhrenkrämpfe beim Schlucken, besonders bei nervösen Alten oder bei vorzeitig Gealterten. Erschwertes Schlukken: der Speiseballen geht ein Stück weit herunter, dann löst er einen Krampf aus, der zu Husten mit Erstickungsgefühl führt, bis der Kranke schließlich die Speisen wieder ausspuckt, die er vergeblich herunterzuschlucken versucht hatte. Dieses Zusammenschnüren und diese Erstickungsanfälle nach ein wenig Nahrungsaufnahme sind ein sehr typisches Symptom für Bar-c., aber auch für:

Graph u. *Merc-c.*: Sonst gesunde Menschen bekommen einen Ösophaguskrampf, sobald die Nahrung dorthin gelangt. (41)

4. Magen:

Hier gibt es keine sehr auffälligen Symptome. Die Verdauung ist schwach und nach dem Essen hat er allerlei Störungen und unangenehme Empfindungen am Magen (41).

Schlimmer, wenn er heiße Dinge gegessen hat (8). Appetitlosigkeit. Er ist schnell satt, obwohl ihm die Speisen zusagen. Hitze und Brennnen in der Magengrube oder Druck und Schwere wie von einem Stein nach dem Essen, Letzteres bessert sich durch Aufstoßen.

5. Abdomen:

Der Leib ist hart und aufgetrieben, die Bauchmuskeln berührungsempfindlich.

Koliken mit Einziehung des Nabels, besser durch heiße Anwendungen und durch Zusammenkrümmen.

Verhärtung und Schwellung der Mesenterialdrüsen mit dickem Bauch.

6. Stuhl:

Hartnäckige Verstopfung. Harte, knotige, schwierige, ungenügende Stühle. Untätigkeit des Rektums (*Alum., Graph., Mag-m., Plb.*).

Heraustretende Haemorrhoiden. Jedesmal wenn die Kranke uriniert treten die Haemorrhoiden aus dem After vor, ebenso beim Stuhlgang.

Harnorgane

Keine charakteristischen Harnsymptome. Der Harn ist trübe, von gelblicher Farbe. Manchmal brennt es beim Urinieren und oft kommt es zu heftigem Harndrang in Zusammenhang mit Prostatahypertrophie. Wie

Sabal. ist es ein treffliches Mittel bei häufigen nächtlichen Miktionen, besonders wenn der arterielle Blutdruck hoch ist, was bei *Sabal* nicht vorkommt.

Geschlechtsorgane

1. Männliche:

Vermindertes Verlangen. Vorzeitige Impotenz. Schlaffer Penis, Hodenatrophie, Taubheit der Genitalien.

Prostatahypertrophie. Häufiger und heftiger Harndrang. Bar-c. heilt alte Ausflüsse, die weißlich und schmerzlos sind und schon lange bestehen, sie stinken, sind aber mild.

2. Weibliche:

Sterilität. Atrophie der Ovarien (ganz im Gegensatz zu den anderen Drüsen) und Verminderung des sexuellen Verlangens.

Mangelhafte Menses, zu schwach und zu kurz dauernd.

Passive, weißliche, zähe, hartnäckige, zuweilen reichliche Leukorrhoe, schlimmer eine Woche vor der Regel.

Atrophische Verkleinerung der Brüste (41).

Atmungsorgane

Bar-c. zeigt hier einen ausgesprochenen Katarrh, eine reichliche Schleimansammlung in Nase, Rachen, Kehlkopf, Trachaea und Bronchien (41). Es sei hier daran erinnert, daß Barc. sehr empfindlich gegen Kälte ist. Es erkältet sich sehr leicht, hat oft Mandelentzündung mit Eiterungstendenz, leidet an Schnupfen und Laryngitis. Die allerkleinste Abkühlung reicht um einen Schnupfen auszulösen.

1. Nase:

Manchmal große Geruchsempfindlichkeit. Man findet auch Geruchsperversionen und der Kranke glaubt Kiefernholzrauch zu riechen.

Schnupfen mit zähem, gelblichem Ausfluß, zusammen mit Schwellung der Oberlippe. Schnell aufeinanderfolgendes Niesen, besonders abends, erschüttert den Kopf und macht schwindelig.

2. Kehlkopf:

Schmerzhaftes Gefühl, als habe man Rauch, Schwefeldämpfe oder Staub eingeatmet.

Lähmungsartige Schwäche des Kehlkopfes, Heiserkeit, Aphonie, belegte Stimme oder Stimmlosigkeit aus Schwäche oder durch Lähmung. Zusammen mit der Heiserkeit besteht ein trockener, erstickender Husten, besonders bei Greisen (*Seneg.*).

3. Bronchien und Lungen

sind voller Schleim, den er aber nicht herausbringen kann. Greise mit sehr viel grobem Schleimrasseln in der Brust bei jedem Temperaturwechsel. Bei jeder beliebigen Abkühlung verstärkt sich das Rasseln.

Verschiedene Mittel haben dieses starke Schleimrasseln in der
Brust bei Greisen: Bar-c. und *Bar-m.* gehören dazu. Bei diesem Symptom wird man

  Am-caust. geben bei einem alten Menschen. Nicht einem
  vorzeitig Gealterten wie bei Bar-c., sondern einem echten
  Greis, einem Achtzigjährigen, dem es im Sommer recht
  gut geht, dem der Winter aber zusetzt, bei dem der Katarrh im Winter zunimmt. (41)

Kreislauforgane

Die Kreislaufstörungen sind bei Bar-c. sehr wichtig. Seine
Wirkung auf Herz und Gefäße äußert sich durch Schmerzen
und Hochdruck.

Häufiges Herzklopfen bei chlorotischen, nervösen jungen
Mädchen und bei alten Menschen. Das Herzklopfen ist
schlimmer beim Linksliegen und beim Darandenken, was den
Kranken ängstlich und unruhig macht. Plötzliche Angstanfälle nachts im Liegen. Herzklopfen schlimmer bei Bewegung.
Die geringste Anstrengung erschöpft den Kranken, daß er
schlafen möchte. Das Herzklopfen ist von Pulsbeschleunigung und Schmerzen hinter dem Brustbein begleitet.

Arterieller Hochdruck. Im Experiment bewirkt Bar-c. Kontraktion der Arteriolen. Einfacher Hochdruck. Bar-c. ist ein
gutes Mittel bei Aortenaneurysma und einfachem Hochdruck.

  Bar-m. paßt besser bei Hochdruck mit Herzschwäche und
  Arythmie.

Beide sind im Kampf gegen die Apoplexietendenz der Greise
angezeigt, oder gegen die Folgen eines alten Schlaganfalles infolge arteriellen Hochdrucks, besonders wenn der geistige Zustand des Patienten dem Mittel entspricht.

Rücken und Glieder

Hypertrophie der Halsdrüsen. Beim Studium der allgemeinen
Mittelwirkung haben wir gesehen, daß das Lymphsystem von

Bar-c. besonders betroffen wird. Schwellung der Lymphknoten am ganzen Körper, besonders an Hals und Nacken. Alle Ganglien des Gebietes können reihenweise befallen sein, sowohl retroauriculär, wie submaxillar oder in der Parotisgegend. Fettgeschwülste im Genick.

Schwäche der Wirbelsäule. Kreuzschmerzen. Schmerz zwischen den Schultern wie von einem Bruch.

Schmerzen an den vergrößerten Achseldrüsen.
Gichtisch-rheumatische Schmerzen an den Gelenken.

Paralytische Schwäche und Zittern mit Taubheit der Füße. Man beobachtet bei Bar-c. Lähmungszustände, entsprechend denen, die bei alten Apoplektikern bestehen und unser Mittel hat sehr glücklich gewirkt in solchen Fällen, indem es die nervöse Versorgung und die Stärke der Innervation wieder hergestellt hat. Es steht parallel zu *Phos.* und ist ein ausgezeichnetes Mittel für Lähmungszustände infolge einer alten Hirnblutung.

Stinkender Fußschweiß, feuchtkalte Füße (*Calc.*). Man vergleiche mit Bar-c. die folgenden Mittel:
  Sil., Thuj., Nit-ac., Kali-c., Graph., Carb-v.
  Lact-ac hat einen reichlichen Fußschweiß, der aber nicht stinkt. Zehen und Fußsohlen sind empfindlich.

Haut

Ausschläge auf dem Kopf bei schwächlichen Kindern vom Bar-c.-Typ. Kopfekzem, nässende Krusten, Ekzem an Zehen und Skrotum.

Auch trockene Ausschläge auf der Kopfhaut, Haarausfall, Kahlköpfigkeit.
Ungesunde Haut, Wunden heilen schwer.

Beziehung

Komplementär: *Dulc., Sil., Psor.*
ei den besonderen Alterskrankheiten ist *Ant-t.* komplementär.
Unverträglich: *Calc.*

Belladonna

Atropa belladonna, die Tollkirsche, ist eine Staude aus der Familie der Solanaceen, die wild in ganz Europa an schattigen Chaussegräben, am Rande von Waldwegen, auf Waldlichtungen, Schutthalden und im Unterholz wächst.

Von der Giftigkeit her ist sie eine der gefährlichsten Pflanzen unserer Breiten, der häufig Kinder zum Opfer fallen. Diese lassen sich von dem schönen Aussehen der schwarzen Beeren täuschen, essen davon und müssen an der Vergiftung sterben. Die Früchte enthalten nämlich verschiedene ausserordentlich giftige Alkaloide, sie sich chemisch sehr ähnlich sind. Das bekannteste ist Atropin.

Die Urtinktur, aus der wir alle Potenzen herstellen, wird aus der ganzen frischen Pflanze gewonnen, die man im Juni während der Blüte sammelt.

Allgemeine Mittelwirkung

Bell. bildet mit

Hyos und *Stram* das Trio der Deliriumsmittel (48).

Im Nervensystem erzeugt Bell. aktive Kongestion, außerordentliche Erregung, eine besondere Perversion der Sensibilität, bestimmte Schmerzen, Spasmen und Krämpfe.

Die subtoxischen und erst recht die toxischen Dosen lösen eine Reizung der nervösen Zentren aus, die sich in Schwindel, Halluzinationen und stürmischen Delirien, bis zu echter Raserei äußert. Dieses »Atropindelirium« zeigt sich wie das Haschischdelirium nicht immer in der gleichen Weise, sondern ist abhängig von der Mentalität, den Gewohnheiten und dem Beruf des Betroffenen. War die Dosis tödlich, so folgen auf die delirante Phase Lähmungen, und der Kranke stirbt im Koma.

Die gesamte Hirnsubstanz wird von Bell. gereizt, jedes Hirnzentrum auf seine Weise. Diese Erregung ist begleitet von einer Entgleisung der Funktion dieser Zentren, zusammen mit oder gefolgt von einer mehr oder weniger starken, aktiven Hyperämie. Sofort-

wirkungen sind Schlaflosigkeit und Delirium bis zur Tob-
sucht. Diese Symptome sind im allgemeinen begleitet oder gefolgt von Blutandrang, wie Rötung des Gesichts, kongestivem
Kopfschmerz, Licht- und Geräuschüberempfindlichkeit usw.
Ist die toxische Wirkung stark und langdauernd, dann folgt
diesem Reizstadium ein Betäubungs- und Kollapsstadium,
ähnlich der idiopathischen Enzephalitis. Aus Störungen beim
aufrechten Stehen und beim Gehen, die man bei vielen Bell.-
Vergiftungen beobachten kann, darf man auf ähnliche Störungen in den motorischen Zentren des Corpus striatum und
vielleicht des Kleinhirns, schließen. Man kann weitere Beweise der kongestiven Reizung dieser Zentren in Entgleisungen
der Muskeltätigkeit, wie Gliederzucken und choreiformen
Bewegungen verschiedener Körperregionen sehen. Bei den
Sinneszentren ist der Einfluß auf das Seh- und Hörzentrum
sehr ausgesprochen. Man trifft Gehörillusionen wie Summen
in den Ohren. Visuelle Illusionen sind sehr häufig: bald lächerliche, bald schreckliche Erscheinungen, mannigfaltige
Gespenster, riesige Figuren. Die Dinge erscheinen doppelt
oder in stürmischer Drehbewegung. Schließlich kann man
sich vorstellen, in welchem Maße die Funktionen des Rückenmarks gereizt und entgleist sind, wenn man die gestörten
Funktionen der Organe betrachtet, die vom N. Vagus, Hy-
poglossus usw. innerviert werden, wie: Kehlkopfkrämpfe, erschwerte Artikulation und erschwertes Schlucken, Krampfhusten und stridoröse Atmung. Die Autopsie zeigt fast immer
eine beträchtliche Hirnkongestion, die auch Kleinhirn, Bulbus und Rückenmark betrifft (35)

Bell. wirkt immer über das Nervensystem intensiv auf die
Kreislauforgane. »Die Wirkung von Atropin auf das Herz
kommt einer Durchtrennung des Vagus gleich: es erzeugt eine
Beschleunigung des Herzschlages, indem es die zum Herzen
führenden motorischen Nervenenden des N. Vagus lähmt«
(44). Es bewirkt auch eine Erhöhung des Blutdrucks durch
Reizung des Vasomotorenzentrums, das eine Zusammenzie

hung der Kapillaren (Vasoconstriction), sowie Pulsbeschleunigung auslöst. »Die Atropinwirkung auf die Gefäße besteht in erster Linie in einer Verengung der Arteriolen, die die Beschleunigung des Kreislaufs begleitet. Danach beobachtet man bei ausreichender Dosis eine Stase des Blutes, die bei den Kapillaren beginnt, sich auf die Venen fortsetzt und sekundär die Arteriolen erfaßt, sodaß schließlich alle kleinkalibrigen Gefäße mit Blut überfüllt sind.« (69). »Auf diesen Gefäßphänomenen beruht das Bell.-Erythem und die scharlachartige Rötung, die man nach stärkeren Dosen von Bell. beobachtet«. (44).

Bei Schleimhäuten und Drüsen führt Bell. zu einer Unterdrückung der Sekretion *(Bry)*. Wenn man die Wirkung von Bell. auf den ganzen Organismus betrachtet, dann stellt man fest, daß die Trockenheit und Rötung von Mund und Rachen, sowie die Unterdrückung der Speichelsekretion, von allen Autoren bestätigt werden, daß auch die Kehlkopfschleimhaut sehr trocken, die Harnsekretion vermindert ist, daß Atropin die Schweißsekretion herabsetzt, ja sie ganz unterdrückt, daß es die Milchsekretion stoppt, und daß es schließlich die Sekretion von Pankreas und Galle unterdrückt oder verringert. (44) Endlich haben wir gesehen, daß Bell. auf der Haut ein typisches Erythem erzeugt und eine scharlachartige Rötung, die dieses Mittel zu einer unserer wertvollsten Hilfen in der Behandlung und selbst in der Prophylaxe des Scharlachs werden läßt. Äußerlich angewandt erzeugt es diese erythematöse, scharlachartige Rötung, die nach und nach ein erysipelatöses Aussehen annimmt, wenn man die Einwirkung fortsetzt.

Charakteristisches

1. Konstitution und Temperament:

Bell. ist ein Mittel, das sich des Organismus mit großer Heftigkeit bemächtigt. Es paßt vorzüglich zu plethorischen, kräftigen Individuen und zu Verstandesmenschen (41).

Plethorische, fette, phlegmatische Personen mit Neigung zu Kongestionen, besonders des Kopfes, ein bißchen wie die

Calc-Typen, jedoch ohne die Blässe dieses Mittels. Sie sind im allgemeinen gutgelaunt. Wenn sie krank sind werden sie reizbar und unausstehlich.

2. *Kopfkongestion und Delirium:*

Mit vollem Recht kann man Bell. ein »Kopfmittel« nennen, denn meistens dominieren die Kopfsymptome. Das Blut scheint ganz besonders in den Kopf zu schießen, der sehr heiß ist, während die Glieder kalt sind. Die Augen sind rot, blutig injiziert. Das Gesicht ist auch rot, fast purpurn. Die Karotiden klopfen stürmisch. Es herrscht ein schmerzhaftes Völlegefühl von kongestiver Plethora im Kopf. Das Ganze kann von einem ausgesprochen stuporösen Zustand begleitet sein.

  Acon., Ferr., Glon., Sang. und Ferr-p. sollten hier mit Bell. verglichen werden (48).

Vor allem gibt es aber *Delirien:* diese sind sehr heftig und können wild und schrecklich sein. Er bildet sich ein, Gespenster, häßliche Gesichter usw. zu sehen, fürchtet sich vor allen möglichen eingebildeten Dingen und möchte ihnen entfliehen. Er lacht oder schreit, knirscht mit den Zähnen, schlägt, versucht, die zu beißen die sich ihm nähern. Er versucht alle möglichen Gewalttaten, was man nur mit Mühe verhindern kann. Dieses Delirium ist so sehr an die Hirnkongestion gebunden, daß es sich auch entsprechend der Abnahme dieser Kongestion beruhigt.

Im Delirium herrscht bei Bell. die Heftigkeit vor, Stupor ist die Ausnahme.

  Hyos., bei dem Excitation und Niedergeschlagenheit wechseln, hat im Gegensatz zu Bell. vorwiegend Stupor mit Murmeln, der nur von Zeit zu Zeit durch einzelne Anfälle von Heftigkeit unterbrochen wird. Das Gesicht ist hohl und blaß, im Gegensatz zu dem roten Gesicht von Bell. Schließlich dominiert die Schwäche bei *Hyos.* so sehr, daß die Tobsuchtsanfälle nur kurz dauern können. Sie treten eigentlich nur am Anfang auf und später herrscht das milde Delirium vor, was es weder bei Bell. noch

Stram. gibt, und damit wird es auch schwierig zwischen *Hyos*. und *Op*. zu unterscheiden.

Stram., neben Bell. und *Hyos*. das 3. große Delirienmittel unterscheidet sich von den beiden anderen nur durch die Intensität seiner Symptome. Es hat ein rasendes Delirium, das schrecklich sein kann und ist geschwätziger als die beiden anderen. Sagen wir vergleichsweise, daß *Hyos*. das stupideste, *Stram*. das geschwätzigste und Bell. in der Mitte zwischen beiden ist. *Stram*. wälzt sich auch von einer Seite auf die andere, legt sich mal längs mal quer und hebt plötzlich mit ruckartigen Bewegungen den Kopf mehrmals hintereinander vom Kissen. Schließlich versucht es, wie Bell., zu entfliehen (48).

3. Kongestive Entzündung aller Organe oder einer Körperregion:

Bei örtlicher Entzündung ist Bell. im ersten Stadium das geeignete Mittel. In welcher Region sie auch auftreten mag, Kopf, Kehle, Busen, Haut usw. wenn sie plötzlich beginnt und sich schnell entwickelt, das erkrankte Gebiet sich rötet, schmerzt und klopft, dann muß man an Bell. als erstes Mittel denken.

Zusammen mit diesen Entzündungen finden wir:

a) große Hitze: das ist bei Bell. viel deutlicher als bei irgend einem anderen Mittel. Der Sitz der Entzündung spielt dabei keine Rolle, immer finden wir diese Hitze bei den Bell.-Entzündungen. Legt man seine Hand irgendwo auf die Haut eines Bell.-Patienten, so muß man sie gleich wieder fortnehmen, so groß ist die Hitze. Es gibt aber auch Fälle, in denen diese Hitze vorhanden ist und Bell. nicht das angezeigte Mittel ist: wenn nämlich die Entzündung mit einem Kontinuafieber einhergeht. Das allein genügt, um Bell.auszuschließen, da sein Fieber immer remittiert, es kommt und geht in steilen, unregelmäßigen Zacken, jedoch ohne langsam zuzunehmen und schrittweise wieder abzuklingen, mit gleichbleibender Höhe dazwischen, wie beim typhoiden Fieber, (41). Trotz dieser

Ausnahme merken wir uns gut das Entzündungssymptom
von Bell.: Hitze, intensive, ja stürmische Hitze.

b) starke Rötung: Die entzündeten Teile und die Haut im allgemeinen sind rot, und die Rötung wird mit zunehmender
Entzündung immer dunkler. Das typische Bild der Bell.-Ent-
zündung ist das leuchtende Rot: Die entzündeten Teile sind
lebhaft rot gefärbt (41).

c) heftiges Brennen: Ein anderes Leitsymptom von Bell. ist
starke, objektive Hitze wie subjektives *Brennen* in den entzündeten Partien.

Dieses Symptom läßt uns denken an:

Acon. mit seinem Brennen im ersten Stadium der akuten
Entzündung, begleitet von der für das Mittel so typischen
Angst und Erregung.

Ars. hat sein Brennen bei allen, besonders den akuten Erkrankungen, in denen es angezeigt ist. Dieses Brennen ist
fast immer durch Wärme zu lindern und wird begleitet
von Erschöpfung, von einer »passiven« Unruhe, sowie
von der typischen Verschlimmerung von 1-3 Uhr morgens.

Phos. und *Sulf.*, die leicht von anderen Mitteln zu unterscheiden sind.

*Apis., Agar., Canth., Caps., Caust., Carb-ac., Anthr., Ta-
rent.* lassen sich trotz dieses gemeinsamen Brennens, anhand ihrer allgemeinen Mittelbilder genügend von Bell.
unterscheiden.

d) erhebliche Schwellung: die entzündeten Teile schwellen
schnell an. Sie sind außerordentlich berührungsempfindlich,
aber auch spontan sehr schmerzhaft, mit dem Gefühl des Ber-
stens, Klopfens, Stechens und einer heftigen subjektiven wie
objektiven Hitze. Die drei großen Leitsymptome der Bell-
Entzündung: Hitze, Rötung und Brennen begleiten eine ausgesprochene Schwellung, wie das Gefühl von kongestivem
Klopfen und Stechen (41).

e) sehr viel Klopfen: Mit der entzündlichen Kongestion von

Bell. ist sehr viel Klopfen verbunden. Alles wird hier erschüttert, alles klopft, wenn der Kranke Bell. braucht (41).

4. Die Symptome erscheinen und verschwinden plötzlich:

Symptome, die Bell. verlangen sind schnell, plötzlich und stürmisch. Das Mittel ist besonders angezeigt in den Fällen, bei denen die Plötzlichkeit und Schnelligkeit aller Empfindungen und Symptome vorherrscht. Bell.-Krankheiten treten plötzlich, mit einem Schlage auf, haben einen schnellen stürmischen Verlauf und enden plötzlich (41).

5. Hyperästesie, extreme, maximale Überempfindlichkeit.
Gesteigerte Lebensfunktionen. Extreme Reizbarkeit des gesamten Stoffwechsels und besonders der Nervenzentren:
Die Sinne sind heftig erregt und die übermäßige Reizbarkeit des Nervensystems entwickelt sich vielleicht zu einem der hervorstechendsten Züge von Bell., im Gegensatz etwa zu

> *Op.*, welches dem Menschen jede Empfindlichkeit nimmt. Je mehr Kongestion, desto mehr nimmt die Reizbarkeit ab, das ist das genaue Gegenteil von Bell.

Der Kranke ist überempfindlich gegen jedes Geräusch. Ist er bettlägerig, dann genügt ein einfaches Knacken des Fußbodens, oder seines Bettes um seine Leiden zu verschlimmern. Er ist überempfindlich gegen Abtasten, gegen die einfache Berührung mit der Hand, gegen kalte Luft. Gegen letztere ist er so empfindlich, daß er verlangt, daß Tür und Fenster hermetisch verschlossen bleiben.

Bell. hat auch eine große Reaktionsbereitschaft, es spricht sehr schnell und stürmisch auf Medikamente an. Während bei vielen Mitteln die Ansprechbarkeit des Körpers ihnen gegenüber ausgesprochen verlangsamt ist, tritt sie bei Bell. sehr heftig ein, wie bei

> *Nux-v, Zinc* und

> *Cupr.*, das überall empfindlich ist: Die Haut, die Warzen usw. sind empfindlich und auch in seiner Reaktion ist es so überempfindlich, daß, wenn es angezeigt ist, die anderen Mittel, die den Fall nicht ganz decken, nicht wirken,

weil der Kranke derart überempfindlich ist, daß jede Kleinigkeit ihre Wirkung vereitelt. Die kleinste, die mildeste Dosis verschlimmert. Gerüche verschlimmern. Wohlgewählte Mittel verschlimmern statt zu heilen. *Cupr.* vermindert diese Überempfindlichkeit und nach ihm wirken die angezeigten Mittel heilsam und lange (41).

6. Die Bell.-Schmerzen treten urplötzlich auf und verschwinden ebenso plötzlich:

Sie lanzinieren, brennen, ziehen, wechseln, werden schlimmer durch Geräusch und Licht, durch die geringste Erschütterung, durch Berührung, im Liegen, während sie besser werden im Sitzen und in Ruhe.

Dieses plötzliche erscheinen und aufhören der Schmerzen läßt auch an

Carb-ac., Kali-bi., Mag-p., Stry. usw. denken.

Plat., Stann., Cham., Lyc., Pall., Verat. haben dagegen Schmerzen, die langsam kommen und gehen.

7. Spasmen:

Eine Besonderheit von Bell. ist die Fähigkeit, die Ringmuskeln der Blutgefäße, der Sphinkteren usw. zur Kontraktion anzuregen. Das zeigt sich in Spasmen der Kehle, beim Schlukken von Flüssigkeiten. Kontraktionen des Sphincter ani mit Tenesmus und dem Gefühl von Druck im Rektum, was den Einsatz des Mittels bei gewissen Fällen von Dysenterie nahelegt. Spastische Kontraktionen des Collum uteri, welches die Geburt verzögert. Harndrang häufig und erfolglos oder mit nur geringer Entleerung usw. (23). Allgemeine und örtliche Spasmen, Spasmen der Ringmuskeln der kleinen Gefäße, Spasmen des Choledochus und Cysticus, die Gallensteine festhalten: der Kanal wäre weit genug um ihn hindurchzulassen aber die Reizung, die er macht, verursacht einen Krampf der Ringmuskeln der Gallenwege und er kommt nicht weiter. Man gibt eine Dosis Bell., der Krampf verschwindet, der Schmerz hört nach wenigen Augenblicken auf, und es gibt keine Gallenkolik mehr. In allen Fällen, in denen sich derartig

schreckliche Schmerzen bei der Gallenkolik einstellen, selbst
wenn die anderen Symptome nicht genau zum Mittel passen,
muß man zunächst einmal Bell. geben. Ebenso bei der Nierenkolik. Krampfartige Spasmen in irgend einem Körperteil:
der Kranke fühlt dort etwas wie einen Würgegriff, das kann
in der Gebärmutter, der Leber, der Kehle, im Hirn usw. sein.
Stöße und Muskelkontraktionen sind ein wichtiger Zug im
Bell.-Bild (41).

Modalitäten

A) Seitenbeziehung: rechts.

B) Verschlimmerung:

    a) Durch Berührung, leisesten Kontakt, Geräusch, Er-
schütterungen, Luftzug (diesbezüglich muß man an
Erkältungen durch rauhes, trockenes Wetter denken,
nach denen sich oft Bell.-Symptome einstellen. Eine
besondere ursächliche Rolle spielen bei diesem Mittel:
die Erkältung des Kopfes, z.B. nach Haarschneiden)
(41), helles Licht, bei flachem Liegen.

    b) Durch Getränke.

    c) Nachmittags.

    d) Durch Bewegung: Bell. hat Verschlimmerung durch Be-
wegung und Besserung durch Ruhe, fast so ausgesprochen wie *Bry*. Beide haben große Abneigung gegen Bewegung jeder Art und ein ebenso großes Verlangen sich
ruhig zu verhalten. Bell. ist so empfindlich gegen Bewegung, daß ihm das Sprechen peinlich und die Resonanz
der Stimme unangenehm ist. »Ich habe Frauen mit einer
Entzündung des Uterus, der Ovarien oder der Eingeweide gesehen, die es sich versagten zu sprechen, weil ihre
Stimme eine schmerzhafte Resonanz in der kranken Region erzeugte. Dies zeigt die hochgradige Geräuschüberempfindlichkeit von Bell.« (41).

B) Besserung:

    a) Durch Ruhe.

b) Beim Aufsein oder aufrecht sitzen.

c) Von kalten Anwendungen

d) In einem warmen Zimmer.

Gemütssymptome

Diese beobachtet man bei hohem Fieber, in der Manie und im Delirium. Erregung und Heftigkeit kennzeichnen sie von Anfang bis Ende. Sie sind immer aktiv, niemals passiv. Sie werden wild, schlagen, beißen, zerrreißen was sie in die Finger bekommen, tun ungewöhnliche, sonderbare, unerwartete Dinge. Sie befinden sich in einem Zustand großer Erregung.

Diese Gemütssymptome treten während Fieber auf und werden sehr oft durch ein bißchen leichte Nahrung gelindert. Das gilt nicht allgemein für Bell., ist aber hier ein maßgebendes Symptom (41).

Zügelloses, wildes, verrücktes Delirium, mit Visionen, Halluzinationen, durchdringenden Schreien. Er versucht zu fliehen, zu entkommen. Er fürchtet sich vor eingebildeten Dingen, ist voller Halluzinationen, sieht Gespenster, schreckliche Dinge, hat Angst- und Alpträume. In seinen Träumen sieht er die Dinge von denen er spricht, mit denen er beschäftigt ist. Angst, Furcht vor außergewöhnlichen Dingen. Wenn der Kranke aus seinen Wahnanfällen auftaucht, ist sein Gesicht von Furcht gezeichnet. Er ist voller Ängste.

Diese Delirien können außerhalb eines Fieberanfalles auftreten, sie können die Form von akuter Manie annehmen: Der Kranke beißt in seinen Löffel, bellt wie ein Hund, ist in jeder Weise gewalttätig, und schließlich muß man ihm die Zwangsjacke anziehen. Wut, Raserei, Brüllen. Das Gesicht ist dabei rot mit heißer Haut, während Hände und Füße kalt sind, das ganze Blut scheint in den Kopf zu drängen. Ablehnung von Geräuschen, Gesellschaft, Licht. Im Dunkeln fühlt er sich wohler. Manchmal sind diese Heftigkeitsanfälle von Perioden der Ruhe unterbrochen. Die Manie kann aber auch weniger heftig sein: der Kranke bleibt in seinem Bett sitzen oder liegen, zerreißt seine Decken und zerbricht alles was ihm in die Hände fällt (41).

Stupor kommt besonders bei kleinen Kindern mit Hirnkongestion vor.

Die Pupillen sind weit, die Haut trocken und heiß, das Gesicht rot. Am Halse sieht man die Karotiden stürmisch klopfen. Schließlich wird das Kind blaß bei zunehmendem Stupor, die Halsmuskeln sind verspannt und ziehen den Kopf nach hinten, sodaß er auf dem Kissen hin und her rollt. Der Blick ist starr, die Pupillen erweitert. Dieser Zustand ist mit Meningitis verbunden, mit einer meningealen oder cerebralen Kongestion bei Scharlach usw. (23). (Wegen der Meningitismittel siehe bei *Apis*.).

Selbstmordneigung durch Ertränken.

Schlaf

Der Bell.-Schlaf ist kongestiv, ein stuporöser Zustand voller Träume und Unruhe. Er ist schläfrig und kann doch nicht einschlafen. Er zuckt und fährt zusammen, wenn er die Augen schließt und einschläft, als werde er erschreckt.

Er hat unruhige Träume, Alpträume und er wacht plötzlich auf, erschreckt durch einen fürchterlichen Traum. Oder er schläft ein und redet immer schneller und immer lauter, oder er seufzt oder schreit.

Er kann im Traum ein echtes Delirium durchmachen.

Während des Schlafes wird der Kopf heiß und die Füße kalt. Er schläft mit den Händen unter dem Kopf (*Ars., Plat.*) (8).

Das Klopfen in seinen Arterien hält ihn wach.

Kopf

Überempfindlichkeit der Kopfhaut. Das beobachten wir besonders bei Frauen: Die Haare hängen unordentlich und sie kann sich nicht frisieren, da sie das Bürsten und Kämmen nicht ertragen kann. Er hat das Gefühl, an den Haaren gezogen zu werden. Kopfschmerz oder Schnupfen nach dem

Haarschneiden. Die Haare spalten sich, sind trocken und fallen aus (41).

»Die Schmerzen kommen vom Kopf und gehen von oben nach unten: Schmerzen an den Beinen, rheumatische Schmerzen an den Gelenken mit Schwellung und deutlicher Rötung treten auf, nachdem der Kopf entblößt, der Kälte ausgesetzt oder naß geworden war. Das wird Kopfschmerzen oder Symptome anderenorts erzeugen wie wir sie eben genannt haben, und es wird Verwirrung stiften, wenn man diesen Zug von Bell. nicht kennt. Sie werden im allgemeinen in Ruhe besser und in Bewegung schlimmer, aber es wird eine Art von Unruhe von den Hüften bis zu den Füßen geben mit schneidenden Schmerzen, die den Kranken zu beständiger Bewegung zwingen. Sobald er ruht, kommen die Schmerzen wieder mit Stichen von oben nach unten, schneidende Schmerzen von oben nach unten, entlang den Nerven, und das Ganze nachdem er den Kopf der Kälte oder Nässe ausgesetzt hat, und nicht etwa wenn er nasse Füße bekommen hat. Die Beschwerden von

> *Acon.* oder *Puls.* dagegen treten auf, nachdem man nasse oder kalte Füße bekommen hat, und gehen von den Füßen zum Kopf.
>
> *Rhus-t.* hat auch Schmerzen nach Durchnässung, sie sitzen aber in dem naßgewordenen Bezirk«. (41)

Kongestiver Kopfschmerz. Klopfende Schmerzen und Hitze. Völlegefühl, besonders in der Stirn, im Hinterkopf und den Schläfen. Schießende, stechende Schmerzen in Verbindung mit der Hirnkongestion. Schmerzhaftes Klopfen, »wie von einem Hammer, der im Schädel innen klopft«, sagt der Kranke, oder als sei »innen im Kopf eine Wunde auf die ein Hammer mit jedem Herzschlag schlägt.« Manchmal beruhigt sich das, wenn er sich still verhält, aber schon das Aufstehen von einem Stuhl, oder ein bißchen Bewegung setzt das schmerzhafte Hämmern wieder in Gang.

Schmerzhaftes Spannungsgefühl, als dehne der Kopf sich

aus. Schmerzhafter Druck im Kopf von innen nach außen.
Schmerzen schlimmer durch Licht, Geräusch, nachmittags oder
im Liegen, schon vom blinzeln, von Zugluft. Sie werden besser im
Sitzen oder manchmal, wenn man den Kopf zurückbeugt, und
diese Besserung hält so lange an, wie man den Kopf in dieser Lage
läßt. Ein oberflächlicher, plötzlicher, kurzer Druck verschlimmert, während ein fester Druck lindert.

Alle diese Kopfschmerzen werden durch Abkühlung besser, wenn
man im Freien den Kopf entblößt, manchmal auch nach dem
Haarschneiden (was sie andererseits auch hervorrufen kann) (41).

Schwindel. Er fällt rückwärts und nach links. Schon einfaches Umdrehen im Bett, oder Drehen des Kopfes oder nur die
Bewegung der Augen macht Schwindel. Die Gegenstände
scheinen sich zu drehen. Schwindel mit Klopfen, einfaches
Kopfdrehen verschlimmert Schwindel und Klopfen.

Er preßt den Kopf in die Kissen und rollt ihn von einer Seite
zur anderen.

Gesicht

Das Gesicht ist glänzend rot, heiß, geschwollen oder im Gegenteil blaß und kalt. Diese widersprechenden Bilder können
jedes allein auftreten und so bleiben, sie können aber auch
aufeinander folgen oder sich abwechseln. Der Gesichtsausdruck mit seinen weit offenen Pupillen, den verstörten Augen, dem starren Blick zeigt Angst, Stumpfheit und Schreck.
Die Stirn ist gerunzelt, die Augen treten heraus, der Blick ist
leuchtend und dreist, das Gesicht drückt Drohung und Raserei aus. Schließlich können sich die Züge entspannen und das
Gesicht kann fröhlich aussehen (41).

Konvulsive Bewegungen der Gesichtsmuskeln. Die Muskeln,
besonders der rechten Seite, sind von mehr oder weniger deutlichen Konvulsionen befallen, die in unterschiedlicher Stärke
die Gesichtszüge verändern und zu Grimassen, Schielen, Trismus, Murmeln führen oder den Aspekt des Risus sardonicus

herbeiführen. Die Oberlider sind in zitternder Bewegung, ein beständiges Flattern, während die Pupillen starr und weit sind. Die Sprache ist gehemmt, stottert, stammelt, ja das Sprechen kann ganz unmöglich sein (41).

Die Lippen sind geschwollen, trocken und heiß, aufgesprungen, besonders die Oberlippe.

Heftige Gesichtsschmerzen. Klopfende, schneidende Schmerzen, besonders rechts, schlimmer durch das geringste Geräusch, begleitet von viel Hitze und Klopfen der Karotiden, ausgelöst durch Kälte.

Bell. hat Facialislähmung nach Kälteeinwirkung geheilt, wenn auch

Caust. in solchen Fällen das meist gebrauchte Mittel ist.

Erysipel des Gesichts von glänzender, nach und nach purpurner Röte, von hohem Fieber begleitet. Wegen der Erysipelsymptome muß man unser Mittel mit

Lach., Apis., Rhus-t., Euph. usw. vergleichen.

Entzündung und Schwellung der Parotiden.

Augen

Die intensive Kongestion führt uns auf Bell. bei den Augenkrankheiten, auch bei den Neuralgien im und um das Auge.

Entzündung des Auges, Entzündung der Lider und aller Teile des Augapfels mit Rötung, Hitze, Brennen, Klopfen, Schwellung, Tränenfluß und heftigen Schmerzen. Alle diese Symptome sind schlimmer durch Bewegung und Licht. Starke Photophobie (41).

Die Augen scheinen dem Kranken vergrößert und aus den Höhlen zu treten (8).

Plötzlich auftretendes Schielen bei Hirnkongestion.

Erweiterte Pupillen. Starrer glänzender Blick, Bell. erweitert die Pupillen indem es auf den Sympathicus einwirkt.

Gels erzeugt das gleiche Resultat durch Lähmung des N. oculomotorius.

Phys dagegen zieht die Pupille zusammen (23).

Optische Illusionen und sonderbare Störungen im Gesichtsfeld. Blitze, Lichtflimmern vor den Augen. Doppeltsehen. Die Dinge scheinen ihm doppelt oder umgekehrt. Beim Lesen scheinen die Zeilen abzufallen.

Ohren

Wir können Schmerzen haben, Überempfindlichkeit, Röte, Schwellung, alle kongestiven Bell.-Zustände, sie führen jedoch selten bis zur Eiterung.

Verdauungsorgane

1. Mund:

Wie alle Schleimhäute, so sind auch die des Mundes bei Bell. rot und sehr trocken. Trockenheit des Mundes mit starkem Durst, bald auf große Wassermengen, bald auf häufige Schlucke, nur, um den Mund immer feucht zu machen, wie bei

Ars. Es ist ein gemeinsamer Zug von Bell. und *Ars.*, wenig aber oft Wasser zu nehmen, gerade genug um die pergamentartige Zunge, Mund und Kehle zu befeuchten.

Die Zunge hat ein besonderes Aussehen: sie ist rot und die auffallenden, entzündeten Papillen geben ihr ein erdbeerartiges Aussehen. Diese Erdbeerzunge ist charakteristisch für Bell. Ihre hochstehenden Papillen können auch an

Arg-n. denken lassen, bei dem auch die Zungenspitze rot und schmerzhaft ist, an

Ter., das auch hochstehende Papillen und dazu ein Brenngefühl an der Spitze hat, und an

Ptel., das neben der Papillenzunge reichlichen Speichelfluß und sehr bitteren Geschmack hat.

Die Bell.-Zunge kann auch noch andere Symptome zeigen: ein roter Streifen in der Mitte der Zunge, der sich zur Spitze hin verbreitert. Weiße Zunge mit roten Rändern. Ein feiner, dichter, milchweißer Pelz auf der ganzen Zunge bei Hirnerkrankungen.

Paralytische Schwäche der Zunge. Die Zunge zittert beim herausstrecken. Geschwollene, schmerzhafte Zunge mit Lallen *(Stram.).* Klopfende Schmerzen in den Zähnen, die anfalls-

weise abends, nachts oder nach dem Essen auftreten. Berührung mit frischer Luft verschlimmert.
Zahnfleischabszess.

2. Rachen und Speiseröhre:

Der Rachen ist einer der wichtigsten Angriffspunkte des Mittels: trockener, entzündeter Rachen, von glänzender oder dunkler Rötung, besonders rechts.

Geschwollene Mandeln. Das Schlucken ist mühsam, besonders für Flüssigkeiten. Beim Schlucken große Schmerzen an den Mandeln und den entzündeten Gebieten in ihrer Umgebung. Er fühlt die geschwollenen Mandeln als große Klumpen im Hals, möchte ständig schlucken, aber die Schluckmuskeln sind sehr empfindlich.

Diese Symptome zeigen uns, daß Bell. an der Spitze der Mandelmittel steht. Es übertrifft *Apis*. um ein Vielfaches an therapeutischem Wert, weil es das Parenchym des Organes beeinflußt, während die

Apis.-Entzündung viel oberflächlicher ist und nur die Schleimhaut betrifft (23), (siehe *Bar-c.*).

Spasmen der Kehle. Spasmen und Trockenheitsgefühl in der Speiseröhre mit Zusammenschnürungsgefühl. Larynx und Pharynx sind oft in einem Krampfzustand, sowohl wegen der extremen Trockenheit der Schleimhäute, als auch wegen der hohen Empfindlichkeit der Nerven in diesem Gebiet.

Krampfartiges Zusammenschnüren der Kehle und Speiseröhre, wie von einem Würgegriff. Dieses Zusammenschnürgefühl, das besonders die Rachenerkrankungen begleitet, tritt auf, sobald der Kranke etwas Festes und besonders wenn er etwas Flüssiges schluckt. Dadurch wird der Bissen oder Schluck durch die Nase wieder herausbefördert. Beklemmung, Krampf und Auswerfen der Nahrung durch die Nase. Einige Mittel haben ein ähnliches Symptom, jedoch als Folge eines Lähmungszustandes der Schluckmuskulatur.

Die entzündliche Konstriktion von Bell. hat nichts zu tun mit dem, was wir bei

Gels. und *Lach.* finden, bei denen es Ausdruck eines post-diphtherischen Lähmungszustandes ist, oder bei

Alum., bei dem sich der Ösophaguskrampf langsam, schrittweise einstellt und nicht plötzlich wie bei Bell. (41).

3. Magen:

Der Kranke hat keine Lust zu essen, und er hat einen besonders ausgesprochenen Widerwillen gegen Milch und Fleisch, ebenso gegen Kaffee und manchmal gegen Saures, wenn er auch ein großes Verlangen nach Zitronen haben kann und ihm Limonade schmeckt (41).

Großer Durst mit heftigem Verlangen nach kaltem Wasser. Er verlangt Sachen zu trinken, die ihm in gesundem Zustand nicht bekommen würden.

Schluckauf, Übelkeit, krampfartige Schmerzen im Epigastrium nach dem Essen, Konstriktion. Vergebliche Anstrengung zum Erbrechen. Magenschmerzen strahlen zur Brustwirbelsäule aus (41).

Wir finden im Magen wie in den Eingeweiden Entzündungszustände, mit folgendem Symptomenbild: Schmerz, Brennen, Elendigkeit, Erschlaffung, Empfindlichkeit gegen das geringste Geräusch, gegen einfaches Knacken, gegen die geringste Bewegung, den leichtesten Druck (41).

4. Bauch und Eingeweide:

Auftreibung, Spannung, Schwellung, besonders des Querkolons, das in Wülsten vorspringt. Hitze, starke, krampfartige Schmerzen als würden die Därme von einer Faust umklammert. Verschlimmerung durch Druck, durch den leisesten Stoß. Stechende, lanzinierende, schreckliche Schmerzen, als würden die Därme zusammengepreßt und von Krallen durchbohrt. Schmerzhafte Punkte links im Bauch beim Husten, Niesen oder wenn man abtastet. Äußerste Empfindlichkeit gegen Berührung, selbst gegen die einfache Berührung der Decke (*Lach.*). Große Schmerzen in der Ileocoecalgegend. Er kann hier keinerlei Berührung, selbst nicht die der Bettdecke, er tragen. Es gibt Fälle in denen sich Bell als das einzige unter allen Mitteln bei Appendicitis bewährt hat.

Stürmische Koliken bei Kindern. Heftige Schmerzen, die sich nur bessern wenn man sich nach vorn krümmt *(Coloc.)* mit rotem, heißem Gesicht. Die Mutter stellt fest, daß die Kolik nur nachläßt, wenn sie das Kind vornüber über ihren Arm hängen läßt: Das ist wie bei

Coloc., das aber nicht das Fieber und den Durst von Bell hat. Sein Schmerz ist an einer einzigen Stelle lokalisiert und wird besser, wenn er sich über etwas Hartes lehnt.

Dros. ähnelt die Bell-Kolik, wenn sie besser wird durch Zurückbeugen.

Sehr rote, sehr entzündete Hämorrhoiden mit brennenden Schmerzen, die nicht die allerzarteste Berührung ertragen, sodaß der Kranke die Beine gespreizt halten muß.

Analprolaps *(Ign., Podo.).*

5. Stuhl:

Seltene, wäßrige, flüßige Stühle mit rotem, heißem, brennendem Gesicht, und kalten Gliedern. Große Anstrengung aber wenig Stuhl. Diarrhoe von grünlichen, dysenterischen Stühlen mit Tenesmus.

Harnorgane

Starke Reizung der Blase und Harnröhre. Heftiger Harndrang. Der Urin fällt tropfenweise herab und brennt stark in der sehr gereizten Harnröhre. Diese Reizung und diese Kongestion sind, wohlgemerkt, begleitet von einer typischen, heftigen Überempfindlichkeit gegen Druck und anderen Charakteristika des Mittels. Blasentenemus nach der Miktion. Schmerzhaftes Zusammenziehen im Blasenhals. Gebieterischer Harndrang, heftig und plötzlich. Während des Harndranges, oder unabhängig davon, Spas-

men im Blasenhals infolge eines Schocks oder durch Kälte
oder infolge von Angst oder Gemütsbewegung (41).

Harninkontinenz. Im Schlaf näßt er sein Bett ein. Alpträume
führen zum Zusammenfahren oder er zuckt beim Einschlafen
rührung, selbst gegen die einfache Berührung der Decke
(*Lach.*). Große Schmerzen in der Ileocoecalgegend. Er kann
hier keinerlei Berührung, selbst nicht die der Bettdecke, er zusammen und dabei macht er sein Bett naß. Der Urin geht fortwährend tropfenweise ab. Unwillkürliches Harnträufeln
wenn der Kranke auf ist oder wenn er geht oder wenn er sich
nur bewegt. Frauen verlieren ihren Urin, wenn sie sich erkälten, wenn sie kalter Luft ausgesetzt sind oder im Frostschauer
wie *Dulc.* oder *Caust.* Häufige und reichliche Miktionen.
Gefühl als bewege sich ein Wurm in der Blase.

Geschlechtsorgane

1. Männliche:

Hier gibt es nichts Charakteristisches zu sagen (41). Wir können nur ein völliges Fehlen des Verlangens beobachten. Auch
manchmal ein Weglaufen von Prostatasekret.
Entzündung und schmerzhafte Stiche in Skrotum und Hoden.
Nächtliche Schweiße am Skrotum.

2. Weibliche:

»Kongestion von Uterus und Ovarien, schmerzhaft bei Berührung, empfindlich für die leiseste Bewegung. Nach jeder
Regel ist die Gebärmutter etwas größer als gewöhnlich, sie
bleibt kongestioniert und die Frau hat zwischen den Regeln
ein Gefühl als menstruiere sie.

»Der Regelfluß ist stark, reichlich, im allgemeinen zu früh. Es
können reichlich Klumpen untermischt mit hellrotem Blut
vorkommen.

»Der auffälligste Zug ist aber die uterine Hämorrhagie: Uterusblutung infolge Kongestion mit Uteruskrämpfen und großer Empfindlichkeit dort. Der Uterus zieht sich heftig und
krampfartig zusammen. Große Empfindlichkeit mit reichli-

cher Hämorrhagie von hellrotem, flüssigem Blut, untermischt mit Klumpen: das ist das typische Bild der Uterusblutung von Bell. Das Mittel ist hier ähnlich

Sabin. Bei beiden füllt sich der Uterus mit Blutklumpen,
dann erfolgt eine Kontraktion des Uterusmuskels, die
schmerzhaft ist und an eine Wehe erinnert, und diese
treibt die Klumpen heraus. Gleichzeitig kommt es zu einer
flüssigen Blutung, die langsam abnimmt, um schließlich
ganz aufzuhören. Der Uterus füllt sich aber von Neuem
mit Klumpen, die eine neue schmerzhafte Kontraktion,
wie die vorige, auslöst um den Inhalt auszustoßen usw.
Diese Blutung ist von großer Erschöpfung begleitet.

Sie kann ohne jeden Grund auftreten, im Zusammenhang mit
einem Abort oder irgend einer anderen Ursache. Die Überempfindlichkeiten von Bell. sind natürlich vorhanden: überempfindlich gegen Berührung, Geräusch, einfaches Knacken
des Bettes usw., es besteht auch eine große seelische Überempfindlichkeit mit Erregung und hochgradiger Nervosität,
die sich nicht nur im Wachen, sondern auch im Schlaf äußert.
Das ganze ist oft von Fieber begleitet. Hämorrhagie mit fieberhaften Zuständen. Im allgemeinen tritt aber die Hämorrhagie an die Stelle des Fiebers oder lindert dieses, wenn sie
auftritt.

»Es ist auch ein großes Mittel gegen Blutungen nach der Entbindung, wobei das Blut sehr heiß ist. Hämorrhagie mit sand-
uhrförmiger Kontraktion des Uterus. Es kommt selten vor,
daß die Plazenta nach der Geburt zurückbleibt und durch
eine sanduhrförmige Kontraktion des Uterus festgehalten
wird. Dabei entsteht eine reichliche Blutung: Bell. löst diese
Kontraktion, und die Nachgeburt kann abgehen, während
gleichzeitig die Blutung zum Stehen kommt.

»Bell. ist reich an Krampfzuständen, Blutungen, Reizungen
und Überempfindlichkeiten des Uterus. Die Frau ist sehr erschöpft und niedergeschlagen von den Schmerzen. Es können

beim Erscheinen der Regel starke Schmerzen in den Ovarien, besonders im rechten, auftreten. Schmerzen im Becken, die plötzlich kommen und aufhören. Hypertrophie des Uterus, der schwer ist und das Gefühl macht, als wolle er zur Vulva heraus. Gefühl von Abwärtsdrängen, als wollten alle Eingeweide des kleinen Beckens durch die Vulva heraus (*Sep., Lil-t., Mosch., Murx.*). Große Schmerzhaftigkeit des Uterus mit dem Gefühl der Schwere.

»Brennen, Stiche, Hitze in den inneren und äußeren Genitalien.
»Bell. ist nützlich bei rotgesichtigen, kräftigen, plethorischen Frauen, die spät geheiratet haben, schwanger werden, und wenn der Tag der Niederkunft da ist einen solchen Muskelkrampf des Uterus bekommen, daß die Eröffnung unmöglich ist. Sie sind sehr kongestioniert, ihnen ist zu heiß, sie sind in großer Erregung und sehr überempfindlich«. (41)

Entzündung der Brüste mit Rotfärbung, roten, ausstrahlenden Lymphgefäßen von der Brustwarze aus, Hitze, sehr heftigen klopfenden Schmerzen, Stichen, Überempfindlichkeit. *Milchfieber.* Hier ist

Apis. zu vergleichen, das Fieber ohne Durst hat, stechende Schmerzen wie von glühenden Nadeln, die aber nicht klopfen und besonders Verschlimmerung durch heiße Anwendungen, während kalte Anwendungen lindern.

Bry. mit schweren, schmerzhaften, heißen aber blassen Brüsten, mit Linderung durch Unterstützung der Brüste und durch Druck.

Phel. hat auch Entzündungssymptome, stechende Schmerzen entlang den Milchgängen zwischen den Stillzeiten, und betrifft besonders die rechte Brust.

Atmungsorgane

1. Nase:

Trockenheit der roten, geschwollenen Nasenschleimhäute.
Schnupfen mit blutvermischtem Schleim.
Nasenbluten mit kongestiver Rötung des Gesichts.

312

2. Kehlkopf:

Großes Trockenheitsgefühl und Entzündung in Larynx und Trachea. Heiserkeit und Aphonie. Kehlkopfentzündung mit spastischem Zusammenschnüren und Beklemmung.

Sehr schmerzhafter Kehlkopf mit einem Femdkörpergefühl, das Husten auslöst. Trockener, kurzer, kitzelnder Kehlkopfhusten, schlimmer nachts.

3. Bronchien und Lunge:

Bellender, kurzer, keuchhustenartiger Husten mit Magenschmerzen und blutigem Auswurf.

Schmerzhafte Punkte in der Brust beim Husten *(Bry., Phos., Hep.).*

Schwere, schnelle, ungleichmäßige Atmung. Stoßweise, laute und verlängerte Ausatmung.

Kreislauforgane

Stürmisches Herzklopfen, das bis in den Kopf dröhnt. Klopfen in allen Arterien, besonders in den Karotiden.

Der Puls ist hart, voll und schnell.

Sehr erweiterte, blutüberfüllte Venen. Entzündliche Phlebitis
Apis., Ars., Ham., Puls. sind zu vergleichen.

Rücken und Extremitäten

Schmerzen im Nacken, als wolle er abbrechen. Sehr schmerzhafter Druck im Dorsalbereich. Schmerz und Steifigkeit in den Lendenmuskeln, die im Sitzen oder beim Liegen auf dem Rücken schlimmer sind und bei langsamem Gehen besser werden. Lumbago mit Schmerzen in Hüften und Schenkeln.

Ziehende Schmerzen entlang den Gliedern. Wackeliger Gang, Zuckungen in den Gliedern, Spasmen, Konvulsionen.

Wandernde, rheumatische Schmerzen. Leuchtendrote Gelenke mit ausstrahlenden, roten Streifen und Schwellung. Scharfe Ischiasschmerzen, die plötzlich kommen und gehen. Sie treten anfallsweise auf, besonders am Nachmittag und vom

Abend bis Mitternacht. Der Kranke ist zugleich erregt und sein Gesicht leicht kongestioniert. Er ist überempfindlich für die leiseste Berührung, selbst die der Bettdecke. Der geringste Luftzug verschlimmert, während er Linderung hat durch Wärme, aufsein oder herabhängenlassen der Beine.

Bell. gehört vor allem zu denen, die sehr kälteempfindlich sind, die es überhaupt nicht ertragen können, abgedeckt zu sein, die überempfindlich sind gegen den leisesten Luftzug, sogar den der bewegten Decke, und die durch Wärme Besserung finden.

Haut

Eine wichtige Hautwirkung von Bell ist die Bildung von Abszessen und Furunkeln, und es ist angezeigt durch die Heftigkeit der Symptome, die leuchtende Röte der kranken Teile, das kongestive Klopfen und die Entwicklung zur Eiterung. (Vergl.: *Hep., Merc., Sil.*).

Bell. erzeugt ein scharlachrotes Erythem, das glatt, hellrot und dem Scharlachexanthem sehr ähnlich ist. Die Kehle schmerzt und ist empfindlich, bei glänzendrot geschwollener Schleimhaut. Halsdrüsenschwellung. Die Zunge sieht wegen der erhöhten Papillen himbeerartig aus und ist gelegentlich mit einem dünnen, weißen Belag überzogen, aus dem die Papillen hervorstehen: Das klassische *Scharlachbild*.

Apis ist ganz anders: es hat eine rauhe Eruption, während die von Bell. glatt und glänzend ist. Dann hat es Verlangen nach Kälte und Entblößen, während Bell. Wärmebesserung hat. Schließlich ist *Apis* durstlos während Bell. sehr durstig ist.

Arum-t. hat dauerndes Stechen im Mund, dabei spärlichen, fast unterdrückten Harn. Im Gesicht nur hier und da einen verstreuten Ausschlag und schließlich läßt das Jucken an Zehen, Fingern, Nase und Lippen an das Mittel denken.

Bapt. ist angezeigt durch seinen besonderen Gemütszustand, der bewirkt, daß der Kranke die Teile seines Körpers im Bett verstreut glaubt, und sie zusammenzusuchen trachtet. Es gibt keinen klaren, deutlichen Ausschlag. Verlangt er kaltes Wasser, so erkältet das seinen Magen, und er erbricht es wie *Phos*.

Lach. hat viel cerebrale Reizung, die an Bell. erinnert, der Pat. ist aber adynamisch und die Intoxikation geht tief. Die Hirnsymptome führen auch nicht bis zum Delirium wie bei Bell., es gibt mehr Stupor. Der Ausschlag ist blaß, unregelmäßig, kommt schwer heraus oder er ist bläulich-purpurn, aber nicht rot wie bei Bell. Schließlich ist die Rachenschleimhaut dunkelpurpurn und nicht nur die Halsdrüsen sind geschwollen, sondern auch das umgebende Gewebe ist ödematös und entzündet.

Rhus-t. hat einen miliaren Ausschlag, wie *Bry., Stram. und Hyos.*, der nicht an Bell. erinnert.

Sulf. bildet ein glattes Erythem wie Bell. und kann manchmal angezeigt sein zu Anfang der Krankheit oder es folgt Bell., wenn dieses scheitert.

Calc. ergänzt Bell. glücklich beim Scharlach indem es das vollendet, was Bell. nur oberflächlich zum Verschwinden gebracht hat (23).

Erysipelatöser Zustand der Haut von sehr leuchtender Farbe und schneller, plötzlicher Schwellung, die aus dem darunterliegenden, infiltrierten Gewebe aufsteigt mit starker Eiterungstendenz, das Ganze von cerebralen Reizzuständen begleitet, die man nicht mit möglichen Hirnmetastasen der Krankheit verwechseln darf (23).

Fieber

Anfänglich Frost mit allgemeiner Kälte und Gesichtsblässe, gefolgt von einer heftigen, brennenden Hitze und rotem, geschwollenem Gesicht, mit Klopfen in Schläfen und Karotiden, schnellem, hartem, kräftigem Puls, heißen Allgemeinschweißen besonders aber Gesichtsschweißen. Fieber ohne Durst.

Beziehungen

Komplementär: *Calc.*, das auch die chronische Bell. ist.
Unverträglich: *Acet-ac*.
Antidote: *Camph., Coff., Op., Acon*.

Benzoicum acidum

Benz-ac. findet sich in der Myrrhe, dem Perubalsam und vielen Pflanzenölen (Nelken, Vanille, Zimt, Anis usw.). Wir kennen drei Variationen: eine Säure, die durch Sublimation aus dem Benzoeharz gewonnen wird — eine Säure, die aus dem Urin der Pflanzenfresser ausgezogen wird, indem man die darin enthaltene Hippursäure spaltet — und eine Säure gewinnt man durch Oxydation von Toluolchlorid.

Die ersten drei C-Potenzen werden verrieben, dann wird weiter verschüttelt.

Allgemeine Mittelwirkung

Benz-ac. wurde nicht genügend geprüft um es in allen Einzelheiten zu kennen. Das Wenige was wir wissen berechtigt aber zu der Aussage, daß sich die wichtigsten Symptome kleiner Dosen auf die Reizung der Blase, flüchtige, rheumatische Gelenkschmerzen, anfallsweises Herzklopfen und Pulsieren der Schläfenarterien, das um zwei Uhr morgens den Schlaf raubt, beziehen. Nimmt man stärkere Dosen, dann bewirkt Benz-ac. die Ausscheidung eines dunkel gefärbten Urins, dessen starker Geruch von der Anwesenheit von Hippursäure abzuhängen scheint. Dieser Geruch und diese Farbe des Urins erweisen sich als echtes Schlüsselsymptom für die Wahl des Mittels.

Charakteristisches

1. Konstitution und Typ:

»Benz-ac. entspricht besonders der gichtischen Konstitution, der harnsauren Diathese und dem lithämischen Typ. Solche Menschen haben unregelmäßige Nierenfunktion. Manchmal ist ihr Urin spärlich, dann leiden sie an Schmerzen, die wieder verschwinden, wenn der Urin wieder reichlich wird; sie leiden unter larvierten Rheumaanfällen, die verschwinden, wenn ihr Urin wieder reichlich fließt und reich an Uraten ist und die sich wiederholen, wenn der Urin spärlich wird und ein niedriges spezifisches Gewicht bekommt. Ihr Urin riecht so stark nach Hippursäure, daß man diesen amoniakalischen Geruch mit dem von Pferdeurin verglichen hat. Die Beschwerden von Benz-ac. sind also sehr veränderlich: Ist der Urin reichlich und hinterläßt er einen reichlichen Uratsatz im Nachtgeschirr, dann geht es dem Patienten gut; wird der Urin dann aber spärlich und von geringem spezifischem Gewicht, so bekommt er wieder Kreuz- und Gelenkschmerzen. Es ist nicht der Wetterwechsel der die Schmerzen beeinflußt, trotzdem ist er zug- und luftempfindlich, aber wenn der Urin wieder reichlich und mit vielen Uraten abgeht, dann geht es ihm wieder gut« (41).

2. *Spärlicher, dunkelbrauner Urin von äußerst strengem Geruch:*

Der starke urinöse Geruch bleibt auch nach der Miktion bestehen und verpestet das Zimmer in dem er steht. Dieser Uringeruch kommt vor beim Rheumatismus wie bei Angina, Diarrhoe, Hydrops, Migräne usw. Tritt er auf, so denke man immer mit an Benz-ac. *(Nit-ac.)*

Modalitäten

Verschlimmerung: im Freien, beim Entblößen.

Gemütssymptome

Er hat eine Neigung über unangenehme Dinge zu grübeln. Sieht er einen mißgestalteten Menschen, dann muß er immerzu daran denken und dabei fröstelt er.
Traurigkeit. Das Kind ist griesgrämig.

Schlaf

Tiefer Schlaf wechselt mit langen Phasen der Schlaflosigkeit, in denen er an alle unangenehmen Dinge denkt, die ihm nur einfallen können. Dieser Zustand kann wechseln mit Nächten tiefen, betäubenden Schlafes, je nach dem Zustand des Urins.

Kopf

Kalter Kopfschweiß, besonders an der Stirn.
Heftiges Klopfen in den Schläfenadern.
Viele urikämische Kopfschmerzen die nach Ort und Charakter

sehr stark wechseln. Schreckliche Hirn- und Hinterkopfschmerzen. Rheumatische Kopfschmerzen. Dumpfe Hinterkopfschmerzen, die nachts auftreten infolge eines Wetterwechsels. Schmerzen
an der Schädelbasis folgen auf Gelenkschmerzen, in dem Maße
wie die Harnmenge abnimmt. Jedesmal, wenn er ein bißchen kalt
wird, nimmt die Harnmenge ab und er bekommt dumpfe Kopfschmerzen, besonders im Hinterkopf« (41). Kopfschmerz nach
Zugluft, nach Entblößen des Kopfes, morgens beim Aufwachen,
schlimmer durch Ruhe. Sie kehren periodisch wieder, begleitet
von Magenschmerzen, Übelkeit und kalten Händen.
Schwindel, vornehmlich nachmittags mit dem Gefühl seitwärts zu fallen. Völlegefühl, das vom Scheitel die Wirbelsäule
herunterwandert, ohne Schmerzen, aber von Angstgefühl begleitet.

Verdauungsorgane

1. Mund:

Geschwürige Zunge mit tiefzerklüfteter oder schwammiger
Oberfläche: »Die rheumatischen Gelenkschmerzen setzen
nach einer Erkältung oder bei schlechtem Wetter plötzlich aus
und die Zunge schwillt und entzündet sich« (41).

Merc. hat dieses Bild auch (41).

2. Rachen:

Hier finden wir ein ähnliches Bild wie oben beschrieben: »Ein
Gichtiker bemerkt plötzlich eine starke Verringerung seiner
Harnmenge, der Urin wird dunkel und fängt an stark zu rie-
chen, wie vom Pferd *(Nit-ac.)* und zugleich tritt eine akute
Schwellung und Entzündung von Mandeln und Rachen-
schleimhaut auf« (41).

3. Magen:

Er schwitzt beim Essen.
Druck im Magen und Aufstoßen. Druck wie von einem Gewicht in der Magengrube. Übelkeit beim Ausspucken. Erbrechen salzigen und sauren Schleims.
Auch hier ein Beispiel für die häufigen Metastasen im Mittel

bild: Bei einem Kranken kommen und gehen die reumatischen Gelenkschmerzen, dann erkältet er sich und seine Schmerzen hören
plötzlich auf. Am nächsten Morgen hat er eine heftige Entzündung,
nicht etwa der Zunge oder des Rachens, sondern des Magens: er erbricht alles was er ißt, man sagt »die Gicht ist auf den Magen geschlagen«. Hier denke man an Benz-ac., *Ant-c.* und *Sang.*

4. Abdomen und Stühle:

Viele Leberbeschwerden: dauernde, akute, heftige Schmerzen
in der Lebergegend; Leberschwellung.

Stiche und Koliken in der Nabelgegend, besser nach Stuhlgang.

Schmerz und Zusammenschnüren im Rektum. Pruritus ani,
kleine warzenartige Wucherungen am Anus.

Schaumige, flüssige, sehr übelriechende, helle Stühle wie Sei-
fenwasser. Der weiße, seifenwasserartige Stuhl ist ein so starkes Symptom, daß hier Benz-ac. heilen wird, selbst wenn die
gichtische Konstitution fehlt (41).

Harnorgane

Blasenkatarrh nach unterdrückter Gonorrhoe.

Spärlicher, dunkelbrauner Urin mit einem sehr ausgesprochen
»urinösen« Geruch, der auch nach der Miktion andauert und die
Luft im Zimmer verpestet *(Nitac., Berb., Sep., Calc.).*

Berb. und Benz-ac. sind zwei große Mittel für Arthritis mit
Harnsymptomen.

Lyc. und *Lith.* verlangen in diesen Fällen ebenfalls unsere
Aufmerksamkeit.

Beim Vorhandensein des typischen Uringeruchs kann sich Benz-ac
sehr bewähren bei Nierenkolik, beim Harnträufeln alter Prostati-
ker, bei schmerzhaften Menses und Uterusprolaps, bei rheumatischen Herzsymptomen. Wir haben eine lange Liste von verschiedenen Leiden, für die Benz-ac. das passende Mittel ist, aber nur
wenn sie mit den typischen Harnsymptomen gekoppelt sind« (48).

Geschlechtsorgane

Uterusprolaps mit sehr stark ammonikalischem Uringeruch.
Regel zu früh oder zu spät. Amenorrhoe.

Atmungsorgane

1. Nase:

Geruchsperversionen. Hyposmie.
Schmerzen in den Nasenknochen; Jucken an der Nasenscheidewand.

2. Bronchien und Lunge:

Asthma mit rheumatisch-entzündlichen Symptomen. Die Brust schmerzt. Asthmatischer Husten, schlimmer nachts oder wenn man sich auf die rechte Seite legt, gefolgt von grünlichem Auswurf.

Kreislauforgane

Schmerzen in der Herzgegend. Nächtliches Herzklopfen: Er wacht jede Nacht um zwei Uhr auf durch große innere Hitze, heftiges Herzklopfen, das ihn zwingt sich auf den Rücken zu legen. Pulsieren in den Schläfenarterien und Ohrgeräusche, hindern ihn am Wiedereinschlafen.
Wenn die Gelenkschmerzen wieder auftreten, beruhigt sich das Herz.

Rücken und Glieder

Druck an der Wirbelsäule. Kreuzschmerzen nach einer Erkältung. Schmerzhaftes Völlegefühl in der Nierengegend, schlimmer durch Weintrinken.
Knacken in den Gelenken bei Bewegung. Reißen und Stechen in den Gelenken. Arthritis urica. Tophi. Schmerzhafte Schwellung der großen Zehe, Podagra.
Schmerzen in der Achillessehne *(Cimic., Mur-ac., Ruta.)*.

Haut

Reichliche, nicht erleichternde Schweiße. Große Schwäche, Schweiße und komatöser Zustand. Reichliche, erschöpfende Schweiße und tiefer Schlaf, aber ohne Erleichterung (41).

Beziehungen

Benz-ac. ist bewährt nach *Colch.* bei der Gicht wenn dieses nichts mehr bringt. Ebenso bei Gonorrhoe nach *Cop.*
Es verträgt sich nicht mit Wein.

Berberis vulgaris

Berberis vulgaris, Berberitze oder Sauerdorn ist ein Strauch der Familie der Berberidaceen und wächst in ganz Europa wie in einigen Teilen Asiens und Nordamerikas. Es ist ein buschiger, dorniger Strauch und kommt auf trockenen Hügeln, in kalkhaltigen Wäldern, Hecken und Gebüschen vor. Er blüht im Mai/Juni mit schönen, gelben, duftenden Blüten, die in hängenden Trauben angeordnet sind. Die Beeren reifen im September, sind länglich-oval und von leuchtendem Rot.

Unsere homöopathischen Potenzen stellen wir stufenweise nach Hahnemann aus einer Urtinktur her, die durch Mazeration der kleinen Wurzeln und der Rinde größerer Wurzeln in Alkohol gewonnen wird.

Allgemeine Mittelwirkung

Berb. wirkt stärker auf Nieren und Blase als auf irgend einen anderen Teil des Körpers, jedoch auch auf die Leber und schließlich auf die Schleimhäute.

Sie greift auch die Lebenskräfte an, wie man an dem eingefallenen Gesicht und der hochgradigen Prostration, die sie verursacht, sehen kann. (23)

Charakteristisches

1. Konstitution und Temperament:

Das Mittel wirkt hauptsächlich bei Menschen die gut im Fleisch sind, gesund aussehen aber im Grunde wenig Widerstandskraft haben. Sie leiden an chronischen, gichtischen oder rheumatischen Zuständen, begleitet von mehr oder weniger ausgeprägten Leber- oder Nierenstörungen, die häufig Anfälle von charakteristischen, wandernden, stechenden Schmerzen auslösen.

2. Stechende, brennende, schneidende, kneifende Schmerzen:

Diese haben zwei typische Eigenschaften: sie wandern, wechseln den Ort, sind dabei aber nicht sehr ausgebreitet, und be-

321

fallen eine umschriebene Zone. Ohne feste Lokalisation lassen sie
den Patienten bald hier bald dort leiden. Ferner neigen sie zur Ausstrahlung: von ihrem Sitz aus strahlen sie manchmal sehr weit aus.
Schmerzhafte Ausstrahlung in alle Richtungen, sie wechseln wie
ihr Ausgangspunkt.

Diese Schmerzen werden allgemein schlimmer von Bewegung und
beim Gehen, obwohl der Kranke nicht stillsitzen, nicht ruhen
kann, sich immer genötigt fühlt seinen Platz zu wechseln, oder
durch harte Erschütterung.

3. *Schmerz im Nierenlager wie von Prellung mit Steifheit und
Impotenz:*

Er steht mühsam vom Sitz auf oder setzt sich schwerfällig hin.
Taubheitsgefühl, Steifigkeit und Schmerz beim Betasten der Lumbalgegend. Nierenschmerzen im Liegen, im Bett, morgens.
All das in Verbindung mit Nieren- und Harnbeschwerden oder abhängig von ihnen, was bei

Rhus-t., das ähnliche Symptome hat, nicht der Fall ist, da
sind die Beschwerden rein rheumatisch.

Diese Schmerzen strahlen oft den Ureter entlang, bis in die Blase
und sind begleitet von Harnveränderungen. Dieser enthält ein san-
diges oder flockiges Sediment, das auch blutig sein kann. Die
Schmerzen können auch in die Hüften strahlen. An Berb. muß
man denken bei rheumatischen und arthritischen Affektionen,
wenn Rückensymptome in Verbindung mit Harnveränderungen
vorhanden sind. Schließlich ist fast immer neben diesen Lumbalschmerzen von Berb. ein Schwächegefühl im Rücken vorhanden.
Das Gesicht ist blaß, erdig, die Wangen eingefallen, die Augen
hohl und stark blau gerändert. Der Name der Krankheit hat hier
wenig zu sagen: wenn dieser hartnäckige, eben beschriebene Rük-
kenschmerz da ist, muß man immer an Berb. denken (48).

Modalitäten

Verschlimmerung:
Bewegung, Gehen, Wagenfahren, eine starke Bewegung oder
Erschütterung, ein Fehltritt.

322

Gemütssymptome

Sie sind wenig ausgeprägt und von geringer Bedeutung: Der Berb-Patient ist niedergeschlagen, wie erschöpft, gleichgültig und apathisch. Er hat eine mehr oder weniger ausgesprochene geistige Schwäche. Gedächtnisschwäche mit erheblicher Mühe sich zu erinnern.

Besondere Halluzinationen: in der Dämmerung erscheinen ihm die Gegenstände größer als sie sind. Der Kranke, besonders das Kind wird dann unruhig. Angst in der Dämmerung mit Visionen von schrecklichen Tieren oder Ungeheuern.

Kopf

Der Berb-Kranke hält die Hand an den Kopf. Er hat ein Druckgefühl mit Taubheit, als sei ihm ein Helm fest über den Kopf gestülpt.

Schneidende Schmerzen bald in der Stirn bald in den Schläfen, bald im Scheitel, bald im Kopf, bald irgendwo im Körper.
Seltsames Gefühl, als sei der Kopf dicker, größer als gewöhnlich geworden *(Cimic., Bov.)*.

Augen

Gewöhnlich haloniert, entzündet, brennende Schmerzen mit dem Gefühl von Trockenheit und als sei Sand unter den Lidern.

Ohren

Hier können stechende, schneidende Schmerzen auftreten und nach allen Richtungen ausstrahlen, meist verursacht durch kleine Gichtknoten.

Gesicht

Anaemisch und müde, der Berb-Kranke sieht vorzeitig verbraucht aus. Kränkliches, ältliches und faltiges Aussehen. Die Farbe ist erdig, die Züge scharf, die Augen von einem breiten dunklen Ring umzogen. Das Gesicht weist auf eine große Depression hin.

Verdauungsorgane

1. Mund:

Bläuliche Rötung der Innenseite der Oberlippe mit roten oder bläulichen Flecken in der Nähe der Mundwinkel.

Trockener Mund mit vermindertem, zähem, schaumigem Speichel wie Baumwolle *(Nux-m.)*.

2. Magen:

Mal guter Appetit, mal ohne Hunger. Er verdaut schlecht, leidet unter saurem Aufstoßen und zeigt verschiedene Verdauungsstörungen, aber immer mit schlecht funktionierender Leber.

3. Abdomen:

Dolchstichartige Schmerzen rechts unter den falschen Rippen, in der Blasengegend oder im linken Leberlappen unter den falschen Rippen links. Es sind scharfe, kneifende Schmerzen, die plötzlich und gleich sehr stark auftreten, zum Magen und zum Abdomen ausstrahlen und zum Zusammenkrümmen zwingen. Schlimmer durch Druck und Bewegung und begleitet von Subicterus bis zur Gelbsucht, mit mehr oder weniger deutlicher Verstopfung, häufigem Stuhldrang und entfärbtem Stuhl.

4. After und Stuhl:

Der Stuhlgang wird von heftigem Brennen im After und Schmerzen in dessen Umgebung begleitet. Häufiger oder dauernder Stuhldrang.

Schmerzloser Durchfall. Die Stühle sind gelblich und der Kranke hat Beschwerden am Anus und an der Leber, die druckempfindlich ist. Stechende, brennende Afterschmerzen vor, bei und nach dem Stuhlgang.

Haemorrhoiden mit Brennen bei und besonders nach Stuhlgang *(Sulf.)*. Gefühl eines Gewichtes im Anus mit schneidenden und brennenden Schmerzen wie wund, die in die Umgebung ausstrahlen. Dieses Symptom hat zur Verwendung von Berb. bei der Analfistel veranlaßt.

Harnorgane

[handschriftliche Notiz: Gefühl von platzenden Blasen (Brodeln) unter der Haut (N.)]

Berb. hat eine spezifische Wirkung auf die Harnwege. Wir finden in der Nierengegend stechende, ziehende, quälende Schmerzen, schlimmer durch tiefen Druck, da er offenbar in den Nieren selbst sitzt. Er strahlt entlang den Ureteren aus. Es gibt auch einen drükkenden, ziehenden Schmerz unten im Rücken mit dem Gefühl der Steifigkeit und Taubheit. Ein weiteres, für Berb. bemerkenswertes Symptom scheint ein Gefühl von Sprudeln oder Rieseln, als träte Blut in der Nierengegend durch die Haut aus, zu sein.

Nierenkolik: Scharfe, stechende, schneidende Schmerzen, die dem Ureter folgend zur Blase ausstrahlen, bald rechts, bald links, aber meistens links sitzend. Die Nierenkolik links ist für Berb. ebenso charakteristisch wie

Lyc. typischerweise Nierenkolik rechts mit Dysurie hat.

Auch im Blasenbereich finden wir stechende, schneidende Schmerzen, die einen stürmischen Harndrang begleiten und zu Rücken, Hüften und Schenkeln ausstrahlen. Schmerzen in Hüften und Schenkeln beim Urinieren. Die Schmerzen strahlen auch entlang der Harnröhre, in der man ein Brennen, selbst nach der Miktion, verspüren kann, aus.

Canth. gehört mehr zum dominierenden Tenesmus.

Der Urin ist veränderlich, mal vermehrt, mal vermindert, die Miktionen sind mal oft und reichlich, mal selten und spärlich. Der Urin kann getrübt sein mit zähem Schleim und reichlichem Ziegelmehlsediment; er kann gelb sein oder blaß mit gelatineartigem, durchsichtigem Satz; er kann einen zähen Schleim absetzen, vermischt mit einem kreidigen, weißlichen Sediment; schließlich kann er ziegelrot sein.

Sexualorgane

1. Männliche:

Schmerzen im Zusammenhang mit den Harnsymptomen. Brennen in der Harnröhre während der Miktion. Schmerzhafte Ausstrahlungen entlang den Samensträngen in die Hoden *(Puls., Clem.)*. Stechende, brennende scharfe Schmerzen in den Hoden, bald rechts, bald links mit schmerzhaftem Lanzinieren, das sich manchmal in den Nebenhoden lokalisiert *(Senec.)*.

2. Weibliche:

Schmerzhafte Regeln, oft begleitet von Stechen und Brennen in der Analgegend, zusammen mit den besonderen Harnsymptomen des Mittels. Die Schmerzen erstrecken sich zu den äußeren Teilen, Vulva und Schamlippen, und strahlen zu den Nieren oder Schenkeln aus.

Fluor mit schmerzhafter Vagina und Vaginismus zugleich mit den Nierenbeschwerden des Mittels.

Rücken und Gliedmaßen

Taubheit, Steifigkeit, Müdigkeit und Schwäche mit schmerzhaftem Druckgefühl in der Lenden- und Nierengegend, oft zusammen mit einem Zerschlagenheitsgefühl unten im Rücken und in der Nierengegend, die berührungsempfindlich ist. Er hat Mühe sich von seinem Sitz oder Bett zu erheben und er leidet auch, wenn er sich hinlegt. Die Schmerzen sind schlimmer durch Ermüdung und auch durch einfache Bewegung. Ein Stoß, ein Fehltritt, schon ein tiefer Atemzug genügt um zu verschlimmern. Sie strahlen zu Bauch, Leisten oder Blase, Hüften, Gesäß und entlang der Hinterseite der Schenkel aus, immer begleitet von einem Gefühl von Taubheit, Steife, Knickung. Alte, hartnäckige Lendenschmerzen der Gichtiker. Lumbago mit schmerzhaften Ausstrahlungen in die Beine bei Anwesenheit eines Ziegelmehlsedimentes. All diese Lumbalschmerzen von Berb. sind immer mit Harnbeschwerden verbunden, was man bei

Rhus-t. oder den anderen Mitteln des gewöhnlichen rheumatischen Lumbago nicht antrifft.

Vagabundierende Schmerzen in den Gliedern, die schnell den Ort wechseln und manchmal sehr weit ausstrahlen. Die Gelenke können verdickt und empfindlich sein. Schmerzen bei Bewegungen, wenn auch die Schmerzen an den Ansatzstellen der Muskeln viel deutlicher sind als über dem Gelenkspalt. Die kleinen Gelenke der Hände und Füße sind geschwollen und gleichzeitig Sitz scharfer, stechender, brennender Schmerzen.

Schmerzhafte Neuralgie unter den Nägeln der Finger.

Schmerz an der Ferse wie geschwürig.

Kältegefühl an der Außenseite der Schenkel.

Haut

Man beobachtet allgemeines Hautjucken ohne charakteristische Veränderungen der Haut.

Ekzem mit brennendem Jucken, schlimmer durch kratzen, besser durch kalte Anwendungen. Es sitzt besonders am Handrükken oder am Damm. Die Heilung erfolgt stets von der Mitte der juckenden Rötung her und eine kreisförmige Pigmentzone bleibt noch lange Zeit bestehen.

> *Sep*. hat einen Ringförmigen Herpes, der diese Eigenart während der ganzen Zeit seines Bestehens zeigt, während Berb. dies nur am Ende hat.

Beziehungen

Antidote: *Bell., Camph.*

Borax

Borax oder Natrium biborat ist ein alkalisches Salz, das die
Form von schrägen, rhomboiden Prismen annimmt, die leicht
trüb sind und an der Luft verwittern. Sie lösen sich in Wasser
und Glycerin, jedoch nicht in Alkohol.

Natürliches Vorkommen in Persien und Tibet, aus denen es
früher bezogen wurde. Man kann es jetzt aber künstlich herstellen indem man Borsäure mit einem Überschuß an Na-
triumcarbonat behandelt.

Die ersten drei C-Potenzen werden durch Verreibung hergestellt.

Allgemeine Mittelwirkung.

Hauptwirkung ist eine Schleimhautreizung bis zur Ulceration,
besonders im Mund, in dem es typische Aphten entstehen läßt.
»Die Wimpern werden klebrig und haften zusammen, dann
kehren sie sich nach innen; die Ohren laufen; in der Nase bilden sich Krusten, die nach Entfernung gleich wieder entstehen; Husten mit grünlichem, nach Kräutern schmeckendem
Auswurf. Grünliche Durchfälle Tag und Nacht, gleichzeitig
mit den typischen Aphten im Mund. Das Kind schreit vor und
währen der Miktion, es hat wie

Lyc. und **Sars.** manchmal roten Sand im Urin.

Weißlicher Ausfluß, der die Wäsche stärkt und sehr reichlich
ist, sodaß der Eindruck entsteht, als fließe heißes Wasser an
den Oberschenkeln herunter usw.« (48).

Auch die Haut wird von Bor. beeinflußt, sodaß sie bei der geringsten Verletzung eitert. Es können Ekzeme auftreten.

Sehr typische Gemütssymptome können wertvoll für die
Wahl des Mittels sein.

Charakteristisches

1. Konstitution und Temperament:

Bor. ist besonders wirksam bei Blonden mit schlaffen Muskeln und welker, runzliger Haut. Sie machen einen ängstli-

chen, deprimierten Eindruck, ihr Gesicht ist erdig-blaß, die Augen entzündet mit Chemosis und Entropium, die Nase hat eine leuchtend rote Spitze, die Nasenlöcher sind geschwürig und die Lippen geschwollen.

2. Furcht vor jeder Abwärtsbewegung, beim Treppenabgehen zu fallen (Gels., Sanic.):

Das Kind schreit und hält sich krampfhaft an seiner Pflegerin fest, wenn diese versucht es ins Bett zu legen oder wenn sie mit ihm eine Treppe hinuntergeht. Erwachsenen geht es nicht anders: Sie können nicht in einem Schaukelstuhl sitzen, eine Treppe hinuntergehen oder zur See fahren aus Angst vor Abwärtsbewegungen.

3. Scharfe, stechende, lanzinierende und brennende Schmerzen:

Diese sind allgemein schlimmer in feuchtkaltem Wetter und besser durch festen Druck, wie *Bry.*, mit dem sie noch eine Bewegungsverschlimmerung gemeinsam haben.

Modalitäten

A) Verschlimmerung:

Durch Abwärtsbewegungen.

Durch Lärm.

Durch feuchtkaltes oder sehr heißes Wetter.

Durch Bewegung.

B) Besserung:

Durch festen Druck.

Abends.

Bei kühlem, trockenem Wetter.

Gemütssymptome

Diese sind ganz besonders wichtig für die Mittelwahl.

Bor. ist sehr nervös und unruhig. Es kann sich nicht konzentrieren, besonders nachmittags nicht. Es springt alle Augenblicke von einer Tätigkeit zur anderen, geht von einem Zimmer ins andere. Seine schwankende Stimmung äußert sich im Wechsel zwischen Lachen und Weinen wie bei *Puls.* Dieser la-

bile Zustand wird durch eine große Reizbarkeit unterhalten.
Er ist übertrieben *geräuschempfindlich,* besonders für plötzliche, heftige Geräusche: Ein Schrei, ein Niesen, das plötzliche
rascheln einer Zeitung, ein weit entfernter Knall usw. erschrecken Bor. und lassen ihn zusammenfahren, machen
Herzklopfen und ein Mißbehagen, das lange anhält. Dagegen
gibt man oft *Bell.* ,während Bor. angezeigt wäre oder andere
Mittel:

Nux-v. und *Nat-m.* haben diese Geräuschüberempfindlichkeit.

Asar., ist sehr stark geräuschempfindlich: Wenn die Kranke zu hören glaubt, daß jemand mit dem Nagel über Stoff
oder Papier kratzt, bekommt sie ein Frösteln über den
ganzen Körper und fühlt sich elend. Die gleiche Kranke
glaubt in der Luft zu gleiten beim Gehen. Das Mittel paßt
besonders bei jener nervösen Überregbarkeit, die von
Anämie und Schwachsichtigkeit begleitet ist.

Ther. ist überempfindlich für das kleinste dumpfe oder
schrille Geräusch, dessen Vibration ihnen durch die Knochen bis in die Zähne geht.

Zinc. ist auch empfindlich gegen das geringste Geräusch,
im übrigen ist es sehr niedergedrückt, sein Nervensystem
erschöpft, und es hat die ständige Unruhe, das Zappeln
mit den Beinen, das typisch für das Mittel ist.

Er ist ängstlich und diese Ängstlichkeit steigert sich bis 23
Uhr, dann wird er plötzlich ruhig. Manchmal ist dieser Zustand von Schläfrigkeit und Schwindel begleitet, aber meist
mit Schrecken und Schreien, besonders bei kleinen Kindern.
Es kommt auch eine krankhafte Furcht vor ansteckenden
Krankheiten vor.
Die Furcht vor jeder Abwärtsbewegung, die wir schon nannten, ist ein ganz spezielles Symptom für unser Mittel, wenn sie
sehr ausgesprochen ist. Es besteht große Angst beim Vorwärtsbeugen aus Furcht, er könne fallen. Das Kind schreit
und klammert sich an der Pflegerin im Moment der Abwärts-

bewegung an, wenn diese es ins Bett legen will oder es schaukelt.
Erwachsene können nicht reiten, nicht bootfahren, sich in keinen
Schaukelstuhl setzen, noch schnell eine Treppe hinuntergehen we-
gen der *Abwärtsbewegungen,* die damit verbunden sind. Dieses
Symptom finden wir nur noch in zwei anderen Mitteln:

Sanic. und *Gels.*, die es aber nicht so ausgeprägt haben.

Schlaf

Abends verlangt es ihn vor der üblichen Zeit nach Schlaf und
am Morgen schläft er zu lange.

Das Kind schläft ruhig, wacht aber plötzlich auf, schreit und
klammert sich am Rand seiner Wiege an als habe es Angst. In
solchen Fällen denke man an

Apis., Bell., Cina., Stram.,

wenn wir aber im Mund des kleinen Patienten die typischen
Aphten finden, dann geben wir Bor. (48).

Kopf

Die Haare werden schmutzig und verfilzen sich wie bei der
Plica polonica.

Akute Kopfschmerzen, besonders in der Stirn, am schlimm-
sten um 10 Uhr morgens, begleitet von Übelkeit und Zittern
am ganzen Körper. Stiche im Kopf, besonders über den Augen und in den Schläfen.

Schwindel mit Schwere- und Völlegefühl im Kopf und Angst,
besonders beim Hinabgehen einer Treppe oder eines Abhan-
ges, das Ganze besser beim ebenen Gehen im Freien.

Augen

Die Augen sind entzündet, besonders in den Canthi bei wunden Lidrändern, die morgens zusammenkleben. Trichiasis;
Entropium.

Ohren

Stiche in den Ohren; eitriger Ohrfluß mit stechenden Schmerzen; chronische Otitis.

Scharfe, stechende Schmerzen im linken Ohr, beim Aufwachen morgens oder beim Waschen mit kaltem Wasser. Tubenkatarrh und Taubheit.

Gesicht

Das Gesicht ist besonders bei Kindern erdfarben-blaß und hat einen ängstlichen, erschreckten Ausdruck. Die Wangen sind aufgedunsen und bedeckt mit Pickeln, besonders um Nase und Lippen. Die Lippen sind in fibrillierender Bewegung, besonders an den Mundwinkeln. An

   Bar-c., Alum., Brom., Graph., erinnert das Gefühl wie ein Spinnengewebe über der rechten Gesichtshälfte.

Verdauungsorgane

1. Mund:

Die Lippen, besonders die untere, sind geschwollen.
Der Mund ist trocken und heiß und dabei besteht Durst. Bitterer oder schimmeliger Geschmack im Mund.

Rissige, blutende Zunge. Geschwollenes, leicht blutendes Zahnfleisch. Reichlicher Speichelfluß, besonders während der Zahnung.

Aphten im Mund, auf der Zunge, an der Wangenschleimhaut. Sehr schmerzhafte, rote Blasen, als sei die Schleimhaut verbrannt. Jede Berührung mit der Zunge oder mit sauren oder salzigen Speisen schmerzt. Die Gaumenschleimhaut bei Säuglingen ist runzlig, heiß, trocken, mit kleinen Erosonien bedeckt und blutet leicht: Er schreit sobald er zu trinken versucht und verweigert die Brust. Beim Erwachsenen haben die *Aphten* die gleichen Eigenschaften und sind von einem bitteren Geschmack begleitet. Hier vergleichen wir

   Merc., das allen flachen, oberflächlichen Geschwüren entspricht, die mit reichlichem, zähem, fadenziehendem Speichelfluß einhergehen; das Zahnfleisch ist geschwollen und schwammig; die Zunge ist schwer und mit einem

gelblichen Belag überzogen und trägt Zahneindrücke an
den Rändern; der Atem riecht übel und die Kieferwinkeldrüsen sind geschwollen.

Nit-ac. zeigt ähnliche, aber noch ausgesprochenere
Zeichen: Die Schmerzen sind scharf wie von einem spitzen Gegenstand; die Geschwüre sind tief, mit unregelmäßigen Rändern, sie bluten ebenso leicht wie das Zahnfleisch; der Speichel schmeckt sauer; der Atem riecht besonders übel und die Mundwinkel sind wund.

Sul-ac. hat Aphten, die eine scharfe, flüssige, übelriechende, blutige Absonderung haben. Sie sind nur ein Rand-
symptom, denn der Zustand des Kranken ist ernst, seine
Erschöpfung zeigt sich im Zittern, der Purpura und einer
Neigung zur Gangrän.

Bapt. hat Aphten mit dem fauligen Charakter des Mittels.
Mund, Zunge und Rachen sind dunkelrot und die, auftretenden Geschwüre verhindern das Schlucken. Der Kranke
kann nur mit großer Mühe Flüssigkeiten schlucken und
diese Mundsymptome sind mit typhoidem Fieber, Durchfall und Erschöpfung gekoppelt.

Ars. hat Aphten mit gangränöser Tendenz. Sie werden
bläulich-livide, bluten leicht und brennen, bei großem
Durst. Sie sind meist sekundär und treten bei akuten oder
chronischen Krankheiten mit bösartigem Verlauf auf.

Kali-bi. hat Aphten auf einer im ganzen geröteten Mundschleimhaut. Dabei besteht saurer Speichelfluß und die
Zunge ist geschwollen.

2. Magen:

Bor. hat wenig Magensymptome; oft Verlangen nach sauren
Getränken und wenig Appetit.

Nach dem Essen Auftreibung der Magengegend mit Druckgefühl.

Übelkeit kommt vor mit saurem Schleimerbrechen ohne vor-
hergehende Magenbeschwerden oder wenn der Kranke ein

plötzliches Geräusch hört oder sogar während einer geistigen Arbeit ohne erkennbaren Grund. Es kann auch durch Schaukelbewegungen ausgelöst werden, was unser Mittel neben

Cocc. bei der Behandlung der Seekrankheit stellt.

3. Abdomen und Stühle:

Bauchauftreibung mit Borborygmen und Koliken.

Durchfall mit häufigen, weichen, hellgelben, schaumigen Stühlen mit Dysurie und schnellem Verfall. Der Durchfall schmerzt und läßt den kleinen Patienten aufschreien. Beim Erwachsenen geht ihm ein besonderer Gemütszustand voraus: üble Laune, die sich erst nach Stuhlgang bessert, aber im einen wie anderen Fall ist der Durchfall mit Mundaphten vergesellschaftet.

Harnorgane

Brennen in der Uretra bei und nach der Miktion und besonders bei Berührung, auch außerhalb der Miktion. Das Kind schreit vor der Miktion, weil es weiß, daß diese schmerzhaft sein wird und während derselben, weil es dann in der Urethra brennt. Der Meatus ist empfindlich und schmerzt auch nach der Entleerung.

Geschlechtsorgane

1. Männliche:

Kein sexuelles Verlangen. Schmerzhafte Erektionen morgens mit Spannungsgefühl im Penis.

2. Weibliche:

Stechen und Schwellungsgefühl in der Clitoris.

Zu frühe, zu reichliche und schmerzhafte Regeln. Stechende und krampfartige Schmerzen vor und während des Regelflusses mit Ausstrahlung zum Sakrum und zum Magen mit Übelkeit.

Bor. ist eines der großen Mittel bei membranöser Dysmenorrhoe mit

Ars., Brom., Mag-p., Sulf., Vib. usw.

334

Zähe, stärkeartige, sehr reichliche, heiße, scharfe Leukorrhoe mit dem Gefühl als fließe heißes Wasser an den Schenkeln herunter. Sie verhindert jede Konzeption und damit ist Bor. ein ausgezeichnetes Sterilitätsmittel, wenn die anderen Symptome passen.

Die Milch ist zu dick, sie riecht und schmeckt schlecht, sodaß das Stillen große Mühe macht: Bor. hilft hier schnell, besonders wenn die Stillende die typischen Gemütssymptome zeigt: große Nervosität, Erschrecken vom kleinsten Geräusch, Schwindel und Unwohlsein beim Treppabgehen oder beim Vorwärtsbeugen.

Schmerzen in der einen Brust, während das Kind an der anderen trinkt.

Atmungsorgane

1. Nase:

Die Nase ist leuchtendrot, besonders an der Spitze. *(Canth., Merc., Ox-ac., Phos.* usw.)

Reichliche, meist weißliche oder grünlich-gelbe Nasenabsonderung. Verstopfung erst des rechten, dann des linken Nasenloches mit dauerndem Bedürfnis sich auszuschneuzen.

Trockene Krusten in der Nase lösen Jucken aus und veranlassen das Kind dauernd in der Nase zu bohren, was aber nicht wie

Arum-t. zur Blutung führt und nicht wie

Cina. begleitet von Afterjucken und Oxyuriasis ist.

2. Bronchien und Lungen:

Trockener Husten durch Kitzeln in der Kehle. Spröder, heftiger Husten mit Schleimauswurf, der nach Schimmel riecht und schmeckt. Dabei bestehen stechende Schmerzen, besonders in der rechten Brust.

Schießende und stechende Schmerzen in der Brust, besonders rechts, bei tiefem Atmen und beim Husten. Stiche und Reißen in den rechten oberen Interkostalmuskeln, schlimmer durch die kleinste Bewegung des Brustkorbs oder der Arme. Er kann

335

nicht auf der schmerzhaften Seite liegen, hat aber oft Linderung durch kalte Anwendungen oder festen Druck *(Bry.)*. Wir denken an:

Ars., Card-m., Chel., Elaps., Ill., Kali-c., Merc., Phel. usw, die Gesamtheit der Symptome muß hier den Ausschlag geben.

Haut

Die Haut ist ungesund, die kleinste Verletzung eitert *(Graph., Hep., Calc., Merc., Petr.)*.

Herpetiforme oder erysipelatöse Ausschläge. Weißliche Knötchen mit rotem Hof.

Entzündung wie von einer Erfrierung mit Linderung im Freien.

Beziehungen

Unverträglich mit: *Acet-ac.*, Essig, Wein.
Antidote: *Cham., Coff.*

Brom

Brom wurde von dem Chemiker Balard 1826 in der Mutterlauge von Salinen entdeckt. Es ist ein Metalloid in Form einer rotbraunen Flüssigkeit, sehr flüchtig, von unangenehmem, durchdringendem Geruch und widerlichem Geschmack. In Wasser ist es schwer löslich, löst sich aber sehr gut in Alkohol.

Als Metallbromid kommt es im Meerwasser, in gewissen Salzbrunnen (Salies de Bèarn, Staßfurt, Kreuznach) und im Seetang vor.

Unsere Potenzen werden als Hahnemannsche Dilutionen aus einer alkoholischen Lösung des Metalloids hergestellt.

Allgemeine Mittelwirkung

Brom hat eine spezifische Wirkung auf die Schleimhäute, die es heftig entzündet, sie wund, »wie roh« macht, besonders aber Pseudomembranen erzeugt. Diese Erscheinungen finden wir hauptsächlich in den Atemwegen und hier speziell in Kehlkopf und Trachaea. Brom entspricht ganz besonders den akuten, heftigen Entzündungen der oberen Luftwege.

Wie alle Halogene hat Brom eine deutliche Drüsenbeziehung in Form von Hypertrophie und Verhärtung: Schwellung mit Verhärtung aller Drüsen besonders der linken Seite.

Schließlich hat das Mittel eine besondere Wirkung auf die Lebenskräfte: alle Symptome, die es hervorruft, tragen den Stempel ausgesprochener Schwäche. Das Müdigkeitsgefühl und die Schwäche sind so ausgeprägt, daß sie fortbestehen, wenn die übrigen Symptome bereits abgeklungen sind. Auch ist die Schwäche so groß, daß die geringste Bewegung zum Schweißausbruch führt.

Charakteristisches

1. Konstitution und Typ:

Brom wirkt besonders gut bei Blonden, Hellhaarigen von einiger Korpulenz, mit hellen Augen, zarter Haut und rosigem Teint; ganz im Gegensatz zu

Jod, das sich mehr an Magere, Brünette mit schwärzlich-
brauner Haut richtet.

*2. Schwellung mit Verhärtung aller Drüsen , besonders der
linken Seite:*

Alle Drüsen können betroffen sein: Speichel- Schild- und
Brustdrüsen, Ovarien, Hoden, und Lymphknoten. Immer
wird man die besonderen Bromzeichen finden: Volumenver-
größerung, Verhärtung, Schmerzlosigkeit. Einige andere Mittel haben auch diese Drüsenschwellung mit Verhärtung:

Con., Carb-an., Lap-a., Jod, Calc., Graph., Sil. etc., aber
der Charakter dieser Mittel erlaubt es, sie leicht zu unterscheiden.

3. Dumpfe, anhaltende, selten scharfe Schmerzen,

wenn sie auch manchmal lanzinierend und stechend sein können. Sie treten im allgemeinen auf der linken Seite auf *(Lach.,
Naja.),* meist wenn der Kranke sich bei feucht-warmem Wetter erkältet, oft in den kühlen Nächten des Frühlings oder eines verregneten Sommers. Sie sind immer abends bis Mitternacht schlimmer und ganz besonders, wenn es dem Patienten
zu heiß war und er sich dann feuchter Kälte ausgesetzt hat.

Modalitäten

A) Verschlimmerung:

Nach Kaltwerden an heißen Tagen.
. Durch kalte Nässe.
Abends, vor Mitternacht.
Beim Betreten eines warmen Zimmers (Husten, wie
Bry.).
Nach Milchtrinken (Kopfschmerzen).

B) Besserung:

Durch Bewegung und Anstrengung.
Beim Reiten und Fahren.
An der Küste oder während Seereisen.

Gemütssymptome

Schwäche und physische wie geistige Erschöpfung begleiten allgemein alle akuten Zustände des Mittels: Wie die Krankheit auch heißen möge, der Brom-Patient ist niedergeschlagen, erschöpft und ängstlich.

Seine Stimmung ist traurig und düster. Er kann eine große geistige Aktivität und das Bedürfnis zu intellektueller Tätigkeit haben, häufiger hat er jedoch geistige Schwäche, mit reduziertem Gedächtnis. Dadurch wird er traurig, mutlos, schwermütig mit ausgesprochener Abneigung gegen jede Arbeit. Es kostet ihn große Mühe seine Aufmerksamkeit auf etwas zu konzentrieren und seine Gleichgültigkeit ist grenzenlos.

Angst mit Herzklopfen und Kopfschmerzen, abends und nachts. Er hat Halluzinationen; besonders in der Dunkelheit glaubt er, daß jemand Fremdes hinter ihm sei, daß alle möglichen Dinge vor ihm auf der Erde herumtanzen; er fürchtet Gespenster *(Acon., Carb-v., Phos., Puls.)*

Schlaf

Am Tage wenn er zu lesen oder zu schreiben versucht, befällt ihn große Schläfrigkeit.
Der Nachtschlaf ist nicht erholsam, unruhig und durch Alpträume von Toten, Mord, Streit und Reisen gestört.

Kopf

Migräne, besonders links, die zwischen 15 und 16 Uhr beginnt und von Ohrgeräuschen und Hämmern in den Schläfen begleitet ist. Linksseitige Migräne, die nach Milchtrinken auftritt und durch Liegen auf der rechten Seite mit den Armen über dem Kopf besser wird. Kopfweh mit schlimmen Schmerzen auf dem Scheitel in Sonnenhitze und Besserung im Schatten. Die Kopfschmerzen werden schlimmer durch jede Bewegung, besonders durch Bücken und sind oft von Schwindel begleitet.

Schwindel, oft mit Nasenbluten, und der Neigung nach hinten zu fallen. Er wird hervorgerufen oder verschlimmert durch den Anblick von fließendem Wasser, sodaß der Patient über keine Brücke gehen kann, wie

Ang.

Arg-m. hat einen Schwindel, wie betrunken beim Überschreiten einer Brücke;

Ferr. hat Schwindel mit der Neigung nach vorn zu fallen, wenn er auf fließendes Wasser sieht;

Sulf. hat Schwindel und ein Lähmungsgefühl, wenn er an einem Wasserlauf entlanggeht.

Gesicht

Das Gesicht ist blaß, die Lippen brennend-rot und geschwollen.

Kitzeln und Ameisenlaufen auf den Wangen. Gefühl von Spinnweben auf dem Gesicht, besonders wenn er die Nasenflügel bewegt, wie bei

Bar-c., bei dem es besonders rechts sitzt und bei

Graph., das es vorwiegend auf der Stirn fühlt.

Verdauungsapparat

1. Mund:

Brenngefühl im Mund.

Die Zunge ist trocken und brennt, sie trägt kleine Knötchen, die besonders zahlreich auf dem hinteren Teil und rechts sitzen. An der Spitze brennende und stechende Schmerzen.

Unangenehmer Geschmack im Mund, Wasser schmeckt salzig.

Schmerzlose Schwellung und Verhärtung der Submaxillardrüsen und der Parotis von steinharter Konsistenz, besonders links. Mehrfach wurden auch Schmerzen im linken Kiefer beobachtet.

2. Rachen:

Wund- und Brennschmerz, der sich den Ösophagus hinab bis zum Magen erstreckt.

Entzündung des Rachens, mit besonders mühsamem und schmerzhaftem Schlucken, speziell für Flüssigkeiten.
Rosarote Schwellung der Mandeln.

3. Magen:

Verminderter Hunger und Durst. Verlangen nach Saurem *(Ant-c., Ant-t., Mag-c., Myric., Sep.)*, das aber Durchfall macht.

Verträgt keinerlei heiße Nahrung oder Getränke *(Bry., Graph., Phos., Puls., Pyrog.)*.

Kann nicht einmal den Geruch von Tabakrauch ertragen wie

Ign., die aber im Gegensatz, zu Brom nichts Kaltes trinken kann und durch warme Getränke Besserung hat.

Tiefe, drückende Magenschmerzen, die zwischen 8 und 11 Uhr auftreten, im allgemeinen durch Essen besser werden *(Anac.)*, aber gleich danach wieder auftreten. Besser durch festen Druck. Hitze- und Brenngefühl im Magen. Druck im Magen wie von einem Stein *(Bry.)*. Leeregefühl im Magen, besser durch Essen. Aufstoßen, Rülpsen, Übelkeit, besonders abends. Erbrechen von blutigem Schleim, von Speisen, blutig und schwarz wie Kaffeesatz.

4. Bauch und Stühle:

Meteorismus, tympanitische Auftreibung des Bauches mit viel Blähungen und Windabgängen. Koliken mit Besserung durch äußeren Druck und vorwärtsbeugen *(Coloc.)*.

Sehr schmerzhafte, hervortretende Haemorrhoiden, die leicht bluten. Verschlimmert durch kaltes wie heißes Wasser.

Durchfall mit abdominalem Meteorismus und reichlichem Blähungsabgang, ausgelöst oder verschlimmert durch alles Saure, obwohl der Kranke ein ausgesprochenes Verlangen nach sauren Speisen und Getränken hat. Durchfall auch nach Austern *(Lyc.)*. Durchfall besonders nach dem Essen; morgens erfolgt ein normaler Stuhl und um 14 Uhr erfolgt plötzlich ein heftiger Stuhldrang mit Tenesmen und viel Blähungsabgang.

Harnorgane

Die Harnausscheidung kann vermindert sein und der Urin ist dunkel und trüb. Nach der Miktion kann ein Brennschmerz in der Urethra auftreten, dabei können auch ein paar Tropfen Urin abgehen *(Arg-n., Cann-i., Con., Kali-c., Sel.)*.

Geschlechtsorgane

1. männliche:

Hypertrophie und Verhärtung des Hodens, besonders links, der steinhart wird, dabei aber schmerzlos bleibt. Nur selten tritt ein lanzinierender Schmerz den Samenstrang entlang auf.

2. weibliche:

Regel zu früh, zu reichlich, von hellrotem Blut, dem manchmal Schleimfetzen beigemengt sind. Heftige, krampfartige Schmerzen im Leib, vor oder während der Regel, die durch Vorwärtsbeugen gebessert werden.

Diese Dysmenorrhoe ist oft vergesellschaftet mit einem linksseitigen Kopfschmerz und Schmerzen im linken Eierstock. Membranöse Dysmenorrhoe *(Ars., Bor., Mag-p., Sulf., Vib.* usw.).

Häufiger Gasabgang aus der Scheide *(Lyc., Ph-ac., Sang.)*. Ein Ovar, meist das linke, ist vergrößert, steinhart mit dumpfem Schmerz.

Vergrößerung und Verhärtung der Mamma, besonders links, mit scharfen, ziehenden Schmerzen, als würde sie mit einem Faden zur gleichseitigen Achsel gezogen. Die lanzinierenden Schmerzen sind schlimmer nachts.

Atmungsorgane

1.Nase:

Akuter, heftiger Schnupfen mit Kältegefühl in der Nase beim einatmen. Die Nase schmerzt und ist verstopft, bald rechts, bald links. Die Absonderung macht die Nasenflügel und die

Oberlippe wund. Die Nasenlöcher sind innen wund und mit Krusten bedeckt. Dieser Schnupfen tritt an heißen Tagen auf, wenn man sehr warm geworden ist und dann feuchter Kühle ausgesetzt ist. Der

> *Acon*-Schnupfen tritt auf, wenn man im Winter einer trockenen Kälte ausgesetzt war und der von Brom,.wenn man im Sommer feuchter Kälte ausgesetzt war.

Fächelnde, schlagende Bewegungen der Nasenflügel *(Lyc., Ant-t.)*.

2. Kehlkopf:

Kehlkopfentzündung, Heiserkeit und Aphonie mit Kitzeln und einem Wundheitsgefühl, das von einem trockenen Husten herzurühren scheint. Heiserkeit tritt abends plötzlich auf bei jemand, dem es zu heiß war und der sich der feuchten Kälte ausgesetzt hatte. Gefühl als sei die Schleimhaut rauh, daß man immer räuspern und krächzen muß. Kältegefühl im Kehlkopf beim Einatmen.

Kehlkopfkrampf. Ein Zusammenschnüren in der Kehle hindert den Kranken nicht nur am Schlucken, sondern auch am Atmen. Er kann vor Atemnot kaum reden. Krisen von Erstickungsgefühl, besonders wenn der Kranke zu schlucken versucht. Gefühl als sei die Luftröhre voller Rauch oder Schwefeldampf, was eine große Atemnot und einen erschöpfenden Reizhusten auslöst.

Kehlkopfdiphtherie. Die falschen Membranen beginnen im Kehlkopf und erstrecken sich dann nach oben. Bei

> *Lyc.* beginnen die Membranen in der Nase und wandern abwärts in den Kehlkopf.

Membranöser Krupp mit groben Rasselgeräuschen bei jedem Atemzug durch eine Schleimansammlung die den Kranken zu ersticken scheint.

> *Ant-t.* hat ebensolche Schleimansammlung mit ebensolchem Rasseln, doch sitzt dies in den Bronchien und nicht im Kehlkopf.

Brom hat Krupp geheilt in Fällen in denen

> *Jod , Phos., Hep.* und *Spong.* versagt haben, besonders bei Rückfällen nach *Jod.*

Trockener, krampfartiger *Krupphusten,* ähnlich dem von *Ip.*, jedoch ohne Auswurf, wenn auch die Geräusche wie bei Schleimansammlung in Kehlkopf und oberer Trachaea sind. Jede Einatmung ruft ihn hervor und der Kranke kann keinen tiefen Atemzug machen, ohne sofort Husten und Atemnot zu bekommen.

Acon. hat einen ebensolchen trockenen Krupphusten, mit Heiserkeit, der im ersten Schlaf auftritt und plötzlich weckt: er hat Atemnot, ist voller Angst und fürchtet sterben zu müssen. Das Ganze tritt besonders nach der Einwirkung trockener Kälte auf.

Hep. hat einen schleimigen Krupphusten mit lauter Atmung und sehr viel Schleim in der Luftröhre. Er ist schlimmer nach Mitternacht, besonders deutlich morgens und wird durch die geringste Einatmung kalter Luft ausgelöst.

Spong. hat einen trockenen rauhen Husten, der wie eine Säge klingt. Der Kranke hat das Gefühl von einem Stopfen im hinteren Rachen mit Heiserkeit und Brennen im Kehlkopf. Der Husten tritt vor Mitternacht auf, geht mit Atembehinderung, besonders beim Einatmen einher, wobei der Kranke das Gefühl hat, als müsse er durch einen Schwamm atmen. Heiße Getränke bringen Linderung im Gegensatz zu Brom, bei dem heiße Getränke verschlimmern. Die Atemnot bei *Spong.* ist schlimmer im Liegen und besser beim Vorwärtsbeugen. *Spong.* ist im allgemeinen durch kalten, trockenen Wind verschlimmert und folgt gut auf *Acon.* Brom seinerseits folgt gut auf *Spong.*, während

Jod. gut auf *Hep.* folgt. Es erzeugt einen Husten ähnlich dem von Brom, aber mit umgekehrten Modalitäten: Der Husten ist nicht trocken sondern hart, laut und metallisch mit spärlichem Auswurf. Die Heiserkeit ist schlimmer morgens. Schließlich ist der Husten schlimmer in der Wärme und besonders schmerzhaft: bei jedem Hustenanfall greift der Kranke zur Kehle wegen der Schmerzen.

3. Bronchien und Lunge:

Der Husten wird von heftigem Brennen hinter dem Brustbein begleitet.

Starkes Verstopfungsgefühl in der Brust. Lanzinierende Schmerzen in der Brust, besonders rechts.

Atemnot. Er kann nicht tief genug durchatmen oder er hat das Gefühl durch einen Schwamm zu atmen oder als seien die Bronchien voller Schwefeldampf *(Ant-t., Ars., Chel., Ip., Lyc., Phos.)*. Asthma, besser an der See.

Lungenentzündung, die bis zur Hepatisation gehen kann.

Kreislauforgane

Herzschmerzen, die zur Schulter strahlen. Herzhypertrophie nach übertriebenem Sport bei heranwachsenden Buben vom Brom-Typ. Den

Caust.-Typ trifft man hier vorwiegend bei den jungen Mädchen an (1).

Häufiges Herzklopfen, schlimmer beim Liegen auf der linken Seite, sodaß er in dieser Lage nicht bleiben kann. Schlimmer auch im Gehen, bei einer heftigen Anstrengung. Besser durch einen tiefen Atemzug. Häufige Beklemmung, schlimmer im Gehen, mit dauerndem Gähnen.

Haut

Die Brom-Haut ist gelblich, stellenweise erdfarben und trägt Akne und Furunkel, besonders im Gesicht und an den Armen.

Es kommen auch Geschwüre vor, zwischen deren hochstehenden Rändern ein grünlicher Grund liegt, der unangenehm riecht.

Beziehungen

Antidote: *Am-c., Camph., Mag-c., Op.*

Während man Brom einnimmt muß man sich der Milch enthalten.

Bryonia alba

Bryonia alba, die weiße Zaunrübe ist eine krautige, kletternde, ausdauernde Pflanze aus der Familie der Cucurbitaceen. Sie ist sehr gemein in Frankreich und Deutschland, wo sie in Wäldern und Hecken wächst.

Ihre frische Wurzel hat einen abstoßenden Geruch und einen scharfen, außerordentlich bitteren Geschmack. Kurz vor der Blüte ausgegraben, stellen wir aus ihr unsere Urtinktur her, aus der wir stufenweise weiter potenzieren.

Allgemeine Mittelwirkung

»Bry. ist ein sehr »beharrliches« Mittel, dessen Beschwerden sich langsam entwickeln, d. h. langsam für akute Zustände. Es sind mehrere einleitende Tage, an denen der Kranke sich nicht wohl fühlt, abgeschlagen und müde ist, nicht angesprochen sein will, sich nicht rühren mag und all das in zunehmendem Maße. Handelt es sich um einen Rheumaanfall, fangen die Schmerzen an hier- und dahin zu springen, den Ort zu wechseln und sind nicht sehr ausgeprägt, außer wenn er sich bewegt, wodurch sie gleich in unangenehmer Weise verschlimmert werden, bis sie sich an einer Stelle fixieren und gleichmäßig bleiben. Die betroffenen Stellen werden zunehmend rot und schwellen an, und schließlich haben wir das vollständige Bild eines Rheumaanfalles.

»Die Bry.-Zustände sind kontinuierlich, remittierend und nur ganz ausnahmsweise intermittierend. Sie können sich bis zu großer Heftigkeit steigern aber diese Heftigkeit ist niemals von Anfang an vorhanden wie bei *Acon.* und *Bell.* Wie dem auch sei, Bry. entwickelt sich zu einer Krankheitsform mit Kontinua, oder einem Rheuma zunehmender Stärke, das die Gelenke nacheinander befällt, bis das periartikuläre Bindegewebe in einen typischen Zustand schmerzhafter Entzündung gerät« (41)

Bry. greift speziell am Bindegewebe an. Kein Mittel wirkt so kräftig und so sicher auf die serösen Häute, die Synovia, die

Gelenkbänder, die Aponeurosen, Pluera, Pericard, Meningen und Peritonaeum. Ein weiteres wichtiges Symptom: Sein Einfluß trifft nicht nur die serösen Höhlen sondern auch das Parenchym der von diesen umschlossenen Organe, die Lunge ebenso wie die Pleura, das Hirn ebenso wie die Meningen, die Leber wie das Peritonaeum. Im Zusammenhang mit seiner Wirkung auf das fibröse Gewebe erzeugt es eine Entzündung mit Exsudat, weshalb das Mittel im zweiten Stadium der serösen Entzündung zum Einsatz kommt, wenn ein Erguß entsteht. Bry. paßt zur voll entwickelten Entzündung, wenn das Fieber voll zur Ausbildung gekommen ist und die Kongestion beendet ist. (21)

Bry. wirkt auf die Schleimhäute ebenso deutlich wie *Puls.*, aber im entgegengesetzten Sinne: Es hemmt ihre Absonderung und trocknet sie aus, daher der intensive Durst, die Verstopfung, der trockene Husten, der spärliche Urin usw. Akute Entzündungen führen zu einer extremen Trockenheit der Schleimhäute und zu scharfen, stechenden Schmerzen, die durch Druck und Ruhe gebessert werden, während die geringste Bewegung verschlimmert.

Charakteristisches

1. Konstitution und Typ:

Bry. paßt besonders für braune Typen von »galligem« Aussehen, leicht reizbar, sie sind kräftig oder eher mager. Das Muskelgewebe überwiegt bei ihnen deutlich das Fett, ihr Fleisch ist fest, ihr Blut feurig. Sie sind an kräftige Nahrung gewöhnt und lieben sie. Diese Konstitution erinnert an

Nux-v., hat aber darüberhinaus eine sehr typische rheumatische Diathese. »Bry. paßt für die gleichen Menschen wie *Nux-v.* mit weniger Beziehung zu den Verdauungsorganen und zum Rücken als vielmehr zu den Atmungsorganen und den fibrösen Geweben« (21).

2. Wütendes, jähzorniges Wesen:

Die ausgesprochene Reizbarkeit ist das hervorstechendste Ge-

mütssymptom dieses Typs. Er ist jähzornig, leicht aufge-
bracht, gerät in Wut für eine Nichtigkeit. Die unbedeutend-
sten Dinge bringen ihn um jede Gelassenheit. Diese Reizbarkeit stellt Bry. in die Nähe von

Nux-v., aber wir haben oben schon gesehen, daß Bry. eine
rheumatische Diathese hat, die man nicht, oder jedenfalls
sehr viel weniger ausgeprägt bei Nux-v. findet. Wenn andererseits beide durch Ruhe Linderung verspüren, so ist das bei
Bry. unbedingt der Fall, während bei Nux-v. manchmal
auch Bewegung bessern kann wie bei Rhus-t. (48).

Nun ist der Zorn nicht nur wichtig als Zeichen der Reizbarkeit
von Bry. sondern auch durch seine ätiologische Wirkung: er
verschlimmert nicht nur die vorhandenen Symptome, er kann
auch neue auslösen: z.B. Kopfschmerzen.

Cham., Coloc., Gels., Nux-v., Staph. usw. stellen wir neben Bry. bezüglich der Zornauswirkungen.

3. Stechende Schmerzen:

Der stechende Charakter der Bry.-Schmerzen ist so auffällig,
daß wir hierin ein Schlüsselsymptom des Mittels haben.

Scharfe, stechende, schneidende, flüchtige, oft intermittie-
rende Schmerzen. Sie befallen besonders die rechte Körperseite und sind immer schlimmer bei Bewegung: Gehen, Anstrengung, Aufstehen, selbst Atmen. Jede Bewegung, so gering sie auch immer sei, genügt um den Schmerz hervorzuru-
fen oder zu verschlimmern: So verschlimmert die Bewegung
der Augäpfel den Bry.-Kopfschmerz entsetzlich. Verschlimmerung nachts um drei Uhr und durch Wärme in jeder Form:
heiße Anwendungen, warme Speisen, Bügeln usw. Dagegen
bessert stets Ruhe und fester Druck, kalte Anwendung und
kalte Getränke.

Ein einziges Mittel gleicht Bry. bezüglich der stechenden
Schmerzen, die schrille Schreie beim Kranken hervorrufen,
das ist

Kali-c. Während dieses seine Schmerzen unverändert spürt,

ob er sich bewegt oder nicht, werden sie bei Bry. stärkstens durch Bewegung verschlimmert, während Druck und Ruhe sie lindern.

Apis hat auch stechende Schmerzen, die den Kranken zum Schreien bringen, hier sind es aber weniger die lanzinierenden Schmerzen als die feinen Stiche, wie der Stich der Biene.

Erinnern wir uns jetzt, daß die typischen Schmerzen der Entzündung seröser Häute lanzinierend, wie die von Bry. sind, so sehen wir, daß diese seinen Einsatz fordern und es zu einem »königlichen Mittel« bei Pleuritis, Peritonitis, Meningitis und Pericarditis machen.

Modalitäten

A) Seitenbeziehung: rechts.

B) Verschlimmerung:

    a) Bewegung: Immer wenn ein Kranker deutliche Linderung hat, wenn er sich ruhig verhält, jedoch viel mehr leiden muß bei der geringsten Bewegung (und je mehr er sich bewegt, desto mehr leiden muß), denke man zuerst an Bry. Welches Organ oder Gewebe auch immer betroffen ist, wie der Name der Krankheit auch sei, dieses Symptom ist stets von entscheidender Bedeutung. Ebensosehr wie der Bry.-Kranke die Bewegung haßt, so sehr verlangt er nach körperlicher und seelischer Ruhe. Es geht ihm besser in einem dunklen ruhigen Zimmer, während jede äußere Unruhe verschlimmert.

    b) Wärme verschlimmert bei Bry. in jeder Form. Es kann vorkommen, daß die örtlichen Schmerzen z. B. bei Rheumatismus durch warmes Einwickeln besser werden, aber in allen übrigen Fällen verlangt der Kranke nach Kaltem. Das körperliche und seelische Befinden des Bry.-Kranken wird schlimmer im warmen Zimmer, durch zu warme Kleidung und Bettwärme. Er will Fenster auf haben, er will kalte Luft.

Mehr als andere leidet er in der Kirche, im Theater, im warmen, geschlossenen Raum. Es geht ihm schlecht bei heißem Wetter usw. Man merke jedoch als Ausnahme zu dieser allgemeinen Modalität, daß die Magen-und Eingeweidebeschwerden durch heiße Getränke besser werden. Zur Linderung von Magen- und Bauchschmerzen sind heiße Auflagen gut, der Kranke will aber in einem, kühlen Zimmer liegen (41).

c) Auf der rechten Seite: Bry. befällt allgemein die rechte Seite. Das Mittel ist um so mehr angezeigt, wenn die Beschwerden rechts begonnen haben oder rechts stärker sind.

d) Nach dem Essen: Die Verschlimmerung nach dem Essen entspricht dem Allgemeinzustand von Bry. Der Kranke fühlt sich immer schlechter nach dem Essen. Egal woran er leidet, Kopfschmerz, Husten, Gicht, nach dem Essen ist es schlimmer, sodaß dies ein Leitsymptom wird (41).

e) Nachts oder abends gegen 21 Uhr.

C) Besserung:

a) Ruhe: So wie die geringste Bewegung Bry. verschlimmert, so bessert Ruhe.

b) Starker Druck; beim Liegen auf der schmerzhaften Seite.

c) Kälte in jeder Form: Es gibt jedoch gewisse Kopfschmerzen, die durch heiße Anwendungen besser werden. Diejenigen, die sich unter der allgemeinen Modalität des Mittels einreihen und durch Kälte gebessert werden, sind von kongestivem Charakter, was die ersteren nicht sind (41).

Hier muß gesagt werden, daß der Gemütszustand von Bry. gewöhnlich durch Kälte gebessert wird. Das Delirium und das Völlegefühl im Kopf nimmt zu, wenn das Zimmer warm wird. Bei Kindern kann man beobachten, daß sie ruhig einschlafen, wenn man das Fenster aufmacht um die verbrauchte Luft herauszulassen (41).

Gemütssymptome

Wir haben beim Studium der Charakteristika schon von seiner Reizbarkeit gesprochen. Reizbarkeit mit Neigung zum Weinen und trübe Stimmung. Er regt sich schnell auf. Er fröstelt, wenn er in Wut geraten ist, mit rotem Gesicht und heißem Kopf (*Staph.*) (62). Unangenehme Folgen des Zornes.

Er möchte irgendetwas haben, weiß aber nicht was: ein Symptom, das für Bry. spricht, wenn die übrigen, passen. Verlangen nach Dingen, die man nicht bekommen kann und die man ablehnt, wenn sie angeboten werden (*Cham., Cina, Dulc., Kreos., Rheum., Staph.* usw.).

Traurigkeit und Niedergeschlagenheit, Hang zum Weinen, Verzweiflung. Er ist schweigsam, mürrisch, unruhig, ängstlich, fühlt sich unsicher. Verzweifelt an der Gesundung und hat Befürchtungen für die Zukunft (*Anac., Calc., Graph., Phos.* usw.).

Er hat machmal eine außerordentliche Angst, die den ganzen Körper befällt, einen Zustand von Unruhe wie bei *Ars.* die zum Bewegen zwingt. Es geht ihm schlechter bei Bewegung und doch ist er so unruhigt und ängstlich, daß er sich bewegen muß. Er hat so starke Schmerzen, daß er sich bewegen muß und wenn er sich bewegt stößt er Schmerzensschreie aus. Obwohl er weiß, daß Bewegung die Schmerzen verschlimmert kann er nicht stillhalten, so schlimm sind seine Schmerzen.

Zu Anfang seiner Krankheit konnte er sich still verhalten und er merkte, daß es ihm in der Ruhe besser war, daß sein Gemütszustand besser war solange er sich ruhig und unbeweglich verhielt, daß die ängstliche Unruhe zunahm in dem Maße wie er sich bewegte. Schließlich werden die Angst und Unruhe so groß, die Schmerzen so stark, daß er sich nicht mehr ruhig verhalten kann (41). Er ist voller Furcht, Angst, Beklemmung, Mutlosigkeit, Beunruhigung über den Verlauf seiner Krankheit bis zur Todesfurcht (41).

Zustand von Verwirrung, Betäubung, Apathie. Sein Gedächtnis ist schwach, seine Gedanken lassen sich schwer beisammenhalten. Er begreift langsam und schwierig, ist geistig erschöpft. Abneigung gegen Gesellschaft und Verlangen allein zu sein, Ruhe zu haben. Verlangen geistig wie körperlich auszuruhen. Besser durch Ausruhen des Geistes und Körpers in einem dunklen Zimmer, während Erregung verschlimmert.

Delirien von leichter Gereiztheit bis zum echten Delirium, schlimmer beim Schließen der Augen. (Dann hat er Visionen wie *Arg-n., Bell., Calc., Chin., Ign., Puls., Sulph.* usw.) Schlimmer auch nachts nach drei Uhr (62). Er glaubt fort von zu Hause zu sein und will dort hin zurückgebracht werden. Das Delirium von *Bry.* zeigt nicht die gewaltsame Erregung von *Bell.* oder *Stram.* Er liegt in einem Zustand von Stupor und redet nicht viel, wenn man ihn nicht stört. Spricht man ihn an, wird er sagen: »Laßt mich in Ruhe und laßt mich nach Hause gehen!« und wird wieder in seinen Zustand von Prostration zurückfallen, aus dem er nur auftauchen wird um zu verlangen nach Hause zu gehen. Er kann auch von seinen Geschäften reden, die ihn im Delirium beschäftigen. Geschwätz über seine Geschäfte, schlimmer nach 15 Uhr (41).

Schlaf

Er ist schläfrig. Zuckungen, wenn er einschläft. Schlaflosigkeit mit Erregung besonders vor Mitternacht. Alpträume. Er träumt von dem, was er gelesen hat oder von den Sorgen seines Berufes.

Kopf

Die Kopfhaut ist oft mit Schuppen bedeckt, auch ist sie hochgradig empfindlich: die kleinste Berührung empfindet er, als werde er an den Haaren gezerrt. Frauen tragen ihr Haar offen.

Die Kopfschmerzen können als ein auffallender Zug des Mittels angesehen werden, weil Kopfschmerzen bei fast allen akuten Erkrankungen von Bry. dabei sind. Sie sind mit entzündlichen und kongestiven Erkrankungen vergesellschaftet. Häufig sind sie auch die Vorläufer anderer Krankheiten, wie Bronchitis, Lungenkongestion oder Affektion irgend einer anderen Stelle des Körpers. Er erwacht morgens mit einem kongestiven Kopfschmerz über den Augen, am Hinterkopf oder beiden Stellen zugleich. Der Kopf scheint platzen zu wollen und der Schmerz wird besser durch Druck, während Wärme und die leiseste Bewegung, selbst Augenbewegung verschlimmert.

Kongestive Migräne mit Völlegefühl im Kopf. Er hat das Gefühl als wolle der Kopf platzen und sein Inhalt zur Stirn herauskommen. Der Kopf scheint so voll, daß er ihn mit den Händen zusammendrücken, oder ihn sehr stramm in ein Tuch einwickeln muß. Ein Druck, der auf den ganzen Schädel ausgeübt wird ist angenehm. Kopfschmerz über den Augen, manchmal von einem Schmerz wie ein Messerschnitt begleitet, schlimmer bei der leisesten Bewegung. Stirnkopfschmerz mit dem Gefühl als wolle der Kopf platzen. Er dehnt sich zum Hinterkopf aus und geht weiter über Nacken, Schultern und Rücken.

Diese Kopfschmerzen verschlimmern sich bei der leisesten, noch so geringen Bewegung, wie Husten, oder nur Bewegung der Augen usw. Er muß sich völlig still verhalten. Licht verschlimmert sie auch und zwar weil das Adaptieren an die verschiedenen Helligkeiten im Zimmer am hellen Tage eine Bewegung der beteiligten Augenmuskeln bedingt. Selbst diese winzige Bewegung verschlimmert die Bry.-Kopfschmerzen (41).

Der Aufenthalt in einem warmen Raum, auch Wärme verschlimmert. Manchmal bessern sich oberflächliche Schmerzen durch örtliche Wärmeanwendung, aber ein warmes Zimmer, ein geschlossener Raum mit schwüler Temperatur sind sehr quälend für das Bry.-Kopfweh.

Dieser kongestive Kopfschmerz, diese kongestive Völle des
Kopfes ist von einer Art geistiger Trägheit begleitet, während
das Gesicht gleichzeitig einen etwas stumpfsinnigen Ausdruck
annimmt. Es kann marmoriert und purpurn sein, die Augen
rot und kongestioniert. Er ist gleichgültig, will sich weder bewegen, noch sprechen, noch irgendetwas tun, weil das alles
Anstrengung bedeutet, mit Bewegung verbunden ist, und verschlimmert.

   Bell. hat auch diese Kongestion des Kopfes und diese drükkenden Kopfschmerzen. Man denke aber daran, daß seine Gemütssymptome und alles was damit in Zusammenhang steht von Aktivität gezeichnet sind, während Bry
   langsam, träge, passiv und schleichend in seiner Erscheinung und seinem Gang ist (41).

Schwindel und Übelkeit bei Bewegung, beim Aufsitzen im Bett.
Meningeale Ergüsse. Bry. kann bei der einfachen Meningitis
nützlich sein wenn sich seröses Exsudat gebildet hat. Hier
folgt es, von wenigen Ausnahmen abegesehen, gut auf *Bell.*
besser als auf *Acon.*

   Bell ist nicht mehr angezeigt, wenn der Erguß beginnt und
   ist je nach Lage des Falles durch
      Sulph., Apis oder Bry. zu ersetzen.

Letzteres ist besonders angezeigt, wenn die Meningitis nach
Unterdrückung eines Ausschlages wie Röteln oder Scharlach
auftritt. Das Gesicht des Kindes ist blaß oder zeigt den Wechsel von Röte und Blässe. Die Zunge ist weiß, es stößt durchdringende Schreie aus, als sei es heimgesucht von momenta-
nen, scharfen Schmerzen und diese scheinen in Zusammenhang zu stehen mit der geringsten Bewegung, die der kleine
Kranke macht. Ein oder beide Augen schielen. Es besteht
Verstopfung bei gleichzeitig gespanntem Bauch. Schließlich
besteht eine sehr ausgesprochene Bewußtseinstrübung, die an
Stupor grenzt und aus der es nur auftaucht um gierig zu trinken. Das gereichte Getränk wird ungeduldig ergriffen und
gierig ausgetrunken.

Hell. folgt gut, wenn soporöse Betäubung eintritt, während *Apis.* besser paßt, wenn gleichzeitig mit dem soporösen Zustand die scharfen Schreie deutlicher und durchdringender auftreten, wie bei keinem anderen Mittel und wenn Bewegung nicht mehr verschlimmert.

»Nach *Bell.* ist Bry. bei Meningitis nützlich, um den serösen Erguß, das Exsudat zu beherrschen. Man wechselt es ab mit *Merc.*, vielleicht mit *Brom.* Es spielt eine eminente Rolle neben *Dig., Arn., Hell., Sulph.* bei der subakuten Reizung der Meningen im Gefolge von schwerem Fieber. Man findet es oft angezeigt bei Kindern im Anfang von Encephalitis oder besonders bei Erkrankungen des Gehirns, die sich langsam entwickeln, wenn ein unsicherer Gang, wechselnde Stimmung, Verdunkelung des Sehvermögens, häufiger Wechsel der Gesichtsfarbe, Gliederschmerzen vorhanden sind: dann droht eine seröse Transsudation. In solchen Fällen ist es häufig nützlich vor und nach *Zinc.* und nach *Indg.*« (21).

Augen

Rötung des Auges, kongestive Entzündung, Hitze, Brennen, verbunden mit Kopfschmerzen, einem Schnupfen, einem Katarrh der Luftwege.

Die Augen schmerzen, man kann die Augäpfel kaum berühren, der Schmerz ist wie nach Stoß oder Quetschung, schlimmer durch Druck, die leiseste Bewegung, Husten.

Gichtische Metastasen des Auges. Kongestive und schmerzhafte Entzündung der Augen bei einem Gichtiker. Rheumatische Iritis durch Kälteeinwirkung.

Gesicht

Das Gesicht ist blaß, gelblich-erdfarben.

»Es kann auch dunkelrot, purpurn, aufgedunsen sein, aufgrund der vasculären Stase, die das Mittel hier erzeugt mit einem Zustand geistiger Stumpfheit wie betrunken. Die Augen sehen nicht intelligent drein, und wenn jemand in seiner Nähe ist, dann wird er ihn fragen, was er getan habe, was er gesagt habe. Wenn jemand im Begriff steht von einer Bry.-Affektion befallen zu werden, einer Kongestion des Kopfes, einer Pneumonie oder einer anderen Erkrankung der Atmungsorgane, einem remittierenden Fieber usw., wird man merken, daß er beim Erwachen dieses stumpfsinnige Gesicht hat. Er sagt uns dabei, daß ihm das Denken große Anstrengung bereite, wie auch alles andere, was er tun will, und daß ihm der Kopf gleichzeitig sehr weh tue und daß das schlimmer werde, wenn er sich bewege. Oder das Gesicht ist rot, heiß, gedunsen mit roten Flecken auf Gesicht und Hals.

»Es kann auch eine dauernde, seitliche Bewegung des Unterkiefers vorkommen. Diese Seitwärtsbewegung des Kiefers in einem Anfall von Kongestion ist ein deutliches Zeichen für Bry. Es ist kein Zähneknirschen, obwohl das auch bei Bry. vorkommen kann, sondern ein seitliches Mahlen des Kiefers ähnlich dem Wiederkäuen, bei dem die Zähne des Ober- und Unterkiefers nie in Berührung kommen. Tritt Fieber auf mit einem ausgesprochen kongestiven Zustand, mit Betäubung des Bewußtseins, bei dem der Kranke bewegungslos im Bett liegt, nur halb bei Bewußsein, stuporös, mit heftigen Frösten, der Unterkiefer sich ohne Zähneknirschen ständig von hinten nach vorn und seitwärts bewegt, als kaue er Kautabak, dann ist Bry. oft nützlich. Ständige Mundbewegungen als ob der kleine Kranke Kautabak kaue, bei Hirnaffektionen der Kinder« (41).

Verdauungsapparat

1. Mund:

Große Trockenheit von Mund, Rachen, Zunge und Lippen, die wie verbrannt sind und von denen sich kleine Schuppen lösen, die das Kind sich dauernd abreißt. Verdorrte, trockene blutende Lippen, wie man sie beim Typhoid sieht. Der ganze Mund ist trocken und die Schleimhaut wie die Zunge sind von bräunlicher Farbe, mit viel Belag auf den Zähnen.

Bei

> *Arum-t.* zerrt und pflückt das Kind dauernd Schuppen von seinen rissigen Lippen und Krusten aus der Nase (41).

Die wichtigsten Mittel, die man hier für diese große *Trockenheit des Mundes* neben Bry stellen muß sind:

> *Alum.*: trockener Mund besonders morgens beim Erwachen.

> *Ars.*: sehr trockener Mund mit intensivem Durst und dem Charakteristikum, daß er nur kleine Mengen kalten Wassers aufs mal, aber in kurzen Abständen nehmen kann.

> *Bell.*: sehr trockener Mund und Rachen mit großem Durst, manchmal auf große Mengen Wasser, manchmal auf häufige, kleine Mengen wie *Ars.*

> *Bor.*: Mund und Rachen sehr trocken mit Durst, Verlangen nach Saurem.

> *Kali-bi.*: Sehr ausgesprochene Trockenheit der Schleimhaut von Mund und Rachen, die ihn zu beständigem Speichelschlucken zwingt, begleitet von einem beständigen, unstillbaren Durst.

> *Rhus-t.* hat eine sehr starke Trockenheit des Mundes mit großem Durst.

> *Sep.*: Mund und Zunge manchmal trocken (38).

> *Ter.*: rote, trockene, schmerzhafte Zunge (8).

> *Apis*: große Trockenheit von Mund, Zunge, Kehle aber ohne Durst, was charakteristisch ist.

> *Lach.* kann große Ansammlung von zähem Schleim im Mund haben, oder im Gegenteil große Trockenheit ohne Durst wie *Apis* und *Puls.*

> *Lyc.*: große Trockenheit des Mundes mit und ohne Durst.

> *Nux-m.*: ausgesprochene Trockenheit im Mund so daß die Zunge am Gaumen klebt, aber ohne Durst.

> *Puls.*: sehr trockene Zunge ohne Durst.

Gefühl, als seien die Zähne zu lang. Stechender, schneidender Zahnschmerz während des Essens, schlimmer durch Wärme, durch heiße Speisen und Getränke, im warmen Zimmer, bes-

ser durch kalte Speisen und Getränke, in frischer Luft. Er ist
auch schlimmer in Bewegung und besser beim Liegen auf der
schmerzhaften Seite, durch starken Druck auf den schmerzhaften Zahn.

Rauchen verschlimmert auch (41). Zahnschmerz rheumatischen Ursprungs, der nach Erkältung auftritt. Oft zeigt der
schmerzhafte Zahn keine Karies.

Die Zunge ist mit einem zähen weißlichen Belag bedeckt (*Ant-
c*). Bei Erkrankungen des Hirns, des Rachens, der Verdau-
ungs-oder Atmungsorgane ist die Zunge stark belegt, wenn
Bry. angezeigt ist.

Zunge bedeckt mit einem gelblichen oder dunkelbraunen, zähen Belag in der Mitte.

Zunge trocken, wie geröstet, braun, rissig, blutend. Das
kommt oft vor bei den typhoiden Zuständen des Mittels. Mit
einer solchen trockenen, braunen Zunge kann der Kranke,
der gewöhnlich großen Durst hat seinen Appetit auf Wasser
verlieren und es nicht mehr verlangen wie bei *Nux-m*.

So wie Bry. manchmal eine große geistige Depression zeigt,
bietet es mitunter ein Nachlassen seiner Empfindungen: so
kann es den Geschmackssinn verlieren, sodaß bei einem
Schnupfen nichts mehr seinen natürlichen Geschmack hat.

Geschmack fade, geschmacklos, pappig. Oder etwas Saures
scheint einen bitteren Geschmack zu haben. Seine Sinne täuschen ihn. Bitterer Geschmack (*Nux-v., Coloc.*) (41).

Aphten, übler Mundgeruch. Dauernde seitliche Unterkiefer-
bewegungen als ob der Kranke kaue oder prieme. Dies besonders bei fieberhafter Meningitis.

2. Rachen:

Große Trockenheit des Rachens mit Zusammenschnüren und
Stechen beim Schlucken. Pharyngitis mit scharfen Schmerzen, Trockenheit im Rachen, der wie verbrannt aussieht, und
Durst nach großen Mengen kalten Wassers in großen Abständen (41).

3. *Appetit und Durst:*

Starker Durst auf große Mengen von kaltem Wasser, die aber in großen Intervallen getrunken werden. Zum Vergleich sei gesagt, daß

Nat-m. wie Bry. Durst auf große Mengen von kaltem Wasser hat, diese aber in kurzen Abständen trinkt, während

Ars. Durst auf häufige, kleine Mengen kalten Wassers hat und

Chin. verlangt kleine Mengen kalten Wassers in großen Abständen.

Man merke sich aber: Bry. verlangt ganz allgemein kaltes Wasser und kalte Getränke, die Magenschmerzen werden aber besser durch warme Getränke. Gegen sein Fieber, die Kopfsymptome verlangt der Bry-Patient kalte Getränke, die gelegentlich den Husten und die Schmerzen vergrößern, aber warme Getränke, die er nicht verlangt, lindern die Magen- und die Eingeweidebeschwerden. Zu Beginn eines Fieberanfalls verlangt Bry. gelegentlich eisgekühltes Wasser, das schrecklichen Frost auslöst, während warmes Wasser lindert (41).

Es kommt allgemein wie lokal zur Verschlimmerung durch Nahrungsmittel. Sein Magen hat die Fähigkeit verloren normal zu verdauen und deshalb hat er eine Abneigung gegen die Speisen. Im übrigen ist er unsicher, weiß nicht was er will. Seine Phantasie verlangt Dinge, die sein Magen zurückweist. Heißhunger, selbst ohne jede Lust auf Nahrungsmittel. Er verlangt sehr dringend irgendetwas und wenn man es ihm reicht, dann will er es nicht mehr. Verlangen nach Dingen, die er nicht haben kann (41).

Er verlangt kalte und saure Getränke (41).

Er liebt Kaffee und Wein.

Abneigung gegen fette, schwere Speisen, gegen alles ölige (41).

Nimmt ein Kranker *Konstitutionsmittel,* so muß er gewisse Arten von Nahrungsmittel meiden, von denen man weiß, daß

sie ihm nicht zuträglich sind. So kann ein Bry-Patient krank
werden, wenn er Sauerkraut, grünen Salat oder Fleisch gegessen hat, sodaß sich der Arzt nicht zu wundern braucht, wenn
er den Patienten, dem er eine Dosis Bry als Konstitutionsmittel gegeben hat, wieder bei sich sieht und er ihm erzählt, daß
er krank geworden sei, nachdem er etwas von diesen Dingen
gegessen hat. Sie werden also Ihrem Kranken vorbeugend sagen, daß er diese Speisen meiden soll, solange er unter der
Wirkung des Mittels steht. Ebenso werden sie Leuten, die unter der Wirkung von

Puls. stehen, sagen, daß sie zu fette Speisen jenen, die unter

Lyc. stehen, daß sie Austern (u. Kaffee (d.Ü.)) jene, die unter

Thuj. stehen, daß sie Zwiebeln meiden sollen.

Diese Konstitutionsmittel sind bekannt, daß sie im Magen
feindliche Reaktionen auslösen, gegen bestimmte Nahrungsmittel und dann aufhören zu wirken (41).

4. *Magen:*

Bry. ist neben *Nux-v*. und *Puls*. gut für Störungen des Magens wie für alle übrigen Abschnitte des Verdauungskanales.
Speisen belästigen den Kranken sobald er sie zu sich genommen hat. Er hat das Gefühl als blieben sie im Magen liegen.
Erbrechen von Wasser und Galle gleich nach dem Essen. Sodbrennen.

Die Magengrube ist berührungsempfindlich. Druck in der Magengrube nach dem Essen auch bei Gefühl als liege ein Stein
oder ein schweres Gewicht im Magen.

Druck wie von einem Stein im Magen nach der Mahlzeit, durch
Aufstoßen gebessert, diese Empfindung findet sich auch bei

Kali-bi., Lyc., Nux-v., Puls.

Dyspeptische Beschwerden während der sommerlichen Hitze.
Schluckauf, Speiseaufschwulken, Übelkeit, Erbrechen. Liegt er
ganz ruhig da, dann können ihn diese Symptome zufrieden lassen, aber schon das einfache Anheben des Kopfes vom Kissen

bringt sie wieder in Gang, sodaß er sich wegen starker Übelkeit, die sich dann gleich einstellt, nicht im Bett aufsetzen kann.

Viele seiner Symptome ähneln denen von *Nux-v.* und *Puls.* Alle drei haben die weiße Zunge, manchmal sehr stark belegt. Zieht man aber die Ursache der Magenstörungen in Betracht ebenso wie die großen Charakteristika von ihnen, so ist keine Verwechslung möglich. Erinnern wir uns, daß bei

Nux-v. die Magen-Darm-Störungen verursacht sind durch ständige Magenüberladung, Abführmittelmißbrauch, sitzende Lebensweise usw., daß jene von

Puls. durch zu reiche und fette Nahrungsmittel ausgelöst sind und daß jene von

Bry. durch einen kürzlich begangenen Diätfehler entstanden, besonders wenn auf Kälte ein Warmwettereinbruch erfolgte. Alle drei haben schlechten Geschmack im Mund:

Puls. und Bry. bitter,

Nux-v. mehr sauer.

Während aber Bry. einen intensiven Durst hat, haben

Puls und *Nux* wenig oder keinen Durst.

Schließlich haben alle drei das Steingefühl im Magen, dies aber besonders bei Bry. (48).

5. Bauch:

Große Empfindlichkeit der ganzen Abdominalgegend, die gewöhnlich durch örtliche Wärmeanwendung besser wird, obwohl der Kranke in einem kühlen Zimmer liegen will. Ebenso verschlimmert die geringste Bewegung: selbst jeder Atemzug ruft große Schmerzen hervor, sodaß der Kranke seinen Atem zurückhält statt tief durchzuatmen. So kommt es, daß er den Atem so lange anhält, wie er kann, und wenn es nicht mehr geht, einen tiefen Atemzug tut, der ein Stöhnen hervorruft.

Einfache, entzündliche Peritonitis, wenn sich der Erguß gebildet hat. Plötzliche, stechende Schmerzen. Brennende Schmerzen, schlimmer durch die kleinste Bewegung.

Kolik mit Tympanie, Borborygmen und Plätschern gehen dem Durchfall einige Stunden voraus.

Die Lebergegend ist schmerzhaft gespannt. Scharfe, stechende Schmerzen in der Leber, schlimmer durch Bewegung, besser durch Ruhe oder wenn der Kranke auf der schmerzhaften
Seite liegt. Stechen in der Leber, stechende Schmerzen, die
beim Husten schlimmer werden. Die Leber, besonders der
rechte Lappen, wird als schwer empfunden, schwer wie ein
Stein im rechten Hypochondrium, ist schmerzhaft, druckempfindlich, und begleitet von Magenstörungen, Übelkeit,
und dem Erbrechen kleiner Mengen von Galle.

Chel. hat ähnliche Symptome, aber seine Schmerzen sind
weniger deutlich durch Bewegung verschlimmert als bei
Bry., das im Gegensatz zu *Chel.* nicht den typischen
Schmerzpunkt am rechten Schulterblatt hat.

Berb. hat auch scharfe, stechende Schmerzen in der Lebergegend, sie strahlen aber abwärts von der 10. Rippe zum Nabel.

Yuc. ist ein gutes Mittel für die galligen Zustände mit Stechen
durch die Leber vom oberen Teil des Organs zum Rücken. Es
besteht übler Geschmack im Mund, die Stühle sind durchfäl-
lig und enthalten ein Übermaß an Galle. Im Rektum sammeln
sich viele Gase an. Man denke auch an:

*Lyc., Nux-v., Aur., Cean., Chin., Cham., Podo., Kali-c.,
Sep., Phos., Sulph.* usw.

»Bei *Hepatitis* paßt Bry. besonders, wenn Ikterus, Verstopfung, asthmoide Anfälle, heftiges Fieber und nächtliche Verschlimmerung vorhanden sind. Es richtet sich besonders gegen die Fälle, in denen der Prozess an der peritonealen Oberfläche der Leber sitzt, während

Puls. sich an die tiefsitzende Hepatitis wendet, an die Entzündung ihres Gefäßsystems mit Angst, Schlafsucht,
reichlichem Speichelfluß, massigen Stühlen usw.

Bell. scheint besser zu passen für die parenchymatöse Entzündung der Leber mit großer Empfindlichkeit, Fieber
mit Delirium usw.

Merc. ist oft eine nützliche Hilfe zu diesen drei Mitteln.

Bry. nützt wenig bei chronischer Hepatitis, sofern nicht ein akuter Schub auftritt, bei dem es mit *Sulph.* oder *Merc.* zusammen wirken kann« (21).

Gelbsucht mit Duodenalkatarrh oder infolge eines Wutanfalles:

> *Cham.* ist wie Bry. angezeigt bei galligen Zuständen nach Zorn, aber bei Bry. ist der Zorn begleitet oder gefolgt von Frost, während *Cham.* warm hat und schwitzt.

6. After und Stuhl:

Passive Verstopfung ohne Stuhldrang. Sie ist hervorgerufen durch die außerordentliche Trockenheit der Darmschleimhaut. Die Stühle bestehen aus harter, wie verbrannter, trockener Substanz, und können nur mit großer Anstrengung und ohne eigentlichen Drang entleert werden. Kein Schleim ist da um diese harten Stücke gleiten zu lassen. Wenn etwas Schleim da ist, so wird er gesondert entleert. Manchmal ist der Stuhl zusammengesetzt aus kleinen harten Stückchen, die wie verkohlt aussehen und mal in kleinen Portionen, mal reichlich und in wahren Bergen entleert werden. Danach folgt die Entleerung von Schleim, und man sieht auf den Massen harten, verkohlten Stuhles einen kleinen Klecks Schleim (41).

Diese *Verstopfung,* die durch Trockenheit der Intestinalschleimhaut hervorgerufen wird, unterscheidet sich von der von

> *Nux-v.* die von einer schlechten Peristaltik der Eingeweide herrührt.

> *Puls.* hat eine längst nicht so ausgesprochene Verstopfung wie Bry.

Durchfall von reichlich saurem, braunem Stuhl, wie schmutziges Wasser, mit Schmerz im Anus, der besonders in der warmen Jahreszeit auftritt, wenn man in erhitztem Zustand etwas Kaltes getrunken hat, oder nach sauren Früchten. Durchfall mit Stühlen wie Maisbrei, zeitweise mit Gallert und Blut vermischt, wie man sie manchmal bei typhoidem Fieber antrifft. Morgendurchfall, nachdem sich der Kranke etwas

bewegt hat und der eine Folge von Sommerhitze sein kann. Man
darf diesen *Morgendurchfall* nicht verwechseln mit jenem von

> *Sulph.* Beide sind zwar Morgendurchfälle, aber während
> der von *Sulph.* erscheint, bevor der Kranke aufgestanden
> ist, als gebieterischer Drang, der zum Aufstehen zwingt,

tritt der von Bry. erst auf, nachdem der Kranke aufgestanden
ist und sich etwas bewegt hat, entsprechend dem Leitsymptom des Mittels: Verschlimmerung durch Bewegung.
Die anderen Mittel mit Morgendurchfall an die man denken
muß um sie in diesem Symptom von Bry. zu unterscheiden
sind außer *Sulph.*:

> *Nat-s., Phos., Podo., Aloe* und *Rumx.*

Manchmal gibt es mehrere Stühle am Morgen, die dann
für die nächsten 24 Stunden ausreichen. Oder nur einen
bis zwei am Nachmittag und fünf bis sechs am Morgen.
Nachts kommt kein Stuhl, denn wenn der Kranke ruhig in seinem Bett bleibt, hat er keinen Drang. Dieser erscheint aber
sobald er aufsteht und sich in Bewegung setzt. Hier könnte
man bei Stühlen nur am Tage zunächst an

> *Petr.* denken, doch hat dieses, ob man sich bewegt oder
> nicht, niemals Stühle nachts sondern alle Stühle am Tage
> unabhängig von jeder Bewegung (41).

Nun ist Durchfall bei

> *Nux-v.,* wenn er nicht dysenterische Formen annimmt, fast
> die Ausnahme, wie bei Bry. Bei
> *Puls.* kommt er viel häufiger vor und er kommt meist bei
> Nacht, begleitet von Borborygmen. Er hat auch seine ty-
> pischen Ursachen die seine Identifizierung erleichtern.

Harnorgane

»Es gibt eine große Zahl Harnsymptome bei diesem Mittel:
Entzündungserscheinungen an den Nieren. Dunkelbrauner
Urin, wie Bier, brennend und heiß. Rosa Uratsediment,
Harnsäuresediment im Urin« (41).
Jedesmal, wenn er sich beim Heben anstrengt oder eine unge-

wöhnliche Bewegung macht, erneuert sich ein Schmerz in der Nierengegend, der lange andauern kann (41). Auch wenn ihm zu warm war können Nierenschmerzen auftreten.

Unwillkürlicher Harnabgang nach Bewegungen.

Brennen im Ureter, wenn nicht uriniert wird, besser durch Miktion (41).

Genitalorgane

1. Männliche:

Stiche in den Hoden.

2. Weibliche:

Große Empfindlichkeit in der Gegend von Uterus und Ovarien, schlimmer durch die kleinste Bewegung und leichtesten Druck. Uteruskrämpfe. Entzündung des Uterus. Brennende Schmerzen, hauptsächlich im Korpus oder Fundus des Uterus.

Adnexitis. Stechende Schmerzen in den Ovarien wenn sie tief einatmet. Starke Schmerzen im rechten Ovar, als würde es zerschnitten, schlimmer durch Druck, mit Ausstrahlung in die Schenkel. Hier sind zu vergleichen:

   Apis, Croc., Iod., Lil-t., Lyc., Phyt.

Häufiges Nasenbluten beim Erscheinen der Regel.

Regel zu früh, zu reichlich, schlimmer bei Bewegung und begleitet von stechenden, schneidenden Schmerzen in den Beinen.

Dysmenorrhoe. Schmerzhafte Regel mit Schmerzen in den Eierstöcken. Jede Regel ist von deutlicher Kongestion und großer Berührungsempfindlichkeit der Eierstöcke begleitet. Die Empfindlichkeit in den Leisten, in der Ovarialgegend beim Herannahen der Regel, wird von der Patientin erwähnt. Sie nimmt zu in dem Maße, wie die Regel sich entwickelt bis sie das ganze Abdomen befällt, das bis zum Ende der Regel total schmerzhaft ist (41).

Die Bry.-Frau leidet an Amenorrhoe, oder die Regel wird aus dem kleinsten Anlaß unterdrückt. Wenn ihr zu warm wird, bei starker Anstrengung, beim Bügeln oder Putzen einige

Tage vor der Regel, bleibt diese aus und ist beim nächsten
Mal besonders schmerzhaft. Auch bei jungen, plethorischen
Mädchen kann dies nach einer großen Anstrengung vorkommen. Große Anstrengung, dann Oligurie, Schmerzen im Abdomen, aber der Regelfluß kommt nicht oder verzögert sich
um mehrere Tage (41).

Unterdrückte Regel mit vikariierendem Ausfluß und Kopfschmerz. Man denke bei diesen *vikariierenden Menses* an:

> *Puls* u. *Phos* neben Bry., besonders wenn die Regelunter-
> drückung Bluterbrechen oder Haemoptoe auslöst. An

> *Senec.*, wenn die Patientin Husten mit blutigem Auswurf
> hat. Ferner an

> *Ham., Ust., Mill.* (23).

Menstruelle Unregelmäßigkeiten mit gastrischen Symptomen.
Schmerzen zwischen den Regeln mit großer Empfindlichkeit
des Leibes und des Beckens (8).

Ausfluß von dunkelrotem Blut zwischen den Regeln, mit Nie-
ren- und Kopfschmerzen. Diese *Uterusblutungen zwischen
den Regeln* finden sich auch bei

> *Arn.*, wo sie von Übelkeit begleitet sind,

> *Bell., Bov., Ambr., Calc., Ham., Ip., Phos., Sabin.*

Schmerzen in den Brüsten während der Regel:

> *Calc.* hat heiße, schmerzhafte Brüste, wenn die Regel her-
> annaht.

> *Con.* hat die Brüste dick und schmerzhaft vor und während
> der Regel.

> *Helon.,*

> *Lac-c.* hat geschwollene, schmerzhafte Brüste vor der Re-
> gel, die zu früh und zu reichlich ist. Der Schmerz hört
> auf, sobald die Regel erscheint.

> *Murx.* hat Schmerzen in den Brüsten vor und während der
> zu häufigen und zu starken Regeln.

> *Graph., Puls., Sang.*

Schmerzen in den Brüsten, die schwer wie Steine, blaß aber
hart und heiß sind. Milchfieber. *Brustdrüsenabszeß* im An-

fangsstadium. Bry. ist sehr angezeigt im Beginn solcher Abszesse, wenn stechende Schmerzen, harte Schwellung und
Schweregefühl vorhanden, und die Haut blaß oder nur zart
rosa gefärbt ist.

> *Bell.* paßt, wenn die Symptome stürmisch sind, die Haut
> scharlachrot ist und wenn klopfende Schmerzen im Zen-
> trum des Entzündungsherdes bestehen.
>
> *Phyt.* paßt, wenn die entzündete Brust von Anfang an die
> tastbare Neigung zur Bildung eines Infiltrates hat, daß Ei-
> terung droht, und besonders wenn es einen Schmerz im
> ganzen Körper gibt, der von der Brustwarze aus entlang
> der Wirbelsäule, von oben bis unten durch den ganzen
> Körper geht, sobald das Kind angelegt wird.
>
> *Phell.* paßt, wenn zwischen den Stillzeiten Schmerzen ent-
> lang den Milchkanälen auftreten.
>
> *Crot-t.* paßt wenn ein Schmerz von der Mamille durch die
> Brust zum Rücken strahlt, sobald das Kind trinkt, als
> werde die Warze mit einem Faden nach innen gezogen.

Drohender Abort infolge starker Anstrengung und Erhitzung
(41).

Atmungsorgane

1. Nase:

Bry. ist bei Nasenkatarrh angezeigt, wenn die Schleimhäute
sehr trocken sind oder das Sekret wenig zäh und gelblich ist,
was häufiger vorkommt. Trockener Schnupfen mit ziehenden
Schmerzen in der Stirn.

Schwellung der Nasenspitze mit Wundheitsgefühl bei Berührung.
Bry. paßt ganz besonders, wenn die Absonderung plötzlich
unterdrückt wurde und wenn dadurch ein starker, klopfender
Kopfschmerz über den Stirnhöhlen ausgelöst wurde.

> *Lach.* kann in ähnlichen Fällen auch passen und die Leit-
> symptome werden unsere Wahl entscheiden (23).

Häufiges Nasenbluten morgens im Schlaf oder bei unterdrückter Regel.

2. Kehlkopf:

Trockenheit von Kehlkopf und Trachaea. Heiserkeit, schlimmer im Freien.

Trockener, spröder Husten von einem Kitzeln im Kehlkopf und der oberen Trachaea.

3. Bronchien und Lunge:

Häufiges Verlangen einen tiefen Atemzug zu tun. Er hat das Bedürfnis seine Lungen zu dehnen (*Cact., Ign., Nat-s.*).

Scharfe, lanzinierende, stechende Schmerzen in der Brust, schlimmer durch die geringste Bewegung. Hält sich der Kranke unbeweglich, atmet kaum und sehr ruhig, so können die Schmerzen manchmal nachlassen und fast verschwinden. Sobald er aber einen tiefen Atemzug zu machen versucht, lähmt der zunehmende Schmerz seine Brustregion, sodaß er nicht weiß, wie er Luft bekommen soll. Die Atmung wird durch die Stiche in der Brust verhindert. Lanzinieren in der Brust und den Seiten, besonders beim Husten und Tiefatmen, sodaß er in seinem Bett sitzenbleiben muß, oder nur auf dem Rücken liegen kann. Jedwede Bewegung verschlimmert. Gefühl von Hitze und Brennen in der Brust mit Angst und Beengungsgefühl. Atmung schnell, mühsam wegen schmerzhafter Stellen in der Brust, schlimmer von jeder Bewegung.

Wegen der *scharfen Schmerzen in der Brust* denke man neben Bry an:

Ran-b., welches das beste Mittel für Intercostalneuralgie ist mit Symptomen, die Bry ähneln und unter anderem eine Dyspnoe mit Gefühl von Todesangst auslösen.

Gaul., welches eine Pleurodynie mit Schmerzen im vorderen Mediastinum hat.

Arn. paßt, wenn das Gefühl von Quetschungsschmerz vorherrscht.

Rhus-r. paßt für Pleurodynie, wenn klopfende, hämmernde Schmerzen in der Schulter sind.

Seneg. ist besonders bei fetten Leuten mit schlaffer Faser angezeigt, wenn bei einem Schnupfen viele Schmerzen in Lunge und Thoraxregion auftreten, mit viel Schleim und Heiserkeit. Die Kehle ist so trocken und empfindlich, daß sie den Kranken am Reden hindert. Der Husten endet oft mit Niesen.

Rumx. hat scharfe stechende Schmerzen wie von Nadeln, in der linken Lunge beim Husten. Dieser wird ausgelöst durch die geringste kalte Luft, gegen die der Kranke besonders empfindlich ist. Das Mittel kann im ersten Stadium der Lungentuberculose sehr nützlich sein, wenn es durch seine Symptome angezeigt ist.

Trif. hat Heiserkeit und nächtliche Erstickungsanfälle mit Husten, der Hals ist steif mit Verkrampfung des Sternocleidomastoideus, besser durch Wärme und Reiben.

Cimic. hat Pleurodynie, schlimmer rechts, besonders bei nervösen Menschen.

Kali-c. hat schießende, stechende, lanzinierende Schmerzen in der Brust, besonders rechts. (23)

Trockener Husten schlimmer durch Bewegung, beim Betreten eines warmen Zimmers von draußen her (*Nat-c.*), oder nach dem Essen. Manchmal kommt es dabei zum Erbrechen. Er löst Schmerzen im Kopf und in der Brust aus, die der Patient beim Husten mit den Händen pressen muß (*Eup-per., Nat-s.*). Gefühl als wolle die Brust zerspringen beim Husten.

Zäher Schleim in der Trachaea, der sich nur mit großer Anstrengung heraushusten läßt. Blutgestreifter, bräunlicher Schleimauswurf. Ziegelfarbiger Auswurf, der an der Wand des Spucknapfes festklebt.

Akute Bronchitis mit Schmerzen hinter dem Sternum und Dyspnoe. Der Husten ist trocken, schlimmer durch Bewegung, durch Essen oder wenn man ins warme Zimmer tritt. Bei jedem Hustenanfall meint der Kranke die Brust müsse zerspringen wie es auch im Kopf und im Bauch, den er mit den Händen preßt, schmerzhaft mitschwingt. Der Muskelschmerz, den der Kranke spürt wird durch Ruhe deutlich gebessert, während ihn die kleinste Bewegung wieder weckt

oder verschlimmert. Dagegen ist der Muskelschmerz von
Acon. und *Eup-per.* unabhängig von Ruhe und Bewegung.

»Bry. ist nützlich bei Pneumonie, besonders, wenn sie rechts
sitzt und wenn akute, stechende Schmerzen, ein harter, trockener Husten und ein spärlicher, zäher, rostfarbener Auswurf vorhanden sind. Es findet sich eine umschriebene Röte im Gebiet
der kranken Seite und bei der Auskultation stellt man die physi-
kalischen Zeichen der Hepatisation fest. Schließlich findet der
Kranke Linderung beim Liegen auf der kranken Seite, während
Phos. immer schlimmer durch Linksliegen ist, sei diese
krank oder nicht.

   Acon. wird hier von Bry gefolgt, wenn die Haut weniger
   heiß, das Gesicht weniger rot, der Kranke weniger erregt
   ist. Der Husten ist weniger trocken, weniger quälend,
   reizt weniger. Man findet nicht mehr die Zeichen von
   Furcht und Angst, die den Kranken von *Acon.* beherrsch-
   ten.

   Ant-t., Sang., Chel. vergleiche man hier neben Bry.

»Letzteres hilft bei Pleuritis mit Seitenstichen, die durch die
kleinste Bewegung schlimmer werden, Stiche, die schon
durch die Atembewegung sich verschlimmern und zu Atemnot mit starkem Husten führen, der es dem Kranken nicht erlaubt, anders als auf dem Rücken zu liegen, und der die
Brustschmerzen immer verschlimmert. Dabei ist das Gesicht
glühend rot, die Haut ist trocken und brennt. Teilschweiße.
Berstende Schmerzen in Rücken und Schultern, schlimmer
bei der kleinsten Bewegung. Die Zunge ist trocken, braun
oder gelblich belegt. Schließlich finden wir den typischen
Durst des Mittels.

»Seit Dr. Groß 1822 die erste Beobachtung einer mit Bry. behandelten und geheilten Pleuritis beschrieben hat, wurden
einige Mittel der Liste hinzugefügt die bei dieser Krankheit
unter verschiedenen Umständen hilfreich sind. Man hat die
Rolle gesehen, die *Acon.* und *Arn.* spielen. Wir werden se-

hen, was man mit einigen anderen Mitteln anfangen kann, aber Bry. blieb das Wichtigste für die akuten Fälle. Die Pleura und die Lungenbläschen sind hier die Domäne ihrer Wirksamkeit, besonders im kongestionierten und entzündeten Stadium. Bry. entspricht aber auch neben

Merc., Dig., Sulph. dem Stadium der Pleuritis in dem sich das plastische Exsudat bildet.

»Die Hyperaemie der Pleura, ohne Lungenbeteiligung, geht von Acon. direkt zu Bry. über, wie das begleitende Fieber auch sei. Hierzu muß gesagt werden, daß Bry. seinen Platz hat, wenn in der Acon.-Phase der pseudomembranöse Erguß beginnt. Sein Nutzen hört aber auf, sobald das Fieber nachläßt, es sei denn man gibt es mit Sulph. im Wechsel. Es ist unwirksam bei serösen Ergüssen mit schwachem oder fehlendem Fieber und bei schlechtem Blutbild.

»Im akuten Zustand einer Pneumonie und besonders einer Pleuropneumonie paßt Bry. In dieser Periode ist die Kongestion ausgebildet, es bestehen Hepatisation, plastische Exsudate, oder sie drohen mindestens, und wir beobachten rostfarbenes oder blutgestreiftes Sputum. Es ist das zweite Stadium der Pneumonie. Beim Vergleich der Symptome von Bry. und Phos. könnte man behaupten daß dieses mehr auf das Lungenparenchym, jener mehr auf deren membranöse Teile wirkt.

Phos. entspricht, wie wir es dort besprechen, dem dritten Stadium der Pneumonie.

»Die Lösung der Lungenentzündung findet oft statt unter Bry., das so lange wiederholt wird, wie es der Intensität und Dauer der Periode entspricht, für die es geeignet ist. Das Blut verschwindet aus dem Auswurf, der Klopfschall wird nach und nach weniger dumpf und schließlich hell, der Bronchopneumonie folgen Krepitieren, Knistern, danach schleimiges Rasseln, und schließlich normales Bläschenatmen. Bry. scheint jedoch wenig zu passen bei der Kinderpneumonie, selbst wenn Schmerzen da sind was selten vorkommt. Die Geschmeidigkeit der Gewebe in diesem Alter scheint den, diesem Mittel eigenen, Erethismus auszuschließen.

Ip., Cham., Bell., Merc. usw. können es viel besser ersetzen« (21).

Kreislauforgane

Nervöses, reizbares Herz mit akuten Krankheiten, wie Endocarditis oder Pericarditis.

»Die akuten Herzsymptome von Bry. entsprechen der Pericarditis. Die Herzbewegungen sind harmonischer und weniger tumultuös als bei *Acon.* und *Bell.* Es fehlt auch die Blutwallung des letzteren. Wir finden aber sehr heftige Schmerzen, ein Gefühl präkordialer Spannung mit echten, oder wenigstens drohenden Ohnmachten und einem allgemeinen Anklang an Arthritis« (21).

Rücken und Glieder

Schmerzhafte Steifigkeit des Nackens. Steifigkeit und Schmerzpunkte im Kreuz. Lanzinierende, stechende, schneidende Schmerzen oder schmerzhafte Taubheit — all das ist rheumatischer Natur — im Kreuz. Allgemeine Besserung in Ruhe, allgemeine Verschlimmerung durch Bewegung.

»Die akute Myelitis verlangt oft Bry. wegen der Entzündung der serösen Häute, die das Mark umgeben und die Bry. beeinflussen kann« (21).

Stechende Schmerzen in der Brustwand unter den Mamillen, unter dem Schlüsselbein, unter den letzten Rippen. Zusammenziehende Schmerzen unter dem Brustbein. All das besser in Ruhe, schlimmer in Bewegung.

Schmerzen und Steifigkeit in den Muskeln.

Gelenke rot, geschwollen, heiß mit stechenden Schmerzen, die durch Bewegung und die leiseste Berührung schlimmer werden. Akuter Gelenkrheumatismus mit Gelenkschwellung, die sehr berührungsempfindlich ist, auch die kleinste Bewegung ist unerträglich. Die Haut über dem Gelenk, das mehr

oder weniger dick ist, erscheint gespannt, glänzend und fühlt
sich heiß an. Örtliche Wärme und Ruhe lindern dieses Rheuma, das wenig Neigung hat zu wandern.

Puls., Colch., Caulo., Benz-ac. haben dagegen große Neigung den Sitz der Schmerzen zu wechseln.

Apis ist hier nahe Bry., ebenso wie

Sulph., welches das eine wie das andere ergänzt, und ihnen
hilft, wenn sie ihre Aufgabe nicht oder nur teilweise erfüllen.

Ziehende Schmerzen in den Armen und Schultern bis zu den
Fingerspitzen. Verrenkungsschmerz im Handgelenk bei Bewegung. Schwellung der Hände.

Stiche im Schenkel mit unerträglichen Schmerzen bei Berührung und Bewegung. Ziehende, schneidende, stechende
Ischiasschmerzen. Oder Schmerzen wie unterschworen in der
Lumbalgegend, zum Schenkel ausstrahlend, schlimmer von
kleinster Bewegung, besser in Ruhe, wie Liegen auf der
schmerzhaften Seite.

Knie steif und schmerzhaft.

Spannendes, ziehendes Stechen in den Waden bis zum Knöchel, Schwellung der Beine und Füße.

Dauernde Bewegung des linken Armes und Beines, die an die
automatischen, einseitigen Bewegungen von *Hell.* erinnern.

Haut

Fettige Seborrhoe. Ölige, sauerriechende Kopfschweiße.
Phlyctäneartige Ausschläge mit Jucken und Brennen.

Bry. paßt bei Masern, wenn der Ausschlag zögernd und ungenügend herauskommt, und von Entzündung der Atemwege
mit trockenem Husten begeleitet ist.

Fieber

Kälte und Frost mit Mattigkeit, Hitze im Gesicht und Durst.
Trockene Hitze innen und außen mit großem Verlangen nach
kalten Getränken. Reichliche, leichte, warme, scharfriechende Schweiße nachts und morgens, die erleichtern.

Frequenter, harter, gespannter Puls wie bei *Acon.*, er wird
von jeder Körperbewegung beeinflußt.

Bry. paßt bei typhoidem Fieber aufgrund folgender Symptome: Empfindlichkeit des ganzen Körpers mit Erschöpfungsgefühl. Jede Anstrengung schwächt ihn, er fürchtet jede Bewegung. Peinigender Kopfschmerz mit dem Gefühl als wolle der Kopf platzen, schlimmer durch kleinste Bewegung, schon der Augen. Gegen Abend kann das Gesicht sehr rot sein. Gegen Morgen Nasenbluten, dem ein Gefühl von Völle und Kongestion im Kopf vorausgeht. Das Fieber ist hoch und der Schlaf unruhig. Er träumt von seinen Geschäften, deliriert, glaubt er sei nicht zu Hause, und verlangt dorthin gebracht zu werden. Er hat großen Durst und trinkt in größeren Abständen große Mengen kalten Wassers auf einmal. Dieser Durst kann jedoch auch fehlen. Wenn Bry. paßt, ist der Kranke gewöhnlich verstopft oder die Stühle sind, falls der Darm funktioniert, hart, trocken von brauner oder schwarzer Farbe und werden aufgrund der Atonie des Rektums nur mit Mühe abgesetzt.

Beziehungen

Antidote: *Acon., Cham., Nux-v.*
Complementär: *Alum.*

Rhus-t. und Bry. folgen einander gut, aber gleichzeitig gegeben, antidotieren sie sich.

Bufo Rana

Unter diesem Namen verstehen wir in unserer Materia medica ein Mittel, das aus den Rückendrüsen der Kröte gewonnen, und in den drei ersten Potenzen mit Milchzucker verrieben wird.

Zu allen Zeiten war die Kröte ein Objekt des Schreckens für den Menschen. Ihr häßliches Aussehen trug viel zu ihrer schlechten Beurteilung bei. Es ist aber besonders ihr Ruf, giftig zu sein, der zusammen mit der Häßlichkeit zu der schlechten Meinung der Menschen über sie geführt hat, die sie unter die verfluchten und teuflischen Tiere rechnen. Die Hexen von Macbeth nennen sie unter den Ingredientien für ihren infernalischen Absud und seit dem frühesten Altertum hat man die toxischen Eigenschaften ihrer Sekrete gekannt.

Seit Hippokrates und Plinius finden wir bei den alten Autoren viele Berichte von Vergiftungen, die man auf Kröten zurückführte. Schenk erzählt nach Mizaldin, wie er sagt, von einem Mann, der sich das Zahnfleisch mit Salbeiblättern einrieb und daran starb, weil unter dem Strauch eine Kröte gehaust habe. Fast die gleiche Geschichte erzählte Ambroise Paré von zwei Kaufleuten aus Toulouse. Wenn die Blätter einer Pflanze ungewöhnlich giftig sind, so könne das allein auf die Anwesenheit einer Kröte im Wurzelbereich zurückzuführen sein. Nach Paré braucht man nicht einmal direkten Kontakt mit dem Tier zu haben; »Atem, Biß, Speichel und Urin der Kröte sind sehr giftig. So sollte man sich hüten auf freiem Felde zu schlafen, da das Gesicht in die Nähe eines Erdloches kommen könne, in dem eine Kröte haust, man könnte im Schlaf das Gift einatmen und daran sterben«.

Die Alten glaubten aufgrund der Giftigkeit des Tieres in der Kröte ein stark wirksames Mittel zu haben und so kam dieser Lurch in die Pharmakopoe. Meist wurde mit Krötenpulver gearbeitet, man nahm aber auch ein Pflaster aus Krötenabkochung auf die Kehle bei schwerer Diphterie (27).

Der Widerwille gegen ein Arzneimittel, das aus einem so abscheulichen Tier bereitet wurde, ließ dieses schließlich obsolet werden, bis das Mittel durch die homöopathische Arzneimittelprüfung wieder der Vergessenheit entrissen wurde.

Allgemeine Mittelwirkung

Alle Autoren bestätigen, daß die Giftigkeit der Kröte durch die Sekrete aus zwei Arten von Hautdrüsen, das Blut und die Keimdrüsen wirkt.

In der Haut wird ein fadenziehender Schleim entwickelt, der es dem Tier ermöglicht der Hand, die es halten will zu entgleiten, dieser scheint kaum giftig zu sein. Giftig ist dagegen das milchige Sekret der sogenannten körnigen Drüsen, die in Haufen an gewissen Körperregionen, besonders seitlich etwas unterhalb des Kopfes sitzen.

Diese milchige Flüssigkeit enthält zwei wirksame Substanzen, Bufotalin und Bufotenin, Stoffe die eine dem Digitalin ähnliche Wirkung haben.

Merken wir uns, daß es nicht verwunderlich ist, wenn die alten Autoren von der pulverisierten Krötenhaut eine Steigerung der Harnausscheidung und gute Ergebnisse beim Hydrops berichteten.

Hier die Versuchsergebnisse mit Bufotalin und Bufotenin bei Tieren:

Die Dosis letalis minima bei subcutaner oder intraperitonealer Applikation liegt bei 2,4 - 4 mg je nach Versuchstier. Folgende Symptome wurden beobachtet: zunächst eine allgemeine Exzitation mit Speichelfluß und Hyperthermie, dann folgen Dyspnoe und Halluzinationen. In einer zweiten Phase beobachten wir Abgeschlagenheit, Somnolenz, Lähmung der Hinterbeine und Verlangsamung des Herzschlages. In der dritten Phase kommt es zu Erbrechen und Convulsionen. Schließlich tritt Bewußtlosigkeit ein, der Herzschlag wird schnell und unregelmäßig und die Atmung ängstlich. Dann kommt es zum Tode. (67).

Bei der Arzneimittelprüfung beobachten wir folgendes:
Verwirrung des Geistes und der intellektuellen Fähigkeiten mit
Gedächtnisverlust bis zur Imbezillität. »Dieses Gift ruft eine Art
Imbezillität hervor, die alle Zurückhaltung wegfallen läßt, zur
Masturbation reizt, in deren Gefolge es dann zu Konvulsionen
kommen kann. Dem geht gewöhnlich eine Phase der Erregung
voraus in der der Kranke unaufhörlich redet und immer aufge-
regter wird, weil man von seinem Gerede nichts verstehen kann.
Nach den Konvulsionen folgt tiefer Schlaf« (23).

Das Mittel kann bei Menschen mit ausgesprochener Tendenz
zu Imbezillität, Verwirrung oder Geistesschwäche, Geschwüre und Läsionen an Haut und Schleimhäuten hervorbringen.

Modalitäten

A) Verschlimmerung: im warmen Zimmer.
   Beim Erwachen.
B) Besserung: durch kalte Luft oder kaltes Bad.
   Wenn er seine Füße in heißes Wasser steckt.

Gemütssymptome

Sucht die Einsamkeit. Er möchte allein sein um zu masturbie-
ren. Dies wirft ein Licht auf die Natur des Mittels: Der Mangel an Selbstbeherrschung, die mangelnde Kontrolle seiner sexuellen Wünsche, die Niedrigkeit seines Geistes, der bereit ist
sich dem Laster und unsauberen Praktiken hinzugeben (41).
Er greint bis er in eine Art komatösen Zustand sinkt. Nach
klinischer Erfahrung finden sich dieser und der vorangehende
Zustand bei Erwachsenen, die ein kindisches Benehmen haben. Kindische Einfältigkeit, der Geist scheint in kindische
Einfältigkeit zurückzusinken. Erwachsene werden imbezill.
Während sich der Körper normal entwickelt, bleibt der Geist
im Stadium des weinerlichen Kindes stecken. Bei
   Bar-c. wie bei Bufo finden wir diese defekte Intelligenz
   Beide gleichen sich darin, daß der Geist hinter der körperlichen Entwicklung zurückbleibt. »Er benimmt sich wie
   ein Kind« sagt man.

sind. Das Mittel ist besonders wichtig für vorzeitig vergreiste Menschen, 50jährige, die sich wie debile 80jährige benehmen, die, nachdem sie noch kürzlich normal waren ein kindisch argloses Gemüt bekommen, das schon fast imbezill ist. Schwacher, simpler, kindischer Geist. Schwaches Gedächtnis, Imbezillität. Er lacht blöde, lacht und weint leicht, er lacht und redet dummes Zeug, lacht über Dinge, die nicht lächerlich sind. Alles was man ihr sagt erscheint einer Frau mit simplem, kindischem Geist lächerlich. Er ist leicht gerührt, nervös, empfindlich. Manchmal befällt ihn die große Angst bei Tag und Nacht; er geht auf und ab, ringt die Hände, und sagt, es werde etwas Entsetzliches geschehen, sagt schreckliche Ereignisse voraus, obwohl für ihn in der Zukunft gar nichts zu befürchten ist. Das Ganze kann durch Masturbation hervorgerufen sein (41).

Er wünscht sich die Einsamkeit und fürchtet doch allein zu sein.

Manchmal wird er zornig und greift seine Umgebung an. Nach einer langen Phase der Apathie verläßt er das Bett und läuft wie ein Narr im Hause herum (41). Dann taucht er aus seiner Imbezillität auf um in eine manchmal heftige Erregung zu geraten. Er wird böse, wenn man ihn nicht versteht, das kann bis an Irrsinn herangehen.

Kopf

Kongestiver Kopfschmerz. Gefühl als stiege heißer Dampf zum Scheitel auf.

Das Gesicht ist schweißbedeckt.

Augen

Er kann den Anblick glänzender Gegenstände nicht ertragen. Überscharfes Sehvermögen.

Vor dem epileptischen Anfall sind die Pupillen stark erweitert und reagieren nicht auf Licht (41).

Lähmung der Lid- und Augenmuskeln.

Kleine Wasserbläschen auf den Augen, Hornhautgeschwüre.

Ohren

Musik ist ihm unerträglich *(Ambr.)*, sie macht ihn unruhig.
Überscharfes Gehör, sodaß ihm das leiseste Geräusch
Schmerzen macht.

Verdauungsorgane

Er lallt und ärgert sich, wenn man ihn nicht versteht (41).
Zungenbiß beim epileptiformen Anfall. Die Zunge ist rissig
und blauschwärzlich (41).

Weit offener Mund vor dem Anfall, was die Krämpfe ankün-
digt. Kommt es nicht zum Anfall, so fällt der Kiefer herab
und gibt ihm ein idiotisches Aussehen (41).

Erbrechen nachdem er getrunken hat; von gelber Flüssigkeit,
Galle und Blut.

Die Anfälle enden mit krampfartigen Bewegungen im Abdomen. Vor dem Anfall hat er ein Angstgefühl mit Unruhe im
Abdomen.

Geschlechtsorgane

1. männliche:

Bufo. wirkt intensiv auf die Genitalsphäre: »Wenn die Eingebo-
renenfrauen, durch die häufigen Besuche ihrer Männer erschöpft
sind mischen sie diesen in ihr Getränk das ölige Sekret aus den
Rückendrüsen der Kröte um sie impotent zu machen« (23).

»Während der Arzneimittelprüfung sind die Genitalien mal erregt, mal impotent; in jedem Fall tritt eine Phase ein, in der der
Prüfling dauernd seine Hände am Genitale hat« (41).

Der Samen geht zu schnell und ohne Lustgefühl bei einem zu
kurzen Coitus ab.

Bubonenartige Entzündung der Leistendrüsen.

2. weibliche:

»An den weiblichen Genitalien ist ein Brenngefühl der auffälligste Zug. Brennen in Ovarien und Uterus. Die Behandlung einer Dysmenorrhoe wird sich besonders schwierig gestalten,

wenn dieses Brennen in Ovarien und Becken am Beginn und
während der Regel auftritt. Brennen in Genitalien und Ovarien und schneidende, reißende Schmerzen entlang den Oberschenkeln. Dies ist eine sehr hartnäckige Form von Dysmenorrhoe, besonders, wenn dabei Eierstockzysten vorliegen.
Brennende Hitze und Stiche in den Ovarien. Brennschmerz,
Schwellungsgefühl oder Krämpfe im Uterus.

»Dieses Mittel war auch eine große Hilfe gegen die schrecklichen Brennschmerzen bei Uteruskarzinom, wenn die Schmerzen zu den Ober- und Unterschenkeln ausstrahlten mit blutiger
und sehr übelriechender Leukorrhoe« (41).

»Unterdrückte Regel. Zu frühe Regel mit Kopfschmerzen.
Epileptiforme Krämpfe vor der Regel; junge Mädchen mit
Epilepsie haben Anfallshäufungen zur Regelzeit« (41).

»Zusammenkrampfende Schmerzen in der Leber während der
Regel« (41).

Gelbe, flüssige Leukorrhoe.

»Bufo brachte gute Linderung bei Brustkrebs, wenn brennende, Schmerzen und im Tumorbereich große subkutane Blasen
mit gelblich-seröser Flüssigkeit vorhanden waren« (41).

Kreislauforgane

Herzklopfen. Das Herz scheint zu groß zu sein. Zusammenschnürgefühl am Herzen.

Phlebitis; die Venen fühlen sich an wie Peitschenschnüre im
Oberschenkel (41).

Atmungsorgane

Brennen und Wundheitsgefühl im Kehlkopf.
Heftiger Husten mit Erbrechen oder mit Brechwürgen.
Kältegefühl in den Lungen. Brennen wie Feuer in den Lungen.
Blutiger Auswurf oder es wird reines Blut ausgeworfen.

Rücken und Glieder

Epileptische Anfälle in Zusammenhang mit sexueller Reizung oder mit Masturbation. Die Aura scheint vom Plexus solaris oder von den Genitalien auszugehen, ihr kann aber auch eine Erregung des Geistes vorausgehen, in der der Kranke unzusammenhängend redet. Es quält ihn, daß man nicht versteht, was er sagt. Dem Anfall folgt allgemein ein tiefer Schlaf (23). Die Anfälle beginnen mit einem Ruck im Nacken (41).

Haut

Blasen, die platzen, eine wunde Stelle zurücklassen und eine scharfe Absonderung haben. Blasen unter der Fußsohle und in den Handtellern.

Jucken und Brennen.

Einzelne Hautpartien werden empfindungslos, andere überempfindlich (41).

Beziehungen

Antidote: *Lach., Seneg.*
Komplementär: *Salam.*

Cactus grandiflorus

Cactus ist eine fleischige Pflanze aus der Cacteenfamilie, die auf Jamaika und an der mexikanischen Küste beheimatet ist. Sie wächst auch an der Mittelmeerküste und wird als Zierpflanze in Gewächshausern gezogen.

Unsere Urtinktur stellen wir aus den zarten, jungen Trieben und aus den Blüten her und potenzieren dann flüssig weiter.

Allgemeine Mittelwirkung

Cact. wirkt auf die Muskelfasern, besonders auf die von Herz und Arterien und erzeugt hier ein Zusammenschnürungsgefühl wie von einem eisernen Band, oder wie von einem Schraubstock. Das ist ein Leitsymptom von Cact.

Charakteristisches

1. Zusammenschnürungsgefühl
wie von einem eisernen Reifen um das Organ, in dem es auftritt. Am Herzen mit dem Gefühl, als würden seine normalen Bewegungen behindert. Wir finden dieses Konstriktionsgefühl aber nicht nur am Herzen, es kann auch an jeder anderen Stelle, an jedem Organ im Körper auftreten: an Brust, Blase, Rectum, Uterus, Vagina, Ösophagus usw. Es ist ein Charakteristikum von Cact, wie

Aesc. als Charakteristicum das Völlegefühl hat (48).

2. Kongestion
bei Plethorikern, die zuweilen zu Haemorrhagien oder zum Apoplex führt (1).

Modalitäten

A) Verschlimmerung: im Liegen auf der linken Seite.
   Beim Gehen, beim Treppensteigen.
   Von 11 - 23 Uhr.

B) Besserung: Im Freien.

Gemütssymptome

Die typische Gemütslage des Herzkranken: Melancholie, Verschlossenheit, Trauer, Übellaunigkeit. Er haßt es, reden zu müssen, liebt die Einsamkeit, ängstigt sich, besonders abends. Das sich wiederholende Gefühl allgemeiner Einschnürung führt zu ängstlicher Melancholie beim Cactusmenschen. Er fürchtet sterben zu müssen, daß seine Krankheit unheilbar sei.

> *Ars.,*
>
> *Acon.* seinerseits ist voller schrecklicher Angst, besonders großer Todesangst, und diese Angst, ebenso wie sein Leiden, treibt ihn in die für das Mittel typische Unruhe.

Schlaf

Er schläft schlecht, gestört durch Pulsieren, das er mal in der Magengrube, mal in den Ohren spürt, das ihn weckt und das oft mit einem praecordialen Konstriktionsgefühl verbunden ist.

Kopf

Kopfschmerz, wenn er die Essenszeit versäumt (*Ars., Lach., Lyc.*).
Schmerzhaftes Gefühl von einem Gewicht auf dem Scheitel, das auf festen Druck vorübergehend nachläßt.

> *Meny* leidet unter Kopfdruck am Scheitel, der schlimmer wird beim Treppauf- und Treppabgehen, schon bei leichtem Stolpern, stets aber vorübergehend nachläßt, wenn man den Kopf fest mit den Händen drückt.

Diesen drückenden Cact-Schmerz finden wir besonders in der Menopause, er ist dann oft begleitet von einem Konstriktionsgefühl in Hals, Brust und Abdomen (*Lach.*). Kongestiver Kopfschmerz bei drohendem Apoplex. Rechtsseitige Migräne. Zusammenschnürender Kopfschmerz, der stets zur gleichen Stunde wiederkehrt (*Cedr., Spig., Bell., Glon.*).

Gleichzeitig mit dem Kopfschmerz treten Sehstörungen auf, er glaubt rote Ringe zu sehen.

Schwindel in Zusammenhang mit den Herzbeschwerden. Schwindel, der durch die kleinste körperliche Anstrengung ausgelöst oder verschlimmert wird: beim Umdrehen im Bett, beim Aufsitzen, beim Aufstehen, beim Bücken, beim Gehen, selbst bei tiefem Atmen.

Verdauungsorgane

1. Mund:
Trockenheit im Mund, wie verbrannt, er muß viel trinken um feste Speisen herunterschlucken zu können.

2. Rachen:
Erstickendes Zusammenschnüren des Rachens mit Völlegefühl und Pulsieren in den Karotiden bei Angina pectoris. Er beklagt sich, daß seine Gurgel durch eine eiserne Faust zusammengeschnürt werde.
Zusammenschnürgefühl im Ösophagus.

3. Magen:
Zusammenschnürgefühl auch im Magen, mit Schwere und heftigem Pulsieren in derMagengrube.
Übelkeit mit Bluterbrechen.

4. Abdomen und Stühle:
Gefühl, als sei der Bauch mit einem eisernen Gürtel zusammengeschnürt. Konstriktionsgefühl im Rektum. Gefühl von Schwere und Zusammenschnüren im Anus mit starkem, aber völlig erfolglosem Stuhldrang. Schmerzhafte, geschwollene Haemorrhoiden. Die Stühle sind meist hart und schwarz. Es kommt auch nach vorherigen großen Schmerzen ein Morgendurchfall vor, wie bei
  Sulph., wo er allerdings schmerzlos ist.
Intestinalblutungen in Verbindung mit Herzsymptomen.

Harnorgane

Zusammenschnürgefühl im Blasenhals, das Harnverhaltung verursacht.

Blasenblutung mit Gerinnseln in der Harnröhre, die eine vorübergehende Harnverhaltung mit krampfartigen Zusammen-
ziehungen der Blase verursachen. Dies ist oft Folge einer Bla-
senkongestion, wie sie bei gewissen Herzaffektionen auftreten kann.

Geschlechtsorgane

Gefühl im Uterus und in den Ovarien, von einer eisernen
Faust gequetscht zu sein, mit pulsierenden Schmerzen, die in
die Oberschenkel ausstrahlen.
Vorzeitige Regel mit teerartig schwarzem Blut (*Cocc., Mag-
c.*), die zu fließen aufhört, wenn sich die Kranke hinlegt
(*Bov., Caust.*).
Ihr geht heftiges Herzklopfen voraus und sie ist von Herz-
symptomen begleitet. Zu dem Symptom des *Aussetzens der
Regel*, wenn die Kranke liegt, vergleichen wir:

Cycl. hat zu frühe, zu reichliche, dunkle Regeln mit wehenartigen Schmerzen, die nur am Tage fließen.

Ham. hat unregelmäßige, schmerzlose Regeln, deren dunkles Blut nur am Tage fließt und nachts aufhört.

Puls hat unregelmäßige, spärliche, dunkle Menses mit
Klumpen, die am Tage reichlicher fließen, um nachts fast
aufzuhören.

Atmungsorgane

1. Nase:
Reichliches Nasenbluten mit blassem Gesicht.
2. Brust und Lungen:
Beklemmung mit Konstriktionsgefühl und schwerem Atmen,
als könne sich die Brust nicht ausdehnen, als sei eine Schnur
fest um den unteren Teil des Brustkorbs gebunden. Zwerch-
fellreizung mit sehr mühsamer Atmung.
Schmerzhaftes Gefühl, als laste ein schweres Gewicht auf der
Brust mit Dyspnoe, sodaß sich der Kranke nicht niederlegen
kann. Mal dauert die Dyspnoe an, mit Verschärfung bei der

kleinsten Anstrengung, mal kommt sie anfallsweise mit Ohnmachten und kalten Schweißen.

Diese Lungensymptome sind im allgemeinen die Folge einer passiven Kongestion der Lungen, im Zusammenhang mit einem Herzleiden.

Zusammenschnürgefühl in der Mitte des Brustbeins, entsprechend

> *Bov.*, das dieses charakteristische Symptom auch hat, aber leicht unterschieden werden kann, durch das Gefühl, als sei der Kopf vergrößert.

Rostfarbener Auswurf oder echte Haemoptyse mit heftigem Herzklopfen, der Unmöglichkeit sich auf die linke Seite zu legen und Vergrößerung des unregelmäßig schlagenden Herzens.

Kreislauforgane

Zusammenschnürgefühl am Herzen, als sei es von einem eisernen Reifen umschlungen, der seine normalen Bewegungen behindere (*Ars., Jod., Lil-t., Lach., Nux-m.*).

Schweregefühl in der Praecordialregion mit scharfen, stechenden Herzschmerzen, die in den linken Arm ausstrahlen. Heftiges, andauerndes Herzklopfen, schlimmer in Linkslage, beim Gehen oder vor den Menses. Gleichzeitig besteht Atemnot, die den Kranken zwingt, tief zu atmen und die sich durch die Einatmung kalter Luft bessert. Das Klopfen kann überall im Körper spürbar sein; im Kopf besonders in der rechten Schläfe, im Magen, im Abdomen oder sogar in den Gliedern.

Sehr unregelmäßiger Herzschlag, intermittierender Puls, Herzklappengeräusch bei organischen Herzkrankheiten. Cact. wirkt am besten im Beginn der Herzinsuffizienz.

Periodische Erstickungsanfälle mit Ohnmacht, mit kaltem Gesichtsschweiß und Verschwinden des Pulses.

Haemorrhagien infolge von Kongestionsschüben aufgrund von Herzleiden an jedem beliebigen Organ: Nase, Lunge, Darm, Blase, Uterus. Sie bestehen aus dunklem Blut, das leicht gerinnt, und zwar so schnell, dass die Gerinnsel oft die natürlichen Ausführungsgänge, wie Uretra, Ureter und Uterus, vorübergehend verschließen.

Cact. ist ein wunderbares Herzmittel, mit wertvollen Indikationen, bei sehr vielen Erkrankungen dieses Organs.

Bei der Angina pectoris ist Cact. bei ganz bestimmten Symptomen angezeigt: Konstriktionsgefühl, wie von einer eisernen Faust gepackt, mit Taubheit im linken Arm und Schmerzen im kleinen Finger, besonders, wenn dem Anfall Darmbeschwerden mit Schweregefühl im Anus und vergeblichem Stuhldrang vorausgehen (*Acon., Aml-n., Glon., Lach., Lil-t.*).

Herzhypertrophie, beim überanstrengten Herzen junger Leute, die übermäßig Sport treiben, ohne systematisches Training (*Arn., Rhus-t.*).

Bei der Endocarditis ist Cact. bei folgenden Symptomen angezeigt: Atembehinderung, bläuliche Verfärbung von Gesicht und Extremitäten, stechende Herzschmerzen mit Konstriktionsgefühl, trockener Husten, Unmöglichkeit auf der linken Seite zu liegen; schneller, harter, gespannter, hüpfender Puls. Es ist besonders angezeigt, im Beginn der Herzaffektionen, wenn das Herz unregelmäßig, schnell und heftig schlägt, bei Neigung zur Hypertrophie des linken Herzens infolge beginnender Mitralinsuffizienz. In diesem Fall kann auch ein isoliertes Ödem der linken Hand bestehen. Cact. steht hier neben

Dig., bei dem aber der Puls langsam, stark intermittierend, manchmal sogar in Trigeminie schlägt.

Herzklopfen bei der geringsten Anstrengung, Gefühl, als würde das Herz bei der geringsten Bewegung aufhören zu schlagen, sodaß der Kranke versucht, sich ganz still zu verhalten, ja selbst den Atem anzuhalten. Cyanose und Ödem der Extremitäten.

Tabakherz. Mit Cact. kann man die Tabak-Angina-pectoris großartig behandeln (*Tab.*).

Nux v. und *Calad.* können die Cact-Wirkung unterstützen, indem sie dem Kranken helfen, sich das Rauchen abzugewöhnen.

Bei chronischen Herzkrankheiten ist Cact. angezeigt, wenn das Gesicht ödematös und cyanotisch ist, Atemnot besteht, ein lastender und andauernder Schmerz am Herzen gefühlt wird, der ganze Körper ödematös geschwollen ist, Hände und Füße kalt sind, der Puls intermittiert und der Kranke nicht fähig ist zu reden oder zu trinken. Man darf dabei natürlich nicht die Einschnürung wie von einem Eisenreifen vergessen.

Rücken und Glieder

Schneidende, reißende, rheumatische Schmerzen in den Gelenken. Rheumatismus, der wie bei

   Kalm. in den Extremitäten beginnt und im Gegensatz zu

   Led., wo der Rheumatismus in den Beinen beginnt.

Ödem der Füße, Unterschenkel, Hände und besonders der linken Hand.

Taubheit des linken Armes mit stechendem Schmerz im kleinen Finger, besonders nachts. Dieser Schmerz kann allein vorkommen, ist jedoch meistens vergesellschaftet mit dem Konstriktionsgefühl von Angina pectoris. Das erinnert an

   Acon., kann aber auch schmerzhaft sein, wie die Taubheit von

   Rhus-t., ohne dessen Bewegungsbesserung.

Fieber

Periodische Fieberanfälle um 11 und um 23 Uhr, in denen die Kälte dominiert, mit Frösteln im Rücken und eiskalten Händen, begleitet von den Herzsymptomen des Mittels.

Beziehungen

Antidote: *Acon., Camph., Chin.*.

Mittel, die gut folgen sind: *Dig., Eup-per., Lach., Nux-v., Sulph.*

Calcarea carbonica Hahnemanni

Das Carbonat von Calcium ist einer der verbreitetsten Stoffe in der Natur, wo man ihn in den verschiedensten Formen findet, sowohl anorganisch als Mineral, wie organisch im Tier- und Pflanzenreich. Mehr oder weniger rein bildet er den Marmor, die Kreide, den Kalkstein usw. Er bildet die Schalen der Mollusken und Krustaceen, wie das Skelett der Wirbeltiere. Unlöslich in reinem Wasser und in Alkohol, löst er sich in kohlensäurehaltigem Wasser.

Wir stellen unser Mittel her, indem wir die mittlere Schicht der Austernschale verreiben, in der Hahnemann besonders reines Calcium carbonat zu finden glaubte. Das stimmt aber nicht, und das so erhaltene Mittel enthält zwar eine Menge Caicium carbonat, aber vermischt mit Spuren von phosphorsaurem Kalk und organischen Substanzen. Deshalb hat Hering vorgeschlagen, den Namen von Calcium Carbonat zu ändern in Austernschalenkalk.

Wie dem auch sei, dieses Mittel ist eines unserer großen Polychreste, das in sehr vielen Krankheitsfällen angezeigt sein kann, und vielleicht nicht hinter *Sulph*. zurücksteht.

Allgemeine Mittelwirkung

Das Mittel wirkt wohl durch seinen Calciumanteil sehr stark auf den Gewebsstoffwechsel, die vegetativen Funktionen, den inneren Stoffwechsel der Leukozyten, die Knochen- und Knochenmarkbildung und den Flüssigkeitshaushalt (47). Die starke Beeinflussung des gesamten Stoffwechsels durch Calc. wie *Calc-p., Calc-f.* und überhaupt alle Calciumverbindungen zeigt sich besonders da, wo der Organismus wichtige Entwicklungsstufen durchläuft, wie in der Kindheit, Wachstumsperiode, Jugend, Pubertät. Im reifen Alter, besonders bei der Frau, wenn die sexuellen Funktionen aufhören und schließlich im Greisenalter, das in Calc. das Mittel finden kann, um den Abbau zu mildern, der Schwäche zu steuern und die Aufbaukräfte noch einmal anzuregen. Es ist eines unserer wichtigsten Umstimmungsmittel für alle Altersstufen, aber es ist unentbehrlich für die Kindheit (21).

Es beeinflußt besonders das Knochengewebe, dessen Entwicklung es zusammen mit *Calc-p.* und *Calc-fl.* beherrscht. Eine merkwürdige Besonderheit von Calc. ist hier seine Fähigkeit, Exostosen zu bilden. Das rührt von der unregelmäßigen Verteilung des Kalks in derartigen Fällen her, er kann in einem Bereich angesammelt sein und in einem anderen fast fehlen. Ein Knochen kann durch das Fehlen von Calc. knorplig bis zur Verformung sein, dagegen kann es an anderer Stelle zu dicken, knöchernen, harten Gebilden kommen durch Anhäufung von Calc. (41).

Auf die Lymphgewebe hat es eine nicht minder starke Wirkung. Besonders die Hals- und Mesenterialdrüsen kann man experimentell mit Calc. zur Schwellung, Entzündung und Eiterung bringen. »Es ist ein Charakteristikum dieses Mittels, die Lymphknoten des Halses und auch die aller anderen Stellen des Körpers anzugreifen. Die Bauchdrüsen verhärten und entzünden sich. Sie schmerzen und machen den Eindruck dicker, tuberkulöser Knoten. Calc. ist nützlich bei der Bildung von Tuberkeln, bei der Entartung, Verhärtung und Verkalkung der Drüsen (41)«.

Es wirkt auch spürbar auf den Kreislauf. Wenn die löslichen Kalksalze in den Körper gelangen, so zeigen sie eine fast spezifische Wirkung auf den Herzmuskel, dessen Kontraktion kräftiger und länger wird, während sich die Dilatation verzögert. Auch die Gefäße werden kontrahiert und der Blutdruck steigt. Zugleich nimmt die Gerinnungsfähigkeit zu. Werden starke Dosen in den Kreislauf injiziert, so erzeugen sie eine intensive Dämpfung des Zentralnervensystems, und die starken Dosen, die man in den nervösen Tetanien einsetzt, verschlimmern, statt zu beruhigen. Man kennt keine Einzelheiten über Wirkungen auf das Blut, außer jener auf die Gerinnungsfähigkeit. Es ist nützlich, bei gewissen sekundären Anämien, und ich sah ausgesprochene Verschlimmerung der Anämie und der Kurzatmigkeit, wenn man Calc in Dosen von 30 gr und mehr pro Tag gab (49).

Auf alle Fälle wirkt das Mittel auf den chlorotischen Typ von fahlem, wachsartigem Teint, der trotzdem einen mehr oder weniger ausgeprägten Bauch hat, wie man auch immer die Wirkung von Calc. auf das Blut erklären mag. Es erzeugt eine hochgradige, perniziöse Anämie mit großer Erschlaffung aller Gewebe des Körpers, besonders der Muskulatur und der Gefäßwände, und hier besonders der Venen, sowohl der Haemorrhoiden, wie der Unterschenkelvenen. Sie sind erweitert, varikös, mit dem Gefühl von Hitze und Brennen. Diese Kranken können den typischen Calc-Bauch haben, sind schlaff, blaß und fett. Es gibt auch Fälle, die abgezehrt sind, ihre Muskeln sind atrophiert und ihr ganzer Körper ist mager, vom Hals bis zu den Füßen. In einzelnen Fällen ist die Haut blaß, wächsern, das Aussehen kränklich. Ihre Lippen, Ohren, Wangen, Finger sind blaß oder gelblich und blutleer. Dieses Bild finden wir besonders bei jungen Mädchen (41).

Schließlich kann es auch allerlei Unregelmäßigkeiten des Kreislaufes geben, die sich in Kongestionen zeigen. Das Blut hat die Neigung, zu Kopf zu steigen. Er hat kalte Füße und einen heißen Kopf. Er hat ein Gefühl von Kongestion in der Brust (41).

Wenn Calc. das Nervengewebe auch nicht direkt angreift, so sieht man doch bei längerer oder vertiefter Einwirkung deutliche Veränderungen auf diesem Gebiet wie Excitation, Spasmen usw.

Eine andere Besonderheit des Mittels ist eine Pyämie. Man findet Abszesse in den tiefen Muskeln des Halses, der Schenkel, des Abdomens. Man wird , wenn die Begleitsymptome passen, erstaunt sein, über die Wirkung von Calc. auf derartige Abszesse: in den meisten Fällen wird eine Resorption eintreten, ohne daß der Abszeß durchbricht (41).

Noch ein bemerkenswerter Zug des Mittels ist die Anregung zur Polypenbildung. Kranke die Calc. brauchen, bilden Polypen in Nase, Ohren, Scheide, Blase und an anderen Stellen (41).

Fassen wir diesen Bericht über die allgemeine Mittelwirkung zusammen, so ergibt sich, daß es ein Polychrest allerersten Ranges sein kann, mit der hauptsächlichen Wirkungsrichtung auf das Vegetativum. Ein unvollständiger Stoffwechsel ist sein Schlüsselsymptom und die Lymphknoten, überhaupt das ganze Lymphsystem, die Knochen, der Kreislauf und die Haut sind das hauptsächlichste Wirkungsfeld.

Charakteristisches

1. Konstitution und Temperament:

»Dank seiner Affinität zum Lymphorgan beherrscht Calc. den Stoffwechsel und bildet Typen von mittlerem Wuchs und starkem Skelett. Es erzeugt leicht ein lymphatisches Temperament und die damit verbundenen Leiden. Beschränkt er sich auf die Grenzen seines Gleichgewichtes und geht nicht bis zur funktionellen Starre, bis zur Überlastung des Stoffwechsels, entsprechend seiner Degenerationsneigung, dann verwirklicht sich hier eine der glücklichsten Mentalitäten: gute Aufnahmefähigkeit für alle Gedanken, die ihm aus der Umgebung nahegebracht werden, logisches Denken, umfassende Einsicht und ausgewogenes Urteil, was zusammen eine hohe Intelligenz bedeutet.

Ist aber dieses Gleichgewicht zerstört, dann stehen wir einem Menschen gegenüber, der durch die organischen Gleichgewichtsstörungen von Calc. geprägt ist, und der so gut als »Leukophlegmatisches Temperament« bezeichnet wird. Der Typ des Mittels hat eine sehr, sehr fette Konstitution, die zur Obesitas neigt. Seine Hautfarbe ist weiß, kreideweiß. Er neigt sehr zur Apathie, was bei Kindern besonders hervortritt. Er ist träge, langsam in seinen Bewegungen und dieser apathische Zustand ist abhängig von einer Schwäche, einem Mangel an Ausdauer, einer Erschöpfung nach jeder Art von Anstrengung, die für das Mittel typisch ist« (48).

»Kleiner Wuchs, blondes Haar, das auch mal braun sein kann, blaue Augen, kreidiger Teint, mit harten, vergrößerten Lymphknoten und ausgeprägtem Bauch, besonders bei Kindern. Weiche, aufgedunsene Gewebe mit kühler, feuchter Haut, besonders an den Extremitäten, Füßen und Kopf. Das Skelett bildet sich nur langsam aus, entwickelt sich mehr in die Breite als in die Länge. Breite Stirn, breite, sehr weiße Zähne, eckige Fingerspitzen, starke, kurze Knochen. Das Gehirn ist in schneller Verbindung mit den Sinnen. Leichte Auffassung und geistige Verarbeitung. Gutes allgemeines Vorstellungsvermögen, Assoziieren und mathematisches Denken.

»Sein Wille ist klar, kühl, stark und hartnäckig: ein Mann der Entscheidungen, er kann sie aber nicht ausführen. Unter widrigen Umständen, wenn er seine Gedanken nicht verwirklichen kann, wird er leicht neurasthenisch, hat Verfolgungsideen, glaubt verrückt zu werden, hat Haluzinationen, besonders in der Morgendämmerung« (47).

Um wieder zum Kind im Besonderen zurückzukehren, so haben wir gesagt, daß Calc. besonders die Ernährung des Körpers in der Zeit des Wachstums betrifft, wo es die Knochen- und Gewebeentwicklung beherrscht. Manche junge Patienten haben eine besondere Unfähigkeit den Kalk aus der Nahrung aufzunehmen, den sie zu einer harmonischen Entwicklung und zur guten Ausbildung ihrer Gewebe, besonders der Knochen, brauchen. Da hat man dann die Symptome der Rhachitis: Die Knochen entwickeln sich langsam und schlecht, während sich gleichzeitig ein ausgesprochener Zustand von Lymphatismus durch multiple Adenopathie ausdrückt. Während sich die Knochen langsam und unregelmäßig entwickeln, ist die Entwicklung der Weichteile üppig, daher die Neigung zur Obesitas bei Kindern und jungen Leuten.

Haar blond, lang, glatt.
Gesicht blaß, kreidig, aufgedunsen.

Fleisch weich.

Haut dünn und zart, läßt Venen durchscheinen.

Ausgeprägte Gesichtszüge.

Blaue Augen, chronisch erweiterte Pupillen. Lange, seidige Wimpern.

Geschwollene Oberlippe.

Zähne ausgezackt (10).

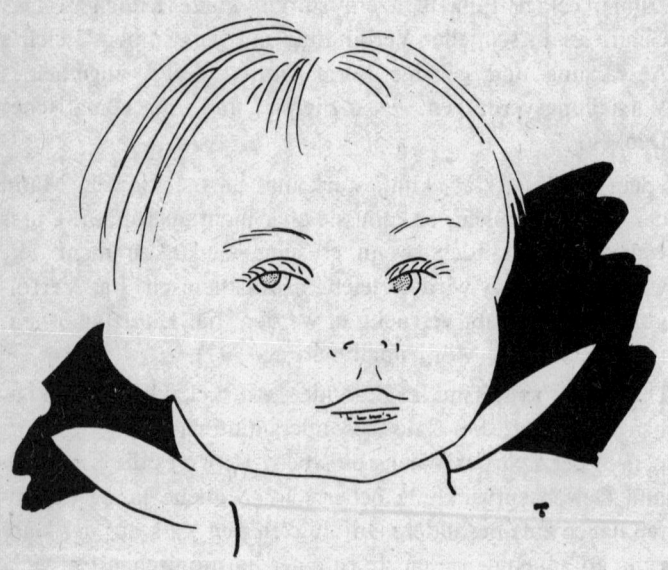

Physiognmie des Calc.-Kindes.
(Skizze v. Philippe Théral)

2. Teilschweiße:

Calc. schwitzt leicht, aber nur stellenweise: Profuser Kopfschweiß bei Kindern mit dicken Köpfen, deren Fontanellen zu lange offen bleiben, der Schweiß ist auf den Haarboden lokalisiert (*Rheum., Cham., Sanic., Sil.*). Teilschweiße im Nacken, auf der Brust, in den Achselhöhlen, an den Händen, den männlichen Genitalien, den Knien, den Füßen. Nachtschweiße der Geschwächten und der Tuberkulösen (*Acet-ac., Hep., Sil., Stann.* usw.).

Bei allen Calc-Schweißen ist die Körperoberfläche charakteristisch kühl und die Extremitäten sind kalt.

3. Kältegefühl:

Hier das genaue Gegenteil zu

Sulph. Man erinnere sich an das Brenngefühl, das man durch das gesamte *Sulph*-Bild findet.

Hier gibt es genau die entgegengesetzte Empfindung: ein Kältegefühl. Feuchtkalte Füße, das Gefühl, als steckten die Unterschenkel und Füße in nassen, kalten Strümpfen. Gefühl innerer und äußerer Kälte in verschiedenen Teilen des Kopfes, als sei ein Stück Eis daraufgelegt, mit blassem, gedunsenem Gesicht. Der Kranke hat ein Gefühl innerer Kälte, Widerwillen gegen frische Luft, jeder kalte Lufthauch geht durch und durch.

Modalitäten

A) Seitenbeziehung: rechts.

B) Verschlimmerung:

a) Durch Kälte: Der Calc-Patient ist frostig. Ihm ist immer kalt und Kälte in jeder Form verschlimmert. Er ist sehr kälteempfindlich und wenn das Wetter von warm auf kalt umschlägt, hat er große Mühe warm zu werden.

Sein Körper fühlt sich immer kalt an und er hat das dringende Bedürfnis, sich warm einzuhüllen.

b) Durch geistige und körperliche Arbeit. Calc. ist wirklich apathisch und es fehlt ihm an Ausdauer, er ist gleich erschöpft.

C) Besserung:

Durch trockenes Wetter.

Im allgemeinen geht es ihm besser, wenn er verstopft ist.

Besser, wenn er auf der schmerzhaften Seite liegt.

Gemütssymptome

Die Gemütssymptome von Calc. sind von grosser Schwäche geprägt. Es besteht eine echte Unfähigkeit, geistige Anstrengungen durchzustehen. Sie scheinen bar jeder Möglichkeit zur Aktivität. Sie sind langsam in ihren Bewegungen infolge der Schwäche, deren üble Folgen man bei ihnen jederzeit sehen kann. Auch geistige Arbeit fällt ihnen schwer. Sie sind langsam im Lernen und Begreifen und das aus zwei Gründen: wegen der Unfähigkeit, ihre Aufmerksamkeit auf eine Sache zu heften und wegen der schnellen Ermüdung, die auf jede geistige Anstrengung folgt.

Sie sind unfähig, sich kontinuierlich einem längeren Gedankengang hinzugeben, besonders nach Unannehmlichkeiten oder Erregungen. Geistige Anstrengung erzeugt bei ihnen eine große physische wie geistige Schlaffheit. Jede kleine geistige Anstrengung treibt ihnen das Blut in den Kopf.

Calc. ist sehr nützlich bei Krankheiten, die sich durch beständige Sorgen einstellen, die daher rühren, daß man sich zu intensiv mit seinen Geschäften abgibt, oder von einem »zu aufregenden Lebenswandel« (41).

Charakterlos, schwach, weich, ohne Energie. Er ist melancholisch, traurig, deprimiert mit unwiderstehlicher Tendenz zu weinen, er ist ängstlich, furchtsam mit Abscheu vor dem Leben und sieht alles schwarz. Gleichzeitig kann er reizbar und ungeduldig sein, mit impulsiven Zornausbrüchen. »Reizbares, grämliches Kind, das leicht erschrickt, Angst vor dem Kommenden hat, nicht allein sein mag. Diese Melancholie, diese Ängstlichkeit, diese intellektuelle Schwäche des Mittels werden begleitet von Herzklopfen und Schwindel« (41).

Aber der Kranke merkt seine geistige Erschöpfung selbst und es scheint ihm, daß diese Schwäche, diese Unfähigkeit zu handeln und zu denken, ihn schließlich zum Wahnsinn treiben werde. Er brütet an diesen Gedanken herum, die sich zu seinen Sorgen hinzugesellen und sich schließlich in seinem Hirn verankern. Er hat Angst vor dem Wahnsinn, ist überzeugt, daß er verrückt werden muß.

Dieser Geisteszustand kann sich mit einer Reihe von geistigen Abwegigkeiten komplizieren, wie dem Trieb, plötzlich schnell zu laufen, schnell eine Leiter hinauf- und herunterzusteigen, aus dem Fenster zu springen oder der Neigung, bizarre Dinge zu tun, sich stundenlang mit einem albernen Spielzeug zu beschäftigen, die gleiche Bewegung tagelang zu wiederholen, kindische Ideen zu haben, sich auf Einzelheiten und auf unwichtige Dinge zu fixieren. Was für Jedermann unwichtig ist, wird für ihn enorm wichtig. Diese Gedanken beherrschen ihn so sehr, daß er glaubt verrückt zu werden. Sein Geist ist ständig besessen, sei es von dem Gedanken verrückt zu werden, sei es durch Fixierung auf ausgesprochen lächerliche und unwichtige Dinge.

Visionen sobald er die Augen schließt. Er bildet sich ein, irgend jemand gehe hinter ihm (*Sil., Petr.*). Geistige Verwirrung mit schrecklichen Visionen. Er glaubt Tiere zu sehen, die sich ihm nähern, um ihn zu beißen.

Schlaf

Sehr viel Schläfrigkeit, mit Gähnen am Tage und besonders abends nach dem Abendessen. Früh am Abend ist er schläfrig, aber nachts ist er schlaflos oder er wacht oft auf, mit Zusammenfahren und Schreien. Er zuckt bei jedem Geräusch zusammen.

Die Gedanken wirbeln in seinem Kopf herum und verhindern den Schlaf oder eine fixe Idee hält ihn wach. Unangenehme Ideen überfallen ihn, sobald er sich hinlegt.

Nächtliche Ängste, erschreckende Träume von Krankheit und Tod. Sobald er die Augen schließt, hat er fürchterliche Gesichter.

Er schläft mit den Händen unter dem Kopf.

Puls. und *Ars.* haben die Hände über dem Kopf.

Morgens erwacht er erschöpft.

Kopf

Trockene oder feuchte, stark juckende Ausschläge der Kopfhaut. Es tritt auch nachts im Schlaf ein sehr reichlicher *Kopfschweiß* auf, sodaß das Kissen richtig naß wird.

397

Die Schweißbildung ist besonders an der Stirn und am Hinterhaupt lokalisiert, während bei

Sil., das auch stark am Kopf schwitzt, nicht nur die Kopfhaut wie bei Calc., sondern auch Gesicht und Hals reichlich schwitzen.

Rheum. hat reichlichen Schweiß der Kopfhaut mit saurem Geruch des ganzen Körpers, aber auch einen ausgesprochen kalten Schweiß des Gesichtes, der besonders um den Mund und die Nase herum auftritt und bei Calc. nicht vorkommt.

Sanic. hat reichliche Schweiße an Hinterkopf und Hals während des Schlafes, ohne die Charakteristika, die Calc. anzeigen.

Cham. hat einen warmen, klebrigen Schweiß an Stirn und Kopfhaut, mit den Gemütssymptomen, die eine Verwechslung mit jedem anderen Mittel ausschließt.

Ziehende, drückende und hämmernde Schmerzen im Kopf, mit Sausen in den Ohren. Chronischer Kopfschmerz, schlimmer morgens und durch geistige Arbeit.

Die Calc-Migränen betäuben den Kranken, er stumpft geistig ab und wird verwirrt. Starke Migränen, deren Schmerzen sich entlang der Nase ausdehnen, und die sich durch Dunkelheit und heiße Kompressen bessern. Kongestive Migränen mit klopfenden Schmerzen und Übelkeit. Ein charakteristischer Zug ist, daß dort, wo die Kongestion am stärksten ist, der Kopf sich außen kalt anfühlt. Kopfschmerz mit kalten Händen und Füßen. Gefühl von starker äußerer Kälte an verschiedenen Teilen des Kopfes, aber besonders rechts, als liege ein Stück Eis darauf.

Drehschwindel mit Gleichgewichtsverlust und der Neigung, nach hinten zu fallen, schlimmer morgens, beim Bücken oder beim Drehen des Kopfes. Schwindel, wenn er auf eine Höhe steigt.

Das Mittel ist nützlich in gewissen Fällen von *Epilepsie* mit einer besonderen Aura: Sie beginnt im Solarplexus, steigt von da nach oben oder geht im Gegenteil abwärts zum Uterus und den

Beinen. In anderen Fällen hat er in der Aura das Gefühl, als liefe ihm eine Maus über den Arm. Ursache der Calc-Epilepsie kann Schreck sein, plötzliche Unterdrückung eines chronischen Ausschlages oder Exzesse in venere. Das Mittel folgt gut auf *Sulph*. Für Dr. Bantl ist das Mittel sehr nützlich in den Fällen mit der charakteristischen Konstitution. Aber es scheint auch gut gewirkt zu haben, um die Wirkung von *Bell.* wieder zu aktivieren, selbst wenn die konstitutionellen Symptome nicht sehr ausgeprägt waren.

Gesicht

Blaß, erdig, gelb, kränklicher Gesichtsausdruck. Manchmal ist es brennend rot, mit einseitiger Schwellung.
Manchmal findet man juckende Ausschläge im Gesicht.
Die Lippen sind trocken und geschwollen, oder pergamentartig, rissig und bluten leicht.

Augen

Hier kann man bei Leuten mit der charakteristischen Konstitution des Mittels verschiedene Wirkungen und Störungen beobachten.
Kältegefühl in den Augen. Die Bindehaut ist rot und kongestioniert.
Die Lider sind rot, geschwollen, krustig und jucken.
Chronische Erweiterung der Pupillen. Tritt diese Pupillenerweiterung bei einer akuten Erkrankung auf, so ist das ein Zeichen für *Bell.*, besteht sie aber ständig, dann zeigt sie Calc. an.

Ohren

Skrofulöse Entzündung mit schleimig-eitrigem Ohrenlaufen und Drüsenschwellung. Leicht blutende Polypen.
Im Grunde genommen hier, wie bei den Augen, keine charakteristischen Symptome, man muß sich an die allgemeine Konstitution halten.

Verdauungsorgane

1. Mund:

Ständig saurer Geschmack. Im Mund sammelt sich saure Flüssigkeit an. Brennen im Mund, besonders beim Kauen.

Die Schleimhaut ist im ganzen oder fleckig gerötet. Das Zahnfleisch ist geschwollen und blutet leicht, die Zunge rot und glatt.

Große, weiße, wohlgestellte, fast viereckige Zähne. Zahnschmerzen beim Trinken von kaltem Wasser. Verzögerte Zahnung bei Kindern.

2. Rachen:

Vergrößerte Mandeln. Gefühl von Zusammenschnüren in der Kehle beim Schlucken. Hartnäckiger Rachenkatarrh mit dem Gefühl von Trockenheit und Würgen. Calc. ist hier ein ausgezeichnetes Mittel. Es bewährt sich auch bei chronischen Rachenkatarrhen von Leuten, die sich so leicht erkälten, daß sie einen neuen Katarrh bekommen, bevor der alte abgeklungen ist. Man merke sich die Eigenschaft unseres Mittels, sich bei jeder Nichtigkeit, beim kleinsten Luftzug, bei der geringsten Feuchtigkeit zu erkälten.

3. Appetit:

Großes Verlangen nach Eiern, besonders bei Kindern. Er schätzt auch Brot, aber

> *Alum., Arn., Carb-v., Puls., Sep.*, mögen wie Calc. kein Fleisch

> *Aeth., Mag-c., Mag-m., Sulph.* vertragen Milch schlecht wie Calc, das diese auch nicht mag.

> *Alum., Cic., Nux-v., Nit-ac.* können auch, wie Calc, Verlangen nach Unverdaulichem, Gips, Papier usw. haben.

> *Acon., Ars., Bry., Chin., Nat-m.,* sind, wie Calc., manchmal sehr durstig und wollen kaltes Wasser haben.

Calc. kann sowohl appetitlos wie heißhungrig sein.

4. Magen:

Der Magen ist schlaff und träge. Er verdaut die Speisen schlecht, sie bleiben lange im Magen und werden dort sauer. Gefühl von Auftreibung, Schwellung und Völle im Magen. Der Magen ist geschwollen, aufgetrieben und empfindlich. Diese Auftreibung wird nicht nur subjektiv empfunden, sondern ist auch bei der Untersuchung sichtbar. Das Epigastrium ist vorgewölbt, als stecke dort ein umgedrehter Suppenteller. Saures Erbrechen, saures Aufstoßen. Alles scheint sauer und scharf zu werden im ganzen Verdauungskanal. Saures Aufstoßen, saures Erbrechen geronnener Milch beim Brust- oder Flaschenkind. Saurer Durchfall, saurer Geruch des ganzen Körpers (*Mag-c., Sul-ac., Rheum., Iris., Rob.*, etc.).

5. Abdomen und Stühle:

Berührungsempfindlich, aufgebläht mit viel Rumpeln.

Kältegefühl im ganzen Bauch.

Gespannt und hart. Schmerzhafte Schwellung der Leisten- und Mesenterialdrüsen.

Vermehrter Fettansatz am Bauch. Nabelhernie.

Empfindliche Leber mit stechenden Schmerzen. Leberschmerzen beim Zusammenkrümmen und Bücken. Leberkolik mit Schmerzen, die von rechts nach links ziehen und durch herumgehen besser werden.

Durchfälle verschiedener Konsistenz und Farbe, schlimmer am Nachmittag, im Gegensatz zu

Sulph., der Morgenverschlimmerung hat.

Saure Durchfälle mit unverdauten Nahrungsteilen, von sehr üblem Geruch, schlimmer durch Milchgenuß und besonders bei Kindern vom Calc-Typ.

Durchfall nach der geringsten Abkühlung. Beim leichtesten Schnupfen, bei der leichtesten Erkältung treten Durchfälle auf. Durchfälle kommen nie zur Ruhe, weil die geringste Abkühlung und Nässe sie wieder neu aufleben lassen.

Verstopfung. Harte, graue, pappige Stühle, die nicht entleert werden können. Dem Kranken geht es im allgemeinen besser, wenn er verstopft ist. Die Stühle sind erst hart, dann weich und schließlich flüssig. Verstopfung abwechselnd mit Durchfall (*Ant-c., Chel., Coll., Nux-v., Podo.*).

Geschlechtsorgane

1. männliche:

Gesteigertes Verlangen, sehr starke sexuelle Wünsche, aber nur in der Phantasie. Die Erektionen sind vermindert oder unvollständig. Beim Coitus kommt der Erguß zu früh. Danach Schwindel, Kopfschmerz, Schwäche in den Knien. Schwäche nach dem Coitus.

Calc. bildet mit

Sulph. und *Nux-v.* eine kleine Gruppe von Mitteln, die für sexuelle Schwäche infolge von Exzessen in venere oder Masturbation empfohlen wird. (23).

2. weibliche:

Reichliche Genitalschweiße. Brennen und Jucken der Vulva vor und nach der Regel. Jucken und Brennen der Vulva bei kleinen Mädchen.

Bei jungen Mädchen von plethorischem Äußerem, mit Hyperleukozytose, die sich über Kongestionen in Kopf und Brust, über Atemnot, Kopfschmerzen, Herzklopfen usw. beklagen, kündigt sich die Regel in der Pubertät an, ihr Erscheinen verzögert sich aber(*Ferr., Graph., Kali-c., Nat-m., Puls.*) (41).

Die Regel stellt sich zu früh ein, dauert zu lange, ist zu stark und zu reichlich, mit nachfolgender Amenorrhoe.

Die Regel ist zu früh und zu reichlich bei kalten Füßen, als habe man nasse Strümpfe an. Nach der kleinsten Erregung fängt sie wieder an.

Leichte Scheidenblutung außerhalb der Regelzeit, was an

Ambr., Bov., Ham., Phos., Sabin., Sil. usw. erinnert, mit denen man unser Mittel vergleichen muß.

Die kleinste Gemütserregung bringt die Regel wieder hervor: Ein Widerspruch, eine Aufregung, eine nur geringe Erregung genügt, um die Regel wieder in Gang zu bringen.

Milder, reichlicher, schleimiger, milchiger Ausfluß. Leukorrhoe kleiner Mädchen vor der Pubertät.

Gebärmutterpolypen (*Bell., Phos., Teucr., Thuj.*).

Die Brüste sind schmerzhaft und heiß vor der Regel (*Con.* usw).

Knoten in den Brüsten.

Atmungsorgane

1. Nase:

Schnupfen: Bei jedem Wetterwechsel, beim kleinsten Luftzug erkältet er sich. »Calc ist nützlich bei Kindern und Skrofulösen, die leicht einen Schnupfen bekommen« (11).

Chronischer Katarrh mit dicken Krusten in den Nasenlöchern und zähem, gelbem Sekret.

Polypen in der Nase, Nasenbluten.

2. Kehlkopf:

Chronische Heiserkeit bei Skrofulösen vom Calc-Typ.

Heiserkeit ohne Schmerzen, schlimmer morgens (*Arum-t., Caust., Hep., Nux-v.*).

3. Bronchien und Lunge:

Hier in großen Zügen die Lungensymptome von Calc.: Schmerzen in der rechten Brustseite. Schleimrasseln, rechts stärker. Eitriger Auswurf mit großer Erschöpfung und Schweißen.

Kurzatmigkeit, besonders beim Treppensteigen. Trockener, heftiger, krampfartiger Husten nachts. Am Tage kann er verschwinden. Husten besonders morgens, mit Auswurf.

Das alles erinnert uns an das Bild der Lungentuberkulose. »Calc. ist von höchster Wichtigkeit in der Behandlung der Lungenschwindsucht, und ist eines unserer wirksamsten Mittel, wenn es genau eingesetzt wird, in einem Zustand der Krankheit in dem die Heilung noch möglich ist. Hier seine Indikationen: Leukophlegmatisches Temperament. Die Erkrankung sitzt im rechten Ober- oder Mittellappen, bei
Sulph. im linken Oberlappen.

»Die Brust schmerzt bei Berührung oder Einatmung. Kurzatmigkeit beim Gehen, besonders aber beim Steigen. Schmerzlose Heiserkeit mit Morgenverschlimmerung. Calc. paßt besonders für Frauen, die eine zu frühe und reichliche Regel haben, mit ausgesprochenem Kältegefühl in Füßen und Knien.
Es besteht Neigung zur Erschlaffung der Eingeweide; deutliche Verschlimmerung am Nachmittag. Der Appetit fehlt ganz
und damit geht eine fortschreitende Auszehrung einher« (48).

Kreislauforgane

Herzklopfen nach der geringsten Anstrengung. Herzklopfen
im Bett mit Schwindel und Ohnmachtsgefühl.
Schneller, schwacher Puls.

Rücken und Extremitäten

Cervicaldrüsen einzeln oder kettenförmig bei dicken Kindern,
sie können bis zur Kopfhaut reichen (*Bar-c.*).
Schiefhals, es zieht den Kopf nach rechts herüber. Schmerzen
auf und zwischen den Schultern verhindern das Durchatmen
und tragen dazu bei, daß er nicht gehen und nicht treppensteigen kann. Ziehen in der Lumbalgegend von oben nach unten.
Lendenschmerzen machen es dem Kranken unmöglich, vom
Stuhl aufzustehen, sie verschlimmern sich in Ruhe und werden durch Hitze besser. Rundrücken, Rückgratverkrümmun-
gen.
Steifheit finden wir im ganzen Calc-Bild: Steifheit beim Aufstehen vom Bett, wie vom Sitz usw. »Hier zeigen sich alle
rheumatischen Zustände an den Extremitäten. Gichtische Ge-
lenksentzündungen, Gelenkschwellungen, Gicht der kleinen
Finger-und Zehengelenke. Rheumatische Schmerzen durch
Nässe. Wetterwechsel und besonders Regenwetter lösen beim
Calc-Kranken immer Schmerzen aus« (41). Heftige Schmerzen, als sei die kranke Partie gezerrt oder gequetscht.
Große Schwäche in den Beinen, sowohl nach Coitus (hier
kommt ein Zittern hinzu, das mehrere Tage anhalten kann), als

auch nach körperlicher Anstrengung. Die Schwäche tritt plötzlich auf - die Muskeln der Vorderseite der Oberschenkel sind kraftlos, wie nach einem langen Lauf - ist morgens schlimmer und von Steifheit begleitet.

Feuchtkalte Füße, als steckten sie in naßen Strümpfen. Eiskalte Füße nachts. Werden sie warm, so fangen sie an zu brennen, das darf man aber nicht mit dem Brennen von *Sulph* verwechseln. Fußsohlen abblätternd, wund.

Kinder lernen spät laufen (*Caust.*) (8), weil ihre Beine zu schwach sind, weil die Knochen ihrer Beine den Körper nicht tragen können. Bei

*Nat-m*Ausführung bestimmter Handlungen wie Gehen . ist das anders, hier liegt die Verzögerung des Kindes bei der Ausführung bestimmter Handlungen wie Gehen usw., an Störungen des Gehirns (41).

Bar-c. vergleiche man auch.

Haut

Calc. wirkt hier nicht ganz so deutlich wie *Sulph*., ist jedoch unentbehrlich bei Hauterscheinungen, die mit einer konstitutionell dyskrasischen Störung zusammenhängen. Diese deckt es im allgemeinen, zum Beispiel die feuchten Kopfekzeme oder den Milchschorf bei Kindern vom Calc-Typ. Diese Kinder werden besonders von einem typischen Ekzem betroffen, das auf der Kopfhaut erscheint und die Neigung hat, sich über das Gesicht auszubreiten. Es erscheint oft in Flecken auf dem Gesicht und bildet dort dicke Krusten, die wie dicke Kalkablagerungen aussehen. Das Kind zerkratzt sich den Kopf, besonders heftig beim Aufwachen. Der Übergang vom Schlaf zum Erwachen scheint im Bereich der Eruptionen einen besonders heftigen Juckreiz hervorzubringen (oder dieser tritt jedenfalls dann auf).

Zusammenfassend kann man sagen, dass die Calc-Haut kalt, zart und schlaff ist. Sie ist ungesund in dem Sinne, daß die leichtesten Verletzungen zum Eitern neigen, jedoch nicht in dem Maße, wie bei *Sil.* und *Hep.*

Der Kranke hat eine verminderte Abwehr und seine vitale Schwäche zeigt sich körperlich wie geistig, ebenso in seiner Demineralisation.

Fieber

Frost mit Kältegefühl, besonders nachts, vom Gesicht und vom Rücken ausgehend.

Hitze mit aufgedunsenem Gesicht und Durst.

Teilschweiße im Gesicht, auf der Brust, an Händen und Füßen. Nachtschweiße.

Beziehungen

Komplementär: *Bell.*, dessen chronische Schwester Calc. ist. *Rhus-t.*

Antidote: *Camph., Bry., Chin., Ip., Nit-ac., Nux-v., Sep., Sulph.*

Unverträglich: Calc. und *Sulph.* gehen nicht gut nach *Kali-c.* und Nit-ac.

Mittel, die gut folgen: *Aran., Agar., Bell., Bor., Bism., Dulc., Graph., Ip., Kali-c., Lyc., Nat-c., Nux-v., Phos., Puls., Plat., Podo., Rhus-t., Sil., Sep., Sars., Ther., Tub.*

Calcium fluoricum

Calcium fluoricum, der Flusspat kommt in der Natur in farblosen, gelegentlich auch in verschiedenen Farben gefärbten, kubischen oder okataedrischen Kristallen vor. Im Körper finden wir ihn besonders in den Zähnen, Knochen und fibrösen Geweben. Die ersten drei C-Potenzen werden durch Verreibung der Kristalle hergestellt.

Allgemeine Mittelwirkung

»Calc-f. findet sich im Schmelz der Zähne und in den oberflächlichen Schichten der Knochen, ebenso in der Epidermis und den elastischen Fasern des Bindegewebes und der Gefäßwände. Störung des Stoffwechselgleichgewichts dieses Salzes im Körper bewirkt eine Erschlaffung dieser Gewebe. Sind es die elastischen Fasern der Lymphgefäße, so entsteht ein Exsudat, das nicht wieder resorbiert werden kann und in Verhärtung übergeht. Betrifft es die Gefäßwände, so entstehen Varizen, Haemorrhoiden und Gefäßgeschwülste.

»Mangel an Calc-f. im Körper scheint an der Oberfläche der Knochen Exsudate mit anschließender Verhärtung zu erzeugen. Ferner entsteht eine Erschlaffung der elastischen Fasern, wodurch es zu Gefäßerweiterungen und Organptosen von Uterus, Magen und Därmen kommt. Ausschwitzung von Kreatin aus den Hautzellen (Kreatin kommt in Epidermis, Nägeln und Haaren vor), die schnell auftrocknet und festhaftende Krusten bildet. Das kann man an den Handtellern beobachten, an denen sich nach schwerer Handarbeit vermehrt Schwielen bilden.

»Unter dem Einfluß von potenziertem Calc-f. resorbieren sich diese Verhärtungen auf folgende Weise: Entweder gewinnen die erschlafften elastischen Fasern der Lymphbahnen ihre Elastizität wieder, wodurch sich die Gefäße zusammenziehen und die Exsudate wieder aufnehmen können, oder es wird durch die erhöhte Kohlensäurespannung im Blut ein Teil des

Fluors aus Calc-f. mit dem Sauerstoff in statu nascendi aus der Kohlensäure zu Acidum hydrofluoricum, oxydiert, die nach und nach die Ablagerungen löst, sodaß sie wieder in die Lymphbahn aufgenommen werden können. Was nicht durch die Kohlensäure gelöst wird kann dann von der Schwefelsäure gelöst werden, die bei der Aufspaltung von Eiweißmolekülen frei wird.

»Nach diesen physiologisch-chemischen Gedankengängen versteht man, daß die Veränderungen in der Knochenoberfläche, den Zähnen und den elastischen Fasern in Verbindung mit unserem Mittel stehen.

»Deshalb ist Calc-f. nützlich in allen Störungen, die als Folge der Erschlaffung der elastischen Fasern entstehen, einschließlich Varizen,Gefäßtumoren, Haemorrhoiden, Ptosen der Abdominalorgane, Uterusverlagerungen, Senknieren usw., gestörtem Stoffwechsel der Knochen und besonders der Zähne, gewissen posttraumatischen Exostosen, steinharten Ganglien usw.« (7).

»Calc-f. scheint der Stoff zu sein, der die Härte der Knochen und die Widerstandskraft der elastischen Fasern beeinflußt. Deshalb hilft er gegen die Stoffwechselstörungen der Gefäße mit Erweiterung und Verformung, gegen Knochentumoren und sehr harte Ganglien, unregelmäßige Knochenbildung und Bänderschwäche« (47).

Charakteristisches

1. Konstitution und Typ:

»Es sind besonders kleine bis mittelgroße Menschen mit festem Gewebe und bräunlicher Hautfarbe. Ihr Skelett ist von vorn nach hinten entwickelt, sie sind gewöhnlich langschädelig und einer oder beide Kiefer stehen vor (Prognathie). Die Zähne sind klein, glanzlos und unregelmäßig gestellt, die Knochen rauh, deformiert und zart, die Finger schmal und spitz. Bei allgemeiner Bänderschwäche sind die Gelenke schwach und überdehnbar, wir finden Varizen und Eingeweidesenkung.

»Befindet sich der Calc-f-Typ in ausgeglichenem Zustand, dann wird er ein Tätiger sein, dessen Geist weder brillant noch stark ist. Er wird die Gegebenheiten eines Problems gründlich erwägen und alle Möglichkeiten ausschöpfen. Das Schwergewicht seiner geistigen Tätigkeit wird rückwärts gerichtet sein, weit davon entfernt sich voraus zu orientieren. Sein Gedächtnis ist zwar wohl entwickelt und gut ausgestattet, aber träge. Das Auffassungsvermögen ist längst nicht so lebhaft wie bei *Calc.*, dafür aber sehr beständig und zäh; denn bei einer zurückfliehenden Stirn und etwas bescheidenen höheren Hirnzentren sind die supraokulären Wahrnehmungszentren wohl ausgebildet im Auffassen, Festhalten und Vergleichen. Obwohl ihm die Größe und Weite der Vorstellungskraft oder des Überblicks fehlen, ist er doch gut in der Ausführung, ein Geschäftsmann von verbindlichem Wesen« (47).

Die pathologischen Erscheinungen beziehen sich vorwiegend auf Gefäß- und Stoffwechselleiden.

Modalitäten

A) Verschlimmerung:
   In Ruhe.
   Durch Zugluft, Kälte, Wetterwechsel.
   Bei feuchtem Wetter.
B) Besserung:
   Wenn er sich ein bißchen bewegt hat, durch Bewegung.
   Durch Wärme, durch heiße Anwendungen.

Gemütssymptome

Sehr niedergeschlagen, unentschlossen, zaudernd. Gleichzeitig ist er ängstlich und mutlos. Er hat grundlose Angst, besonders unbegründete Furcht vor finanziellem Ruin. Dem Wert des Geldes legt er unverhältnismäßig hohen Wert bei.

Schlaf

Das Gefühl von Angst und Furcht finden wir auch in seinem Schlaf, der unruhig und nicht erholsam ist. In seinen Träumen hat er ein peinliches Gefühl von drohender Gefahr.

Kopf

Exostosen an den Schädelknochen. Blutig-seröse Beulen bei Neugeborenen am Scheitelbein, die auf einem rötlichen Untergrund sitzen und sich nur langsam resorbieren.

Krachende Geräusche im Kopf.

Gesicht

Asymmetrisches Gesicht. Schwellung und Verhärtung der Maxillardrüsen.

Herpetische Geschwüre an den Lippen nach Erkältung, aber nicht wie

Nat-m., wo sie diffus sind.

Augen

Schmerzen in den Augäpfeln, besser wenn man die Augen schließt und sie fest drückt.

Sieht eine flackernde Flamme oder schwarze Punkte vor den Augen.

Flecke auf der Cornea. Phlyctäne. Conjunctivitis.

Subkutane Cysten an den Lidern. Chalazeon (*Puls., Rhod., Staph., Thuj.*).

Ohren

Kalkeinlagerungen im Trommelfell. Sklerose der Hörknöchelchen mit Taubheit und Ohrgeräuschen.

Chronische Eiterung des Mittelohres.

Verdauungsorgane

1. Mund:

Unregelmäßige, fehlgestellte Zähne. Der Zahnschmelz ist dünn, rauh und zeigt Defekte. Die Zähne sitzen im Kiefer nicht fest, mit oder ohne Schmerzen; sie lassen sich in den Alveolen bewegen. Zahnschmerz in wackeligen Zähnen; Schmerzen, sobald Speisen die Zähne berühren.

Rissige Zunge. Verhärtung der Zunge nach einer Entzündung.
Zahnfleischabszeß mit harter Schwellung des Unterkiefers.
Große Trockenheit im Mund.

2. Rachen:

Sehr trockene Kehle. Brennen, das durch heiße Getränke gelindert wird, schlimmer nachts und durch kalte Getränke.

3. Magen:

Appetitverlust mit Übelkeit und Erbrechen nach dem Essen.
Erbrechen unverdauter Speisen. Schluckauf.
Flatulenz.

4. Abdomen und Stühle:

Flatulenz mit Kältegefühl, besonders im rechten Hypochondrium.
Schießende Schmerzen in der Lebergegend, schlimmer im Sitzen, besser wenn er sich nachts zum Schlafen gelegt hat.
Schlimmer, wenn er auf der schmerzhaften Seite liegt.

   Calc. hat das Gegenteil.

Verstopfung mit Völlegefühl im Kopf. Die Därme sind wie »zugeschnürt« und nicht in der Lage den Stuhl herauszulassen.
Analfissuren. Höchst schmerzhafte Schrunden am unteren Ende
des Darmkanals. Afterjucken, wie von kleinen Würmchen. Blutende Haemorrhoiden, innere Haemorrhoiden mit Kreuzschmerzen im unteren Teil des Sakrums und Verstopfung.

Harnorgane

Reichliche Harnmenge, häufiger Drang.
Oder spärlicher, sehr stark gefärbter Urin, der scharf riecht
und reizt.

Geschlechtsorgane

1. Männliche:

Dauernde, leichte Absonderung von Samen und Prostatasaft
mit Verkleinerung der Hoden.
Hodenverhärtung und Hydrozele.
Das Mittel hat sich bewährt zur Heilung des harten Schankers.

2. Weibliche:

Uterusprolaps mit Schweregefühl. Gefühl, als falle der Uterus zwischen den Schamlippen heraus. Uterusprolaps mit reißenden Schmerzen in den Oberschenkeln.

Reichliche Menses. Calc-f. tonisiert die Kontraktilität des Uterus beim Blutsturz. Massive Regelblutungen mit Senkungsgefühl.

Während der Schwangerschaft gegeben, erleichtert es die Geburt.

Harte Knoten in Busen, Gebärmutter oder Eierstöcken.

Atmungsorgane

Heiserkeit. Hackender Husten mit Kitzeln wie von einem Fremdkörper im Kehlkopf, der durch Husten nicht gebessert wird, er tritt oft auf, wenn ein Afterjucken unterdrückt wurde. Atemnot mit dem Gefühl, als müsse die Luft durch eine Enge hindurch.

Kreislauforgane

Erweiterung, Hypertrophie des Herzens.

Erweiterte Arterien und Venen. Wir sahen schon, welche Rolle Calc-f. für die kontraktilen Fasern der Gefäßwände spielt. So ist es auch ein großes Mittel für die Varizenbehandlung. Im Frühstadium kann selbst ein Aneurysma durch dieses Mittel zurückgebildet oder gestoppt werden, oder durch *Ferr-p.*, vorausgesetzt, daß nicht vorher mit *Kali-j.* behandelt wurde.

Gefäßtumoren mit erweiterten Blutgefäßen.

Es ist der Meister in der Wiederherstellung der Kontraktilität der Gefäße.

Bezüglich der *Varizenbehandlung* vergleichen wir:

Fl-ac. für die Behandlung von Varizen, die schon sehr lange bestehen, besonders an den Unterschenkeln. Sie neigen zur Geschwürsbildung, haben brennende Schmerzen oder das Gefühl, als wollten sie vor Müdigkeit bersten .

Puls. hat viele venöse Kreislaufprobleme und nützt bei der Behandlung von sehr empfindlichen Unterschenkelvarizen mit Stechen.

Lyc. hilft bei Varizen der Beine, besonders rechts, wenn diese dick sind und sich auf Druck hart anfühlen.

Vip. ist das Mittel für stark geschwollene, schmerzhafte Varizen mit Phlebitisgefahr.

Zinc. hat dicke variköse Venen am Unterschenkel.

Gewebe

Wir haben gesehen, daß Calc-f. reich an verhärteten Infiltrationen ist: Steinharte Drüsen, insbesondere Cervicaldrüsen.

Diese Wirkung von Calc-f. müssen wir uns unbedingt merken: die Drüsenverhärtungen, die steinharten Tumoren, die verhärteten Knoten sind für das Mittel charakteristisch. Bei dieser *Drüsenhypertrophie* sind die wichtigsten Mittel:

Calc., und *Graph.,*

Jod., das Schwellungen und Verhärtungen in den Fascien und Bändern der Gelenke und Sehnen sowie Hypertrophie von Drüsen und Ganglien, besonders beim Typhoid hat und

Sil., Hekla., Lap-a.

Zystische Tumoren infolge von Überanstrengung der elastischen Fasern. Ausschwitzungen an der Knochenoberfläche, die schnell verhärten und knotige oder spitze Form annehmen. Exostosen an den Gelenken von Rumpf, Handwurzel und Schädelknochen. Wegen dieser *Exostosen* vergleiche man:

Ang., das besonders bei Exostosen von Maxilla und Tibia in Frage kommt.

Dulc. bei Vorderarm und Tibia.

Hekla. besonders der Schädelknochen, Maxilla und Tibia.

Phos. der Schädelknochen mit reißenden Schmerzen, schlimmer nachts und bei leisester Berührung, usw.

Harte Knoten, harte Drüsen, harte Tumoren in den Mammae.

Rücken und Glieder

Schmerzen und Reißen im unteren Teil des Rückens (Sacrum) mit Brennen, Völlegefühl und Zusammenschnüren in den Eingeweiden.Rückenschmerzen mit Schwäche, die eine Spinaliritation vortäuschen.

Lumbago, schlimmer im Anfang, besser bei fortgesetzter Bewegung.

Chronische Lumbago, die sich bei der kleinsten Anstrengung wiederholt. Die Schmerzen sind schlimmer nach der Ruhe und bessern sich bei fortgesetzter Bewegung und durch Wärme, ähnlich *Rhus-t.*

Krachen in den Gelenken. Chronische Synoviitis. Schwellung des Schultergelenks mit Krepitation, die anzeigt, daß die Gelenkschmiere fehlt.

Schlaffe Gelenke, Neigung zur Luxation. Die Phalangen renken leicht aus. Das ist leicht zu verstehen, wenn man bedenkt, wie die elastischen Fasern unter Calc-f. leiden.

Zystische Tumoren auf dem Handrücken, Exostosen der Finger.

Haut

Fissuren und Risse in der Haut. Fissuren und Hautverhärtungen in der Hohlhand.

Ekzem durch venöse Hyperämie, schlimmer bei feuchtem Wetter, besser nachts. Schuppiges Ekzem mit Verdickung und Fissuren der Haut. Analekzem infolge von Haemorrhoiden.

Indolente, fistelnde Geschwüre, die einen dicken, gelben Eiter absondern.

Beziehungen

Folgt gut auf:

    Calc-p. und *Sil.* bei Knocheneiterung,

    Nat-m. bei Erkältung,

    Rhus-t. bei Lumbago,

    Bry. und *Calc.* bei Arthritis,

    Stict. und *Ferr.* bei Synovitis.

Bei Verhärtungen vergleiche: *Bar-j., Calc-j., Hekla., Aster., Con., Phyt., Carb-an., Merc-j-r., Sil.*

Calcium phosphoricum

Calc-p., der phosphorsaure Kalk hat grosse Symptomenähnlichkeit mit *Calc.*, aber auch viele Besonderheiten, die ihm ein ganz eigenes Gesicht geben.

Es ist ein in der Natur sehr verbreitetes Salz mit stellenweise reichen Vorkommen, das in all unseren Geweben, mit Ausnahme der elastischen Fasern, und in allen Körperflüssigkeiten vorkommt.

Die dreibasische Phosphorsäure bildet mit dem Kalk 3 Salze, von denen das tricalcische Phosphat $CaHPO_4$ das Wichtigste ist: ein weißes, amorphes, leichtes Pulver, in Wasser unlöslich, aber schon löslich in schwachen Säuren.

Aus diesem Pulver stellen wir durch Verreibung unsere ersten drei C-Potenzen her.

Allgemeine Mittelwirkung

Als unerläßlich für Wachstum und Stoffwechsel kommt Calc-p. in allen Körperflüssigkeiten und Geweben, mit Ausnahme der elastischen Fasern vor. Außer in den Knochen ist es überall an Eiweißkörper gebunden. Wir finden es in den Blutkörperchen und im Plasma, im Speichel und Magensaft, in Knochen, Zähnen, Milch usw. Es gibt den Knochen ihre Festigkeit. Es hat eine besondere Affinität zum Eiweiß, das ihm als Grundlage im Zellgewebe dient, und es ist überall nützlich, wo man es in den eiweißhaltigen Sekretionen oder Eiweißkörpern antrifft. Es steuert die Ernährung der frischgebildeten Blutkörperchen und wird so zu einem führenden Mittel bei Chlorose und Anämie. Es ist sehr wichtig für geschwächte oder wachsende Gewebe, indem es die Zellbildung anregt, und so das Fundament für neues Gewebe bildet. Darum ist es so unentbehrlich im Beginn der Wachstumsperiode.

»Calc-p. brauchen wir zur Behandlung von Krankheiten, die aufgrund einer Störung scines Stoffwechsels im Gewebe entstehen, wie die verzögerte Kallusbildung nach einer Fraktur, oder wenn Fehlernährung zu anomaler Entwicklung von

415

Knochen- und anderen Geweben führt, wie wir dies u.a. bei der Rachitis finden. Seiner Wirkung unterstehen auch alle Knochenkrankheiten, alle Krankheiten, die mit einer falschen Blutzusammensetzung durch dyskrasische Infektion in den Knochen-und Hautgeweben entstehen. Wird aus irgend einem Grunde eine unzureichende Menge Calc-p. resorbiert, dann leidet der Stoffwechsel Not, es kommt zu unvollständigem Zellwachstum, das zur Schwächung und, wenn es zum Äußersten kommt, Zerstörung besonders der Knochen- und Drüsengewebe führt.

»In der Wachstumsperiode hilft das Mittel oft Kindern, deren Schädelknochen nur langsam zusammenwachsen oder die sich mangelhaft entwickeln. Hat man es mit einem Kind zu tun, das abmagert, spät laufen lernt, dessen Beine nicht die Kraft haben den Körper zu tragen, das schlecht lernt und dessen geistige Entwicklung sich verzögert, dann sollte man an Calc-p. denken, wie an

   Bar-c., Bor., Ph-ac., Nat-m., oder *Calc.*

»Schwache, magere Kinder mit runzliger Haut.

»Calc-p. ist auch ein gutes Mittel während der Dentition, zur Stimulierung des Stoffwechsels bei debilen, skrofulösen Kindern, die Konvulsionen und Krämpfe bekommen.

»Eine andere wichtige Eigenschaft von Calc-p. ist es, nach einer akuten Krankheit die Kräfte wieder herzustellen, sei es als Direktwirkung, oder als Wegbereiter für eine andere passende Arznei. In letzterem Falle wird es zum wichtigen Zwischenmittel. Calc-p erweist sich als echtes Tonicum in vielen schwächenden chronischen Krankheiten mit Phosphaturie. Bei der Anaemie zu schnell gewachsener, junger Leute und bei jungen Frauen, die durch mehrere Geburten oder zu häufiges und zu langes Stillen oder zu reichliche Regeln oder Leukorrhoe geschwächt sind, bei Krankheiten mit zu reichlichen und erschöpfenden Absonderungen, wie tuberkulösen Durchfällen; chronischer Bronchitis mit sehr reichlichem Auswurf; Nachtschweißen; skrofulösen Abszessen oder Geschwüren mit reichlicher Eiterung; Menorrhagien, bei denen nebenbei bemerkt Calc-p. eine kurative Wirkung hat; in all diesen Fällen ist es ein hervorragendes Mittel.

»Bei alten Leuten, bei denen die Regenerationskraft des Nervensystems nachläßt, ist Calc-p. gut zu brauchen.

»Beim Pruritus senilis und vulvae ist es ebenso nützlich, wie in der Rekonvaleszenz nach schweren Krankheiten.

»Bei der Lungentuberkulose mit Auszehrung, Nachtschweissen, Haemoptysen und anderen ausgesprochenen Organsymptomen kann Calc-p. in tiefen Potenzen oft die Heftigkeit des Verlaufes mildern.

»Jungen Leuten mit erschöpfenden, nächtlichen Polutionen, Onanisten und Frauen mit gesteigerter sexueller Erregung, können wir auch mit Calc-p. helfen.

»Eine Störung des Calc-p-Stoffwechsels in den Epithelzellen der Serosa führt zu seroalbuminösen Ergüssen. So entstehen die Kniegelenksergüsse, Bursitis praepatellaris u.a., die durch ein paar Gaben Calc-p. zur Resorption gebracht werden können.

»Fehlt es in den Epidermiszellen an Calc-p., wird Eiweiß aus der Haut austreten und Krusten oder Schuppen bilden, die man nur durch die Verordnung von Calc-p. beherrschen kann.

»Man wird bei Mangel an Calc-p. in den Schleimhautepithelien auch eine eiweißartige Absonderung finden«(7).

Charakteristisches

1. Konstitution und Typ:

Die *Phos*-Komponente, die wir hier in der Verbindung mit dem Kalk finden, bringt eine so große Veränderung in den *Calc*-Typ, daß Calc-p. den genau entgegengesetzten Typ verkörpert.

   Phos. steigert die Oxydation und wirkt sich auf die Erythrozyten wie auf die Nervenzellen aus. Der eine Typ ist der Sanguiniker, lebhaft, unausgeglichen und vital. Geht die Wirkung mehr auf die Nervenzellen, dann bekommen wir als zweiten Typ den Phantasten und Enthusiasten, der die feinsten Einflüsse wahrnimmt und sofort darauf reagiert, ein intensiv begabter Künstler (47). *Phos.* setzt seine Überaktivität mit dem Grundtyp von

Calc. in Verbindung und wirkt auf dessen Praedilektionsstellen, die Knochen und das Lymphsystem.

Deshalb wird Calc-p. besonders bei zu schnellem Wachstum, bei Frakturen, akuten Knochenkrankheiten, Fieberanaemie und schweren chronischen Krankheiten eingesetzt.

Calc-p. wirkt meist besser auf magere, denn auf fette Menschen. Der Typ ist groß, mager, schlank, sein Teint und die Haare eher braun als blond, mit lebhaften Bewegungen, zarter, rosiger Haut, seidig weichen Haaren und langen Wimpern.

Das Skelett ist in die Höhe angelegt, die Kieferknochen stark gewölbt, die Zähne hoch, gerade und ein bißchen gelblich, die Knochen lang, die Finger spindelförmig. Die geistige Aktivität strebt in höhere Sphären, ohne Kontrolle durch Sinneswahrnehmungen oder Erinnerungen. Die lebhafte Intelligenz wird von der Intuition fortgetragen, von Begeisterung erfaßt, sodaß ihm Imaginationen lieber sind als Erfahrung und Logik. Er hält es mehr mit Erfindungen, als mit Kenntnissen und aufgrund dieser schlechten Verankerung in der Realität, neigt er zur Unbeständigkeit und kommt trotz seiner schwungvollen Pläne und seiner Ausstrahlung, wegen seines Mangels an Zähigkeit nur selten zum Ziel. Er ist für akute Krankheiten, oft auch für Tuberkulose prädestiniert (47).

Das Calc-p-Kind ist ein kleines, mageres Wesen mit weichem, eingefallenem Leib, anfällig für Knochen- und Lympherkrankungen. Es lernt spät laufen. Muttermilch bricht es ständig aus und bekommt Koliken nach der Mahlzeit. Die Stühle sind grün und von vielen, stinkenden Winden begleitet. Wird das Kind etwas größer, dann entwickelt es eine Vorliebe für Speck und Schinken. Seine geistige Haltung ist wie betäubt und lässig. Es begreift langsam. Wird Calc-p. zu lange und zu häufig gegeben, kann es bis zur Entwicklung von Kretinismus führen.

Später wird jeder Kontakt mit Nässe peinlich empfunden, was bis zu echten Schmerzen gehen kann, die ausgelöst oder verschlimmert werden, wenn man den kleinen Patienten berührt. Man lasse sich durch dieses Symptom nicht verleiten *Bry* zu geben. Dieses Bild steht am Anfang einer Rachitis, der sie mit Calc-p oder, sollte dies nicht gelingen, mit *Sil*. zuvorkommen können.

Calc.		*Calc-p.*
dick – aufgeschwemmt	**Körper**	mager, schlank
blond	**Haar**	dunkel
blau	**Augen**	braun, dunkel
weich, kreidig	**Haut**	braun
Eier	**Verlangen**	Speck
dick, ausladend, gebläht	**Abdomen**	weich, eingefallen
wässrig, mit Unverdautem	**Stuhl**	grün, klebrig, wegspritzend mit fötiden Gasen
apathisch, weich	**Wesen**	lebhaft, verdrießlich, schlecht gelaunt.

Modalitäten

A) Seitenbeziehung: links.

B) Verschlimmerung:

    a) Durch Nässe: Calc-p. ist ein ausgezeichnetes Mittel bei Rheuma, schlimmer im Frühjahr und Herbst, besonders bei nasskaltem Wetter und Schneeschmelze.

    b) Wenn der Kranke an sein Leiden denkt, die Schmerzen sind schlimmer beim Drandenken (*Bar-c., Helon., Gels., Ox-ac.*).

C) Besserung:

    a) Im Sommer, bei Hitze, in trocken-warmer Atmosphäre.

    b) Im Liegen.

419

Gemütssymptome

Große Niedergeschlagenheit, als Zeichen nervöser Schwäche und Angst, begleitet alle Symptome des Mittels. Man vergleiche mit

   Helon. bezüglich der Niedergeschlagenheit, Debilität und Phosphaturie.

Das Gedächtnis ist schwach und er begreift langsam, ist reizbar und schnell zornig. Die Kinder sind verdrießlich, schlechter Laune, stumpfsinnig und begreifen schwer.

Oft ist es angezeigt nach einem Streit, Verdruß oder Enttäuschung (*Ign., Ph-ac.*).

Schlaf

Schläfrigkeit mit traurigen Gedanken und Angst, besonders bei alten Leuten. Er muß ständig gähnen. Kinder schreien nachts, und sind morgens kaum wach zu bekommen.

Kopf

Schmerzhaftes Völlegefühl im Kopf, als werde das Gehirn gegen die Schädelknochen gedrückt.Kopfschmerzen bei jungen Leuten, die nicht sehr gesund sind, sich schlecht entwickeln, in die Pubertät kommen und nervös und unruhig sind. Sind sie draußen, wollen sie herein, sind sie drinnen, wollen sie hinaus. Diese Kopfschmerzen werden ausgelöst oder verschlimmert durch Lernen, wenn sie in der Schule sind.

   Mag-p. folgt oft bei Schülerkopfschmerz, man denke aber auch an *Nat-m.*

Kopfschmerz vor oder während des Zahnwechsels, besonders an den Schädelnähten, schlimmer durch geistige Anstrengung, Nässe oder Wetterwechsel. Schmerzen an den Schädelnähten, das Mittel hat eine besondere Affinität zum Knochengewebe an den Suturen und Symphysen.

Kopfschmerz mit Flatulenz. Rheumatischer, schneidender Kopfschmerz in den Schädelknochen. Gefühl, als sei kaltes Wasser auf dem Scheitel oder dem Hinterkopf. Gefühl, als liege Eis oben auf dem Hinterkopf, der übrige Kopf ist heiß, mit Stechen wie von Bienen an den Haarwurzeln. Kopfschmerz junger Schüler, die überanstrengt sind und Durchfälle von saurer Marmelade, oder anderen sauren Dingen haben. Schwindel alter Leute. Kopfschmerz, Kältegefühl im Kopf, der Kopf fühlt sich kalt an.

Die Fontanellen bleiben zu lange offen, die Schädelknochen sind weich und dünn. Chronische Hydrocephalie, der Kopf ist zu dick und die Nähte nicht verwachsen. Akuter und chronischer Hydrocephalus

Zinc ist beim Hydrocephalus komplementär.

Die Kopfhaut ist gespannt und schmerzt. Taubheit und Jucken abends. Skrofulöse Geschwüre am Kopf. Alopecia areata.

Augen

Lidkrämpfe, wenn *Mag-p.* nichts nützt. Entzündung und große Trockenheit der Bindehäute während der Zahnung mit Jucken und Sandgefühl. Photophobie. Ophthalmie der Skrofulösen. Skrofulöse Keratitis. Diffuse Korneatrübung nach Abszeß, Hornhautgeschwüre (*Radix., Rhus-t., Sil., Sulf.*).

Ohren

Das äußere Ohr fühlt sich kalt an.

Die Knochen um das Ohr tun weh.

Rheumatische Schmerzen und Ohrenschmerzen mit Drüsenschwellung beim skrophulösen Kind.

Chronischer Mittelohrkatarrh bei Kindern, die von Zeit zu Zeit Anginen haben.

Verdauungsorgane

1. Mund:

Geschwollene, steife Zunge. Ansammlung von saurem Speichel im Mund.

Zahnungsschwierigkeiten, die Zähne kommen langsam und werden schnell kariös. Schneidende, bohrende Zahnschmerzen, schlimmer nachts.

Fl-ac., Mag-p., Sil. stehen Calc-p. sehr nahe bei der Karies.
Die Zähne sind druckempfindlich. Zahnungskrämpfe (nach
Mag-p.).

Schmerzendes, entzündetes oder blasses Zahnfleisch.

2. Rachen:

Schmerzhafte, oberflächliche Lymphknoten. Tag und Nacht
rauher Hals. Brennen hinten auf der Zunge und im Kehlkopf.
Halsschmerzen, die beim Schlucken nach allen Seiten ausstrahlen. Ständiges Räuspern beim Sprechen. Chronische
Mandelhypertrophie; große, schmerzhafte Mandeln; Adeno-
ide. Rauher Hals der Redner. Müde, schmerzhafte Kehle.

3. Magen:

Verlangen nach Speck und Schinken, nach gesalzener und ge-
räucherter Speise,

Calc. verlangt nach Eiern,

Mag-p-Kinder verlangen nach Fleisch.

Das Kind verlangt ständig nach Essen und es erbricht das Genossene leicht. Säuglinge verlangen ständig nach der Brust,
erbrechen aber oft und leicht.

Viel Aufblähung. Großer Hunger und Durst, die Auftreibung
wird für kurze Zeit gelindert durch saures Aufstoßen. Sodbrennen und Flatulenz. Beklemmungsgefühl im Epigastrium.
Magenschmerzen nach dem Essen mit Druckempfindlichkeit.
Die Magenschmerzen verschlimmern sich schon von der geringsten Nahrungsaufnahme (*Ars.*). Es kommt aber auch das
Gegenteil vor, sofortige Linderung beim Essen (*Anac., Mag-
ac.*) oder durch Aufstoßen. Wenn er nüchtern ist, hat er
Schmerzen, die zum Rücken ausstrahlen, bis in die Wirbelsäule. Magenschmerzen mit Schwäche. Erbrechen nachdem
er kaltes Wasser getrunken oder Speiseeis gegessen hat. Kopfschmerz und Durchfall nach dem Essen.

4. Abdomen und Stühle:

Hypertrophie der Mesenterialdrüsen.
Diarrhoe grün, wässrig, herausspritzend, d.h. sie wird mit

großer Gewalt und stinkenden Gasen entleert. Durchfall schlimmer nach Essig, Saurem, Obst. Zahnungsdurchfälle.

Jedesmal, wenn er ißt, bekommt er Kolik. Kolik mit Brennen um den Nabel.

Analfistel alternierend mit Lungensymptomen oder bei Leuten, die bei jedem Wetterwechsel Gelenkschmerzen bekommen

> *Berb.* und Calc-p. waren oft nützlich bei Analfisteln. Beide haben sehr ähnliche Brustsymptome, besonders wenn diese nach chirurgischen Eingriffen an der Fistel auftreten.

Es kann die Neigung zu Oxyuren heilen, bei Kindern mit den Symptomen des Mittels.

Harnorgane

Nächtliches Einnässen bei allgemeiner Schwäche (siehe *Sep.*). Häufiger Harndrang.

Brennen in Blasenhals und Urethra. Reichlich Phosphatsediment im Urin. Vermehrte Harnausscheidung mit flockigem Satz. Gries und Steine. Überreichliche Harnausscheidung mit grosser Müdigkeit. Es kannn nützen beim Diabetes, wenn die Lungen beteiligt sind (vergleiche *Kali-p., Nat-p*).

Geschlechtsorgane

1. Männliche:

Chronische Gonorrhoe bei Menschen des Mitteltyps mit Jukken und Schmerzen. Schwellung von Hoden und Skrotum. Jucken am Skrotum.

Morgens gesteigertes sexuelles Verlangen.

2. Weibliche:

Schwäche und Schmerzen in der Uterusgegend. Uterusverlagerung mit rheumatischen Schmerzen. Uterusprolaps mit Schwäche und Senkungsgefühl, besonders nach dem Stuhlgang.

Klopfen in den Genitalien mit Wollustgefühl. Das Mittel ist bewährt gegen die Masturbationsneigung junger, skrofulöser Mädchen. Nymphomanie, stärker vor der Regel, mit den

Zeichen vernöser Schwäche des Mittels und Kopfschmerzen
(*Kali-p., Plat., Murx., Canth., Orig.*).
Heftige sexuelle Erregung während der Lactationsperiode.
Nymphomanie mit Schmerzen, Schwäche und Druck im Ute-
rus (*Plat.*).

Schmerzen in Symphyse und Sakroiliakalgelenken.
Regel zu früh, besonders hell bei jungen Mädchen vom Mit-
teltyp. Kommt die Regel zu spät, ist das Blut dunkel. Manchmal sind sie zunächst leuchtend hell, und dann dunkel mit
heftigen Rückenschmerzen.

Oft kommt es alle 14 Tage zu leuchtend roten Uterusblutungen,
die weniger schmerzhaft als die Regeln sind.
Verspätete, dunkle Regeln bei einer erwachsenen Rheumatike-
rin mit sexueller Erregung vorher, großer Schwäche, Elendigkeit und rheumatischen Schmerzen bei und nach der Regel. We-
henartige Schmerzen vor und bei der Regel, manchmal nach
Stuhlgang oder Miktion; auch bei Wetterwechsel.
Leukorrhoe wie Eiweiß (*Alum., Ammc., Nat-m., Bor., Mez.*).

Calc-p. leistet viel, wenn nach einer langen Stillzeit Schwäche,
schwache Stimme, Husten und Schmerzen zwischen den
Schultern bestehen, die Milch salzig schmeckt, und vom
Säugling verweigert wird.

Atmungsorgane

1. Nase:

Die Nasenspitze ist eiskalt; die lokalisierten Kältegefühle
sind, wie die punktförmigen Schmerzen typisch für Calc-p.
Geschwollene, geschwürige Nase bei skrofulösen Kindern.
Kältegefühl im Kopf mit einer eiweißartigen Absonderung
aus der Nase. Heftiger Laufschnupfen mit wunden Nasenlöchern. Der Schnupfen fließt im kalten, trockenen Zimmer,
bei heißer Luft und draußen. Chronischer Schnupfen bei
Skrofulösen. Niesen und schmerzhafte Nasenlöcher. Bei Ozäna kann es helfen neben *Calc-f.* (7).

2. Kehlkopf:

Heiserkeit, überanstrengter Kehlkopf, häufiges Räuspern, um die Stimme frei zu bekommen.

3. Bronchien und Lunge:

Schmerzen hinter Brustbein und Schlüsselbeinen, mit Zusammenschnüren der Brust und Atemnot. Brustschmerzen, Schmerz an der Basis der linken Lunge (*Asc-t., Lob-s., Nat-s., Ox-ac.*).

Erschöpfender Husten, besser im Liegen. Chronischer Husten bei kalten Extremitäten. Bellender Husten, wie Keuchhusten in hartnäckigen Fällen, oder bei schwachen Kindern während der Dentition.

Erstickender Husten bei Kindern, besser beim Hinlegen.

Katarrh bei Gichtikern und Skrofulösen.

Lungensymptome in Zusammenhang mit Analfisteln. Anfang von Tuberkulose bei geschwächten Calc-p-Typen, mit reichlichen Kopf- und Nackenschweißen. Anfangsstadien von Tuberkulose, die außer den typischen Symptomen reichliche Nachschweiße, besonders an Hals und Kopf, und gleichzeitig eine Analfistel haben. Chronischer Husten bei Lungenkranken mit kalten Extremitäten.

Kreislauforgane

Herzklopfen mit Angst und nachfolgend Schwäche und Zittern.

Schmerzhafte Herzstiche bei der Einatmung. Mangelhafter Kreislauf. Das Mittel hat sogar bei der Cyanose (nicht verschlossenes Foramen ovale) geholfen.

Rücken und Glieder

Dünner Hals bei Kindern (*Nat-m.*). Rheumatische Schmerzen und Steifheit des Halses beim geringsten Luftzug.

Morgens beim Erwachen schmerzt die Wirbelsäule.

Krampfartige Schmerzen im Nacken, im Bereich der Schulterblätter oder im Kreuz, wenn er aufsteht oder sich hinlegt.

Kreuzschmerzen beim Aufrichten oder beim Gehen.
Schmerzen im Sakroiliakalgelenk.
Wirbelsäulenverbiegung junger Mädchen in der Pubertät.
Spondylosis tuberculosa — Gibbus.

An allen Knochennähten und Symphysen hat Calc-p. An-
griffsmöglichkeiten: Schmerzen an den Schädelnähten und
den Darmbeinen. Schmerzen in den Knochen und Gelenken,
schlimmer bei jedem Wetterwechsel. Taubheit und Schmerzen mit Steifigkeit und Kältegefühl, schlimmer bei jedem
Wetterwechsel. Schmerzen in Schultern, Armen und Schulterblättern, daß er den Arm nicht heben kann.

Stiche durch die Ellbogen. Krampfschmerzen im Unterarm,
der Faust, den Fingern, besonders im Daumen. Geschwürige
Schmerzen in den Nagelwurzeln. Akuter Gelenkrheumatismus. Calc-p. ist oft gut, wenn Restzustände nach *Kali-p.* und
Nat-m., zurückbleiben.

Rheumatismus, schlimmer bei Wetterwechsel, besser im
Frühling oder Herbst. Taubheitsgefühl in den Gliedern mit
Kältegefühl oder Ameisenlaufen. Gichtischer Rheumatismus,
schlimmer nachts oder bei schlechtem Wetter. Reißende und
drückende, rheumatische Schmerzen mit steifem Hals und
schwerem Kopf nach Zugluft. Empfindlichkeit im Sakroiliakalgelenk, wie gebrochen (*Aesc.*). Gliederschmerzen mit
großer Schwäche. Die Knöchelgelenke wie verrenkt (7).

Coxalgie im dritten Stadium. Chronische Synovitis. Schwellung der Epiphysen. Rachitis; krumme Beine bei Kindern, die
spät laufen lernen. Fisteln an Knöcheln und Füßen (7).

Den Knochen fehlt es an Dichtigkeit, sie sind durchsichtig
und brüchig.

Mangelhafte Heilkraft bei Frakturen; es fördert die Kallusbildung und trägt so zur knöchernen Verheilung bei (*Symph.*).

Tiefsitzende Neuralgie, die nachts beginnt und periodisch
wiederkehrt. Der Kranke hat das Gefühl, daß der Schmerz im
Knochen des schmerzhaften Gliedes sitzt. Bohrende Schmerzen beim geringsten Wetterwechsel mit Ameisenlaufen,

Taubheit, Kälte oder Schlägen wie elektrisiert. Punktförmige Schmerzen. Schmerzen wie von einem Geschwür an den Nagelbetten, besonders am Mittelfinger. Arbeit erschöpft ihn.

Mattigkeit, Müdigkeit, aufsteigende Erschlaffung; Gliederzittern. Große Schwäche nach einer akuten, abzehrenden Krankheit.

Spasmen aller Art, wenn *Mag-p.* seine Wirkung erschöpft hat. Epilepsie (*Ferr-p., Kali-m., Kali-p., Sil.*).

Haut

Trockene, kalte, runzlige Haut. Gereizte, wunde Haut. Ekzem mit weißen oder gelblichen Krusten oder Bläschen, bei Chlorotikern, Gichtikern oder Skrofulösen. Akuter oder chronischer Herpes mit Jucken.

Altersjucken, Scheidenjucken alter Frauen.

Es vermindert die Sommersprossen. Akne, besonders bei jungen Mädchen,

Calc-pic. besonders bei jungen Burschen.

Lupus (*Kali-m.*).

Wachsartig *blasse Haut* bei Chlorotikern. Vergleiche

Nat-m., wenn Obstipation, Herzklopfen im Liegen und ein erdiger Teint vorhanden sind.

Sil. bei kindlicher Anaemie, wenn sie mager und schwächlich sind, zur Rachitis neigen und ölige, reichliche Kopfschweiße haben.

Cupr., Ferr., Ars. usw. sind ferner zu vergleichen.

Mit Calc-p. vergleichen wir:

Calc. bei lokalisierten Teilschweißen und Lymphdrüsenschwellung.

Psor. bei profusen Schweißen nach erschöpfenden, akuten Krankheiten.

Fieber

Frost: reichliche Nachtschweiße bei Phthise. Kalter Schweiß im Gesicht und Kälte am übrigen Körper. Wegen der Nachtschweiße vergleiche man *Acet-ac., Agar., Ars-j., Calc.,*

*Chin., Con., Hep., Jod., Jab., Merc., Phos., Ph-ac., Sil.,
Tarax., Thuj.*
Chronisches, intermittierendes Fieber bei skrofulösen
Kindern.

Beziehungen

Komplementär: *Ruta., Carb-an., Hep.*
Es beendet oft vorteilhaft *Phos*-Kuren.
Mittel, die gut folgen: *Rhus-t., Sulph., Jod., Psor., Sanic.*

Camphora

Camph. ist ein weißes, durchsichtiges, festes, flüchtiges Öl
von kristallinem Aussehen mit glänzenden Bruchstellen, das
aus Cinnamomum camphora, einem japanischen Baum aus
der Familie der Lauraceae mit der Gestalt unserer Linde gewonnen wird.

Es riecht stark durchdringend und löst sich leicht in 90%igem
Alkohol, mit dem wir eine 5%ige Lösung herstellen, die uns
als Urtinktur für die weitere Potenzierung dient.

Allgemeine Mittelwirkung

Camph. wirkt primär auf das cerebrospinale Nervensystem,
nach einer kurzen Excitationsphase allgemein schwächend.
Es kommt zum Kollaps mit Erschlaffung der Muskulatur, unüberwindlicher geistiger Schwäche, totaler Erschöpfung mit
zunehmender Kälte, fortschreitender Verlangsamung des
Kreislaufes mit immer schwächer werdendem Puls, Abstumpfung der Sinne bis hin zum echten Koma. Kaltwerden des
ganzen Körpers mit Prostration, Kollaps und nervösen
Krämpfen.

Camph lähmt auch die Leukozyten und verhindert so Diape-
dese und Phagozytose.

Charakteristisches

Kälte der ganzen Körperoberfläche mit plötzlichem Verfall
aller Lebenskräfte, echtem Kollaps.

Trotz der Kälte duldet der Kranke keine Bedeckung.

Dieses starke Erkalten der ganzen Körperoberfläche mit Prostration und Kollaps sind die entscheidenden Züge des Arzneimittelbildes und werden vorhanden sein bei allen Camph-
Fällen, worauf diese auch immer beruhen mögen. Stets wird
der Kranke das Kältegefühl haben und man wird fühlen können, daß er äußerlich eiskalt ist. Trotzdem wird er die Decke
von sich stoßen.

Modalitäten

A) Verschlimmerung:
Durch Kälte: Der Kranke ist sehr empfindlich gegen
Kälte und kalte Luft, die seine Schmerzen verschlim-
mern, trotzdem will er keine Decke.
Nachts.
Von Bewegung und Berührung.

B) Besserung:
Durch Wärme.
Wenn er kaltes Wasser trinkt.
Wenn er an seine Leiden denkt.

Gemütssymptome

Tiefe Erschöpfung, äußerste Schwäche, es können alle
Zeichen des Komas bestehen, oder er ist in einem halbbewuß-
ten Zustand, in dem er kaum auf Fragen antwortet und gegen
seine Umgebung völlig gleichgültig ist. Taucht er aus diesem
Koma auf, so befällt ihn eine undefinierbare Angst und er hat
manchmal Haluzinationen.

Daneben finden wir nervöse Zuckungen, kleine, krampfhafte
Bewegungen durch dauernd sich wiederholendes Anspannen
der Sehnen. Bei dem Ganzen ist die Körperoberfläche immer
eiskalt, der Puls klein und schwach bei drohendem oder voll
eingetretenem Kollaps.

Kopf

Heftiger Kopfschmerz, als sei das Gehirn zusammengedrückt, besonders im Hinterkopf. Schweregefühl, Klopfen
wie von kleinen Hämmerchen, schlimmer beim Vorwärtsnei-
gen des Kopfes. Kopfschmerz mit katarrhalischen Symptomen wie Niesen usw. Anfangsstadium von Erkältung mit Frösteln und Niesen. Nimmt man dann gleich Camph, so kann
dies den Schnupfen unterdrücken.

Gesicht

Blasses, livides, kaltes Gesicht, das große Angst ausdrückt; der Blick ist starr und verstört. Die anfangs engen Pupillen werden schnell weit und starr. Getrübtes Sehen, als seien die Dinge von einer Wolke umgeben.

Verdauungsorgane

1. Mund:

Violette Lippen. Krampfhaft zusammengezogener Mund, die Zunge ist dick, mit dickem Schleim überzogen und vor allem kalt. Auch die Lippen und der Atem sind kalt; Kältegefühl im Mund wie von Pfefferminz.

2. Magen:

Unstillbarer Durst auf kaltes Wasser, das er in kleinen Schlucken nimmt, aber sofort wieder erbricht. Übelkeit nach dem Trinken.

Schneidende, brennende Schmerzen in der Magengrube mit Todesangst, Aufstoßen, Übelkeit und Erbrechen.

3. Abdomen und Stühle:

Schmerzhaftes Abdomen. Bald wie bei

   Ars ein Brennen und Hitzegefühl, bald wie bei

   Sec ein eisiges Kältegefühl.

Zusammenschnüren in Höhe der falschen Rippen mit Ausstrahlung zu den Lendenwirbeln. Kolik mit brauner bis schwarzer, kaffeesatzartiger, seltener und manchmal unwillkürlicher Diarrhoe.

Bei Cholera steht Camph. neben:

   Verat., das sich besonders durch seine profusen Durchfälle auszeichnet und

   Cupr., bei dem Krämpfe das Bild beherrschen.

Bei Camph. ist der Kollaps das auffälligste Symptom.

Harnorgane

Spärlicher, roter, manchmal blutiger Urin, der gelegentlich nur tropfenweise abgeht (*Canth.*). Im Anfang häufige Miktio-

431

nen die dann schwieriger und schmerzhafter werden. Schließlich Harnverhaltung bei voller Blase (*Op.*).

Geschlechtsorgane

Heftiger, sexueller Erethismus mit schmerzhaftem Priapismus, ge-
steigertem Verlangen und häufigen, nächtlichen Ergüssen.
Bei Frauen finden wir unterdrückte Menses, heftige Reizung
und trockene Scheide.

Atmungsorgane

1. Nase:
Plötzlich auftretender Schnupfen mit allgemeinem Kältege-
fühl, verstopfter Nase und Kopfschmerzen, besonders im
Stirnhöhlenbereich.

2. Bronchien und Lunge:
Dyspnoe mit Erstickungsanfall, wie von Druck auf die Ma-
gengrube.
Erstickungsanfälle mit trockenem, kurzem Husten, besonders
nachmittags und bei Masern, wenn nach Unterdrückung des
Ausschlages Lungenkongestion auftritt.

Kreislauforgane

Herzangst, perikardiales Elendigkeitsgefühl. Herzklopfen;
kleiner, schwacher, unregelmäßiger Puls.

Rücken und Glieder

Gliederschwäche, Taubheit der Glieder mit großer Kälte. Der
Kranke kann wegen Schwäche der Beine nicht gehen, er
schwankt wie betrunken. Schneidende Schmerzen in den Beinen. Wadenkrämpfe.

Beziehungen

Komplementär: *Canth.*
Unverträglich: *Kali-n.*
Antidote: *Op., Nit-ac., Dulc., Phos.*
Camph. antidotiert oder verändert die Wirkung von fast allen
pflanzlichen Mitteln, den Schlangengifte usw.

Cannabis indica

Cann-i., der indische Hanf ist eine Cannabinacee, die in Indien angebaut wird. Er ist eine Varietät des in Europa angebauten Hanfs *Cann-s.*, hat aber einige morphologische Eigentümlichkeiten: Sein Stengel ist viel härter, sein Bast dünner und weniger zum Spinnen geeignet, seine Früchte sind kleiner, sein Geruch übel und er ist giftig. Er enthält als wichtigste Wirkstoffe Cannabinol und Cannabidiol. Er dient zur Herstellung von Haschisch, das von altersher im gesamten Orient wegen seiner berauschenden Wirkung bekannt ist. Cann-i. darf nicht mit *Apocynum cannabinum* dem Indianerhanf verwechselt werden, der im Norden Amerikas wächst.

Unsere Urtinktur stellen wir durch Mazeration der getrockneten Blütenspitzen in 90% Alkohol her, und potenzieren von dieser aus weiter.

Allgemeine Mittelwirkung

Der übelkeiterregende Geruch, der von blühenden indischen Hanffeldern ausströmt, erzeugt eine Art Trunkenheit mit Schwindel. Eine Abkochung der Blätter macht, in mäßigen Mengen genossen, Übelkeit, Erbrechen, Kopfschmerzen, Harnflut und stinkende Schweiße. In größeren Mengen macht es stärkere Erregung, Heiterkeit, eine Art Trunkenheit mit Erregung und wollüstigen Haluzinationen, denen manchmal ein sehr tiefer Schlaf folgt. Bei anderen erzeugt es Raserei mit Mordimpulsen, bei wieder anderen Katalepsie.

Bei genauerem Studium läßt sich die Wirkung von Cann-i. auf drei Bereiche beobachten. Nicht, daß sich widersprechende Symptome ergäben, sondern weil in jedem dieser Bereiche, obwohl es immer nervöse Einflüsse sind, sich ganz spezifische Reaktionen ergeben. Es geht stets über eine Erregungsphase in eine Dämpfung über.

a) die Wirkung von Cann-i auf die psychischen Funktionen ergibt zunächst eine allgemeine Erregung, die sich in Übersteigerung der Lieblingsideen des Betroffenen äußert. Dem

folgt Heiterkeit, er lacht über sich selbst, über alles, auch
über nicht lächerliche Dinge, über nichts (65) und schließlich
folgt eine nachtwandlerische Trunkenheit. Während sich seiner eine milde Mattigkeit bemächtigt, die Beweglichkeit gedämpft wird, die Knie unter dem Gewicht des Körpers weich
werden, er sich weder bewegen kann noch mag, er sozusagen
von seinem Körper getrennt ist, alles um ihn her immer schöner wird, wird ihn ein helles Licht durchfluten, ohne ihn zu
blenden, die vulgärsten Gesichter werden engelhaft erscheinen. Die Gedanken fließen und überfluten ihn immer schneller, sodaß er keine Vorstellung mehr über die Zeit hat und er
ein Jahrhundert in einer Minute zu durchleben glaubt. In diesem Zustand wird er ganz mit sich zufrieden sein. Alles was er
fühlt, hört, sieht, alles was er sagt, obwohl es meistens unbe-
deutend und absurd ist, scheint ihm neu, unerhört, wunder-
bar, erhaben oder von allerletzter Komik zu sein. Er ist so
vollkommen glücklich, wie man es nur sein kann. Nach einigen Stunden ebbt diese delirante Erregung langsam ab und
geht gewöhnlich in einen tiefen Schlaf über. Es kann aber
auch ein rasendes Delirium folgen, mit Drang zum Töten
oder eine echte Katalepsie, dies besonders, wenn die Dosis
stark war. Das Typischste an den Gemütssymptomen nach
Einwirkung dieses Giftes ist, daß der Kranke, wenn er wieder
normal ist, sich an seine Illusionen und Haluzinationen erinnert.

b) Das motorische und sensible Nervensystem wird durch Cann-
i. hauptsächlich geschwächt, wobei die sensiblen Bahnen stärker
betroffen sind. Setzt es die Empfindlichkeit genügend weit unter
das normale Maß herab, dann wird jede echte Schmerzempfindung Aufhören, ohne daß es zu echten Lähmungserscheinungen
käme. Abgesehen von der Katalepsie, die schwerste Vergiftung
voraussetzt, ähnelt die Schwächung der Motilität mehr einer
Muskelmüdigkeit, als einer Lähmung, deshalb benutzen es die
persischen Gastwirte auf dem Lande, um die Ermüdungserschei-
nungen bei Fußwanderern zu lindern.

c) Im Sympathicusbereich zeigt sich die schwächende Mittelwirkung in vermehrter Schleimsekretion, so im Magen durch Aufschwulken von Schleim, im Darm als Durchfälle, in der Lunge durch zähen, fadenziehenden Auswurf, und besonders in der Urethra durch schleimig-eitrigen Ausfluß. Dabei treten immer auch Spasmen und Schmerzen auf, die offenbar mehr reflektorische Folgen der Schleimhautenzündungen, als echte tonische Reaktionen sind. (65).

Modalitäten

A) Verschlimmerung:
   Morgens.
   Von Kaffee, Schnaps, Tabak.
   Beim Liegen auf der rechten Seite.

B) Besserung:
   Im Freien, durch kaltes Wasser.
   Durch Ruhe.

Gemütssymptome

Lebhaftigkeit des Geistes mit *Geschwätzigkeit*. Erregung mit unbegründetem Lachen.

   Cimic. redet dauernd und gleitet schnell von einem Thema zum anderen, kann seine Aufmerksamkeit nicht auf eine Sache konzentrieren und ist sehr reizbar.

   Hyos. ist sehr geschwätzig, redet hastig und sehr erregt, lacht, weint und zürnt abwechselnd.

   Lach. ist ganz besonders geschwätzig, wechselt dauernd das Thema, wählt seine Worte sorgfältig, ist übererregbar und erschrickt leicht.

   Stram. ist hochgradig geschwätzig, sucht Licht und Gesellschaft, da sich seine Gemütssymptome in Einsamkeit und Dunkelheit verschlimmern.

Er kann seine Gedanken nicht zusammenhalten, wegen der Fülle an Ideen, die in seinem Geist auftauchen.

Ängstliche Depression; Angst verrückt zu werden; Gefühlserregung; schneller Stimmungswechsel; große Vergeßlichkeit, bringt seine Sätze nicht zu Ende; Dunkelangst; große Furcht vor einem nahe bevorstehenden Tod; Geräuschüberempfindlichkeit.

Verwirrung der Raum-Zeit-Vorstellung: wenige Sekunden erscheinen ihm wie ein Jahrhundert, ein paar Schritte eine riesige Entfernung. Die Zeit kann ihm auch viel zu lang vorkommen, eben weil er ihre Dauer nicht abschätzen kann, sodaß ein paar Minuten Stunden zu sein scheinen (*Alum., Arg-n., Med., Nux-v.*); Halluzinationen, er glaubt doppelt zu sein (*Anac., Bapt., Petr., Stram.*).

Schlaf

Er sinkt um vor Müdigkeit und kann doch nicht schlafen. Unheilbare Schlaflosigkeit.

Im Schlaf spricht er und knirscht mit den Zähnen wie *Ars., Bell., Cina., Kali-br.* Er träumt von Leichen und Toten (*Anac..*)

Kopf

Kopfschmerz mit dem Gefühl, als öffne und schließe sich das Schädeldach, und als hebe sich die Kopfhaut. Migräneanfälle, denen eine ungewöhnliche Erregung und Geschwätzigkeit voraufgeht. Urämischer Kopfschmerz. Gefühl von Stößen durch das Gehirn (*Aloe., Coca.*).
Unwillkürliches Rucken des Kopfes.

Gesicht

Stupider, schläfriger Gesichtsausdruck. Der Blick ist starr und die Augen kongestioniert. Die Lippen sind verklebt und trocken, der Speichel ist dick, schaumig und klebrig.

Harnorgane

Brennen in der Harnröhre vor, bei und nach der Miktion. Er muß einige Anstrengungen machen und etwas warten, bevor der Urin zu fließen anfängt. Ist die Entleerung beendet, so fließen einige Augenblicke danach noch ein paar Tropfen heraus.

Schwellungsgefühl auf dem Damm, als säße dort eine große Kugel.

Geschlechtsorgane

Sehr gesteigertes Verlangen. Priapismus, Satyrismus, heftige, schmerzhafte Erektionen.

Gebärmutterkrämpfe mit Schlaflosigkeit und großer Erregung. Sehr schmerzhafte, reichliche Regel von schwarzem Blut, aber ohne Gerinnsel.

Kreislauforgane

Herzklopfen weckt ihn aus dem Schlaf. Stechende Herzschmerzen, begleitet von großer Oppression. Sehr langsamer Puls.

Rücken und Glieder

Lähmung der Beine, Steifheit in den Knien, sehr große Müdigkeit nach dem kleinsten Weg.

Haut

Steigerung und Perversion der Empfindlichkeit.

Cannabis sativa

Cann-s. ist eine Cannabinacee aus Zentralasien, die jetzt in
allen Ländern angebaut wird.
Unsere Urtinktur wird durch Mazeration der Blütenspitzen in
90% Alkohol hergestellt, und von ihr aus weiterpotenziert.

Allgemeine Mittelwirkung

Cann-s wirkt ähnlich wie *Cann-i.*, läßt sich aber in der Anwendung durch einige Besonderheiten abgrenzen.
Die nervösen Symptome treten sehr viel schwächer hervor, als
bei *Cann-i.*, die Wirkung auf die Atmungsorgane ist stärker,
in Form einer mehr oder weniger ausgeprägten, flüchtigen
Entzündung. Ganz besonders intensiv ist die Wirkung auf die
unteren Harnwege, die das Mittel hier an die erste Stelle rükken: Heftige Schleimhautentzündung in der Blase, der Harnröhre und selbst der Vorhaut, die dabei dunkelrot und heiß
sein kann. Viel Brennen in der Urethra, schleimiger Ausfluß,
die Miktion ist schmerzhaft und erschwert, zu dem Ganzen
kommt lästiger, schmerzhafter Priapismus.

Gemütssymptome

Schwache Intelligenz. Das Gehirn macht einen müden Eindruck, wie nach großer Anstrengung, die Gedanken verlieren
sich, die Worte fehlen, die Sprache ist hastig, unzusammenhängend *(Bar-c., Nat-m.)*, stotternd.
Er ist traurig und gleichgültig und erschrickt leicht. Jeden
kleinen Widerspruch nimmt er als Beleidigung und gerät um
nichts in Zorn.

Schlaf

Unüberwindliche Schläfrigkeit am Tage, besonders nach dem
Essen *(Agar., Am-c., Ant-t., Bapt., Calc., Chin., Kali-c.,
Lyc., Nat-m., Nux-v.)*, aber nachts kann er nicht schlafen
und ist morgens unausgeschlafen, schlapp und matt.

Kopf

Gefühl, als tropfe ihm Wasser auf den Schädel, ein charakteristisches Symptom des Mittels. Kopfschmerz, als liege ein Gewicht auf dem Scheitel.

Schwindel, wie betrunken.

Augen

Druckgefühl auf den Lidern, die er nur schwer aufhalten kann. Schmerzhafter Druck auf den Augäpfeln von vorn nach hinten.

Flecke und Häutchen auf der Hornhaut (31). Das Mittel kann Hornhautflecke nach skrofulöser Ophthalmie heilen, Hornhauttrübungen. Katarakt nach nervöser Belastung, früherem Alkohol- und Nikotinmißbrauch *(Mag-c., Nat-m., Phos., Sec.).*

Verdauungsorgane

Trockener Mund mit zähem Speichel, ohne Durst.

Hartnäckige Verstopfung, die zu Harnverhaltung führt. Zusammenschnüren des Anus. Gefühl als sickere kaltes Wasser tropfenweise aus dem Anus.

Genitalorgane

Brennen in Blase und Urethra, vor und bei der Miktion. Häufiger Harndrang. Tropfenweise Entleerung eines spärlichen, blutigen Urins, oder unterbrochener Harnstrahl *(Clem., Gels., Hep., Sabal.).* Geteilter Harnstrahl.

Schmerzhafte Stiche in der entzündeten Urethra, die gegen Berührung und äußeren Druck empfindlich ist. Er muß wegen der Schmerzen mit gespreizten Beinen gehen. Die Urethralschleimhaut ist sehr empfindlich: Brennen bei der Miktion, das zur Blase ausstrahlt. Gelber, wie eitriger Ausfluß aus der Urethra. Heftiges sexuelles Verlangen mit sehr schmerzhaften Erektionen. Das typische Bild der *Gonorrhoe,* und Cann-s ist auch wirklich das beste Mittel im Anfangsstadium, wobei das Leitsymptom die große Empfindlichkeit der Harnröhre gegen Berührung und äußeren Druck ist. Steigt die

Infektion bis zur Blase auf, so können starke Rückenschmerzen eintreten, die immer wieder aufflackern, und der Urin
kann blutig sein.

Merc. folgt, wenn der Ausfluß dicker und grün wird und
das Brennen andauert.

Puls. oder *Sep.* folgen bei dickem, mildem Ausfluß.

Canth. hat mehr Tenesmen, während Cann-s. mehr Brennen hat.

Caps. hat Brennen wie von Pfeffer in der Urethra.

Cop. hat Brennen am Blasenhals, Balsenkatarrh mit heftiger Dysurie, Schwellung der Harnröhrenmündung und
ständigen Harndrang, balsamisch riechenden Urin, eitrigen, wundmachenden Ausfluß und Haematurie.

Cub. hat stechende Schmerzen und ein Konstriktionsgefühl
nach der Miktion, er uriniert alle 5 Minuten, hat einen
brennenden Tenesmus und zähen Schleimausfluß. *Cub.*
ist sehr hilfreich bei Prostatitis.

Atmungsorgane

Er verschluckt sich, die Speisen gehen den falschen Weg (1).
Heftiger Husten mit reichlich zähem Auswurf.

Behinderung der Atmung mit Oppression. Erschwerte Atmung, er kann nur atmen, wenn er aufrecht sitzt. Lungenentzündung.

Kreislauforgane

Schmerzhafte Beklemmung am Herzen mit Herzklopfen und
Angst. Gefühl als tropfe Wasser auf das Herz.

Rücken und Glieder

Große Müdigkeit wie nach Überanstrengung. Lähmige
Schwäche in den Gliedern. Taubheitsgefühl.

Krämpfe. Kontraktur der Finger nach Verrenkung (1).
Verrenkung der Kniescheibe beim Treppensteigen (1).

Haut

An verschiedenen Stellen Gefühl als tropfe Wasser auf die Haut.

Beziehungen

Antidote: *Camph., Merc.*
Mittel, die gut folgen: *Bell., Hyos., Lyc., Nux-v., Op., Puls., Rhus-t., Verat.*

Cantharis

Cantharis vesicatoria oder spanische Fliege ist ein goldgelb-
grünlicher Käfer aus der Familie der Coleoptera, 12-16 mm
lang, der in Mittel-und Südeuropa lebt. Er tritt in Schwärmen
im Mai/Juni auf Eschen, Liguster, Weiden, Flieder, seltener
auf Holunder und Geißblatt und noch seltener auf Schlehen,
Rosen usw. auf. Man sammelt ihn dort zu dieser Jahreszeit.

Er enthält das Alkaloid Cantharidin, das ähnliche Wirkungen, wie das ganze Insekt zeigt und wohl dessen wirksames
Prinzip ist.

Die beste Zubereitung ist die Verreibung der pulverisierten
getrockneten großen Weibchen. Man kann aber auch dieses
Pulver 1:3 Teilen mit 90 % Alkohol mazerieren und aus der
Tinktur weiterverschütteln.

Allgemeine Mittelwirkung

Auf die Haut gebracht erzeugt Canth. eine heftige Entzündung,
die von einem Erythem schnell zur Blasenbildung fortschreitet.
Diese Blasen sind groß und mit einer weißlichgelben, serösen
Flüssigkeit gefüllt, die eitrigen Charakter annehmen kann, wenn
die Einwirkung andauert, und dann zur Nekrose führt. Diese
Reizwirkung ist die Basis der ganzen Arzneimittelprüfung, sie ist
begleitet von sehr heftigem Brennen, das ebenfalls zu den Leitsymptomen gehört. »Der wichtigste Zug des Mittels besteht in
der brennenden Entzündung und ihr markantester Zug ist der
schnelle Übergang in Gangrän« (41).

Innerlich genommen erzeugt Canth. ein plötzliches Brennen
in Mund und Rachen und nach einigen Stunden heftige Magenschmerzen. Es folgt Erbrechen von Schleim oder Blut und
sehr reichlicher Speichelfluß. Das Gesicht ist gerötet, die
vorstehenden Augen glänzen, der Kopf schmerzt.

Die Harn- und Geschlechtsorgane sind immer stark gereizt.
Hier entsteht eine heftige Entzündung mit sehr typischen
Symptomen, die immer vorhanden sein werden, wenn Canth

angezeigt ist. Die Harnsymptome sind ein unumgänglicher Hinweis für die Mittelwahl. Die Nieren sind groß, schmerzhaft und kongestioniert. Makroskopisch wie mikroskopisch zeigen sie das Bild der parenchymatösen Nephritis. Die Miktion erfolgt häufig, schmerzt und brennt. Der Urin ist spärlich und blutig, enthält Schleimflocken und Eiweiß, es kann bis zur fast reinen Blutausscheidung gehen. Nierenbecken, Blase und Urethra haben eine rote, entzündete Schleimhaut mit Ekchymosen in der Blase.

Die Vergifteten leiden unter Priapismus, zum Teil verbunden mit Erotomanie, obszönen Bewegungen und dem Geschrei wilder Tiere.

Tenesmen des Rektums, brennende Schmerzen und dysenterische Stühle.

Nach sehr starken Dosen können tetanische Krämpfe, Delirien und Raserei auftreten.

Stirbt der Kranke an der Vergiftung, dann fällt er in eine große Erschlaffung, und die Genitalien werden gangränös bevor er stirbt.

Kommt es zur Heilung, dann bessern sich alle Symptome nach und nach, es bleibt aber meistens eine Dyspepsie und eine chronische Nephritis zurück.

Die Symptome der zufälligen Vergiftung wie die der Arzneimittelprüfung weisen auf eine Wirkung auf die Serosa hin. »Die Blasenpflaster, die man bei Hund und Kaninchen auf Brust und Abdomen legte, erzeugten Rötung der Pleura und des Peritonaeums in Flecken, die den Pflasterstellen auf der Haut entsprachen« (35). Bei der Autopsie nach tödlicher Cantharidenvergiftung hat man auch am Peritonaeum Spuren einer echten Entzündung gefunden. Auch die cerebrale Arachnoidea und die Pia mater waren stark entzündet und enthielten, ebenso wie die lateralen Ventrikel, eine Menge sanguinolenten Serums.

Die entzündeten Schleimhäute sezernieren in der Phase vor der Gangrän einen zähen, klebrigen, dicken Schleim.

Charakteristisches

1. Harnsymptome:

Diese sind so charakteristisch und begleiten die Mittelwirkung so zuverlässig, daß, wenn wir häufige Miktionen mit schneidenden, brennenden Schmerzen, die der Volksmund »Rasierklingenpissen« nennt, vorfinden, selbst wenn die Häufigkeit der Miktionen fehlt und die angegebenen Schmerzen eine normale Harnentleerung begleiten, Canth. fast immer das Mittel sein wird, welche Symptome sich sonst und an welchem Organ auch finden mögen, sei es Urethra, Gehirn, Lunge, Rachen, Haut, Verdauungskanal usw.

2. Brennschmerz:

Dieses Brenngefühl, dieses heiße Brennen ist so auffällig, daß hier Canth. neben *Ars*. steht.

Canth. ist das große Mittel bei Brennen auf der Haut, in Mund, Rachen, Magen, bei Augenentzündung mit Brennen, besonders wenn diese auf eine Verbrennung zurückgeht. Heftiges Brennen durch den ganzen Verdauungskanal. Starkes Brennen in den Eierstöcken. Peritonitis mit Brennschmerz und empfindlichem Abdomen. Brennen und Stechen im Kehlkopf, besonders dann, wenn man den typischen zähen Schleim abhusten will. Brennen in der Brust. Das charakteristische Brennen entlang den ganzen Harnwegen, besonders in der Urethra. Brennendes Wundheitsgefühl finden wir überall im Mittelbild, außen wie innen.

Modalitäten

A) Seitenbeziehung: rechts.

B) Verschlimmerung:

Von Berührung.

Durch Wasser, dessen Anblick die wilden Delirien des Mittels verstärkt. Krampf in Rachen und Kehlkopf bis zum Ersticken, wenn er versucht Wasser zu schlucken. Es scheint, daß dessen Anblick allein genügt, um einen Sphinkterkrampf auszulösen.

Beim Urinieren.

C) Besserung: Durch Reiben.

Im Liegen: Die Schmerzen von Canth. sind manchmal im Liegen etwas besser.

Gemütssymptome

Die Gemütssymptome sind verblüffend. Jähzorn und Gemeinheit, Beeindruckbarkeit und Traurigkeit. Angst und Unruhe mit Stöhnen, wie bei Hypochondrie. Ängstlichkeit mit großer Erregung, die ihn nicht stillsitzen läßt.

Plötzliche Bewußtlosigkeit mit rotem Gesicht. Er verfällt plötzlich in Stupor; Geistige Verwirrung; Er wird von fremd artigen Gedanken überflutet. Seine Gedanken schweifen, sie laufen nicht wie der Kranke will, sondern wie sie wollen, als würden sie von außen dirigiert (41).

Akute, rasende, wütende Delirien, wie tollwütig, mit heißem Kopf.Delirien mit großer Erregung und Wut, deren Anfälle durch den Anblick von glitzernden Gegenständen, wenn man seinen Kehlkopf berührt, wenn er Wasser zu trinken versucht oder schon, wenn er nur Wasser sieht, angefacht werden. Ängstliche Erregung, die sich zum Wutanfall mit Bellen und Schreien steigern kann.

Akute sexuelle Manie; erotische Raserei; stürmisches sexuelles Verlangen. »Der Geist wendet sich Dingen zu, die von den entzündeten Teilen induziert werden. Bei der Entzündung von Blase und Genitalien erzeugt deren Reizung sexuelle Gedanken, die bis zur sexuellen Raserei gehen können. Der Sexualtrieb wird vollständig verwirrt. Beim Mann treten ebenso heftige wie schmerzhafte Erektionen auf. Der Penis ist derart schmerzhaft entzündet, daß ein Coitus unmöglich wäre und doch besteht ein unwiderstehliches sexuelles Verlangen. Wut, zügellose sexuelle Erregung.

Hyos., Phos. und *Sec.*zeigen ein ähnliches Bild mit einem deliranten Zustand, in dem sie obszöne Lieder singen und kreuz und quer über die Sexualorgane, ihren Urin und Stuhl quasseln (unsaubere, verderbte Reden)« (41).

Brennende Schmerzen und Gefühl von Brennen im Gehirn.

Gefühl als koche Wasser im Gehirn.

Schwindel, schlimmer im Freien.

Die Gemütssymptome, die auf eine Entzündung im Gehirn hinwiesen, finden ihre größte Ähnlichkeit in

Bell., das viele der soeben erwähnten Symptome hat, sogar die Unverträglichkeit für Wasser. Der Unterschied wird besonders deutlich beim Gesicht, das bei *Bell.* leuchtend rot und gedunsen ist.

Canth. hat dagegen, wenn auch nicht immer, ein blasses, sehr leidendes Gesicht und die betonte Dysurie, die *Bell.* fehlt.

Camph. und *Ars.* stehen Canth. ebenfalls nahe, alle drei haben die Angst, die Erregung und den leidenden Ausdruck, die die Schwere der Krankheit und den Kräfteverfall anzeigen. Bei

Ars. sind die heftigen Entzündungen, die brennenden Schmerzen, der Durst und der drohende Kollaps dem Canth-Bilde ähnlich; beide Mittel können bei der Urämie in Frage kommen. *Ars.* fehlt jedoch der sexuelle Erethismus von Canth., sein Delirium hat mehr selbstverstümmelnde und suicidale Tendenzen. Der Kranke fürchtet sich vor dem Tod und seine Unruhe wechselt mit Stupor ab. Es fehlen auch die Harnsymptome.

Camph. erzeugt wie Canth. Delirien und Konvulsionen, sexuelle Manie, Priapismus, Strangurie, ein heftiges Brenngefühl, jedoch bei starker äußerer Kälte. Entzündungen der Magenschleimhaut, der Blase usw. Die Kälte der Haut und der Kräfteverfall sind typische *Camph*-Symptome, die Excitation ist dagegen nur ein reaktives Symptom.

Bei Canth ist dagegen die Excitation Hauptsymptom, während eine mögliche Abkühlung nur das Ergebnis verlängerter Einwirkung ist.

Camph. wird man wählen, wenn Delirium, Manie oder Konvulsion vorliegen, mit starker äußerer Abkühlung und tiefer Erschöpfung, besonders wenn das Bild nach Unterdrückung eines Ausschlages auftritt (23).

Schlaf

Somnolenz und Schlaflosigkeit sind im Arzneimittelbild genannt, ohne Angabe welche Dosis diese Erscheinungen hervorriefen. Viel charakteristischer ist ein unruhiger Schlaf mit unzüchtigem Lachen und Haluzinationen: Er hört leise Schritte in seinem Zimmer, er fühlt sich im Bett emporgehoben, oder von einer eiskalten Hand am Hals gepackt (40).

Kopf

Kopfschmerz mit Blutandrang zum Kopf und Benommenheit oder einem Gefühl, als dränge das Gehirn zur Stirn heraus. Messerstichartige, schneidende, stechende Schmerzen. Stiche in der Seite des Kopfes, im Scheitel oder Hinterkopf. Brennen im ganzen Kopf oder nur in einer Seite.

Augen

Heiße, brennende Schmerzen in den Augen. Die Gegenstände werden gelb gesehen.

Gesicht

Hier finden wir wie bei vielen anderen Mitteln gegensätzliche Symptome, je nach der Dosierung. Rotes, brennendes Gesicht. Totenblasses, elendes Gesicht, letzteres besonders bei Vergiftung. Canth. ruft auch krampfhafte Stiche und Schmerzen im Bereich des Trigeminus hervor.

Juckende, brennende Bläschen im Gesicht, die besonders bei Berührungen kitzeln. Erysipel im Gesicht, mit Brennen und typischen Harnsymptomen. »Gesichtserysipel um die Nase, auf dem Nasenrücken mit Ausbreitung auf die Lider. Meist nimmt man in derartigen Fällen

Rhus-t, das auch phlyctänöse Blasen mit brennenden Schmerzen hat.

Wenn das Erysipel sehr heftig ist, dann wird Canth. vorzuziehen sein; hier wird das Erysipel schnell schwärzlich und gangränös, auf ihm herrscht starker Brennschmerz und die Umgebung brennt bei Berührung. Die kleinen Bläschen brennen
bei leiser Berührung wie Feuer. Es ist ein Leitsymptom dieses
Mittels, daß die Ausschläge schon bei leichter Berührung wie
Feuer brennen« (41).

Verdauungsorgane

Canth. macht heftige Entzündung der Schleimhäute im ganzen Darmkanal, besonders wohl in den Därmen.

1. Mund:

Stark belegte, mit Bläschen bedeckte Zunge mit roten Rändern. Schwache Gaben erzeugen Trockenheit und Brennen im
Mund, stärkere Dosen Blasenbildung auf der Wangenschleimhaut, mit Schleimhautablösung und Bildung falscher
Membranen. Die Lippen sind trocken, geschwollen und brennen. Blasenbildung und Abschälen der Lippen nach starken
Dosen.

Aphten *(Mur-ac., Nit-ac.)* auf Lippen, Zahnfleisch und Wangenschleimhaut.

Sehr zäher Schleim auf der Wangenschleimhaut und im
Rachen (Kali-bi.). Reichlicher Speichelfluß mit bitterem oder
salzigem Geschmack.

2. Rachen:

Hier die gleichen brennenden Entzündungserscheinungen wie
im Mund. Rachenentzündung als sei Feuer im Schlund.

Canth. erzeugt, wie die giftigen Solanaceen, eine sehr starke
Dysphagie, die bis zur Hydrophobie mit Krämpfen, Bellen
und dauerndem Spucken gehen kann. Heftige Spasmen treten
bei äußerer Berührung der Kehle auf.

Canth. ist angezeigt, wenn durch Entzündung bei jedem Versuch
Wasser zu schlucken, Zusammenschnüren bis zum Ersticken in
der Rachen-Kehlkopfregion auftritt. Dabei kommen dann noch
die typischen Brennschmerzen, die Canth. auszeichnen, vor.

Bell. hat ebenfalls starke Entzündungen des Rachens mit Spasmen, die beim Schlucken von Flüssigkeiten schlimmer werden. Dadurch könnte man auf den ersten Blick zu einer Verwechslung beider Mittel verleitet werden.

Apis., Ars., Arum-t., Merc. stehen hier auch in der Nähe von Canth.

3. Magen:

Magenschleimhautentzündung mit den typischen Brennschmerzen. Sehr großer, unstillbarer Durst mit Verschlimmerung durch Flüssigkeit und der Unmöglichkeit diese zu schlucken. Erbrechen.

4. Abdomen und Stühle:

Der Bauch ist tympanitisch geschwollen. Schneidende, stechende, aber besonders stark brennende Schmerzen in den Därmen, die entsetzlich sind und sich auf Druck, manchmal auch auf heiße Kompressen, bis zu Krämpfen und Wutanfällen steigern. Sie sind von Borborygmen begleitet.

Die Erstwirkung von Canth. in schwachen Dosen ist Verstopfung. Später folgen kleine schmerzhafte Stühle mit Koliken, Tenesmen und Brennen im Anus. Die Stühle können aus grünlichem oder blutigem Schleim, bis zu reinem Blut bestehen. Durchfall mit schleimigen Stühlen, in denen sich fibrinöse Membranen, Ausschwitzungen der entzündeten Darmschleimhaut, befinden. Diese Stühle sind von starkem Tenesmus sowie Dysurie begleitet. Nach dem Stuhl überläuft den Kranken oft ein Frösteln. Die Koliken zwingen zum Zusammenkrümmen, was ein bißchen lindert.

Coloc. hat auch Koliken, die zusammenkrümmen lassen, was bessert, und gallertige, blutige Stühle, schlimmer nach jedem Versuch zu trinken oder zu essen. Sie enthalten auch Schleimstückchen, aber die Koliken werden besser nach der Stuhlentleerung, noch besser beim Zusammenkrümmen oder starkem Druck auf die Eingeweide. Schließlich hat *Coloc.* mehr nervöse, Canth. mehr entzündliche Symptome.

Colch. hat den Stühlen weiße Stückchen beigemischt, jedem Stuhl folgt ein heftiger Tenesmus; während des Stuhles erfolgt eine Konstriktion des Anus, die den Kranken mehr quält als der Stuhldrang. Die Dysurie von Canth. fehlt.

Zinc. und *Caps*. sind in Erwägung zu ziehen.

Sulf. kann gut bei einem Tenesmus, der von einem zum nächsten Stuhl andauert, gegeben werden.

Kali-bi. folgt gut auf Canth., wenn die Stühle schleimiger, gallertiger werden, obwohl die falschen Membranen weiter vorhanden sind (23).

Harnorgane

Schmerzen zum Schreien in der Nierengegend, mit Ausstrahlung entlang den Ureteren bis zur Blase. Heftige Nierenschmerzen mit schmerzhaftem Harndrang und herabtröpfelndem, blutigem Urin. Strangurie. Heftige Blasenschmerzen mit häufigem, gebieterischem Drang und unerträglichen Tenesmen. Stark brennende, schneidende Schmerzen im Blasenhals. Vor, bei und nach der Miktion fürchterliche schneidende Schmerzen in der Harnröhre. Ständiger, gebieterischer Harndrang, der Urin fließt mit sehr großen, unerträglich brennenden Schmerzen. Diese Symptome weisen so stark auf Canth., daß man es immer geben sollte, wenn sie vorhanden sind, wie die Krankheit auch immer heißen mag.

»Stuhldrang während der Miktion. Der Kranke sitzt lange auf dem WC im Bemühen, Stuhl und Urin trotz seines starken Tenesmus loszuwerden. Er meint dadurch etwas Linderung zu bekommen, die aber nicht eintritt.

»Anus und untere Harnwege sind entzündet und brennen. Er hat Tenesmen und muß sich anstrengen. Nicht nur wenn die Blase leer ist, sondern auch wenn sie voll ist, kann er nur mit Mühe ein paar Tropfen entleeren oder es kommt gar nichts. Harnverhaltung. Er wird unruhig, wird von Raserei erfaßt, bekommt brennende Schmerzen mit Harn- und Stuhldrang, sowie einen quälenden sexuellen Erethismus« (41).

Canth. ist wertvoll bei Nierenkolik, besonders wenn die Schmerzen sehr heftig sind, und von den Leitsymptomen des Mittels begleitet werden. Oft wird Canth. helfen beim Harngries der Kinder, wenn die Reizung bis in den Penis geht und der kleine Patient das Organ ständig anfassen muß.

Es hilft auch bei Nephritis mit den typischen Symptomen des Mittels.

Bei der akuten Cystitis, ebenso wie bei der entzündlichen Haematurie, ist es viel häufiger angezeigt als jedes andere Mittel. Bei Harnverhaltung infolge schwerer Entzündung wirkt es sekundär.

Geschlechtsorgane

1. Männliche:

Canth. regt den Sexualtrieb an und erzeugt heftiges, fast unbezähmbares Verlagen nach Coitus, mit so heftigen, langdauernden Erektionen, daß sie in Priapismus übergehen. Selbst nach dem Coitus hören sie nicht auf. Diese Symptome führen zu unserem Mittel bei Chorda venerea, und bei unbezähmbarem Sexualtrieb infolge von Geisteskrankheiten. Den Priapismus von Canth. dürfen wir nicht verwechseln mit dem von

Pic-ac., der mit einer Rückenmarkserkrankung zusammenhängt und der so heftige Erektionen hat, daß der Penis schwillt, als wolle er platzen.

Canth. erzeugt Symptome der akuten Urethritis mit Schleimhautschwellung, Jucken, Brennen und Wundsein. Tenesmus und Brennen bei der Miktion, wie von glühendem Eisen oder Rasierklingen. Gelblicher, manchmal blutiger Ausfluß, der die Eichel wund macht. Eiterung zwischen Eichel und Vorhaut; danach folgt manchmal eine Schwellung des rechten Hodens und Schmerzen im Samenstrang (Orchitis). Das Mittel kommt auch in Frage bei Gonorrhoe, wenn die oben beschriebenen Symptome, eine Corditis und sexuelle Reizung vorhanden sind. Es ist auch sehr nützlich, wenn die Schleimhautentzündung den Blasenhals erreicht hat, besonders nach unangebrachten Instilationen.

2. Weibliche:

Canth. macht hier ähnliche Entzündungen wie beim Manne beschrieben. Man findet gesteigertes sexuelles Verlangen, eine nymphomane Besessenheit *(Plat., Hyos., Stram., Lach.)*.

Regel zu früh und zu reichlich. Schwellung und Reizung der Vulva, ständiger Ausfluß aus dem Uterus, schlimmer durch Erschütterung, bei einem Fehltritt. Puerperale Metritis mit gleichzeitiger Blasenentzündung.

Brennen in den Ovarien.

Wenn die typischen Symptome vorhanden sind, kann man Canth. auch bei Wehen einsetzen. So hat es geholfen Blasenmolen, wie auch retinierte Plazenta beim Abort, oder bei zeitgerechter Geburt auszustoßen.

Atmungsorgane

Heiserkeit mit Stimmschwäche und heftigem Brennen im Kehlkopf.

Schwere Atemnot, häufiger, trockener Husten, schmerzhafte Punkte in der Brust *(Bry., Kali-c., Scil.)*. Pleuritis, Pleuraerguß, bei dem Canth. ein Hauptmittel ist. Die Schulmedizin benutzt Kantharidenpflaster auf der Haut über dem Erguß. Die breite Diskussion über die Verwendung dieses Pflasters ist bekannt: Früher wurde es sehr viel verwandt und mit gutem Erfolg, dann wurde es vernachlässigt wegen der Nierenkomplikationen, die es in bestimmten Fällen auslöst. Dann kam es wieder in Mode und wird heute (1932) als unumgängliches Mittel beim Pleuraerguß von manchen Therapeuten angesehen. Es ist unbestreitbar, daß die Wirkung auf den Verlauf dieser Krankheit durch Resorption von Canth. durch die Haut erfolgt. Die beobachteten Nebenwirkungen beruhen auf einer besonders großen Empfindlichkeit des Patienten auf dieses Mittel, bei dem eine homöopathische Dosierung solche Nebenwirkungen vermieden hätte.

»Der beste Augenblick für seinen Einsatz beim Pleuraerguß ist gekommen, wenn das Fieber sinkt, die Seitenschmerzen verschwinden oder abnehmen, der Erguß jedoch bleibt, oder zunimmt. Gegenindikation sind: ein harter, kräftiger Puls von ca. 100/Minute und sehr heftige Seitenschmerzen. Das Fieber von Canth. zeichnet sich durch Kältegefühl und Schüttelfrost aus. Der Puls ist klein, hart und ziemlich schnell, es fehlt aber die Hitze der Haut. Blässe um Nase und Mund, halonierte Augen. Völlige Dumpfheit, kein Vesikulärgeräusch, Bronchialatem vorn und hinten, das an der Lungenspitze lauter beim Ausatmen als beim Einatmen ist. Starke Dyspnoe und Herzklopfen. Feuchte Haut oder profuser Schweiß. Sehr unruhige Nächte. Kurzer, trockener, häufiger Husten. Häufiges Hüsteln. Schmerzhafte Stiche die die Atmung unterbrechen, meist im Rippenbereich rechts und links, begleitet von mehr oder weniger starker Atemnot.

»Zu all diesen Zeichen eines Ergusses, die allein schon sehr auf Canth. hinweisen, wird der Kranke noch folgende Begleitsymptome haben: Wunde, sehr schmerzhafte Zunge, bedeckt mit kleinen flachen Geschwüren. Unterleib etwas berührungsempfindlich. Große Schwäche mit Neigung zu Ohnmacht. Damit hat man dann das reine Bild von Canth., das hier das beherrschende Mittel ist. So großartig aber die Wirkung dieses Mittels ist, wir dürfen es doch nicht überstrapazieren zum Nachteil von

Sulf, den wir bei den Pleuraergüssen nicht vergessen wollen. Man hat zu lange gute Erfahrungen damit gemacht, bevor Canth. geprüft war.

»Es ist augenfällig, daß sich die Erfolge der alten Schule mit Kantharidenpflastern beim Pleuraerguß aus dem Wirkungsbild von Canth. in dynamisierter Form ergeben. Und sie werden am besten sein, wenn wir das Mittel in dem Augenblick einsetzen, wenn das Fieber schwindet, der Schmerz aufhört oder nachläßt,während der Erguß fortbesteht und sich zu vergrößern droht« (11).

Acon., Apis, Bry. usw. sind beim Pleuraerguß mit Canth noch zu vergleichen. Ihre besondere Symptomatik erlaubt die Wahl.

Kreislauforgane

Herzklopfen, schwacher, unregelmäßiger Puls mit Ohnmachtsneigung. Pericarditis mit fibrinösen Ausschwitzungen.

Rücken und Glieder

Lumbalschmerzen mit ständigem Harndrang.
Schneidende Schmerzen in Stamm und Gliedern. Canth. scheint eine besondere Wirkung auf das Knie zu haben, in dem es Schmerzen zum Schreien und Schwellungsgefühl auslöst, schlimmer durch die leichteste Berührung. Schmerzen und Geschwüre an der Fußsohle, die das Auftreten unmöglich machen. Konvulsionen sind ein gewöhnliches Symptom toxischer Canth-Gaben, sie sind oft von Delirien und Raserei begleitet und wechseln ab mit Koma. Das Gesicht spiegelt das Entsetzen der Raserei wider, mit gesträubtem Haar und krampfhaft aufgerissenen Augen. Tonische Krämpfe dominieren, Trismus, Zähneknirschen, Speichelfluß, Hydrophobie.
In einigen Fällen wurde Paraplegie beobachtet.

Haut

Entzündung mit Blasenbildung. Bläschenausschlag mit Jucken und Brennen. Heiße, brennende Schmerzen mit dem Gefühl als sei die Haut wund, besser durch kalte Anwendungen und gefolgt von einer heftigen Entzündung mit Gangränneigung.
Ausschlag mit mehliger Abschuppung.

Beziehungen

Komplementär: *Camph.*
Antidote: *Acon., Puls.* und in gewissen Fällen auch *Apis, Camph., Rheum.*
Mittel die gut folgen:*Bell., Kali-j., Merc., Phos., Sep., Sulf.*

454

Capsicum

Capsicum annuum, der spanische oder Cayenne-Pfeffer oder Paprika ist eine ausdauernde Solanacee aus Ostindien, die auch in Südamerika, Zentralafrika, auf den pazifischen Inseln und anderso wächst. Die Frucht ist eine langgezogene Beere, die im Herbst gelb oder rot wird und dann scharf-pfeffrig-heiß schmeckt. Er gilt als Appetitanreger und wird besonders in England, Amerika und einigen orientalischen Ländern viel als Gewürz verwendet. »Die meisten als Gewürz, Zutaten oder Anregungsmittel verwandten Stoffe wie Paprika, Tee oder Kaffee werden nach einigen Generationen sehr nützliche Heilmittel sein, weil sich die Leute langsam damit vergiften und die Auswirkung dieser Vergiftung bei den Eltern, wird bei ihren Kindern eine Anlage zu Symptomen erzeugen, wie sie von diesen Stoffen hervorgerufen werden« (41).

Unsere Zubereitungen stellen wir entweder aus einer Urtinktur aus den getrockneten Beeren von Caps. oder durch Verreibung derselben mit Milchzucker in den ersten drei Potenzen her.

Allgemeine Mittelwirkung

Obwohl eine Solanacee besitzt Caps. kaum eine, oder keine der narkotischen Eigenschaften der übrigen Pflanzen dieser Familie. Dagegen hat sie die Reizwirkungen dieser Pflanzen in hohem Maße, besonders auf die Schleimhäute, wobei die des Verdauungstraktes im Vordergrund stehen.

Charakteristisches

1. Konstitution und Typ:

Caps. wirkt besonders auf Menschen mit schlaffer Faser. Sie sind fett, haben weiche Muskeln, reagieren schlecht, haben schlechte Verdauung, sind reizbar und ärgern sich ständig.

Wir finden die Indikation für Caps. oft bei fetten, blühend aussehenden Kindern, deren Eltern viel Paprika oder andere stimulierende Gewürze essen. Wir finden den Typ auch bei

Kälte in allen, oder einzelnen Körperteilen (K.)

Biertrinkern, Gewürzessern mit schwachen Reaktionen und schlaffen Geweben; Leuten mit kräftig gefärbten, aber kalten, niemals heißen Gesichtern mit einem feinen, subkutanen Netz von sichtbaren Kapillaren. Rundliche, dicke Menschen mit falscher Plethora wie *Calc.*, roter Nasenspitze und roten Wangen, die schnell erschöpft sind. Werden sie krank, so reagieren sie schlecht, sprechen nicht auf die verordneten Medikamente an und haben eine träge Konstitution ohne Spannkraft. Schüler können nicht arbeiten, lernen nur mühsam, werden matt und bekommen, wenn sie in einem Pensionat sind, Heimweh und wollen nach Hause. Gichtiker mit Tophi und Gelenkknacken, *Plethora* steifen, ungeschickten, schwachen Gelenken, die zu keiner Anstrengung fähig sind; träge von Natur, reagieren sie nicht, sind *Anlage (?)* frostig und empfindlich für kalte Luft und lieben ein warmes Zimmer. Selbst bei normalem Wetter sind sie luftempfindlich, ertragen nicht im Freien zu sein oder zu baden.« (41).

2. Caps. ist ein Mittel, an das man bei allen Leiden denken sollte, die mit dem *Gefühl von Brennen auf den Schleimhäuten* einhergehen. Darum ist es ein gutes Mittel bei Dysenterie, *Luks* Pharyngitis, dem letzten Stadium der Goonorrhoe usw., wenn ein starkes Brenngefühl auf den Schleimhäuten das Krankheitsbild begleitet. Dieses Brennen hat keine Ähnlichkeit mit dem von *Ars.* oder *Canth.*, es gleicht vielmehr dem Gefühl, das roter Pfeffer auf den Schleimhäuten hervorruft und kann nicht durch heiße Anwendungen gelindert werden.

Modalitäten   *brennende Zungenspitze (St.)*

A) Verschlimmerung: Durch Kälte, im Freien, beim Entblößen, beim Baden.
Vom kleinsten Luftzug, selbst wenn er warm ist.

B) Besserung: Durch Wärme im allgemeinen.
Durch Essen.   *fortgesetzte Bewegung (St., Bo.)*

Gemütssymptome

Die Stimmung ist ausgesprochen grämlich. Er will in Ruhe gelassen werden, wird schnell heftig und braust auf. Sehr dick

köpfig, nimmt alles von der schlechten Seite, gerät leicht in
Zorn, selbst über Späße; vorwurfsvoll. Kapriziös mit großen
Stimmungsschwankungen. Nichts im Gemütsleben von Caps.
ist so auffällig wie das Heimweh, es tritt mit roten Wangen,
Schlaflosigkeit, Angst usw. auf *(Aur., Carb-an., Ign.,*
Merc., Ph-ac.).

Caps. ist voller hartnäckiger Selbstmordgedanken. Er will
sich nicht töten, widersteht diesem Gedanken und doch wird
er immer wieder von ihm heimgesucht und verwirrt. Es sind
nur Selbstmordgedanken, die man nicht mit dem Impuls sich
zu töten verwechseln darf, wie er bei manchen anderen Mitteln vorkommt.

Kopf

Sehr heftige, berstende Kopfschmerzen, wenn er den Kopf
schüttelt, beim Gehen und beim Husten *(Bry., Nat-m., Scil.,*
Sulf.). Gefühl als werde der Kopf zerspringen. Er hält ihn mit
den Händen.Schmerzhaftes Gefühl, als sei der Kopf zu groß,
schlimmer beim Gehen und Husten, besser, wenn er mit
hochgelagertem Kopf ruht. Pulsierender, hämmernder Kopfschmerz in Stirn und Schläfen. Schmerzhaftes Gefühl, als
werde das Gehirn gewaltsam durch die Stirn herausgepreßt.

Augen

Entzündung mit Rötung, Brennen und Tränenfluß.
Vorstehende Augen, Sehstörungen besonders morgens, als ob
etwas auf der Hornhaut läge, kurzzeitige Besserung durch
Reiben.

Ohren

Ohrenschmerzen. Reißende, scharfe Schmerzen in den Ohren. Schmerzen mit Jucken. Dumpfe Ohrenschmerzen,
schlimmer beim Husten, als würde dabei ein Abszeß aufge-
hen. Caps. wirkt auf das knöcherne Ohr und das Mastoid. Es
war oft angezeigt bei Mastoiditis.

Lärmüberempfindlichkeit. »Die Sinne sind bei Caps. zu
scharf. Es besteht Geräusch-, Geruchs-, Geschmacks- und
Berührungsüberempfindlichkeit« (41).

Gesicht

Die Wangen sind rot und heiß und dieser Zustand kann mit
Blässe wechseln. Die rote, brennende Haut der Wangen zeigt
eine Kongestion der subkutanen Kapillaren. Kaltes, rotes Gesicht.

Schmerzen in den Gesichtsknochen, schlimmer durch Berührung.

Verdauungsorgane

1. Mund:

Schlechter Geschmack im Mund. Die beim Husten aus der
Lunge ausgestoßene Luft, erzeugt im Mund einen sauren,
üblen, widerlichen Geschmack (41). + Geruch

Rissige Lippen. Schmerzhafte Geschwüre auf Zunge und Lippen, die sich ausbreiten. Brennende Bläschen auf den Lippen,
im Mund und auf der Zunge.

2. Rachen:

Angina mit Schluckschmerzen und Reißen im Rachen. Die
Schleimhaut ist so rot, daß man denkt, sie wolle bluten. Nach
einer Angina oder einem Schnupfen bleibt der Rachen lange
Zeit empfindlich. Brennende Schmerzen im Rachen mit dunkelroter Schleimhaut. Pharyngitis der Trinker und Raucher,
die Kehle ist brennend heiß, schmerzhaft und zusammengezogen, selbst wenn er nicht schluckt.

3. Magen:

Sobald er sich erkältet, bekommt er Durst. Durst nach jedem
durchfälligen Stuhl. Gieriges Verlangen nach eiskaltem Wasser, das Frösteln auslöst. Verlangen nach Wasser vor dem
Frost, und wenn er es getrunken hat, verstärkt sich der Frost
und löst ein Kältegefühl im Magen aus. Er verlangt etwas

Heißes, Stimulantien, etwas Pikantes. Das findet man besonders bei Alkoholikern, bei Whiskytrinkern. Sie haben Durst,
essen viel, auch starke Gewürze, aber das steigert wieder ihr
Verlangen nach Alkohol, ein echter Circulus vitiosus. Trunk-
sucht. Trinker, die so weit heruntergekommen sind, daß sie
nachts aufstehen müssen um einen Schnaps zu trinken ohne
den sie am Morgen die ersten 3-4 Schnäpse erbrechen würden
und solange trinken müssen bis der Alkohol drin bleibt.

   Nux-v., Ars. und Caps. werden in derartigen Fällen helfen
   (41).
Verlangen nach Kaffee mit Brechneigung, gleich nachdem
man ihn getrunken hat (38).
Sodbrennen. Brennende Schmerzen im Magen und Epigastrium, besonders gleich nach der Mahlzeit. Neigung zum Erbrechen.

4. Abdomen und Stühle:
Zum Platzen aufgetriebener Leib mit drückender Spannung
und Atembeklemmung.
Blutende Haemorrhoiden, die brennen als habe man Pfeffer
draufgetan.
Spärliche Durchfälle mit heftigem Brennen und Tenesmen.
Schwäche und Durst nach dem Stuhlgang, aber Trinken löst
Frösteln aus.

Harnorgane

Blasentenesmen, Brennen bei der Miktion. Starngurie.
Schneidende, brennende Schmerzen nach der Miktion. Urin
mit Blut vermischt.

Geschlechtsorgane

Impotenz mit kalten Genitalien.
Gonorrhoe, wenn der Kranke in veralteten Fällen keine Ab-
wehrreaktion zeigt, der Ausfluß rahmig ist, das Gesicht den
Eindruck der Plethora vortäuscht und rot ist. Es sind fette,
weiche Menschen mit Kälteempfindlichkeit ohne auf diese zu

reagieren, wie sie auch auf andere Dinge nicht reagieren. Die Miktion brennt und die Vorhaut ist schmerzhaft geschwollen. Prostataschmerzen nach Gonorrhoe.

Atmungsorgane

1. Nase:

Alter Katarrh. Ein Schnupfen löst einen Nasenrachenkatarrh aus, den der Kranke nicht wieder loswerden kann. »Oft kann man von wenig intelligenten Patienten oder solchen, die sich schlecht beobachten, nur schwer brauchbare Symptome erhalten. Man muß sich dann auf den äußeren Aspekt des Mittels verlassen.So ist es bei den alten Katarrhen, bei denen man wenig Auskünfte erhält, oder aber wenn die sorgfältig gewählten Mittel keine Reaktion im Kranken wachrufen können. Dann stellen wir fest, daß der Kranke ein rotes, aber kaltes Gesicht und eine rote, kalte Nasenspitze hat, daß er fett ist, schlaffe Gewebe und keine Ausdauer hat. Er hatte Mühe in der Schule mitzukommen und schwitzt bei leichten Anstrengungen sehr, friert aber im Freien schnell. Damit haben wir einen Schüssel für die Wahl von Caps., das in einem solchen Kranken die Reaktionsbereitschaft wieder wecken kann, ihn vielleicht noch nicht heilt, aber *Sil., Kali-bi.* oder irgend einem anderen passenden Mittel, das vorher ohne Erfolg eingesetzt war, jetzt die Möglichkeit gibt, zu wirken und zu heilen« (41).

2. Kehlkopf, Bronchien und Lunge:

Unangenehme, lästige, chronische Heiserkeit. »Sie sehen sich einem Schnupfen gegenüber, dem man im akuten Zustand z.B. *Acon., Bry., Hep.* oder *Phos.* gegeben hat, von dem aber eine hartnäckige Heiserkeit zurückblieb. Man hat es mit einem rundlichen, frostigen Menschen mit rotem Gesicht zu tun und dessen Heiserkeit wird auf Caps. verschwinden.« (41). Plötzliche Hustenanfälle, die den ganzen Körper erschüttern. Gefühl, als würden Kopf oder Brust beim Husten zerspringen. Schmerzen beim Husten in verschiedenen Körperteilen wie Blase, Knie, Unterschenkel usw.
Behinderte Atmung, Dyspnoe. Bedürfnis tief durchzuatmen.

Rücken und Glieder

Ausbreitendes Frösteln, das zwischen den Schulterblättern beginnt. Jedesmal, wenn er trinkt hat er einen Druck zwischen den Schultern *(Abies-c., Am-m., Lachn., Sep.)*. Scharfe, reißende Schmerzen im Rücken.
Steifheit in Armen und Beinen mit Ameisenlaufen.

Haut

Die Haut ist feucht und kalt, manchmal marmoriert oder rot und kalt. Hebt man mit zwei Fingern eine Falte ab, so bleibt sie stehen (41).

Fieber

Caps. hat Fiebersymptome, die ziemlich genau an intermittierendes Fieber erinnern: Vorherrschen von Kälte mit Durst, danach brennende Hitze. Frost mit großem Durst, dann Hitze mit Durst und Schweiß. Krampf im Körper mit Steifheit und Ameisenlaufen in Armen und Beinen und Taubheitsgefühl. Widerwillen gegen Bewegung. Diese Symptome treten besonders abends und nachts auf, werden schlimmer im Freien und in Kälte, durch Bewegung und nach Essen und Trinken.

Beziehungen

Antidote: *Cina., Camph., Chin., Calad., Sul-ac.*
Mittel die gut folgen: *Bell., Cina., Lyc., Puls., Sil.*

Carbo-animalis

Carb-an. oder Tierkohle wurde von Hahnemann in die Materia medica eingeführt. Er legte ein dickes Stück ungegerbtes Rindleder auf glühende Kohlen und ließ es verbrennen, bis es keinerlei Flammen mehr abgab. Dann nahm er es von den Kohlen und löschte es zwichen den Backen einer Presse unter Luftabschluß, bis es kalt war. Diese Kohle pulverisierte er und potenzierte die ersten drei Stufen durch Verreibung mit Milchzucker, höhere Potenzen durch Verschüttelung.

Das ist auch heute noch die beste Art das Mittel herzustellen.

Allgemeine Mittelwirkung

Die Grundzüge seiner allgemeinen Wirkung sind organische Asthenie, reduzierte Lebenskraft, Adynamie der Schleimhäute, des Drüsen- und Lymphgewebes und des Venenapparates, der kongestioniert und verlangsamt ist. Es grenzt oft nahe an *Carb-v.* und wir müssen immer sehr sorgfältig zwischen beiden unterscheiden. Carb-an. bleibt jedoch führend in der Wirkung auf die Drüsen, besonders der Achselhöhle, der Leisten, Brüste, Hoden, Speicheldrüsen usw.

Charakteristisches

1. Konstitution und Typ:

Carb-an. eignet sich besonders für Skrofulöse, für den »venösen« Typ, oder für Rekonvaleszenten nach einer abzehrenden Krankheit mit schwachem, trägem Kreislauf und reduzierter Vitalität, sowie für alte Menschen (8).

Greise oder Menschen, die durch eine lange schwere Krankheit geschwächt sind mit ausgesprochener Neigung zu venöser Plethora. Sie haben eine leicht bläulich gefärbte Haut, Hände und Füße sind oft lila mit dicken oberflächlichen Venen, die kräftig blau durch die Haut durchscheinen. Lippen und Wangen sind bläulich. Solche Menschen erkranken oft aus kleinstem Anlaß. Sie haben einen langsamen Kreislauf und geschwächte Lebenskraft.

2. Große Schwäche, Mangel an Energie, Prostration:

Das ist ein allgemeines Charakteristikum des Mittels, gekoppelt an seinen Kräfteverfall, den wir schon genannt haben.

Carb-v. sollten wir vorziehen, wenn sich ein solcher Zustand im letzten Stadium einer hoffnungslosen akuten Krankheit, wie etwa einem typhoiden Fieber, einer Pneumonie, einem schweren Scharlach, am Ende einer Krankheit, die mit dem Tode zu enden droht, ergibt.

Der einzige Fall, in dem Carb-an. vorzuziehen sein wird, ist, wenn diese große Schwäche bei einer Amme auftritt, bei der sie Folge der Erschöpfung durch die Lactatio ist: Das Stillen hat sie so geschwächt, daß sie kaum noch sprechen kann. (48).

3. Hypertrophie und Verhärtung von Lymphknoten und Drüsen:

Diese Drüsenschwellung ist besonders ausgeprägt bei den Achsel- und Leistendrüsen, sowie an Brüsten, Hoden und Speicheldrüsen, die eine starke Tendenz zur scirrhösen Verhärtung haben, und in denen gleichzeitig stechende, schießende, brennende Schmerzen auftreten (Con., Merc-j-f.). Drüsen, die hypertrophieren und sich verhärten, während zugleich das Gewebe in ihrer Umgebung infiltriert wird, und die Haut sich lila verfärbt, als Zeichen der venösen Kapillarstauung. Diese vergrößerten, steinharten Drüsen zeigen keinerlei Neigung zu erweichen, oder einzuschmelzen wie bei Hep., Merc. oder Sulf. »Alles bei der Carb-an-Konstitution ist erschlafft, alles verlangsamt, aber die Entzündung verläuft schnell und passiv, so kann sogar eine erysipelatöse Entzündung auftreten mit bläulich-violetter Haut und Ödemen, in denen der Fingerdruck stehenbleibt, das ganze vollzieht sich langsam, ohne Heilungstendenz.

Bell. hat das vollkommen entgegengesetzte Bild. Wir können eine Drüsenentzündung erleben, die mit großem Getöse und Schnelligkeit verläuft. Die Haut ist rot, selbst violett, aber heiß und so empfindlich, daß man sie kaum

berühren kann. Neigung zur Resorption, wenn man sie
zufrieden läßt.

Die Carb-an-Entzündung dagegen baut sich langsam auf, hat
eine langsame Entwicklung, und keinerlei Heilungstendenz.
· Es bestehen brennende, heftige Schmerzen in dem entzündeten Gebiet, das hart und violett verfärbt ist. Harte, infiltrierte
Halsdrüsen, brennende Schmerzen. Bubonen bei Greisen
oder geschwächten Menschen, die brennend schmerzen und
auf infiltriertem, hartem, violettem Gewebe ruhen. Kleine
harte Knoten in den Brüsten, überzogen von violetter Haut
mit brennenden Schmerzen. Verhärtete Knoten im rot-violet-
ten Gebärmutterhals mit brennenden Schmerzen wie von glühenden Kohlen. Im Laufe der Zeit werden auch bei Carb-an
Geschwüre über diesen Drüsen entstehen, es entstehen torpide, inerte Geschwüre: Ein Bubo, eine infiltrierte Drüse geht
auf und eitert, aber die normale Eiterabsonderung wird aufhören und es kommt statt dessen zu einer jauchigen, blutigen
Absonderung, und gleichzeitig verhärten sich die umgebenden Gewebe, werden violett und es treten brennende Schmerzen auf. Carb-an. ist oft das Mittel bei Geschwüren und Fisteln mit verhärteter, violetter Umgebung, heftigen, brennenden Schmerzen und einer üblen, wundmachenden Absonderung. Carb-an. ist auch ein Mittel für brennende Krebsge-
schwüre innerhalb verhärteter, dunkelblauer Gewebe mit
brennender, scharfer, eitriger Absonderung« (41).

Modalitäten

A) Lateralität: links oben, rechts unten.

B) Verschlimmerung: In kalter Luft.

C) Besserung: Im warmen Zimmer.

Gemütssymptome

Traurig und sorgenvoll, er will allein sein und vermeidet die
Unterhaltung. Schnell entmutigt, ja verzweifelt. Er erschrickt
leicht und hat Angst im Dunkeln. Nachtängste mit kongesti-

ven Wallungen. Wechsel zwischen Heiterkeit und Traurigkeit, Jähzorn und schlechter Laune. Schweigsamkeit. *Heimweh* mit traurigen Gefühlen von Verlassenheit und Weinen.
Hier können wir Carb-an. vergleichen mit:

Caps., bei dem das Heimweh mit großem Kummer, Schlaflosigkeit und Selbstmordgedanken verbunden ist.

Ign. hat Heimweh mit dem dringenden Verlangen seine
Freunde wiederzusehen, es ist melancholisch, traurig und
wenig mitteilsam.

Merc. hat Heimweh mit großer Angst, Zittern und Erregung, besonders nachts. Dabei besteht Schlaflosigkeit.
Zänkische Laune, er beklagt sich über jedermann und
möchte entfliehen.

Ph-ac. ist appetitlos bei Heimweh, magert ab und wird
somnolent, schweigsam mit stumpfem Geist und Gedächtnisschwäche.

Aur. hat großes Verlangen, die Seinigen zu sehen in einer
Art Heimweh.

Schlaf

Schlaflos durch Unruhe, Angst und eine unklare Furcht.
Angst zu ersticken. Nachtangst mit kongestiven Wallungen.

Gesicht

Bläuliche Wangen, die auch kupferrot sein können. »Es kann
ein gelbbrauner Sattel auf der Nase vorkommen, der an den
gelben Sattel von *Sep.* erinnert« (41).

Verdauungsorgane

1. Mund:

Rissige, geschwollene, blutende Lippen.

Glänzende Bläschen im Mund und auf der Zunge.

Stinkender Atem, Trockenheit von Mund und Zunge.

2. Magen:

Abneigung gegen fette Speisen *(Calc., Carb-v., Hep., Petr.)*.
Sodbrennen, krampfartige, ziehende Schmerzen im Magen.
Schmerzhafter Druck in der Magengrube.

Leere- und Schwächegefühl in der Magengrube, durch Essen
nicht zu lindern *(Carb-v.)*. »Jedesmal, wenn sie ihr Kind anlegt,
bekommt sie ein Leere- und Schwächegefühl wie ohnmächtig in
der Magengrube und sie muß das Kind absetzen« (41).

3. Abdomen und Stühle:

Kältegefühl im Bauch, Auftreibung und Borborygmen.
Verstopfung mit vergeblichem Drang, es gehen nur Gase ab,
wenn er auf's WC geht.

Manchmal stechende und brennende Hämorrhoiden, mit großer Verdauungsschwäche und Ausfluß einer klaren, geruchlosen Flüssigkeit (23).

Geschlechtsorgane

Regel zu früh und zu reichlich und von zu langer Dauer. Danach große Erschöpfung. Die Frau ist dann so schwach, daß
sie kaum reden kann. Regel fließt nur morgens *(Bor., Sep.)*.

Heiße, brennende Leukorrhoe, die die Wäsche gelb färbt.
Übelriechende, scharfe Leukorrhoe *(Kreos., Rhus-t., Sep.)*.

Menorrhagie mit chronischer Verhärtung des Uterus »chronische Verhärtung des Uterus, die jedes Jahr zunimmt *(Aur-m-
n.)*. Übelriechender Ausfluß aus der Gebärmutter. Die Regeln sind schwarz und riechen übel. Uterusgeschwüre, die
sich langsam zur Malignität entwickeln. Schließlich wird diese
arme geschwächte Frau, die sich jahrelang mit diesem Zustand hingeschleppt hat, ein krebsartiges Geschwür am Muttermund haben, das brennt und blutet mit ständiger, stinkender, wässriger Absonderung. Die brennenden Uterusschmer-
zen strahlen in die Schenkel aus« (41). Gebärmutterkrebs mit
Schmerzausstrahlung in die Schenkel.

Brennen in Scheide und Vulva.

Schmerzhafte, harte Knoten in den Mammae, besonders rechts, mit Stechen und Brennen. Über ihnen ist die Haut violett *(Calc-fl., Con., Jod., Hydr.* usw.).

Atmungsorgane

Wie bei den Verdauungssymptomen finden wir auch hier Carb-an. nahe bei *Carb-v.*

Beide sind angezeigt beim Spätstadium der Pneumonie, bei Bronchitis oder der Lungentuberkulose, wenn Zerstörung des Lungengewebes eingetreten ist und fötider Auswurf besteht. Unterscheidungssymptom für Carb-an. ist ein rauher erstikkender Husten, der den Kopf erschüttert, als würde das Gehirn in der Schädelkapsel hin und hergeworfen. Es besteht Kältegefühl in der Brust *(Brom.).* Der Auswurf ist grün, eitrig und stinkt schrecklich. Er kommt besonders aus der rechten Lunge, über der man eine Kaverne auskultieren kann. Sobald er die Augen schließt, meint er ersticken zu müssen (23).

Nach Ausheilung eines Pleuraergusses, bleibt ein lanzinierender Schmerz in der Brust zurück *(Ran-b.)*(1).

Rücken und Glieder

Muskel- und Gelenkschwäche. Schwache Knöchel bei Kindern *(Nat-c.),* verrenkt sie leicht *(Calc.).*

Kupferfarbene Flecken auf der Haut. Carb-an. ist *Carb-v.* vorzuziehen bei konstitutioneller Syphilis, dann, wenn beide in einem Fall angezeigt sind nach *Merc.*-Mißbrauch. Besonders, wenn Drüsenverhärtungen vorhanden sind, ist Carb-an. das Mittel, aufgrund des folgenden Symptoms: Kupferflekken auf der Haut, besonders im Gesicht. Von daher ähnelt es *Merc-j-r., Nit-ac.* und *Bad.* mehr als *Carb-v.* (23).

Akne Rosacea. Allgemeines Hautjucken. Frostbeulen mit blauer Verfärbung der Haut *(Agar., Ars., Nit-ac., Petr., Sulf.).*

Warzen auf Händen und Gesicht mit bläulicher Verfärbung der Haut.

Beziehungen

Komplementär: *Calc-p.*, besonders bei Drüsenerkrankungen.
Antidote: *Nux-v., Ars., Camph.;*

Carb-an. und *Carb-v.* folgen nicht gut aufeinander, man kann sie nicht gut nacheinander geben. Carb-an. ist manchmal angezeigt gegen die Folgen von gegessenen Giften oder verdorbenem Gemüse *(Carb-v., All-c.)* (1).

Carbo vegetabilis

Carb-v oder Holzkohle wird gewonnen, indem man Holz in geschlossenen Gefäßen ausglüht bis kein Rauch mehr aufsteigt. Im Großen decken die Köhler die Holzpyramide, die sie verkohlen wollen, mit einer dichten Schicht von Grassoden ab.

Für den medizinischen Gebrauch benützt man die Kohle von weißem Holz, von der Birke und besonders der Rotbuche. Von ihr werden die ersten drei Potenzen durch Verreibung gewonnen.

Allgemeine Mittelwirkung

Zersetzung und unvollständige Oxydation sind die Basis der Wirkung von Carb-v. Das Blut scheint in den Kapillaren zu stagnieren, so daß der Körper cyanotisch und eiskalt wird. Es bewirkt große Schwäche, als reiche die Lebenskraft nicht aus, um den Körper weiter am Leben zu erhalten. Es erzeugt Atonie der Schleimhäute und steigert deren Absonderungen, die scharf, eitrig und übelriechend werden. Ferner bewirkt es Blutungen aus allen möglichen Schleimhäuten. Das Blut verändert sich tiefgreifend in seiner Zusammensetzung unter Carb-v.

»Die Kohle erzeugt eine Asthenie, die die Innervation des cerebrospinalen und des vegetativen Nervensystems lahmlegt. Der Stoffwechsel und die Blutbildung, die Funktionen der Kreislauforgane und die Sekretionen sind verlangsamt und gehemmt. Es herrscht allgemeiner Torpor, Adynamie, Stagnation des Blutes in den Kapillaren, passive Überfüllung des Venen- und besonders des Pfortadersystems. Diesem schweren Krankheitsbild gehen Angst, Furcht, Unentschlossenheit, Abneigung gegen die Arbeit, Verzweiflung, Verlangen nach dem Tode und manchmal Jähzorn voraus. Schwindel und Stumpfsinn. Wir beobachten ziehende, kongestive, brennende Schmerzen am Kopf und an allen möglichen anderen Stellen mit Verschlimmerung abends, nachts, im Freien und durch Kälte. Der Schlaf ist nicht erholsam und die Erscheinungen, die von der Erwärmung und der Bewegung abhängen, verschlimmern sich morgens. Die Entzündungssymptome haben einen erethischen, kongestiven flüchtigen Charakter. Sie erinnern an

Ars. durch das Brenngefühl, das die Kongestion und die Schmerzen begleitet, durch die Angst, den schnellen Kräfteverfall, das Hautjucken, die Schleimhautreizung an den Sinnesorganen, gewisse petechiale Eruptionen, die Erschöpfung der Muskelkräfte, schließlich durch die große Erkältlichkeit, wie überhaupt das Vorherrschen der Entzündungserscheinungen.

»Die lähmungsartige Schwäche, die Unempfindlichkeit, die Krämpfe, der kalte Atem, die schnelle Abmagerung des Gesichtes, die in den Höhlen eingesunkenen Augen, die schwärzliche Hautfarbe, das Fehlen des Pulses, die Facies hippokratika, die passiven Blutungen, die unwillkürlichen Entleerungen sind der letzte Grad der Carbo-Wirkung. Körper wie Geist verfallen in Torpor. Wenige Arzneien leisten in diesem letzten Stadium einer Krankheit, das von Blutstagnation in den Kapillaren begleitet ist, so gute Dienste.

»Kohle bezieht alle Organsysteme durch ihren Einfluß auf den Sympathicus und auf die venösen Kapillaren in ihre Wirkung ein, weil sie in besonderer Beziehung mit den vegetativen Nerven, den peripheren Blutgefäßen und dem Blut selbst steht. Ihre übrigen Wirkungen sind die Folge dieser Beziehungen, des allgemeinen Torpors wie der daraus resultierenden Stagnation.

»Man kann ihre Wirkung auf die venösen Kapillaren mit der von

Merc. auf das Lymphsystem oder von

Phos. auf die arteriellen Kapillaren vergleichen.

Ars. wirkt wie Carb-v. über die Unregelmäßigkeit und Stauung des Blutkreislaufes, die bei ersterem zur Gangrän, bei letzterem zur Asphyxie als Endstadium führt.

Der Puls ist klein und eher langsam als schnell.

Sec. wetteifert mit Carb-v. in der Wirkung auf die Kapillaren der Extremitäten bezüglich der lividen Schwellung der Zehen und der asthenischen Blutstauung.

Caust. hat Stauungen von serösem Charakter, im Gegensatz zu den venösen von Carb-v. Außerdem zersetzt *Caust.* das Blut,

während Carb-v. die Viscosität des Blutes steigert und durch schleichende Asphyxie die Blutbildung verändert. In all diesen Beziehungen ist Carb-v. höchst asthenisch im Gegensatz zu

Acon., das auf das Blut in entgegengesetzter Richtung wirkt und

Nux-v., das die entgegengesetzte Wirkung auf das Nervensystem hat« (21).

Charakteristiches

1. Konstitution und Temperament:

Carb-v. ist besonders nützlich bei Kranken im vorgeschrittenen Alter und bei Schwächezuständen. Außerdem paßt es gut für schwache, zarte Menschen von einem gewissen Alter, die dyspeptisch infolge einer Überlastung der Verdauungsorgane, durch Völlerei sind.

Es paßt für alle Zustände hochgradiger Schwäche, für Alte mit venöser Stauung und Kachektische. Es hilft in der Agonie, wenn der Kopf noch heiß ist, der ganze übrige Körper, die Haut, der Schweiß usw. aber kalt sind. Der Puls ist schnell, unfühlbar, die Beklemmung und Atemnot ist so stark, daß der Kranke dauernd Luft zugefächelt haben möchte (47).

Diese Erscheinungen, die sich unaufhörlich im Arzneimittelbild zeigen, werden wir immer vor Augen haben, wenn wir das Mittel studieren. Alle Funktionen sind bei Carb-v. langsam, alles geschwollen, aufgetrieben, gebläht: die Hände sind geschwollen, die Venen gefüllt. Der Körper scheint geschwollen, aufgetrieben durch ein Übermaß an Flüssigkeit in den Gefäßen, oder, nach Aussickern aus diesen, im Bindegewebe.

Der Kopf ist voller Blut, die Glieder scheinen schwer, so daß der Patient Arme und Beine hochlegen möchte, damit das Blut abfließen kann. Die Venen sind varikös erweitert, ihre Wände weich, schlaff und gelähmt; vasomotorische Lähmung; die Glieder sind ungeschickt, wie geschwollen. Der gesamte Geisteszustand ist, wie der körperliche, langsam, das Denken geht träge, wie gelähmt. Er kann nicht schnell handeln oder sich dazu aufraffen etwas zu tun, er möchte liegen und schlummern. Das Hautkolorit ist dunkel, der Kapillarkreislauf gestaut, das Gesicht hat eine Purpurfarbe, das kleinste stimulierende Getränk, die kleinste anregende Speise führt zur lebhaften Rötung dieses düsteren Gesichtes. Sieht man eine Gesellschaft, die sich zu Tisch setzt und Wein trinkt, so wird man die Carb-v Typen herauskennen können, wenn man sieht, wie sich ihre Gesichter plötzlich röten. Diese Rötung verschwindet schnell, wird aber ebenso schnell wieder auftreten und das Gesicht purpurn färben. Die weiche, untätige Haut ist dunkel, fast schmutzig anzusehen (41).

Die *Schwäche* des Mittels ist ebenso ausgesprochen wie charakteristisch.

Chin. steht an seiner Seite, und ihre Schwäche wird von keinem anderen Mittel übertroffen.

Ars. und *Mur-ac.* bilden mit Carb-v. ein Trio der extremen Schwäche.

Bei akuten Krankheiten haben wir das folgende Bild: fast völlig erschöpfte Kräfte; kalte Körperoberfläche, besonders an den Unterschenkeln von den Knien bis zu den Füßen; der Kranke ist gleichgültig, bewegungslos, wie moribund. Der Atem ist kalt, der Puls klein, fadenförmig, aussetzend. Die Haut ist mit kaltem Schweiß bedeckt, besonders an den Gliedern; das Blut stockt in den Kapillaren und verursacht Cyanose, Ekchymosen und das oben beschriebene Kältegefühl der Haut. Er kann nur atmen, wenn ihm zugefächelt wird und danach verlangt er dauernd: »Luft! Luft!«. Mit einem Wort: Das Bild eines hoffnungslosen Zustandes, wie man es am

Ende einer schweren akuten Krankheit, z.B. eines typhoiden Fiebers sieht (48).

Bei chronischen Krankheiten ist Carb-v., besonders angezeigt bei Kachektischen, deren Kräfte geschwächt sind in Folge einer früheren schweren Krankheit, die den Boden für die jetzige bereitet hat, z.B. Asthma nach Keuchhusten oder: er hat sich nie wohlgefühlt seit jener Zeit in der er sich übernommen hatte, oder: die jetzigen Leiden stammen von einer früheren Verletzung, von einem früheren Trauma her usw. (48). Menschen, die sich von den Auswirkungen einer früheren Krankheit nie erholen konnten.

4. Stinkende, eitrige, scharfe Absonderungen. Geschwüre, Gangrän:

Carb-v. erzeugt Atonie der Schleimhäute und steigert die scharfen und übelriechenden Absonderungen.

Auch die Gewebe sind schwach. Wenn sie einmal verletzt sind besteht keinerlei Heilungstendenz, und wenn sich ein Geschwür auf der Schleimhaut oder sonstwo bildet, wird es nicht heilen.

Aufgrund der schlechten Zirkulation, der kapillaren Stase besteht große Gangränneigung. Die kleinste Entzündung wird schnell schwarz und verschorft leicht.

5. Neigung zu Hämorrhagien:

Kein Mittel kann an die Stelle von Carb-v. treten in jenen erschöpften, geschwächten Zuständen, in denen die Schleimhäute leicht bluten und zu schwammig sind, um das Blut vom Aussickern zurückzuhalten.

Hämorrhagie mit dunklem, zersetzem Blut, das wegen der hochgradigen Zerstörung der Blutkörperchen nicht gerinnen kann.

Aussickern von Blut aus entzündeten Oberflächen. Schwärzliche Sickerblutung aus Geschwüren. Lungen-, Uterus-, Blasenblutugen. Haematemesis. Es ist eine passive Blutung. Aufgrund der Kreislaufschwäche kommt es zu einem dauernden Aussickern aus den Kapillaren. Das Mittel zeigt fast niemals das, was man eine aktive Blutung nennen kann, die hervorsprudelt wie bei

> *Bell., Ip., Acon., Sec.* und den anderen Mitteln, bei denen das Blut mit Gewalt herausschießt.

Bei Carb-v. ist es eine passive, kapillare Sickerblutung. Das kommt bei Frauen vor, die ein fast dauerndes Blutaussickern haben, so daß die Periode nicht aufzuhören scheint. Unaufhörliche Sickerblutung nach der Entbindung, wenn die Kontraktionen des Uterus den Blutverlust nicht stoppen. Nach einer Hautverletzung, nach einem chirurgischen Eingriff zeigt sich keinerlei Tendenz zur Zusammenziehung der kleinen Gefäße: die Arterien sind kunstgerecht unterbunden, aber die Wände der Kapillaren und Venen ziehen sich nicht zusammen und das Blut sickert weiter (41).

6. Empfindungen:

A) Brennen:
Viel Brennen durchzieht das Mittelbild. Brennen in Venen und Kapillaren. Brennen im Kopf. Jucken und Brennen im Kopf. Brenngefühl in den entzündeten Teilen. Inneres Brennen und äußere Kälte.

B) Kälte:
Kältegefühl mit schwachem Herzen und schwachem Kreislauf. Eiseskälte. Hände und Füße kalt und trocken, oder naßkalt. Kalte Knie, Nase, Ohren und Zunge. Kältegefühl im Magen mit Brennen. Er ist mit kaltem Schweiß bedeckt wie beim Kollaps. Kollaps mit kaltem Atem, kalter Zunge und kaltem Gesicht. Wie eine Leiche *(Ant-t., Ars., Camph., Tab., Verat.).* Bei all diesen Kältezuständen verlangt er, daß man ihm zufächele.

7. Flatulenz:

Die starke Flatulenz mit großer Gasansammlung im Magen und Unbehagen in der Magengegend, die im Liegen schlimmer ist, sollte immer unsere Aufmerksamkeit auf Carb-v. lenken. Das kann bei verschiedenen Störungen dieses Organs vorkommen, von der einfachen Dyspepsie bis zum Krebs.

Diese Flatulenz kann sich auch im Abdomen zeigen, aber auch da sitzt sie besonders in dessen oberem Teil, wenn sie sich auch bis zum allgemeinen Meteorismus steigern kann.

Modalitäten

A) Verschlimmerung: Abends.
   Bei feuchtem oder heißem Wetter.
   Durch fette Speisen.
   Nach Weintrinken.

B) Besserung: Durch Zufächeln.
   Durch Aufstoßen.

Gemütssymptome

Die geistige Gleichgültigkeit ist ein hervorragendes Symptom von Carb-v. Er ist unfähig, die Eindrücke aus seiner Umgebung wahrzunehmen. Seine Affekte scheinen erloschen, so daß ihn nichts, was man zu ihm sagt, zu erregen oder zu berühren scheint. Er hört alles, ohne Freude oder Abneigung zu zeigen und ohne sich seine Gedanken dazu zu machen. Schreckliche Dinge scheinen ihn nicht sehr aufzuregen, und angenehme Dinge erfreuen ihn nicht. Er weiß nicht, ob er seine Frau und seine Kinder liebt oder nicht. Das alles ist die Folge der Lähmung des Geistes bei diesen Menschen, ihrer Unfähigkeit zu denken. Ihr Geist ist verwirrt, und sie können nicht denken: All das aufgrund der Turgeszenz des Mittels (41).

Dabei ist er in großer Angst, furchtsam und ängstlich »wie besessen«. Angst, wenn er die Augen schließt, Angst, wenn er sich abends ins Bett legt, Angst beim Erwachen. Er erschrickt leicht, hat Furcht vor Gespenstern und Erscheinungen, Angst in der Dunkelheit.

Schlaf

Spätes Einschlafen, Schlaflosigkeit, Unruhe.
Der Schlaf ist dermaßen mit Ängsten erfüllt, daß es schon schrecklich ist. Beim Einschlafen hat er Ängste, fährt zusam-

men, zuckt und leidet. Er hat einen eigenartigen, apathischen, totenähnlichen Schlaf mit schrecklichen Visionen. Er sieht Gespenster. Er erwacht mit Angst und von kaltem Schweiß bedeckt. Nach dem Schlaf ist er erschöpft und nicht erholt, gerät im Gegenteil durch den Schlaf in die Prostration. Er hat so große Angst, daß er sich nicht in den Schlaf fallen lassen mag.

Kopf

Allgemeine Hinterkopfschmerzen. Gefühl im Kopf, als sei dieser voll, geschwollen, aufgetrieben. Er hat den Eindruck, als sei seine Kopfhaut zu eng. Dumpfer Hinterkopfschmerz oder im Gegenteil: heftiger Hinterkopfschmerz mit Unfähigkeit, sich zu bewegen, weil er glaubt, der Kopf müßte platzen oder, daß irgendetwas seinen Hinterkopf zermalmen würde. Sitzt der Schmerz im Hinterkopf, dann hat er das Gefühl, sein Kopf würde nach hinten ins Kissen gezogen *(Op.).* Dann hat er auch schmerzhaftes Klopfen im Kopf während der Einatmung. Er atmet so wenig und so vorsichtig ein und hält sich so still wie möglich, bis er schließlich einen tiefen Atemzug tun muß, wobei er durchdringend aufschreit (41). Kopfkongestion mit krampfartigen Konstriktionen, Übelkeit und Druck auf den Augen. Gefühl eines beginnenden Schnupfens, nach Aufenthalt in einem überheizten Zimmer (41).

Manche dieser Kopfschmerzen treten nach Abkühlung, als Folge von feuchtkaltem Wetter oder durch Unterdrückung eines alten Katharrs auf. Der Carb-v-Patient leidet oft an einem alten Katarrh und fühlt sich wohl, solange die Nase richtig läuft. Wenn er sich aber erkältet und das Nasenlaufen aufhört, dann tritt die Kopfkongestion auf. Die Unterdrückung des Ausflusses kann er nicht ertragen. Das erinnert an *Kali-bi., Kali-j., Sep.* (41).

Der Kopf ist kälteempfindlich. Wenn ihm warm ist und der Kopf schwitzt, und dann ein Luftzug den Kopf trifft, dann hört gleich sein Katarrh auf und die Kopfschmerzen beginnen. Schwitzen, kalter Schweiß, besonders am Kopf, an der

Stirn. Der Carb-v-Patient hat leicht einen reichlichen Schweißausbruch, der an der Stirn beginnt und kalt ist, die Stirn fühlt sich für die Hand kalt an, und der kleinste Luftzug, der sie trifft, wird Schmerzen auslösen. Er möchte immer eine Kopfbedeckung haben (41).

Kopfschmerz, schlimmer durch den Druck des Hutes. Der leichteste Hut scheint ihm zu schwer.

Ausschlag auf der Kopfhaut. Das Haar geht händevoll aus.

Augen

Brennende Schmerzen in den Augen, Jucken und Druck. Die Augen werden glanzlos, sinken ein und die Pupillen reagieren nicht auf Licht.

Ohren

Aus den Ohren fließt eine stinkende, eitrige, scharfe Flüssigkeit, besonders, wenn dieser Ohrfluß schon lange besteht und von Scharlach, Masern oder einem Malariaanfall usw. herrührt. Man muß an Carb-v. denken, wenn diese Symptome unklar sind und der Kranke so viele Mittel bekommen hat, daß der Fall total vernebelt ist. Es wird eine Reaktion ausgelöst durch Carb-v., ein besserer Kreislauf hergestellt, und man wird den Fall heilen, nachdem die Symptome klar herauskamen und man ein besseres Mittel endgültig auswählen konnte.

Gesicht

Blasses Gesicht mit Hitzewallungen, plötzliche heftige Rötung, sobald er nur einen kleinen Schluck Wein getrunken hat oder irgendein anderes, anregendes Getränk oder Nahrungsmittel genossen hat.

Graugelbe Facies hippocratica mit Kälte des Gesichts, kaltem Schweiß...

Verdauungsorgane

1. Mund:

Das Zahnfleisch ist zurückgezogen, schwammig, blutet leicht bei Berührung oder schon beim Saugen. Es ist sehr empfindlich und schmerzt sogar schon beim Kauen, oder wenn man nur die oberen Zähne gegen die unteren preßt. Blut sickert aus dem Zahnfleisch beim Zähneputzen *(Phos.).*
Die Zunge ist kalt, weiß oder gelbbraun.

Der Mund ist trocken. Schleimhautgeschwüre, die zur Gangrän neigen.

Salziger Geschmack. Alles schmeckt salzig (Cycl., Merc., Puls., Sep. ...).

2. Magen:

Großes Verlangen nach Kaffee, sauren, salzigen oder süßen Dingen (41). Abneigung gegen Milch, Fleisch und Fett *(Puls.).* Der Magen ist sehr schwach. Säure und Sodbrennen sind häufig. Die einfachste Nahrung, besonders aber die fetten Dinge bekommen nicht. Hier ist Carb-v. erfolgreich, wenn *Puls.* versagt (48).

Seinen wertvollsten Platz hat unser Mittel aber durch Erzeugung und Heilung der Schmerzen, die durch die hochgradige Flatulenz entstehen. Carb-v. füllt den Magen in der Tat mit Gas. Aufstoßen, Schwere, Völlegefühl und Somnolenz. Auftreibung durch die Flatulenz mit Schmerzen, die im Liegen schlimmer werden. Aufstoßen nach Essen und Trinken. Aufstoßen bessert vorübergehend. Ranziges, saures, fauliges Aufstoßen. Dyspnoe wegen der Flatulenz. Langsame Verdauung. Die Nahrung gärt, ehe sie verdaut werden kann, nach wenigen Bissen Gefühl der Völle (wegen der Flatulenz vgl. *Chin., Lyc.* usw.).

Gefühl von Leere und Schwäche im Magen, die durch Essen nicht besser wird. Morgenübelkeit. Brennen im Magen, das sich zum Rücken entlang der Wirbelsäule erstreckt. Krampf-

artige Schmerzen zwingen den Kranken, sich zusammenzukrümmen. Das Epigastrium schmerzt.

Gastralgie der Ammen mit extremer Flatulenz und scharfem,
saurem Aufstoßen.

Dyspepsie durch Überessen und Prasserei. Magenbeschwerden durch Alkoholmißbrauch *(Nux-v.).* »Wollte ich einen
Carb-v-Patienten erzeugen, würde ich damit beginnen, ihn
vollzustopfen mit fetten Speisen, schweren Gerichten, Sau-
cen, Puddings, Zuckerzeug, alles in großen Mengen und dazu
gäbe ich ihm reichlich Wein, dann brauchte ich nicht lange zu
warten, um das Arzneimittelbild von Carb-v. zu sehen« (41).

3. Abdomen:

Extreme Auftreibung des Leibes, besonders in seinem oberen
Teil, mit augenblicklicher Besserung durch Windabgang. Diese momentane Linderung durch Aufstoßen oder Blähungsabgang ist das Gegenteil von dem, was wir bei

Lyc. oder *Chin.* antreffen, die keinerlei Erleicherung, eher
eine Verschlimmerung spüren, sie scheinen dadurch noch
mehr beengt.

Blähungskolik. Zahlreiche, reichliche und fötide Flatus. Er
erträgt keine enge Kleidung um Leib und Taille.

Die Leber ist – wie alle Organe – im Zustand äußerster
Stauung und Trägheit. Sie kann hypertrophiert sein und
spontan oder bei Palpation Schmerzen. Im Pfortaderkreislauf herrscht eine mehr oder weniger starke Stase, wodurch
Hämorrhoiden, Varizen usw. ausgelöst werden. Der Kranke
sitzt gern und legt die Beine auf den Tisch, weil dadurch der
Kreislauf entlastet wird.

4. Rektum und Stühle:

Brennen im Anus, brennende Hämorrhoiden. Verstopfung mit
Hämorrhoiden, die jedesmal, wenn er sich hinsetzt, schlimmer
sind. Aussickcrn von Feuchtigkeit aus dem Anus. Das Perineum
schmerzt und juckt. Manchmal treten die Hämorrhoiden heraus, sie sind bläulich violett wegen ihrer starken Blutfüllung (23).

Besonders häufig besteht Durchfall mit meist wässrigen Stühlen morgens, die von Kolik begleitet sind, gefolgt von Brennen. Sie stinken widerlich, kadaverös (*Ars., Kali-p., Lach., Ptel.* etc.).

Harnorgane

Alte Blasenkatarrhe mit reichlich schleimigem Sediment im Urin, besonders bei alten Leuten mit kaltem Gesicht, kalten Schweißen, kalten Gliedern (41).
Verminderte Harnausscheidung.
Haematurie.

Geschlechtsorgane

1. Männliche:
Schwäche und Erschlaffung der Geschlechtsorgane, die weich und kalt herabhängen. Spermatorrhoe.

2. Weibliche:
Jucken und Brennen und Wundheit der Vulva. Varizen an der Vulva.

Der Uterus scheint schwer herunterzudrängen. Gefühl, als wolle er herausrutschen *(Sep.).* Ausfluß weiß wie Milch vor der Regel, oder er ist gelbgrün , zäh und sehr scharf.

Regel zu früh und zu reichlich mit vorausgehenden Schmerzen, und Krämpfen im Bauch, oder sie ist zu schwach mit blassem Blut. Vor der Regel Bauchkrämpfe und Kopfschmerzen, während der Regel Erbrechen, Zahn-, Kopf-, Kreuz- und Bauchschmerzen (38).

Schleichende Haemorrhagie oder besser Blutaussickern aus der Vulva, fast von einer Regel bis zur nächsten, aufgrund der Atonie des Uterus. Das ist genau das Gegenteil von

Bell., Ip., Sec. und Ham. mit ihren »sprudelnden« Haemorrhagien, bei denen das Blut gußweise durch die Kontraktionen des Uterus herausschießt.

Retention der Plazenta mit Blutaussickern durch Muskelatonie: Nach Carb-v. wird sich die Muskulatur kontrahieren und die Plazenta ausstoßen.

480

Milchunterdrückung. Erschöpfung und große Schwäche durch Stillen (41).

Atmungsorgane

1. Nase:

Tägliches Nasenbluten mit blassem Gesicht. Nasenbluten nach Anstrengung mit Blässe. Varizen auf der Nase. Der Carb-v-Patient leidet dauernd an Schnupfen. Die kleinste Erwärmung läßt ihn reichlich schwitzen, und die geringste Abkühlung zu Eis erstarren. So holt er sich einen Schnupfen nach dem anderen. Es fängt mit wässrigem Nasenlaufen an und er niest Tag und Nacht. Dabei kann er auch Nasenbluten haben. Dann erreicht die Reizung den Rachen, mit Schmerzen und Trockenheitsgefühl. Er wird heiser mit Schmerzen im Rachen und Kehlkopf, die sich beim Husten verschlimmern. Schließlich breitet sich dieser Zustand auf die Brust aus und gleichzeitig wird die Absonderung grüngelblich, zäh und schmeckt schlecht. Oft ist dieser Schnupfen begleitet von Atemnot, von Auftreibung im Magen und Bauch mit Aufstoßen und Flatus. Andererseits ist er bei jeder Magenstörung anfällig für einen Schnupfen mit Heiserkeit und Bronchitis (41).

2. Kehlkopf:

Wir haben gesehen, daß Carb-v eine starke Heiserkeit erzeugt und heilt, die in auffälliger Weise in feuchter Luft und besonders abends schlimmer wird. Sie kann auch morgens schlimmer sein, wenn die Luft feucht ist.

Caust. entspricht häufiger der Morgenheiserkeit (48).

Phos. steht ihr dagegen viel näher. Er hat eine ebensolche Morgenverschlimmerung und geht Carb-v. oft voraus oder folgt ihr.

Carb-v. kann ein gutes Mittel für den Beginn von Keuchhusten sein, wenn der Fall unklar ist, der Husten nicht charakteristisch genug um das Mittel recht zu wählen, oder wenn der Fall nur schlecht vorankommt. Eine Gabe Carb-v. wird in solchen Fällen Linderung bringen, und in leichten Fällen verschwindet der

Keuchhusten in wenigen Tagen, oder, wenn es nicht für die Dauer heilen kann, wird es die Symptome klarer herauskommen lassen, so daß das heilende Mittel gefunden werden kann (41).

Husten mit Brennen in der Brust, schlimmer abends, im Freien, nach Ruhe und nach Sprechen. Krampfhusten mit bläulichem Gesicht und fötidem Auswurf.

3. Brust:

Brennen wie von glühenden Kohlen in der Brust. Schwäche-und Müdigkeitsgefühl in der Brust. Da muß man zwischen Carb-v., *Ph-ac., Sulf.* und *Zinc.* wählen (48).

Schleimrasseln in der Brust. Husten mit Brennen in der Brust. Krampfhusten mit stinkendem Auswurf. Verschleppte Pneumonie. Lungenblutung. Beklemmung mit Abendverschlimmerung, kaltem Atem und Verlangen nach dauerndem Zufächeln.

Carb-v. hat sich sehr bewährt bei hoffnungslosen Pneumonien, und es paßt ganz und gar, wenn

> *Ant-t.* dem Kranken nicht helfen kann, seine Lungen von den Schleimmassen zu befreien, die sich darin angesammelt haben.

Es besteht Cyanose und die Lungenlähmung droht. Der Auswurf stinkt. Der Atem ist kalt und der Kranke verlangt dauernd nach Fächelung (48).

Es ist auch sehr hilfreich bei Asthma der Greise, in jenen hoffnungslosen Fällen, in denen der Kranke moribund zu sein scheint. Das ist besonders der Fall bei alten Leuten mit schwer geschädigter Konstitution, besonders des Venensystems (48).

Kreislauforgane

Das Herz scheint hilflos gegen die starken Anstrengungen, wohlverstanden das rechte Herz, besonders das venöse Herz ist in Not. Stauung, Excitation, Erschlaffung des venösen Systems. Tumultuöse Herzaktion, die durch den ganzen Körper gespürt wird. Der Herzschlag erschüttert den Körper durch und durch. Hitzewellen laufen von unten nach oben und enden in einem Schweißausbruch. Vollständiger Torpor, drohende Herzlähmung. Brenngefühl, Brennschmerz in der Herzgegend. Er spürt die tumultuöse Herztätigkeit und erschöpft sich in dem Versuch, sie zu ertragen. Angst und Engegefühl in der Brust, in der Herzgegend als müsse er sterben (41).

Schwäche des ganzen Gefäßsystems. Kleiner, unregelmäßiger, fast unfühlbarer, schneller Puls. Das Blut stagniert in den Kapillaren. Cyanose der Extremitäten.

Bläuliche variköse Venen, von venösem Blut überfüllt.

Carb-v. hat einen unschätzbaren Wert bei Haemorrhagien, die durch tiefgreifende Schleimhauterkrankungen entstehen. Kein anderes Mittel kommt an seiner Stelle in Frage bei den hochgradigen Schwächezuständen, bei denen die Schleimhäute Blut aussickern lassen, bei denen sie zu schwammig, zu durchlässig scheinen, um es zurückzuhalten. Ihre Abwehrkraft ist zusammen mit der nervlichen Widerstandskraft vergangen bei einem Kranken, dessen Gesicht und Haut schon blaß waren bevor sich die Haemorrhagien eingestellt hatten.

Chin. und Carb-v. sind hier komplemenmtär (48)

Ars. und *Chin.* gehen hier Hand in Hand miteinander.

Ars. ist nützlich bei persistierenden Blutungen von asthenischem Typ, im Zusammenhang mit der Degeneration des befallenen Organs. Carb-v. und *Ars.* haben beide heftige brennende Schmerzen, aber *Ars.* hat eine große Reizbarkeit der Gewebe und des Geistes, die Carb-v., ein torpides, lahmes Mittel, nicht hat, während *Ars.* neben seiner spezifischen Reizbarkeit, Erregung und Angst hat (23).

Rücken und Glieder

Steifheit von Nacken und Halsmuskeln mit Stichen in den Rükken.

Knie und Unterschenkel kalt. Cyanose der Extremitäten. Varizen.

Brennende Schmerzen in den Gelenken. Lähmende Schmerzen in den Beinen. Krämpfe in den Unterschenkeln und Fußsohlen.

Senile Gangrän, die in den Zehen beginnt.

Haut

Indolente Geschwüre mit brennenden Schmerzen und stinkenden, wundmachenden Absonderungen. Neigung zu Gangrän in den Geschwürsrändern. Diese Geschwüre sind rein atonischer Art, sie haben die klare Tendenz, sich auf der Oberfläche auszubreiten und nicht in die Tiefe zu gehen. Man kann hier vergleichen mit *Ars., Hep., Lach., Merc.*

Reizlose, variköse Geschwüre mit scharfen, stinkenden Absonderungen *(Fl-ac.),* die leicht bluten und brennend schmerzen, schlimmer abends.

Gangrän mit Brennschmerz. Dekubitus.

Furunkel mit Gangränneigung.

   Ars. unterscheiden wir anhand seiner großen Unruhe.

Jucken abends in Bettwärme *(Sulf.).*

Die Haut ist blau, cyanotisch, kalt. Kalte Schweiße.

Fieber

Heftige Schauder mit Kälte und trotz dieser Kälte verlangt der Kranke kalte Getränke. Fröste mit objektiv eiskaltem Körper. Der Frost kann einseitig auftreten, die eine Körperseite ist sehr kalt und schaudert, die andere Seite hat ihre natürliche Wärme erhalten.

Vorübergehende Schmerzanfälle ohne Durst.

Erschöpfende, kalte, reichliche Schweiße.

Beziehungen

Antidote: *Ars.* und *Camph..*

Ist Antagonist zu *Caust..*

Komplementär: *Kali-c.,* besonders bei Erkrankungen des Rachens und der Lunge wie bei Dyspepsie.

Dros., Chin.

Phos. ist komplementär zu Carb-v. bei den Lungenerkrankungen, und besonders bei jenen des Rachens und bei der großen Schwäche mit drohender Paralyse des Stoffwechsels nach einer schweren Krankheit.

Causticum

Caust. oder Ätzstoff ist ein spezielles Mittel der Homöopathie.

Vor Hahnemann war es völlig unbekannt, und ihm kommt die Ehre zu, es in unsere Materia Medica eingeführt zu haben. Seine chemische Zusammensetzung ist geheimnisvoll geblieben, sodaß einige Ärzte unserer Zeit seine Wirkungen in Zweifel ziehen. Deshalb wird es auch in einigen älteren und neueren Werken der Materia medica nicht erwähnt. Eine sehr umfassende Studie über die Pharmakologie unseres Mittels besagt, daß »sich die Wirkung von Caust. um so deutlicher zeigt, mit je höheren Dilutionen man arbeitet, und heute werden diese hohen Potenzen von allen benutzt. Jetzt ist sein Ruf voll anerkannt und alle gewissenhaften homöopathischen Ärzte wenden es an, ja reihen es unter die großen Polychreste bei der Behandlung chronischer Krankheiten ein«. (56)

Um das sogenannte caustische Prinzip der Alkalien zu erhalten, hat Hahnemann mehrere Verfahren empfohlen, welche sich zwar im Detail unterscheiden, aber doch sehr gleichartige Ergebnisse bringen, die sich nur im Grad ihrer Kraft unterscheiden. Die Präparation, die am stärksten wirkt und die heute allein verwendet werden sollte, ist die folgende: Man nimmt etwa 1 kg gebrannten Kalk und tut ihn, nachdem man ihn eine Minute in destilliertem Wasser eingeweicht hat, in eine trockene Schale. Dort zerfällt er, nachdem er reichlich Hitze und Dampf entwickelt hat, zu einem feinen Staub. 60 Gramm dieses Staubes werden in einer Porzellanreibschale mit der gleichen Menge Kalium-Bisulfid gemischt, das vorher auf großer Hitze geschmolzen worden ist. Gibt man 60 Gramm kochend Wasser dazu, so bildet sich eine zähe Masse, die man in einen Kolben gibt und bis zur völligen Trockenheit destilliert.

Das Destillat von etwa 45 Gramm enthält das Causticum in reinem, konzentriertem Zustand: Es ist eine wasserklare Flüssigkeit, die den Geruch von gelöstem Kalium-Causticum hat, ein zusammenziehendes Gefühl auf der Zunge und ein starkes Brennen in der Kehle erzeugt. Es friert bei einem etwas höheren Kältegrad als das Wasser. Mit dem Barium-Hydrochlorat kann man die Anwesenheit von Schwefelsäure ebensowenig nachweisen, wie mit Amonium-Oxalat diejenige von Kalk. Ein Tropfen dieser Flüssigkeit mit 100 Tropfen Alkohol gemischt, führt nach dem gewöhnlichen Dynamisationsverfahren zur ersten Centesimalpotenz, von der aus wir nach der Hahnemannschen Methode die höheren Dynamisationen herstellen.

Wie bereits gesagt, sind die verschiedensten Hypothesen aufgestellt worden über die Zusammensetzung dieses Mittels aber erst 1926 hat Dr. Wagner aus Basel eine Arbeit hierüber veröffentlicht, die akzeptiert werden kann, weil hier zum ersten Mal Schlußfolgerungen aus den gemachten Studien im Lichte moderner Erkenntnisse gezogen worden sind. Nach Dr. Wagner ist nun diese mysteriöse Präparation, die wir Causticum nennen, eine schwache wässrige Lösung aus Ammoniak, die ein wenig Ammonium-Sulfid enthält. Das Ammoniak stammt aus Calzium-Azetat, das beim Brennen von Kalk entstehen kann, während der Stickstoff aus der Atmosphäre stammt. Causticum gehört also in die Ammoniumgruppe und nicht in die Kaligruppe (56).

Wie die chemische Zusammensetzung auch immer sei, Hahnemann hat uns jedenfalls ein sehr mächtiges Therapeutikum in die Hand gegeben, und er hatte Recht aus seiner Arzneimittelprüfung zu schließen, daß es ein wichtiges Konstitutionsmittel sei.

Allgemeine Mittelwirkung

Causticum ist ein großer Veränderer des Stoffwechsels, es schwächt Nerven- und Muskelapparat, hemmt Sekretionen und verändert das Fasergewebe (47).

Antipsorisch wie *Sulf*, antisykotisch wie *Thuj.*, ist es ein wirksames Mittel für alle chronischen Zustände, in denen eine ausgesprochene Schwäche und eine partielle, oder generalisierte Lähmung besteht. Es ist angezeigt in allen Lebensaltern, man denke stets an seine Leitsymptome bei allen chronischen Krankheitszuständen.

Charakteristisches

1. Konstitution und Typ:

Die Menschen, zu denen Caust. am besten paßt, haben »braune Haare, rigide Faser, zarte und empfindliche Haut, und psorische Konstitution. Sie leiden seit langer Zeit an den Folgen der Unterdrückung einer Krankheit der Haut oder dem plötzlichen Aufhören irgendeiner Ausscheidung nach außen« (48). Sie entsprechen dem hydrogenoiden Typ von Grauvogels.

»Die Caust.-Typen sind im allgemeinen trockene, große Menschen, mit langen, vortretenden Muskeln ohne Fett.« (47)

»Sie sind von gelblicher Komplexion, fahl mit dunklen Haaren, schwach, deprimiert, neigen dazu, alles schwarz zu sehen, es sind reine Pessimisten, mit melancholischer Stimmung und einer vagen, beständigen Angst, als solle ihnen oder ihrer Familie ein Unglück geschehen. Er fürchtet den Tod, und wird von einem ängstlichen Gemütszustand in der Nacht wachgehalten. Krankhafte Zustände nach Kummer oder langdauernden Ängsten. Hochgradige Erschöpfung nach anstrengenden Arbeiten.« (12)

Caust.-Kinder sehen skrofulös aus. Obwohl sie im allgemeinen mager sind, betrifft die Abmagerung besonders die unteren Extremitäten. Der Bauch dagegen ist sehr entwickelt. Sie lernen sehr spät gehen. Die Augen neigen zu skrofulösen Entzündungen. An den entzündeten Lidern bilden sich Krusten. Auch die Konjunktiven sind entzündet und es besteht starkes Sandgefühl zwischen Lidern und Augapfel. Oft erscheint auch auf der Kopfhaut ein Ausschlag, der meistens hinter den Ohren lokalisiert ist (*Graph.*) und eine spärliche, zähe, wundmachende Absonderung austreten läßt. Oft besteht auch ein eitriger Ohrenfluß. Wenn ein solches Kind laufen möchte,

stolpert es infolge von Haltungsfehlern, die durch Veränderungen des Hirns oder des Rückenmarks bewirkt werden, auf
Grund von Stoffwechselstörungen im Nervensystem, die unser Mittel auslöst.Andere Mittel, an die man hier denken muß
sind: *Sul-ac.*, *Sulf.* und schließlich *Sil.* (23).

»Der Caust.-Typ läßt an einen unverheirateten Buchdrucker
denken: Buchdrucker, weil Caust. für die Folgen von Bleiver-
giftungen paßt und weil die Buchdrucker oft die Lettern in
den Mund nehmen. Unverheiratet, weil das Mittel frigide ist
mit finsterem, kritischem und wenig sozialem Charakter und
infolge dessen wenig zur Heirat neigt.

Es paßt zu psorischen Typen, Neuropathen, Rheumatikern
und Dyskratikern. Stauffer hält es u.a. für ein Mittel bei
Präkanzerose.« (56)

*2. Große allgemeine Schwäche mit isolierten Lähmungsbezirken,
besonders im Gesicht, am Kehlkopf und den Sphinkteren:*

Causticum wird in Fällen benutzt, die durch eine große
Schwäche, Depression und Melancholie charakterisiert sind,
wie sie sich infolge eines langdauernden Kummers, nach wie-
derholten Ängsten oder beständigen Sorgen entwickeln, besonders, wenn eine ausgesprochen paralytische Tendenz besteht, eine ohnmachtsartige Schwäche, ein Kräfteverfall mit
großer Schwäche.

Schwäche, wie ohnmächtig, oder Kräfteverlust mit Zittern.
Darin gleicht es

  Gels., mit welchem es nur ein Symptom, das das Nervensy-
    stem betrifft, gemeinsam hat: Ptose der Oberlider.

  Sep., *Gels.* und Caust. sind die drei Mittel, die diese Schwä-
    che ausgesprochen haben (48).

Die Schwäche kann bis zur Lähmung führen, einer Lähmung,
die schrittweise entsteht und besonders rechtsseitige Hemiple-
gie bildet.

  Lach. greift besonders die linke Seite an.

Caust zeigt aber besonders Lähmungen einzelner, isolierter
Nervenbezirke, indem es die Muskel- und Nervenkräfte

schrittweise fortschreitend vermindert.

> *Gels., Lach., Cocc.* usw. haben wie Caust. Lähmungen des Ösphagus und des Rachens nach Diphtherie.

Die Lähmung einer Gesichtshälfte, nach Einwirkung von kalter Luft, ist auch eine typische Indikation für Caust. Hier ähnelt es

> *Acon.*, das einen ähnlichen Zustand hat. Caust. ist aber mehr nach *Acon.* angezeigt, nach der akuten Phase, wenn das Leiden dazu neigt, chronisch zu werden.

> *Sep., Gels., Graph.* usw. sind neben Caust. wichtige Mittel bei der paralytischen Ptose der Lider.

Bei Lähmung der Stimmbänder nach Überbelastung der Stimme, nach einer zu großen Anstrengung des Kehlkopfes, ist es eines unserer großen Mittel: Hier besteht nicht nur Heiserkeit, oft mit völligem Stimmverlust, sondern auch das Gefühl von Schwäche im Kehlkopf, ein Gefühl, als sei es ihm völlig unmöglich zu sprechen. Bei der paralytischen Schwäche der Blase ist es angezeigt, wenn der Kranke beim Husten, beim Niesen oder irgendeiner Anstrengung seinen Urin verliert. Wie bei

> *Sep.* kommt Inkontinenz bei Kindern vor, besonders bei kaltem Wetter und im ersten Schlaf.

Lähmungszustand der Beine, große Schwäche des ganzen Körpers. Verstopfung paralytischer Natur: Er muß sich sehr anstrengen und der Stuhl geht besser, wenn er steht. Manchmal scheint das Rektum voll zu sein und der Stuhl geht ab, ohne daß man es bemerkt. Bei

> *Aloe.* geht der Stuhl bei Kindern in kleinen Stücken ab, ohne daß sie es merken.

Bei den Augen hat Caust. nicht nur die Ptose der Lider, sondern auch eine Minderung des Sehvermögens mit schwarzen Punkten, die man dauernd vor Augen zu haben scheint, oder einem Schleier oder einem flackernden Schimmer. Lähmung des Nervus opticus.

3. Empfindungen von Caust.:

A. Besonderes Wundheitsgefühl, als sei die Schleimhaut entzündet, begleitet von Schmerzgefühl:

Man trifft es überall, an der Kopfhaut, im Rachen, im Kehlkopf, in der Trachea, in der Brust, im Rektum, am Anus, in der Urethra, im Bereich von Ausschlägen usw. Es ist eines der häufigsten Symptome des Medikamentes.

Dieses besondere Gefühl von Wundheit wird oft — um nicht zu sagen immer — von Schmerz begleitet. Es ist nicht, wie bei

> *Arn.*, ein Quetschungsfühl, ein Gefühl von Schmerz des Muskels, es ist auch nicht wie bei

> *Rhus-t.* eine schmerzhafte Steifigkeit, wie nach einer Anstrengung, die in den Sehnen und Bindegeweben sitzt, es sitzt in den Schleimhäuten und macht dem Kranken zugleich einen scheußlichen Schmerz, als seien die Schleimhäute in den leidenden Bereichen wund.

> B. Gefühl von Brennen:

Dieses ist ein sehr charakteristisches Gefühl und stellt Caust. in die Nähe von

> *Sulph.*, das das Brenngefühl mit Juckreiz verbunden hat.

> *Apis.* hat dabei Prickeln und schmerzhaftes Stechen, während es bei Caust. schmerzhaft ist.

C. Schneidende Schmerzen, die oft anfallsweise auftreten:

»Schneidende, ziehende Schmerzen in den Muskel- und Bindegeweben mit Gelenkverformung.«(12)

Man findet sie bei Facialisneuralgie, und sie sind für das Mittel charakteristisch.

Hartnäckige Neuralgien, begleitet von den oben beschriebenen, schneidenden Schmerzen.

Modalitäten

A) Seitenbeziehung: Rechts.

B) Verschlimmerung:
Von 3-4 Uhr morgens, bei schönem, klarem Wetter, im Freien, durch Kälte, durch kalte trockene Winde, wenn man von draußen ins Warme kommt.
Durch die Bewegung eines Wagens.

C) Besserung:

Durch feuchtes, regnerisches Wetter, durch warme Luft.

Gemütssymptome

Caust. schwächt den Geist entsprechend seiner allgemeinen Wirkung auf das Nervensystem. Daraus erklären sich die besonderen Gemütssymptome, die für die Mittelwahl so entscheidend sind.

»Die Gemütsart von Caust. ist die eines Tiefdeprimierten. Er hat keinerlei Hoffnung mehr, möchte ruhig liegen ohne zu sprechen, aber er hat Zwangsvorstellungen, Furcht vor der Dunkelheit. Er fürchtet, daß man ihn ermordet. Wenn diese Melancholie auch durch Reizbarkeit unterbrochen sein kann, so sind seine Reaktionen doch zu schwach, um ihn heftig werden zu lassen, und er hat großes Verlangen nach Sympathie, die ihn beruhigt« (47).

Melancholische, traurige Stimmung. Er muß alles schwarz sehen, und neigt zur Verzweiflung. Diese Melancholie steht zuweilen im Zusammenhang mit Sorgen, Kummer, und langdauernden Leiden. Wir müssen hier neben Caust. an

Ign., Nat-m. und *Ph-ac.* denken.

Die weinerliche, melancholische Stimmung finden wir jedoch bei Caust. in ganz besonders ausgesprochener Form. Sie kann abwechseln mit ängstlicher, reizbarer und hysterischer Stimmung auftreten (48).

Furchtsame, ängstliche, nervöse Gemüter voller schrecklicher Einbildungen, besonders abends in der Dämmerung. Das Kind hat Angst, im Dunkeln schlafen zu gehen und es will nicht allein bleiben. Die kleinste Kleinigkeit läßt es weinen. Erwachsene haben eine ungewisse Vorahnung, als ob irgend etwas Schlimmes ihnen zustoßen könnte, oder sie fühlen eine Bangigkeit, als hätten sie schwere Fehler begangen. Sobald er die Augen schließt, sieht er schreckliche Dinge. Besonders Frauen neigen dazu melancholisch und weinerlich zu werden. Das Gesicht spiegelt den Geisteszustand genau wider. Es drückt die große Schwermut aus und neigt zu kränklichem

Aussehen. Mal ist er zerstreut und schweigsam, mal hat er
Wutanfälle und wird streitsüchtig, was *Phos.* sehr ähnlich ist.
Sein Gedächtnis läßt sehr leicht aus und jedem Versuch geistiger Arbeit folgt ein unangenehmes Symptom wie Stiche in
den Schläfen beim Lesen oder Schreiben, ein Spannungsgefühl im Kopf oder in der Kopfhaut, besonders in der Stirn
und in den Schläfen. Es ist schlimmer abends und auch nach
dem Schlaf. Auch hierin ähnelt Caust. dem

Phos. sehr, der auch diese Spannungsgefühle hat (23).

Denken an die Beschwerden verschlimmert diese, besonders
die Hämorrhoiden. Das erinnert uns an

Bar-c., das heftiges Herzklopfen beim Liegen auf der linken Seite hat, verschlimmert beim daran Denken,

Calc-p., das seine Schmerzen mehr fühlt, wenn es daran
denkt.

Gels., das Beschwerden hat infolge von Furcht vor einer
schlechten Nachricht, die sich wiederholen, wenn er
daran denkt.

Helon., die eine Schwere und Schmerzempfindung im Uterus hat, welche sich verschlimmert, wenn sie daran denkt
und die bei geistiger Zerstreuung nachläßt.

Ox-ac., wo bei den Herzleiden, für die es angezeigt ist, das
Herzklopfen und die Atemnot zunimmt, wenn sie daran
denkt.

Großes Mitgefühl für das Unglück anderer. Er jammert über
alle Leiden der anderen

Lach. verbringt seine Zeit damit, über sich selbst zu seufzen.

Schlaf

Unwiderstehliches Verlangen, am Tage zu schlafen mit Gähnen.
Schlaflosigkeit nachts, er ist unfähig. eine behagliche Stellung
zu finden oder sich einen Augenblick ruhig zu halten. Häufige Bewegungen in den Armen und Beinen während des Schlafes. Konvulsivische Bewegungen der Beine nachts während er

schläft (*Agar., Asaf., Am-c., Ars., Lach., Mygal., Meph., Stict. und Tarent.*).

Schlaflosigkeit durch Angst, Unruhe, trockene Hitze oder durch andere Mißempfindungen mit häufigen, krampfhaften Bewegungen.

Kopf

Schmerzhaftes Gefühl, als sei ein leerer Raum zwischen Hirn und Schädelkapsel. Durch Wärme wird das besser. Schmerzhafter Punkt an der rechten Stirneminenz. Schwere Kopfschmerzen bei rheumatischem oder gichtischem Zustand. Gefühl als würde stark an den Haaren gezerrt. Rheumatischer Kopfschmerz, der so stark ist, daß ihm übel wird. Die Lider sind schwer.

Klopfende, lanzinierende Kopfschmerzen, besonders wenn er auf ist. Reißen in Stirn und Schläfen. Verschlimmerung wenn er liest, wenn er den Kopf bewegt. Besserung im Freien.

Schwindel mit der Neigung nach vorne oder zur Seite zu fallen. Bei diesem Schwindel besteht ein dauerndes, ängstliches Schwächegefühl des Kopfes und das Augenlicht ist verdunkelt, als sehe er durch Nebel. Das alles hängt bisweilen zusammen mit einer Hirn-oder Markläsion, wie wir sie zu Beginn der Tabes oder der allgemeinen Paralyse finden. (23).

Gesicht

»Ausgeprägt längliches, knochiges Gesicht mit schwarzen Haaren und braunen Augen. In dem gelblich-blassen, wächsernen Gesicht, auf dem große graue Warzen verteilt sein können, besonders an der Nase und den Wangen, sehen wir weiße oder blau—violette, scharf geschnittene Lippen. Der unsichere, selbst stumpfe Blick, die herabhängenden Lider geben der Physiognomie einen leblosen Ausdruck.«(47).

Psorische oder rheumatische Facialislähmung, besonders infolge von Kälteeinwirkung.

Acon. wirkt besonders gut am Anfang solcher Fälle. Danach ist Caust. angezeigt, wenn die Lähmung chronisch geworden ist und auf *Acon.* nicht mehr reagiert.

Trigeminus-Neuralgie gleichen Ursprungs, der oft eine Lähmung folgt.

Steifheit der Kiefer. Er kann den Mund nicht öffnen. Dieser Zustand ist rheumatischer Natur.

Augen

Entzündete Lider, ciliare Blepharitis mit Krusten, Konjunktivitis, mit dem Gefühl von Sand in den Augen.

Lähmung und *Ptose der Oberlider.* Bei diesem Symptom müssen wir vergleichen:

Alum. hat Ptose mit Brennen und Trockenheit in den Augen, keinen Tränenfluß. Es hat eine besonders gute Wirkung bei Greisen.

Con. ist ein gutes Mittel für Ptose.

Gels. hat eine tiefgreifende Wirkung auf die ganze Augenmuskulatur.

Led. ist ein Mittel der Ptose bei Gichtikern, die oft eine Ekchymose im Bereich der Konjunktiven und Lider zeigen. Brennender Tränenfluß. Episkleritis.

Rhus-t. heilt Ptose nach Arbeiten in der Nässe, infolge von Wetterwechsel. Rheumatische Diathese.

Sep. ist besonders angezeigt bei der Ptose des rechten Oberlides.

Das Sehvermögen ist oft gestört. Der Kranke hat das Gefühl, durch einen Schleier von Gaze zu sehen, durch Nebel oder durch eine Wolke. Das finden wir häufig im Anfang des grauen Stars und Caust. lindert hier oft. Katarakt mit motorischen Störungen. Funken und schwarze Punkte vor den Augen.

Augenmuskellähmung nach Kälte.

Ohren

Alle möglichen Ohrgeräusche: Brummen, Klingeln, Summen. Caust. ist eines unserer besten Mittel für Taubheit, die mit Ohrgeräuschen verquickt ist (48).

Töne und besonders die eigene Stimme des Kranken haben einen unangenehmen Widerhall in den Ohren.
Das äußere Ohr brennt und ist sehr rot.

> *Sulph.* hat dieses Symptom auch: Das ist nicht verwunderlich, denn *Sulph.* und Caust. haben daneben manche andere Ähnlichkeiten und sie folgen einander gut bei chronischen Krankheiten.

Verdauungsorgane

1. Mund:

> *Ign.* beißt sich, wie Caust., leicht beim Essen in die Innenseite der Wangen.

> *Phos.* hat, wie Caust., leicht Zahnfleischbluten.

Lähmung der Zunge oder Hemmung der Sprache ohne vollständige Lähmung. Lähmung der Zunge mit mehr oder weniger starker Verhinderung des Sprechens und Schluckens. Lähmungen der Lippen und labio-glosso-pharyngeale Paralyse. Diese Lähmungen können Folge eines tiefgreifenden Nervenleidens oder, und das ist besonders charakteristisch, von Einwirkung kalten trockenen Windes wie bei *Acon.* sein oder, wenn ein Kranker mit rheumatischer Veranlagung feuchtkalter Luft ausgesetzt war, und besonders bei sehr rapidem Wetterwechsel. In diesen Fällen muß man zunächst an

> *Dulc.* denken, das im Anfang dieser Zustände paßt aber nicht mehr gut angezeigt ist, wenn sie chronisch zu werden drohen. Jetzt muß man wählen zwischen *Rhus-t.* und Caust. (23).

2. Rachen

Brennende Halsschmerzen, die aber beim Schlucken nicht schlimmer werden. Sie sind beidseitig und scheinen von der Brust aufzusteigen (48).

3. Magen:

Der Appetit vergeht, wenn man die Speisen sieht. Er hat Hunger, wenn er zu Tisch gcht, aber der Anblick der Nahrung nimmt ihm den Appetit. Das sieht man oft bei schwangeren Frauen.

Kali-c. hat ein Gefühl von Leere, von Vernichtung, von Erschöpfung mit Widerwillen gegen die Nahrung.

Chin. hat einen Heißhunger aber Widerwillen gegen den Anblick der Nahrung (12).

Verlangen nach kalten Getränken, aber Abneigung gegen Wasser. Verlangen nach Bier, nach pikanten Sachen. Durst nach dem Essen. Kalte Speisen belasten ihn. Fleisch macht ihm Übelkeit. Geräucherte Speisen dagegen bekommen ihm gut.

Abneigung gegen Süßigkeiten und Zucker. Das ähnelt

Graph., das Widerwillen gegen Süßigkeiten hat, die Übelkeit machen,

Zinc. und *Sin-n.*

Brot erzeugt große Schwere und Lastgefühl im Magen. Kaffee scheint alle Magensymptome zu verschlimmern, aber ein Schluck kalten Wassers lindert sie wieder (41). Eine ganze Reihe von Symptomen scheinen durch einen Schluck kalten Wassers gebessert zu werden: der Husten. der Lähmungszustand usw. (41).

Gefühl von Brennen, von siedender Hitze im Magen mit Luftaufstoßen, Gefühl von glühenden Kohlen im Magen, krampfartige Schmerzen im Magen, saure Dyspepsie.

4. Bauch und Stuhl:

Druckgefühl im Oberbauch. Der untere Teil des Bauches ist gebläht. Es gehen viele stinkende Gase ab.

Caust ist eines unserer besten Mittel für Beschwerden an Anus und Rektum und es gibt hier besondere Symptome.

Nux-v. hat, wie Caust., Verstopfung mit häufigem, aber erfolglosem Stuhldrang und vielen Schmerzen, Anstrengung und rotem Gesicht.

Graph. hat, wie Caust., harte schleimbedeckte Stühle, die grau aussehen und mit sehr großer Anstrengung entleert werden.

Phos. hat, wie Caust., kleine Stühle weich wie eine Gänsefeder. Der Stuhl geht leichter, wenn der Kranke steht.

Hämorrhoiden verhindern den Stuhlgang. Sie sind geschwollen, jucken, brennen, sind feucht und stechen. Es besteht ein Brennen in dem wunden schmerzhaften After. Das ganze schlimmer beim Gehen, wenn man daran denkt, bei lautem Sprechen und wenn man lange spricht (48). Wegen der Hämorrhoiden muß man neben Caust. an verschiedene andere Mittel denken. Näheres hierüber bei *Nux-v.*

Harnorgane

Caust. hat eine sehr ausgesprochene Wirkung auf diesem Gebiet und wie beim Rektum müssen wir an seine Eigenschaften, Lähmungen in einzelnen Nervengebieten zu erzeugen denken, um die Symptome richtig begreifen zu können.

Ständiger und erfolgloser Harndrang. Häufige Entleerung nur weniger Tropfen von Urin mit Spasmen im Rektum und Verstopfung *(Nux-v., Canth.)* (48).

Urinverhaltung mit häufigem, gebieterischem Harndrang. Einige Tropfen Urin gehen unfreiwillig ab.

Sars. kann, wie Caust., manchmal nur im Stehen, oder zugleich mit dem Stuhlgang urinieren.

Ferr-p., Nat-m., Puls., Scil., Zinc. usw. haben, wie Caust, unfreiwilligen Harnabgang beim Husten, Niesen, Schneuzen, Gehen und nachts im Schlaf.

Bell., Cina, Kreos., Puls., Sep. und *Sulph.* sind mit Caust. zu vergleichen für das Einnässen im Schlaf.

Kreos. und *Sep.* haben, wie Caust., daß der Urin im ersten Schlaf, sowie bei der kleinsten Erregung abgeht.

Der Urin geht so leicht ab, daß er ihn nicht laufen fühlt, daß er nicht merkt, wenn er uriniert, wenn er sich nicht davon durch Berührung überzeugt (Tabes).

Bei dem Mittel gibt es zwei Arten von Blasenlähmung: Einmal können die Detrusormuskeln gelähmt sein, und der Urin wird in der Blase zurückgehalten, andererseits kann der Sphinkter gelähmt sein, und der Urin fließt unwillkürlich ab (41).

Harnverhaltung bei Frauen nach den Wehen, nach einer Operation, wenn das Wetter kalt ist.

Caust. wirkt aber nicht nur auf die Blasenmuskulatur, es wirkt auch auf die Harnabsonderung selbst. Der Urin ist angereichert mit Harnsäure und Uraten und setzt ein zähes Sediment von dunkler bis heller Farbe ab. Haben wir einen Kranken mit einem sehr ausgesprochenen Uratniederschlag im Urin ohne besondere andere Symptome, dann kann uns Caust. helfen. Man muß das Mittel aber hier vergleichen mit:

Arn., Bar-m., Benz-ac., Berb., Epig., Kali-c., Lith-b., Lyc., Nat-m., Pareir., Sars., Sep., Solid., Thlas., Colch.

Geschlechtsorgane

Verzögerte Regel, wie
Con., Graph., Puls.
Die Regelblutung *fließt nur am Tage* und setzt nachts aus.
Auch andere Mittel haben dieses Symptom:

Cact., die Regel ist hier aber zu früh, das Blut schwarz wie Pech und begleitet von einem Zusammenschnürungsgefühl im Uterus.

Cycl. hat zu reichliche, zu häufige Regeln, von dunklem Blut, die von wehenartigen Schmerzen begleitet werden.

Ham., hat ungleichmäßige und schmerzlose Regeln.

Puls. schließlich hat unregelmäßige, schwache Menses mit dunklem und klumpigem Blut.

Regelkrämpfe wie bei

Coloc., mit krampfartigen, schneidenden Schmerzen, die sich durch Zusammenkrümmen bessern.

Sie treten vor der Regel auf und sind von ziehenden Schmerzen in Rücken und Gliedern begleitet. Alle Schmerzen hören nachts auf (23).

Nat-m., hat wie Caust, Weißfluß mit großer Schwäche, besonders nachts, der am Tage aufhört.

Wenn die Regel nur am Tage fließt und nachts durch einen Ausfluß abgelöst wird, so ist das ein sehr gutes Caust.-Symptom. Trägheit des Uterus während der Wehen.

Atmungsorgane

1. Kehlkopf:

Heiserkeit, schlimmer morgens, mit dem schmerzhaften Gefühl von Wundheit und plötzlichem Stimmverlust.
Stimmbandlähmung.
Die Muskeln des Kehlkopfs verweigern den Dienst. Er kann nicht laut sprechen. Chronische Heiserkeit im Gefolge einer akuten Laryngitis.

Dros. hat, wie Caust., Heiserkeit mit tiefer, dunkler Stimme. Dieser *Stimmverlust* kann sowohl Folge einer echten Lähmung, als auch eines Katharrs der Stimmbänder sein (48).

Phos. muß man hier von Caust. unterscheiden. Bei *Phos.* ist die Aphonie meist abends schlimmer, während sie bei Caust. morgens schlimmer ist und ein Schluck kaltes Wasser kann bei Caust. die Stimme wieder herstellen, was bei *Phos.* nicht der Fall ist.

Carb-v. ähnelt hier Caust. mehr, so daß man keine großen Fehler macht, wenn man das eine statt des andern gibt, zumal sie auch gut aufeinander folgen, man hat also von ungenauer Wahl keinen anderen Nachteil, als einen gewissen Zeitverlust. Beide Mittel haben die rauhe Stimme und das Schmerzgefühl im Kehlkopf. Beide haben die Heiserkeit, aber *Carb-v.* ist besonders abends heiser wie *Phos.* und ist besonders angezeigt nach Einwirkung feuchtkalter Abendluft, während Caust. nach Einwirkung von trocken-kaltem Wind in Frage kommt.

Eup-per. hat auch viele Berührungspunkte mit Caust. Beide haben die Heiserkeit besonders morgens. Beide kommen infrage bei Grippe mit allgemeiner Schmerzhaftigkeit aber *Eup-per.* hat mehr Schmerzen in der Brust und nicht solches Brennen und solche Rauhigkeit im Kehlkopf.

Sulph. ist oft das Mittel, das für alle Probleme genügt wenn Caust. bei chronischer Heiserkeit versagt, besonders wenn diese morgens schlimmer ist.

2. Bronchien und Lunge

Verfolgen wir den Respirationstrakt weiter abwärts, so finden wir ein Gefühl von Wundheit und Reizung der Luftröhre mit trockenem, hohlem Husten, begleitet von Schmerzen in Kehlkopf und Bronchien. Reizung und Wundheitsgefühl können entlang der ganzen Trachea gespürt werden.

Husten mit dem Gefühl, als könne er nicht kräftig genug durchhusten um den Auswurf herauszubringen.

> *Sep., Dros., Kali-c., Arn.* und verschiedene andere Mittel haben, wie Caust, Husten mit der Unfähigkeit den Auswurf herauszubringen, der schließlich geschluckt werden muß, da er vom Larynx direkt in den Ösophagus rutscht.

Sogenannter Zigarettenhusten, d.h. Husten am Ende der Ausatmung, den man bei Rauchern beobachten kann, nachdem sie einen tiefen Zug genommen haben, ihren Rauch ausatmen und hüsteln bevor sie einen neuen Zug machen (56).

> *Acon.* hat, wie Caust., Husten, schlimmer beim Auswerfen.
>
> *Cupr., Op., Tab.* haben, wie Caust., Husten, besser durch Trinken von kaltem Wasser.

Interkostalschmerzen. Die Schmerzen in den Zwischenrippenräumen sind bald dumpfer Druck, bald lebhafte Stiche. Die substernalen Schmerzen sind sehr ausgesprochen, sie nehmen zu bei tiefem Einatmen und bei Bewegung der Arme.

Asthmatische Dyspnoe. Die Einatmung ist schwierig und begleitet von einem Gefühl von Zusammengeschnürtsein der Brust. Ferner ist die Dyspnoe begleitet von einem Gefühl der Strangulation, so daß der Kranke seine Krawatte aufreißt. Bald ist die Atemnot stärker im Liegen, bald im Sitzen. Manchmal ist sie auch von Melancholie und Traurigkeit begleitet.

> *Eup-per.* und *Rhus-t.* streiten mit Caust. um den ersten Platz bei der Influenza. Man denke auch an
>
> *Sang.* und an *Pop-c.* Die beiden ersten haben besonders die Schmerzhaftigkeit in den Muskeln wie Caust. und die beiden letzteren das Gefühl von Wundheit hinter dem Brustbein.
>
> *Pop-c.* hat auch katarrhalische Schmerzen.

Kreislauforgane

Herzklopfen mit unregelmäßigem Puls, Schwäche, Atemnot und großer Angst. Während einer starken Anstrengung plötzlicher Anfall von stürmischem Herzklopfen mit Schwäche, Angst, profusen Schweißen, lividem Aussehen und Unfähigkeit sich längere Zeit aufrecht zu halten. Schwellung der Krampfadern und selbst Thrombosen. Caust. ist die »chronische *Carb-v.*«, d.h. wenn dieses die Symptome eines akuten Herzleidens in Ordnung gebracht hat, dann werden meistens die übrigbleibenden chronischen Symptome von Caust. gedeckt (50).

Rücken und Extremitäten

Steifigkeit und Schmerzen in Nacken und Hals. Die Muskeln sind knotig, er kann kaum den Kopf bewegen. Schiefhals. Der Kopf ist manchmal zur Seite geneigt infolge der Kontraktur der Muskeln einer Halsseite: Man erinnere sich daran, daß Caust. das Meistermittel ist für ähnliche Fälle von Kontrakturen der Sehnen und Muskeln (41), wie

> *Lachn., Calc., Nux-v., Rhus-t.* usw.

> *Rhus-t.* hat, wie Caust., schmerzhafte Steifigkeit im Kreuzbereich, besonders, wenn er von einem Sitz aufsteht. Aber es kommt dort eine beständige Unruhe dazu, während Caust. nachts ruhig ist.

Caust. hat eine starke Wirkung auf das Bindegewebe und besonders auf die Gelenkbänder, bei denen es vorzugsweise auf die zu große Lockerheit (leichte, selbst spontane Verrenkungen) wirkt. Luxationsschmerz im Hüftgelenk. Er kann nicht gehen oder aufrecht stehen.

Lähmung eines oder beider Arme oder Beine.

Dumpfe, ziehende Schmerzen in Händen und Füßen. Ziehende und schneidende Schmerzen in Ober- und Unterschenkeln, Knien und Füßen, schlimmer im Freien und besser im Bett.

Ziehende, schneidende Schmerzen in den Armen nachts. Einschlafen der Glieder, Kontraktur der Muskeln, mit dem

501

Gefühl von Verkürzung derSehnen. »Beim Schreibkrampf ist
die Wirkung von Caust wohl bekannt bei den homöopathischen
Ärzten. Hier besteht zugleich Schwäche der rechten Hand beim
Schreiben und besonders Konvulsionen des Daumens. Es muß
aber nicht nur der Krampf allein vorhanden sein, sondern auch
die für Caust. charakteristische Schwäche, um das Mittel erfolgreich einsetzen zu können. Der Kranke umklammert nicht nur
seinen Federhalter in krampfartiger Weise, sondern zwischendurch neigt er auch dazu, ihn loszulassen daß er ihm aus den Fingern fällt. Gleichzeitig zittert er beim Schreiben. Seelisch leidet er
unter diesen Auswirkungen und ist deprimiert. Stimmen all diese
Symptome zusammen, dann wird Caust. sicher erfolgreich sein
und den Kranken heilen. Merken wir uns gleich bei diesem
Krampf, daß die Rechtsseitigkeit typisch für Caust. ist« (64)

> *Zinc.* hat, wie Caust., Schwäche und Zittern der Glieder,
> dazu nächtliche Unruhe in den Beinen.

Rheumatische Gelenkentzündung mit Kontraktur der Sehnen
und Steifigkeit der Gelenke. »Die Neigung zu Rheuma und rheumatischer Arthritis ist ein Zustand, der für Caust. spricht. Er ist
von heftigen stechenden Schmerzen begleitet, die ein Gefühl von
Zusammenziehung und zeitweiser oder dauernder Kontraktur in
diesen Sehnen vermitteln. Oft kommt noch eine Ankylose der
kranken Gelenke hinzu. Rheumatische Zustände mit heftigen
Schmerzen, die bei trockenem Wetter schlimmer und durch
Wärme besser werden. Während die Wärme örtlich bessert, verträgt der Kranke im übrigen weder Wärme noch Kälte. Geschwollene und deformierte Gelenke. Muskeln und Gelenke sind
gleichzeitig erkrankt und alle Symptome, wie die Entzündung
selbst, sind schlimmer bei kaltem trockenem Wetter« (12). All
das und verschiedene andere Symptome zeigen uns die große
Nützlichkeit dieses Mittels beim Rheumatismus an.

> *Rhus-t.,Sulph.* und Caust sind drei Mittel, besonders für
> diesen Rheumatismus (48).

Caust. kann mit großem Vorteil bei den spastischen Krankheiten eingesetzt werden, selbst bei Konvulsionen. Es kann

bei der Epilepsie nützlich sein und da insbesondere bei dem Pe-tit-mal, wenn der Kranke im Freien geht, fällt er plötzlich nie-der, aber kann sofort wieder aufstehen. Im Zustande der Be-wußtlosigkeit hat er eine unwillkürliche Harnentleerung. Es kann auch hilfreich sein, wenn die Anfälle von konvulsivischer Natur sind, besonders, wenn sie bei Neumond auftreten.

Calc. steht Caust. sehr nahe bei Epilepsie, die mit Menstrua-tionsunregelmäßigkeiten einhergeht oder die in der Pu-bertät auftritt.

Caust. ist eines unserer allerbesten Mittel bei Chorea: Spas-men und Zuckungen der Muskeln, Muskelkrämpfe, Muskel-bewegungen bei Tag und Nacht bei jungen nervösen Mäd-chen. Chorea sogar nachts. Konvulsivische Bewegungen nach einem Schreck. Chorea besonders der rechten Seite.

Agar., Ars., Cupr., Tarent., Verat-v., Zinc. usw. sind ne-ben Caust. die wichtigsten Mittel bei Chorea.

Haut

»Die Haut ist heiß und neigt zu Trockenheit, sie ist weißlich und schmutzig, in den Hautfalten oft wund und neigt zu tor-piden Eruptionen.

Juckendes Ekzem, Intertrigo.

Schmerzhafte Empfindlichkeit in den Hautfalten, hinter den Ohren, zwischen den Schenkeln. Die Haut neigt zu Intertrigo während der Dentition bei Kindern.

Große, ausgezackte, leicht blutende Warzen im Gesicht oder an den Fingern. Warzen unter den Nägeln. Alte Verbrennun-gen, die nicht heilen wollen. Hartnäckige Folgen früherer Verbrennungen.

Caust. wirkt auf alte Narben, seien es alte Verletzungen, frü-here Operationen oder alte Verbrennungen. Es kann sie of-fenbar nicht zum Verschwinden bringen, Narben sind endgül-tige Gewebsveränderungen, es verringert sie aber oft, macht

sie weniger häßlich, läßt sie weniger aus dem umgebenden Gewebe hervortreten. Es lindert die Schmerzen, die sie hervorrufen können, während

> Arn. Hyper. und selbst Graph. aufgrund des alters eines
> Leidens erfolglos bleiben.

Geschwüre, die mit Wasserblasen, Brennen und Jucken anfangen.

Beziehungen

Caust. geht nicht gut zusammen mit

> Phos. Sie sollten nicht nacheinander gegeben werden. An-
> dererseits antidotiert Caust die Lähmungszustände infol-
> ge von Phos.-Vergiftungen. »Es besteht ein Antagonis-
> mus zwischen Phos. und Caust. Die beiden Mittel folgen
> einander nicht gut, wenn sie auch in der gleichen Krank-
> heitsgruppe angezeigt sein mögen. Daran sollten beson-
> ders jene denken, die mittlere und hohe Potenzen verwen-
> den. Der Antagonismus zwischen zwei homöopathischen
> Mitteln, ist genau das Zeichen der tieferen Analogie zwi-
> schen ihren Symptomen, dergestalt, daß sie sich gegensei-
> tig mehr oder weniger neutralisieren und sich wechselsei-
> tig folgen« (47)

> Coff. verträgt sich auch nicht mit Caust.

Antidote: Cham., Asaf., Dulc., Coff., Coloc., Nux-v.

Complementäre: Carb-v., Petros., Coloc.

Mittel, die gut folgen: Ant-t, Arum-t, Coloc., Calc., Kali-i.
Lyc., Nux-v., Puls., Rhus-t., Ruta, Sep., Sil., Stann.,
Sulph.

Mittel, mit denen es sich nicht verträgt: Acet-ac., Coff.,
Phos.

Chamomilla

Matricaria chamomilla, die Kamille ist eine einjährige Synanthe-
racee. Sie wächst in fast allen Gegenden Europas an Wegrän-
dern, in Kornfeldern und auf sandigem, trockenem Gelände.

Man darf sie nicht mit der römischen Kamille, Anthemis no-
bilis verwechseln, die sich von Cham. durch den kräftigen
Stengel, den strohigen Fruchtboden, den hohen Stiel, die zu-
rückgebogenen Blütenstrahlen und den viel stärkeren Geruch
unterscheidet.
Die Blüten von Cham. haben dagegen einen angenehm milden, aromatischen Duft, der sich besonders beim Trocknen
entwickelt. Ihr Geschmack ist heiß und kräftig, aber kaum
bitter.

Wir stellen unsere Urinktur aus der ganzen, blühenden Pflanze her.

Allgemeine Mittelwirkung und Charakteristisches

Cham. scheint über die Empfindungsnerven eine maßlose
Hypersensibilität zu erzeugen: Unerträgliche Schmerzen,
Übererempfindlichkeit gegen Schmerzen.

Der unerträgliche Cham-Schmerz steht in keinem Verhältnis
zur Schwere der Erkrankung. Cham. erzeugt und heilt nämlich eine solche Überempfindlichkeit, daß der Kranke nicht
den leisesten Schmerz ertragen kann. Dieser nimmt bei ihm
sogleich eine unverhältnismäßige Stärke an, wie das von Kaf-
feetrinkern und Drogenabhängigen bekannt ist. Selbst sehr
leichte Erregungen erzeugen Elendigkeit und Angst. Wie bei

> *Valer., Hep.,* und *Verat.* enden die Schmerzanfälle oft in
> Ohnmacht.

Cham. ist besonders gut einzusetzen, wenn diese Zustände
nach langem Gebrauch von Narkotika auftreten.

Wir müssen uns merken, daß dieser unerträgliche Schmerz
verschlimmert wird durch Wärme, abends und nachts.

Oft finden wir mit dieser Überempfindlichkeit ein Taubheitsgefühl verbunden, oder es tritt im Wechsel mit ihm auf, besonders bei rheumatischen oder paralytischen Zuständen (48).

Diese Überempfindlichkeit ist begleitet von einer typischen
mißmutigen Reizbarkeit. Er ist mürrisch, zänkisch, griesgrämig, nachtragend. Er weiß das, kann es aber nicht ändern. Er
antwortet bissig, wird sogar grob, erkennt zwar seine Häßlichkeit, kann aber sein Aufbrausen nicht bezähmen. Diesen
Gemütszustand finden wir bei Erwachsenen wie bei Kindern,
bei denen er sich in Heulen, Schreien und Geschimpfe äußert.
Er verlangt alles, was er sieht, weist es aber zurück wenn man
es ihm gibt. Er kommt nur zur Ruhe, wenn man ihn herumträgt oder -fährt.

Cham. wirkt auch stark auf die Verdauungsorgane und ist besonders angezeigt, wenn Kinder hier während der Dentition
leiden, ähnlich:

Bell. mit Neigung zu nervösen Symptomen und Krämpfen,

Calc., bei fetten, gedunsenen Kindern mit blaßer Haut und
   Durchfall,

Coff., mit Erregung, Schlaflosigkeit, Schmerzunverträg-
   lichkeit und allgemeiner Kältebesserung,

Kreos., bei kachektischen Kindern mit allgemeiner Reizbarkeit und Verstopfung.

Modalitäten

A) Seite: mehr links.

B) Verschlimmerung;

   a) Durch Zorn: Cham. ist eines der besten Mittel bei Zorn
      und bei Folgen von Zorn (*Bry., Nux-v., Staph., Ign.*
      usw).

   b) Durch Wärme, aber nur bei Zahn- und Kieferschmer-
      zen, denn allgemein ist Cham. ein Frostiger, den Wär-
      me bessert (41).

   c) Im Freien, durch Wind.

   d) Nachts von 21 - 24 Uhr.

C) Besserung:
   a) Durch Wärme, durch feucht-warmes Wetter.
   b) Wenn er getragen oder gefahren wird.

Gemütssymptome

Er ist reizbar, böse, barsch, mürrisch, zänkisch, nachtragend.
Er erkennt seine Fehler, ist aber unfähig anders zu reagieren.
Ungeduldig; kann es nicht ertragen unterbrochen zu werden,
wenn er redet. Er kann niemanden um sich leiden und
wünscht nicht angesprochen zu werden. Antwortet er, so
wird es unfreundlich, selbst grob sein.

Zornig wird er sehr leicht, und dieser Zorn ist immer besonders heftig, sodaß er davon krank werden kann.
Er ist ängstlich, erregt, beeindruckbar, überempfindlich gegen alles, der kleinste Schmerz bringt ihn in Wut.

Das Cham-Kind ist böse, unleidlich, eigensinnig. Es verlangt
nach allem, was es sieht und wird zornig, wenn es ihm verweigert wird, schreit, bis es seinen Willen bekommt und wirft die
Dinge weg, wenn man sie ihm gibt. Es gibt keine Ruhe, bis
man es auf den Arm nimmt und herumträgt.

   Cina. ist das genaue Gegenteil.

Gelassenheit ist eine Gegenindikation für Cham. Unruhe und
Schlaflosigkeit sind charakterisitsch für unser Mittel und
stellen es in die Nähe des Unruhetrios *Acon.- Ars.- Rhus-t.*
(48), aber die Unruhe von Cham. ist nicht wie bei

   Acon begleitet von drückender Furcht und peinigender To-
      desangst.

Cham. ist dagegen so sehr von seiner Schmerzempfindlichkeit
mitgenommen, daß er den Tod seinen Leiden vorziehen würde.

   Ars hat die Unruhe, begleitet von einer Schwäche, die wir
      bei Cham. nicht finden und

   Rhus-t. ist einfach unruhig, weil seine Schmerzen in Bewe-
      gung besser werden,

während die Unruhe und Schlaflosigkeit von Cham. Folge
der Überempfindlichkeit sind, die ihn völlig unfähig macht
auch nur den geringsten Schmerz zu ertragen. Extreme Unruhe und Angst treiben den Kranken dazu, sich von einer Seite
auf die andere zu wälzen, obwohl das schneidende Schmerzen
auslöst.

Schlaf

Die Tagesschläfrigkeit geht so weit, daß er beim Essen einschläft, nachts ist er dann schlaflos. Trotz großem Schlafbedürfnis kann er nicht einschlafen.

Unruhiger Schlaf mit Schreien, Stöhnen und ruckartigem Erwachen. Angst- und Schreckträume, teilweise mit halb geöff-
neten Augen.

Kopf

Heiße, klebrige Schweiße auf Stirn und Kopfhaut.

Schmerzen im ganzen Kopf mit dem Gefühl von Klopfen, Bersten
und Drücken. Es kommen auch reissende, stechende Schmerzen
in nur einer Kopfhälfte vor, mit gleichseitiger Wangenröte.

Schwindel mit Ohnmachtsgefühl, nachdem er geruht hat, oder
im Sitzen oder Stehen, die besser werden, wenn er sich hinlegt.

Ohren

Überscharfes Gehör *(Asar., Nux-v., Ther., Zinc., Bell., Bor.,
Coff., Chin., Nat-c. und Sil.)*. Überempfindlichkeit der Ohren, besonders für kalte Luft.

Anfallsweise, schneidende Ohrenschmerzen, die zum Schrei-
en veranlassen.

Gefühl als seien die Ohren verstopft, mit Ohrensausen.

Augen

Klopfen, Brennen und Hitze in den Augen. Blepharitis mit
verkrusteten Geschwüren am Lidrand.

Krampfhafter Lidschluß, verengte Pupillen.

Gesicht

Im allgemeinen ist es rot und brennend heiß, zeigt aber folgendes Charakteristicum: die eine Wange ist rot und heiß, die andere kalt und blaß *(Acon.)*.

Gesichtsschweiße nach Essen und Trinken.

Wunde, trockene, aufgesprungene Lippen.

Gesichtsneuralgie mit unerträglichen, schneidenden, lanzinierenden, reißenden, pulsierenden Schmerzen, schlimmer durch Wärme (siehe *Spig.*).

Verdauungsorgane

1. Mund:

Trockenheit von Mund und Zunge mit Durst. Stinkender Atem. Saurer, ranziger oder bitterer Geschmack.

Pulsierender, lanzinierender, unerträglicher Zahnschmerz. Die Zähne scheinen zu lang. Diese Zahnschmerzen werden schlimmer, wenn man etwas Heißes in den Mund nimmt, oder sie fangen wieder an, wenn man in ein warmes Zimmer kommt. Verschlimmerung nachts, nach dem Essen, von Kaffee; Linderung durch kalte Getränke und kalte Anwendungen. Der Kranke ist außer sich, er kann seine Leiden nicht ertragen, ist unruhig und wirft sich hin und her.

Die Zunge ist rot und rissig, oder sie ist mit einem zähen, gelblichen Belag überzogen.

2. Rachen:

Zusammenschnürungsgefühl im Rachen mit Schmerzen, wie von einem Splitter.

Spasmen, die das Schlucken fester Speisen unmöglich machen, besonders im Liegen.

Entzündung und Schwellung von Parotis und Submaxillardrüsen.

3. Magen:

Magenkrämpfe, Gastralgie. Die Speisen bleiben wie schwere

Gewichte im Magen liegen. Völle- und Auftreibungsgefühl im Magen.

Anorexie. Abneigung besonders gegen Kaffee. Gastralgie der Kaffeetrinker. Cham. hat ganz allgemein Widerwillen gegen Kaffee. Trinkt er ihn, so kann das Übelkeit, Erbrechen und Erstickungsanfälle auslösen. Er ruft die Zahnschmerzen wieder hervor oder verschlimmert sie. Darin ähnelt das Mittel

Fl-ac., Ph-ac., Lyc., Nux-v. usw.

4. Abdomen, Eingeweide und Stühle:

Aufgetriebener Leib, dessen Haut wie ein Trommelfell gespannt ist. Windkolik mit Auftreibung des Leibes und Borborygmen. Es gehen nur kleine Winde ab ohne zu erleichtern. Extrem schmerzhafte Windkoliken mit Beklemmung, Übelkeit, roten Wangen und heißen Schweißen, nach einem Zornausbruch.

Diarrhoe mit Stühlen aus glasigem Schleim und gelbgrünen Bestandteilen, wie Spinat mit Ei, und dem Gestank nach faulen Eiern, begleitet von Koliken. Der Anus schmerzt nach diesen wundmachenden Stühlen. Solche Durchfälle treten besonders bei Kleinkindern in der Zahnung oder, wenn sie sich erkältet haben, auf. Wegen solcher *grüner Durchfälle* vergleiche man:

Acon. hat häufige, grüne Stühle, wie gehackter Spinat, mit Tenesmen.

Arg-n. hat einen grünen Durchfall, wie gehackter Spinat, oder einen, der grün auf der Wäsche auftrocknet. Er spritzt mit viel Gas heraus und ist mit Schleimhautepithelfetzen vermischt.

Bell. hat einen grünen, dysenterischen Durchfall mit Tenesmen.

Calc-p. hat spritzende, wässrige, grüne Stühle, die zusammen mit vielen stinkenden Gasen gewaltsam entleert werden. Sie kommen wie bei Cham. häufig bei zahnenden Kindern vor.

Dulc. hat grüne, schleimige, manchmal blutige Stühle, die vor allem im Sommer, beim Einbruch feuchtkalten Wetters auftreten.

Elat. hat reichliche, wässrige, schaumige, olivgrüne Stühle mit schneidenden Leibschmerzen.

Gels. hat einen plötzlichen, schmerzlosen, sogar unwillkürlichen, kremefarbenen *(Calc.)* oder wie grüner Tee gefärbten Stuhl, der infolge einer schlechten Nachricht *(Ph-ac.)*, einer Angst *(Op., Verat., Arg-n., Puls.)* oder irgend einer anderen Gefühlserregung auftritt. Die Zunge ist dabei weiß oder gelb belegt.

Ip. hat Durchfall mit grünen Stühlen, wie Kräuter, mit einem Gefühl von Zusammenschnüren um den Nabel und Übelkeit, trotz reiner Zunge.

Mag-c. hat Koliken mit grünen, wäßrigen Stühlen wie Froschlaich.

Podo., Mez.

Sec. hat olivgrüne, faulige, blutige Stühle mit großer Schwäche und dem Gefühl von Eiseskälte, obwohl er keinerlei Zudecken erträgt.

Geschlechtsorgane

Regel zu früh, zu reichlich, von schwarzer Farbe mit reichlich Gerinnseln, begleitet von heftigen Koliken, Empfindlichkeit der Ovarialgegend, Reißen in den Ober- und Unterschenkeln und häufigem Harndrang. Gleichzeitig ist die Stimmung unerträglich und sie neigt dazu, wegen Nichtigkeiten in Zorn zu geraten.

Am-c., Bell., Coc-c., Chin., Cycl., Kali-m., Plat., Sab. usw. sind wegen reichlicher, zu früher Regel mit Gerinnseln zu vergleichen.

Metrorrhagie von schwarzem Blut mit Gerinnseln, begleitet von Krämpfen mit wehenartigen Schmerzen. Menstrualkolik als Folge von Zorn.

Gelblicher, saurer, wundmachender Fluor, immer nach den Mahlzeiten besonders reichlich.

Harte, berührungsempfindliche Brüste mit reißenden Schmerzen. Schmerzhafte Brüste bei Kindern.

Drohender Abort in Folge einer Emotion, eines Zornes, mit Spasmen, Konvulsionen und Abgang von schwarzem Blut.

Rigidität des Muttermundes, unerträgliche Schmerzen, Wehenschmerz, der im Rücken beginnt und zur Innenseite der Oberschenkel ausstrahlt, so unerträglich, daß sie schreien muß, sie könne es nicht mehr aushalten. Ihre Klagen stehen in keinem Verhältnis zur Schwere des Zustandes.

Atmungsorgane

1. Nase:

Geruchsüberempfindlichkeit *(Aur., Coff., Colch., Nux-m., Graph.* usw).

Katarrhalische Schleimhautsymptome, heiße, wäßrige Absonderung aus der Nase, dabei besteht das Gefühl, als sei die Nase verstopft.

2. Kehlkopf und Brust:

Der Kehlkopf scheint rauh und zugeschnürt. Heiserkeit.

Bronchialkatarrh für sich allein, oder in Begleitung der Rhinitis. Trockener Reizhusten von ständigem Kitzeln in der Kehle, besonders nachts von 21 - 24 Uhr, im Schlaf *(Verb.)* ohne den Schläfer zu wecken. Winterhusten. Das Kind wird wütend beim Husten. Chronischer Husten, schlimmer von Wind und kaltem Wetter.

Kreislauforgane

Herzklopfen mit Angst, Zittern und Schmerzen, als würde man ihm das Herz zusammenquetschen.

Rücken und Glieder

Heftige rheumatische Schmerzen, die den Kranken aus dem Bett treiben, und zum hin und her laufen zwingen. Scharfe, ziehende, peinigende, schneidende Schmerzen setzen den Kranken in höchste Erregung, sodaß er sich viel stärker über sie beklagt als sie wirklich sind.

Schmerzen mit Taubheit der betroffenen Teile.

Schneidende Schmerzen besonders im linken Ischiadicus, schlimmer nachts im Bett und durch die geringste Bewegung, während Ruhe sie ein bischen mildert. Sie sind unerträglich, und der überempfindliche Kranke kann sie nicht ertragen.

Wadenkrämpfe, besonders nachts.

Haut

Heiße, feuchte Haut. Der Körper schaudert vor Kälte, aber Gesicht und Atem sind heiß.

Kopfschweiß macht die Haare naß.

Fieber

Schnelles Frösteln mit Eiseskälte. Frösteln über den ganzen Körper, sobald man ihn abdeckt. Wechsel von Hitze und Frost.

Starke Hitze mit Wangenröte, Brennen in den Augen und lebhaftem Durst.

Reichliche, heiße Schweiße am ganzen Körper oder nur im Gesicht und an den Händen. Sie sind von starkem Durst begleitet.

Beziehungen

Komplementär: *Bell., Mag-c.*
Antidote: *Camph., Coff., Nux-v., Puls.*

Chelidonium majus

Chelidonium majus oder großes Schöllkraut, ist eine krauti-
ge, perinierende Pflanze aus der Familie der Papaveraceen.
»Sie wächst in Europa und Amerika und kommt in feuchten
Gebieten, auf Schutthalden, altem Gemäuer und Felsen vor.

Ihre Blüte ist von leuchtendem Gelb, ihre gefiederten Blätter
sind tief eingeschnitten und von zartem Grün. Ihre Wurzel ist
rötlich-braun, und die ganze Pflanze enthält einen gelben, zähen, bitteren und scharfen Saft. Zu den Zeiten der Spagyriker
hatte die Signaturenlehre diese Pflanze zum Lebermittel erklärt, da die Farbe ihres Saftes an jene der Galle erinnerte. In
Wirklichkeit war diese Heilanzeige nur eine Bestätigung von
sehr viel älteren Erfahrungen. Als Ätzmittel gebräuchlich von
Anfang an, wurde sie von den griechischen Ärzten, u.a. Galen, gegen Leberkrankheiten gebraucht, besonders beim Ikterus und gegen verschiedene Ophthalmien.

Letztere Anwendung führte später zu dem Synonym Blitz
(Éclaire) und de Salignac glaubt, daß ihr griechischer Name
»Kelidon« was Schwalbe heißt, auch von dieser Augenwirk-
samkeit kommt, sei es weil die Schwalbennester in gutem
Ruf bei Augenkrankheiten standen, sei es weil man glaubte, diese Vögel gäben ihren Jungen das Augenlicht mittels
des Saftes dieser Pflanze. Jedenfalls behauptet Dioscorides,
man könne das Sehvermögen aufhellen mit diesem Saft,
und Plinius spricht von Augentropfen, genannt Chélido-
nien. Im 17. Jahrhundert übte Schallern die gleiche Praxis,
besonders bei Erblindung und Katarakt. In späterer Zeit
wurde Chel. bald gegen die skrophulöse Ophtalmie mit
oder ohne Geschwüre, bald gegen Keratitis, gegen weiße
Hornhautflecke gebraucht. Chel. ist besonders häufig gegen
Ikterus eingesetzt worden, von den größten Ärzten aller
Zeiten: Galen, Dioscorides, Paracelsus, Boerhave, Hufe-
land, Rademacher. Paracelsus hat es als Drainierer von
Aur. benutzt bei Leberleiden, woran uns Nebel erinnert

hat.Van Helmont empfahl sie beim Ascites. Sie wurde auch benutzt beim Wechselfieber, bei der Gicht, beim Schleimerbrechen, bei Lungenentzündungen, bei Milzschwellung, bei der Récamier ihr eine selektive Wirkung zuschreibt. In seinem »Traktat über die einheimischen Heilpflanzen« empfiehlt sie Cazin gegen Hühneraugen, Warzen, bösartige Geschwüre, Fisteln, skrofulöse Tumoren, Kopfgrind; Grand-Clément aus Clermont-Ferrand bei bläschenförmigen und herpetischen Eruptionen. Nach Ansicht von Dr. Sace de Weserling ist sie ein ausgezeichnetes Wundmittel und *Arn.* überlegen (Echo médicale Suisse 1860). 1896 hat der russische Arzt Denissenko Chel. innerlich und äusserlich beim Epitheliom gegeben und interessante Ergebnisse veröffentlicht, die Robinson in Frankreich bestätigte, während andere negative Resultate hatten. Für ein genaues und systematisches Studium unserer Pflanze muß man aber zu den homöopatischen Arzneimittelprüfungen vordringen, die Hahnemann, Buchmann, Berridje und Teste gemacht haben.

»Die Toxikologie enthüllt uns als Vergiftungssymptome eine Mischung von Symptomen der Betäubung, des Magen-Darmkanals mit Erbrechen und Durchfall, und drohender Lungenkongestion.

»In der chemischen Zusammensetzung finden sich zwei Alkaloide: das Sanguinarin oder Chelerytrine, welches reichlich vorhanden ist, und das Chelidonin in geringerer Menge« (19). Wir machen unsere Urtinktur aus der ganzen, frischen Pflanze, gesammelt in der Blüte zwischen Mai und August; und aus dieser Urtinktur stellen wir durch homöopathische Dilution unsere verschiedenen Potenzen her.

Allgemeine Mittelwirkung

»Die tausendjährige Erfahrung mit Chel. hat als wahren Kern seiner Wirksamkeit die Leber, die Leberfunktion ausgewiesen. Seine ganze Wirkung geht von diesem Punkt aus. Sagen wir, seine Dominante ist eine Reizung und Entzündung der Verdauungsorgane Magen-Leber-Darm mit typischem

Schwergewicht auf der Leber. Die gastrointestinale Entzündung ist schmerzhaft katarrhalisch. Die Leber ist schwer betroffen bis zur Hepatitis. Das haben die letzten Untersuchungen der Schule bestätigt, die von Dr. Hinsdale vorgenommen wurden. Dieser Arzt hat das Mittel an Kaninchen verabreicht, deren Lebern in einen mehr ödematösen als kongestiven Zustand gerieten, wobei die Zellen mit Flüssigkeit gefüllt und in beginnende Degeneration gekommen waren, begleitet von Gallenstauung; im Ganzen mehr Hypertrophie als Kongestion. An der Lunge beobachtete der gleiche Autor eine Kongestion der oberflächlichen Partien, eine Desorganisation der Lungengewebe in den am stärksten kongestionierten Teilen, Entzündung und Verdickung der Pleura. Endlich motorische Lähmungen, hyposthenische Funktion des Duodenums.

»Klinische Studien haben uns auf indirektem Wege die Ausrichtung von Chel. auf die Leber gezeigt. Sie beziehen sich auf die Indikationen von Rademacher und schreiben gerade diesem Mittel eine besondere Wirkung auf die Leber, Leberzellen und Gallenwege zu (70). Aus seinen klinischen Beobachtungen schließt er, daß Chel. der vertikalen Vergrößerung der Leber entspricht, und daß es hauptsächlich auf den rechten Leberlappen wirkt während

Card-m. der transversalen Lebervergrösserung entspricht und besonders gut auf den linken Leberlappen wirkt.

Das Werk »The great diseases of the liver« enthält mehrere eindrucksvolle klinische Beobachtungen. Chel. entspricht in chronischen Fällen besonders einem Zustand von Überproduktion und Ausscheidung von Indol, was dem Kranken einen fäkulenten Geruch verleiht (50). Neben dieser zentralen Wirkung besitzt Chel. einige gezielte Nebenwirkungen, die von Bedeutung sind: auf die Lunge, wie die Prüfung von Hinsdale zeigt, der bedauert, daß das Mittel nicht häufiger bei Lungen- und Rippenfellentzündungen gebraucht wird; auf die Nierenreizung, mit anfänglicher Überfunktion und anschließender Zylinderbildung, mit Störung der Chloridausscheidung; auf das Nervensystem, an dem sich eine lähmende

Wirkung, wie durch Narkotika einstellt; auf die Haut, die herpetische Er-scheinungen produziert; auf den Bewegungsapparat, mit banalen rheumatischen Erscheinungen und Neuralgien der Glieder. Fassen wir diese Erscheinungen, mit der tiefen Wirkung auf die Leber und der Steigerung der Urataus-scheidung, zusammen, dann haben wir das Bild eines Mittels für jenen Arthritismus, den ihre besten Kenner einer tiefgreifenden Leberstörung zuschreiben. Merken wir uns, daß, das Mittel sehr viel stärker auf den rechten Leberlappen wirkt (70). Wie Roger Glénard in seiner Studie über den Hepathismus feststellt, ist dieser besonders stark mit den Stoffwechselfunktionen, und dadurch mit den arthritischen Störungen verbunden, während der linke Lappen besonders eng mit den Intoxikationen des Verdauungsprozesses zusammenhängt. Kann man es sich nicht als möglich denken, daß am Anfang des arthritischen Zustandes, dessen erste Ursache sicher ernährungsbedingt ist, der linke Lappen zunächst betroffen ist und daß der Befall des rechten Lappens eine Verschlimmerung, einen Ausdruck des Fortschreitens über diese erste Phase hinaus bedeutet?« (19)

Charakteristisches

1. Konstitution:

»Dieses Mittel scheint im ganzen Organismus zu wirken, aber, was es auch sei, die Leber ist fast immer beteiligt, und es ist besonders angezeigt bei dem, was man früher ein galliges Temperament nannte« (41).

»Magere, trockene Menschen mit blonden Haaren, grauem, gelblichem Teint, sehr reizbar, und Leberaffektionen unterworfen (13).

»Das Mittel entspricht häufiger blonden, dünnen, trägen, unempfindlichen, starren, cholämischen Menschen, die sich nicht gern bewegen und zu Gallenstörungen neigen. Ihr gelbliches Gesicht kann in anfallsweisen, akuten Zuständen eine dunkle Röte der Wangen auf diesem gelblichen Hintergrund zeigen; die

Nasenspitze ist geschwollen und rot. Besonders die Handteller sind gelb. Der Kranke hat einen fäkulenten Geruch.

Sulf. hat einen Stuhlgeruch.

»Chel-Kinder sind am besten vertreten durch die kleinen blonden Mädchen von mildem Charakter, die sehr leicht ängstlich sind (65).

»Die Chel-Frau hat gewöhnlich profuse Menses, die meist verspätet, manchmal auch zu früh kommen und gewöhnlich lange dauern. Sie leidet oft an Leukorrhoe, die ihre Wäsche grünlich-gelb färbt.

»Psychisch ist der Chel-Kranke gleichgültig, träge, schlechter Laune, neigt zur Hypochondrie. Die Melancholie nimmt manchmal religiöse Form an, mit Furcht vor Verdammnis oder führt zu Selbstmordideen, zur Angst, verrückt zu werden. Intellektuell ist er ebenso erstarrt, und fürchtet die geistige Arbeit. In fortgeschrittenen Stadien kann es zu ruhigen Delirien kommen, denen Lethargie folgt. Sein Schlaf ist oft unruhig, durch düstere Träume von Leichen, von Begräbnissen. Am Tage hat er eine sehr große Neigung zur Schläfrigkeit, selbst wenn er im Freien geht.« (19)

2. Dumpfe oder scharfe Schmerzen, am rechten Schulterblattwinkel:

Kali-c., Merc., Chen-a. haben einen solchen Schmerz ebenfalls am rechten Schulterblattwinkel

Sang., Abies., Aphis., Card-m., Podo. haben ihn am linken Schulterblattwinkel.

Dies ist die große Indikation, das Schlüsselsymptom, welches zu seiner Anwendung überall da führen kann, wo es nützlich sein könnte.

3. Allgemeine Syndrome:

Chel. ruft hervor:

1) Cholaemie mit den gesamten Charakteristika des Mittels.
2) Arthritismus; rheumatische und arthritische Erscheinungen, stets mit betonter Leberbeteiligung.

3) Chronische Zustände; dabei ist nach Nebel der fäkulente Geruch des Kranken, der der Überproduktion und Ausscheidung von Indol entspricht, ein wichtiges Charakteristikum.

4) Der akute, grippale Infekt, gleichzeitig an Leber, Verdauungs- wie Atmungsorganen mit allgemeiner Betäubung, Steifheit der Glieder, schmerzhaften Augäpfeln und rechtsseitigem Kopfschmerz.

5) Grippales oder galliges, remittierendes Fieber, oder Kontinua mit Verschlimmerung gegen 16 Uhr, dunkelroter Kongestion der Wangen auf gelbem Grund (19).

Modalitäten

A) Seitenbeziehung: rechts

B) Verschlimmerung:

    a) 4 Uhr und 16 Uhr.

    b) Durch Wärme (die Kopfschmerzen).

    c) Durch Wetterwechsel.

    d) Durch leichte Berührung.

    e) Durch Bewegung.

C) Besserung:

    a) Durch Wärme werden die Schmerzen der Leber, des Magens und der Brust gelindert, er verlangt deshalb heiße Milch, heiße Getränke und heiße Speisen. Die Kopfsymptome machen eine Ausnahme: Wärme ruft sie hervor oder verschlimmert sie (41).

    b) Essen bessert die Gemütssymptome (41), ebenso gewisse Magensymptome *(Anac.)*.

    c) Durch tiefen Druck.

Gemütssymptome

Der Kranke scheint von einer großen Lethargie befallen zu sein, von einer tiefen, allgemeinen Betäubung mit der Tendenz alle Anstrengungen zu vermeiden.

Trägheit des Stoffwechsels, Trägheit des Geistes; unfähig zu denken oder zu überlegen. Allgemeine Erstarrung; er fürchtet die Bewegung, weil seine Schwäche groß ist, besonders morgens. Neigung zum Schlummern, besonders nach dem Essen. Überschwänglichkeit im Wechsel mit Depression. »Mit den Leberstörungen: Melancholie, Trägheit des Geistes, Unfähigkeit zu denken; mit den Herzstörungen: große Gereiztheit« (41).

Gedächtnisschwäche, Erregung, Ängstlichkeit, Traurigkeit, als hätte er eine verwerfliche Tat begangen, oder als würde ihm etwas Peinliches widerfahren. Neigung zu Ärger und Zorn.

Sinneshalluzinationen, er ist von einem übelkeiterregenden, fäkulenten Geruch verfolgt, als seien alle Gegenstände um ihn damit behaftet (50).

Sulf-Patienten haben die gleiche Empfindung, doch meinen sie, der Geruch komme von ihnen selbst, als dünste ihr eigener Körper einen fäkulenten Geruch aus.

Schlaf

Schläfrigkeit mit Benommenheit und Gähnen am Tage. Unruhiger Schlaf, besonders bis Mitternacht. Verwirrte, unangenehme Träume, an die er sich nicht erinnern kann.

Kopf

Gefühl von Eiseskälte vom Hinterkopf zum Nacken.

Schneidender Schmerz im Kopf, besonders links. Kopfschmerz rechts, der hinter dem Ohr zum Schulterblatt herabzieht. Neuralgie über dem Auge, in der rechten Maxilla, im rechten Scheitelbein, im rechten Ohr, begleitet von reichlichem Tränenfluß, und dem Ganzen gehen Leberschmerzen voraus. Man kann diesen Kopfschmerz mit jenem von

Cimic. vergleichen, der auch über dem rechten Auge sitzt, mit Ausstrahlung zu Schläfe und Orbita; hier besteht eine Bindung an utero-ovarielle Beschwerden, er ist besonders ausgesprochen während der Regel und ist von der Stimmung und anderen Charakteristika des Mittels begleitet, während der Chel-Kopfschmerz periodisch auftritt: er beginnt morgens beim Erwachen und dauert den Tag über an, in

Anfällen mit vorangehendem Gähnen und Frösteln, und er kann mit einem leichten Schweiß enden; das Auge tut weh bei Bewegung und der Kranke klagt oft über einen, für das Mittel charakteristischen Rückenschmerz in der Höhe der rechten Schulterblattspitze. Gleichzeitig ist der Urin dunkel, wie Mahagoni und der Teint gelb. Chel. paßt zu den sogenannten galligen Migränen, die mit Verdauungs- und Leberstörungen einhergehen.

Die Kopfschmerzen werden ausgelöst durch Wärme, im Gegensatz zu den Magen-, Leber-, Lungensymptomen usw.; sie werden schlimmer durch Bewegung, durch Wärme, in einem warmen Zimmer. Der Kranke will ganz still liegen in einem dunklen Zimmer, und er hat Erleichterung durch Galleerbrechen (41).

Schwindel mit Übelkeit und Leberstörungen. Die Gegenstände scheinen sich im Kreise zu drehen, oder er glaubt vorwärts zu fallen.

Gesicht

Schmutzig-graue Hautfarbe oder aber echter Ikterus. Die Gelbfärbung ist besonders ausgeprägt an Stirn, Wangen und Nase.

Augen

Gelbe Skleren.

Hitze, Brennen und Jucken der Lider mit roten, geschwollenen Rändern.

Pressende Schmerzen in den Augäpfeln, schlimmer beim Nach-oben-sehen; das Auge scheint so groß zu sein, daß das Lid es nicht bedecken könnte.

Neuralgie unter dem Augapfel, besonders rechts, mit profusem Tränenfluß, in Verbindung mit Leberstörungen; Druck bessert.

Schmerzhafte Empfindung beim Nach-oben-sehen.

Lidspasmen.

»Linsen- und Hornhauttrübungen bestätigen die alten Indikationen durch die homöopathische Klinik. Blepharoconjunctivitis mit und ohne Gerstenkorn« (19).

Ohren

Gefühl in beiden Ohren als bliese der Wind heraus. Verlust des Hörvermögens beim Husten.

Verdauungsapparat

1. Mund:

Objektiver, fäkulenter Mundgeruch, subjektiv erscheint ihm der Mund pappig mit bitterem Geschmack.

Zunge belegt, bedeckt mit einem gelblichen Überzug, groß und schlaff mit *Zahneindrücken*. Man darf bei diesem Symptom Chel. nicht verwechseln mit:

Merc., dessen Zunge auch dick, schlaff, belegt und mit Zahneindrücken versehen ist, dessen Atem aber außerordentlich übel riecht, mit einem ganz bestimmten Gestank, und das andererseits trotz großer Feuchtigkeit von Mund und Zunge sehr großen Durst hat, sehr viel Speichel produziert und dessen Zahnfleisch schließlich sehr schwammig ist und leicht blutet.

Hydr. hat auch eine belegte, weiße, geschwollene Zunge mit mehr oder weniger Zahneindrücken, bitterem Geschmack im Mund, kann weder Brot noch Gemüse vertragen und hat eine Konstitution, auf der sich leicht Krebs entwickelt.

Kali-bi. hat eine breite Zunge mit zähem, an der Basis gelbem Belag und Zahneindrücken, es hat aber einen zähen Speichel und andere Charakteristika, die eine Verwechslung mit Chel. ausschließen.

Podo. hat eine große, breite, feuchte Zunge, die aber brennt, was man nicht bei Chel. findet. Man muß hier auch

Ars. und *Rhus-t.* vergleichen.

2. Rachen:

Zusammenschnürende Spasmen erschweren das Schlucken.

3. Magen:

Er liebt Milch *(Apis., Ars., Aur., Bry., Calc., Lac-c., Merc.,*

Nat-m., Nux-v., Ph-ac., Rhus-t., Sil., Staph.) und saure Sachen *(Hep., Sep., Verat.)*, hat Abneigung gegen Fleisch, Käse und Kaffee und bevorzugt heiße Getränke und Speisen *(Ars., Lyc., Bry., Lac-c.).*

Übelkeit, Erbrechen, Aufstoßen von bitterem Wasser.

Gastralgie: Magenschmerzen und Ausstrahlung von da zum Rücken und zum rechten Schulterblatt. Essen lindert sofort die Magenschmerzen *(Anac., Lach., Sep., Phos., Ign., Jod.)*, besonders wenn sie von Lebersymptomen begleitet sind.

4. Bauch:

Auftreibung des Bauches. Zusammenschnürungsgefühl um den Bauch, wie von einem Band.

Die Leber ist sehr druckempfindlich und mehr in vertikaler Richtung vergrößert. Bei

Card-m. mehr in horizontaler Richtung (70).

Leberkongestion.

Chin. hat auch eine harte, vergrößerte, sehr druckempfindliche Leber mit abdominaler Tympanie; gleichzeitig ist die Haut gelb, der Urin trübe und dunkel und es besteht Verstopfung.

Chion. hat eine dicke, empfindliche Leber. Die Zunge ist belegt und es gibt Verstopfung mit farblosen, grauen Stühlen, während der Urin sehr dunkel ist.

Mag-m. kann keine Milch verdauen, ist verstopft und hat schließlich Verschlimmerung beim Liegen auf der rechten Seite.

Nat-s. hat eine vergrößerte, berührungsempfindliche Leber mit stechenden Schmerzen; Besserung durch Liegen auf der Leber, obwohl nichts Enges um die Taille vertragen wird.

Stechende Leberschmerzen, die zum Rücken, in die Gegend des rechten, unteren Schulterblattwinkels ausstrahlen *(Chen-a.)*. Schmerzen, die von der Lebergegend ausgehen und zur rechten Schulter ziehen, oder zum Rücken unter das rechte Schulterblatt. Leberkolik. Ikterus. Kolik mit krampfhafter

Einziehung des Nabels und Übelkeit. Unerbittliche Stiche unterhalb des Nabels, die zum Zusammenkrümmen zwingen (30).

»Zusammenziehende Schmerzen, wie von einer Schnur um den Leib (*Cact., Calc., Con., Cocc., Lyc., Nux-v., Sep.*); in der Nabelgegend; die krampfhafte Einziehung des Nabels und die Übelkeit werden durch Wein besser (19).

5. *After und Stuhl:*

Jucken, Ameisenlaufen, Stiche im Rektum und Anus.

Alum. hat *Afterjucken* die ganze Nacht, und nach dem Stuhlgang; Verstopfung mit Stühlen hart wie Stein.

Cina hat Afterjucken als Begleitsymptom von Eingeweidewürmern.

Coll. hat Afterjucken und -brennen mit hervorstehenden Haemorrhoiden, besser durch kaltes Waschen; auch hier Verstopfung.

Graph. hat Afterjucken mit Nässen und der Tendenz zur Ausbildung kleiner Bläschenausschläge.

Teucr. hat Afterjucken mit beständiger Reizung abends im Bett, die ihn am einschlafen hindert.

Haemorrhoiden, Verstopfung, harte, runde Kotballen, die an Schafkot erinnern, von weißer, tonartiger oder gelber Farbe. Die goldgelbe Farbe des Stuhls ist für das Mittel besonders charakteristisch.

Diarrhoe und Verstopfung im Wechsel *(Ant-c., Coll., Nux-v., Podo.).*

Harnorgane

Schmerzen und Stiche in der Nierengegend. Häufiger Harndrang.

Urin reichlich, schäumend, gelb oder dunkelgefärbt wie Bier.

»Anregung der Sekretion und Entzündung, mit Auftreten von Zylindern und schlechter Chloridausscheidung. Häufige Uratablagerungen im Urin und ikterischer Harn (19)«.

Atmungsorgane

Hohler, trockener krampfartiger Husten mit Spasmen. Sehr
mühsamer Husten morgens, mit dem Gefühl von Staub hinter
dem Brustbein. Mühsames Aushusten von reichlich schleimigem Auswurf.

»Spastischer, keuchhustenartiger, von Anfang an schleimiger
Husten. Der Anfall ist mit Auswurf von kleinen Schleim-
klümpchen verbunden. Chel. wurde mit Erfolg bei Keuchhusten neben *Cor-r* gegeben« (65).

»Syndrom der katarrhalischen Bronchitis, besonders bei Kindern« (65,71).

»Asthmatisches Syndrom bei galligen Arthritikern mit Ab-
hängigkeit vom Wetterwechsel, nächtlichem Auftreten und
dem Empfinden von Zusammenschnüren in der Zwerchfellgegend« (19).

Zusammenschnüren der Brust: schnelle, kurze Einatmung,
Dyspnoe mit Schlagen der Nasenflügel. Kongestion, An
schoppung, besonders katarrhalische Pneumonie. Die Lunge
und das Rippenfell sind besonders rechts an der Basis betroffen; es handelt sich um die sogenannte biliöse Pneumonie.

»Hier ist das Schlüsselsymptom des Schmerzes unter dem rechten Schulterblatt gegenwärtig, mit Stichen durch die Basis des
Thorax, mit dem Gefühl, in der Zwerchfellgegend zu sehr eingeschnürt zu sein. Bei diesem Zustand der Lunge beobachtet man
oft das *Fächeln der Nasenflügel,* besonders beim Kind« (19).

   Ant-t. hat ebenfalls Dyspnoe mit stark erweiterten Nasenlöchern und die Nasenflügel fächeln synchron mit der Atmung; die Atmung ist laut, und in der Brust ist viel Schleim
   angesammelt, den der Kranke nicht herausbringen kann;

   Lyc. hat ein ähnliches Symptom bei den Lungenaffektionen, Asthma, Pneumonie besonders im rechten Unterge-
   schoß, und den Abdominalerkrankungen. Die Fächelbe-
   wegungen sind gewöhnlich schnell und nicht immer synchron mit der Atmung;

Phos. hat auch Nasenflügelfächeln während einer Pneumonie oder Lungenkongestion und

Pyrog. bei einem schweren Zustand von Blutvergiftung.

Schmerzen in der rechten Brustseite bei tiefem Einatmen.
Schmerzen im unteren Teil der rechten Lunge:

Merc. hat einen lebhaften Schmerz an der rechten Lungenbasis, er kann nicht rechts liegen;

Card-m. hat Pleurodynie rechts unten, mit stechenden Schmerzen, die bei Bewegung und Gehen schlimmer sind;

Kali-c. hat stechende Schmerzen durch den unteren Teil der rechten Lunge, besonders durch Druck. Man darf auch

Bry. nicht verwechseln, das wie Chel Verschlimmerung durch Bewegung hat.

Rücken und Gliedmaßen

Steifigkeit im Nacken, die den Kopf nach links zieht.

Rückenschmerzen in Höhe der Spitze des *rechten Schulterblattes*: das ist hier das große Schlüsselsymptom des Mittels, das man vergleichen kann mit

Chen-a., dessen Schmerz jedoch nicht an der rechten Schulterblattspitze, sondern tiefer und näher der Wirbelsäule sitze;

Bry., das Chel in der Leberbeteiligung sehr ähnlich ist: beide haben spitze, stechende Schmerzen rechts im Rücken in Schulterblatthöhe, beide haben die gelbbelegte Zunge und bitteren Geschmack, beide haben Leberhypertrophie, aber *Bry.* unterscheidet sich durch harte, braune, trockene Stühle oder bei Durchfall breiige, profuse Stühle, begleitet von einer Kolik ähnlich *Coloc.* und manchmal dem Geruch von altem Käse;

Ang. hat einen spitzen, stechenden Schmerz, der unterhalb des rechten Schulterblattes beginnt und in die Mamma, unterhalb der Mamille geht;

Lyc. hat auch einen ähnlichen Schmerz im Rücken, aber es ist leicht zu unterscheiden, durch die Borborygmen im rechten Hypochondrium, den mehr sauren als bitteren Geschmack, das saure Erbrechen, das gastrointestinale Völlegefühl nach der kleinsten Nahrungsaufnahme, und den Schmerzcharakter, der dumpf und nicht spitz und stechend, wie bei Chel. ist.

Aphis. und *Ran-b.* haben Schmerzen im Rücken in der Gegend des linken Schulterblattes (23).

Schmerzen in den Armen, Schultern, Fingerspitzen; das ganze Fleisch ist berührungsempfindlich. »Neuralgische Gliederschmerzen. Die Charakteristika sind: Rechtsseitigkeit, besonders rechte Schulter; Verschlimmerung durch Wetterwechsel und Druck, Wärmebesserung aber keine Besserung durch Schweiß. Drei Besonderheiten sind zu merken:

– Ein starker Fersenschmerz, häufiger rechts, als sei der Schuh zu eng, ein Symptom, das in mehreren Prüfungen bestätigt wurde;
– Kälte, besonders der Fingerspitzen;
– Eiseskälte des rechten Fußes (*Lyc., Sulf.*)« (19).

Steifigkeit der Beinmuskeln.

Haut

Ikterische Hautfarbe, mehr oder weniger ausgesprochene Gelbfärbung, Hitze und Jucken.

»Syndrom des Hautjuckens, besonders bei galliger Durchtränkung, besser durch Essen.

»Herpetische, ekzematöse Effloreszenzen, häufig beobachtet vorn in der Sternalregion und am Rücken (65).

»Warzen: Ihre Zerstörung durch Anwendung des frischen Saftes ist ein altes Volksmittel und bewährt.

»Alte eitrige Geschwüre.

»Chel wurde auch örtlich angewandt gegen Psoriasis, Lupus und Epithcliome.

»Schweißneigung ist oft sehr ausgesprochen bei kleinster Anstrengung.

»Die Haut des Kranken strömt einen fäkulenten Geruch aus« (19).

Beziehungen

Antidote: *Cham*.

Komplementär: *Bry.*, *Lyc.*, *Sulf.* und *Ars.* folgen gut und man wird sie oft brauchen um die Kur zu vollenden (1).

China officinalis

Mit dem Namen Cinchona officinalis oder China bezeichnet man die Rinde eines Baumes aus der Familie der Rubiaceen von der Art Cinchona, die im tropischen Amerika auf den langen Ketten der Kordilleren der Anden wächst.

Vor 300 Jahren regierte seine sehr katholische Majestät, König Philipp IV. über Neuspanien. Im Jahre 1630 erkrankte die Frau eines hohen und mächtigen Herrn der fernen spanischen Kolonien, die Gräfin Chinchon schwer an einem jener hartnäckigen Fieber, die in diesen fernen Ländern sehr häufig sind. Der Statthalter von Loja, einer Stadt in Equador, Don Juan Lopez Canizares, hat von Indianern die Rinde eines gewissen Strauches der Wälder rühmen hören, die, wie die Eingeborenen sagten, die Kraft hätte, die schweren Fieber dieser wilden Gegend zu heilen. Der Strauch trug deshalb auch den Namen »Palo de calenturas«, der Fieberstrauch. Der Statthalter bot der Comtesse Chinchon ein bißchen von dieser Rinde an. Sie wurde ausprobiert und die edle Dame genas. Seitdem wurde die Pflanze Cinchona genannt, welches heute noch der wissenschaftliche lateinische Name ist, unter dem die Botaniker das bezeichnen, was wir Chinarinde nennen. Man kann nur bedauern, daß die Botaniker (der Schuldige ist der große Linée) den Namen der armen Comtesse verstümmelt haben, indem sie China Cinchona und nicht Chinchona nannten, was eine korrekte Bezeichnung gewesen wäre. Aber der Fehler ist nur gering.

Der Mann der Kranken, der Marquis von Chinchon war Vizekönig in Peru; dadurch fand die Heilung mit der geheimnisvollen Rinde einen großen Widerhall. In Wahrheit hatten vor ihr Massen von Eingeborenen mit Erfolg Zuflucht zu diesem Mittel genommen, das der Urwald so leicht lieferte. Aber das waren ja nur arme Wilde. Deren Heilung interessierte niemand, währen die Heilung der Frau des Vizekönigs ein Ereignis war.

Die Comtesse de Chinchon wurde eine berühmte Kranke. Als sie 1640 aus Lima nach Spanien zurückkehrte, nahm sie eine Menge der wertvollen Rinde mit. Sie sprach davon am spanischen Hof, sie sprach überall davon. Es wurde sehr bekannt. Bald war das »Pulver der Comtesse« sehr berühmt in Europa. Natürlich reichte die mitgebrachte Menge der Rinde bald nicht mehr aus, man mußte sich nachliefern lassen.

Nun hatten die Jesuiten, deren Missionen das Zentrum von Südamerika überzogen, die wirtschaftliche Bedeutung eines so wirksamen Mittels bald erkannt. Die Patres der Gesellschaft Jesu wußten wohl zu sehen und weit vorauszuschauen. Die Neubekehrten ihrer Missionen in den Gebieten Neuspaniens, in denen der Strauch wuchs, wurden angestellt, die berühmte Rinde zu sammeln, die dann in Europa teuer verkauft wurde. So wurden die Jesuitenmissionen für fast ein halbes Jahrhundert die Lieferanten für die ganze Welt mit Chinarinde, zu guten Preisen. Das Pulver der Comtesse wurde zum »Pulver der Jesuiten« und die arme Comtesse de Chinchon lebt nur noch in der Erinnerung der Botaniker, das aber bis heute!

China wurde langsam ein Importartikel von Weltbedeutung und ist es bis heute geblieben.

Etwa ein Jahrhundert, nachdem den Europäern die Bedeutung ihrer Heilwirkung bekannt wurde, fing man an, die Pflanze wissenschaftlich zu studieren und versuchte sie an anderen Stellen einzubürgern. Die Spanier, im Alleinbesitz der Chinarinde, erwiesen sich als ein bißchen zu habgierig und ließen die Preise zu hoch steigen.

Der große schwedische Botaniker Linnée trug zum Studium der Cinchona viel bei. Er unterschied zahlreiche Arten, die man im Naturzustand nur in den Urwäldern von Columbien, Peru, Equador und Bolivien in den einsamen Gebirgsregionen zwischen 1.000 und 3.000 Meter Höhe antrifft. Besonders in der Gegend von Loja in Equador kommt die Art Cinchona officinalis vor, die wegen ihrer Berühmtheit und Wirksamkeit für die königliche Apotheke in Madrid reserviert wurde.

Bis zur Mitte des 19. Jahrhunderts wurde kein ernsthafter Kulturversuch unternommen. Chinarinde wurde im Urwald gesammelt, ohne Methode, ohne Sorge um die Erhaltung der Pflanzen, die, roh ihrer Rinde beraubt, zugrunde gehen mußten. Aber die Nachfrage wurde so groß, daß man versuchen mußte, den wertvollen Strauch zu kultivieren.

Die ersten Versuche wurden von einem französischen Botaniker, Dr. Wedell gemacht, der zwischen 1847 und 1850 mehrere Expeditionen nach Bolivien unternahm und Samen von Cinchona Calisaya nach Europa brachte. Kulturen in sehr kleinem Umfang wurden in den Botanischen Gärten in Paris und London gemacht, aber es wurde nicht mehr als ein Laborversuch.

Versuche in großem Ausmaß, von industriellem Typ, wurden das Werk der Holländer und Engländer.

Die Holländer hatten in ihrer schönen Kolonie Java in Buitenzrog einen botanischen Modellgarten. Der Malaiische Archipel bietet günstige Klima- und Bodenverhältnisse für die Chinakultur. Daraus kann man verstehen, daß die ersten Kulturversuche im Großen von den Holländern gemacht wurden. Die Engländer folgten schnell, sie hatten in Indien auch sehr günstige Gebiete und Klimata.

Während vieler Jahre waren botanische Expeditionen unterwegs ins zentrale Südamerika, die Samen und Pflanzen dieser kostbaren Art zu holen. Es wurden rauhe Expeditionen. Der Strauch befindet sich in den wildesten, fast unbewohnbaren, menschenfeindlichen Gebieten. Auch machten sich die Bewohner dieser Gebirgsgegenden bald klar, daß es um ihr Monopol geschehen sei, wenn China außerhalb von Amerika im Großen kultiviert würde. Die Expeditionen wurden oft mit Gewehrfcuer empfangen. Es mußten alle Listen angewandt werden, um die Samen nach Europa und von da nach dem Fernen Osten zu schicken. Ganz besonders die Samen der wertvollen Arten wurden sehr grimmig verteidigt. Die Entdecker wurden ermordet. Indianer, die für schuldig befunden wurden, beim Sammeln der Samen geholfen zu haben, wurden ins Gefängnis geworfen und hingerichtet. So wurde die Entdeckung der Samen von Cinchona Ledgeriana besonders dramatisch. Aber die Schwierigkeiten wurden überwunden. Heute wird diese Art, die den größten Chiningehalt hat, in großem Stil in Indien und auf Java angebaut. Es gibt zahlreiche Cinchonaarten mit sehr verschiedener Wirksamkeit. Für die homöopathischen Zubereitungen bedient man sich ausschließlich der Cinchona Calisaya oder der gelben Königscinchona.

Die Chinarinde enthält eine große Zahl von Alkaloiden, denen sie ihre therapeutische Wirksamkeit verdankt; die wichtigsten sind: Cinchonon, Cinchonidin, Chinin, Chinidin, Chinamin usw. Chinin ist das Bekannteste.

Unabhängig von seinem großen therapeutischen Wert hat dieses Medikament für uns ein historisches Interesse besonderer Art: Hahnemann hat beim Studium dieses Mittels zum ersten Mal den Gedanken »Similia similibus curentur« gehabt; es wurde das erste Medikament, das der Meister prüfte und aus dieser Prüfung wurde die Homöopathie geboren.

Unsere verschiedenen Potenzen stellen wir entweder durch Mazeration des Pulvers in 70%igem Alkohol 1:20 oder durch den gewöhnlichen Prozeß der Verreibung nach Hahnemann aus dem Pulver selbst her.

Allgemeine Wirkung des Mittels

Die Symptome der Chinavergiftung, die durch Mißbrauch entstehen, sind folgende: Die erste Warnung sind im allgemeinen Ohrgeräusche mit mehr oder minder Taubheit. Danach erscheinen bald die Magen-Darmstörungen: Übelkeit, Erbrechen, selbst Durchfall; der Kranke weist gleichzeitig eine zunehmende Überempfindlichkeit gegen äußere Eindrücke, wie Geräusche, Licht usw. auf, die ihn erzürnen. Es kommt auch eine Art von typischem Kopfschmerz vor, als dumpfer Schmerz oder als Hämmern; bald wird der Zustand durch Schwindel kompliziert; die Herzaktion wird schwach und in extremen Fällen kann diese Schwäche bis zum Kollaps führen, es kann sogar der Tod durch Herzlähmung eintreten. In manchen Fällen erinnert die chronische Chinavergiftung an Alkoholvergiftung: Es tritt ein stürmisches Delirium mit erweiterten Pupillen auf; danach Stupor mit stertoröser Atmung und schließlich Konvulsionen, wobei alle diese nervösen Störungen, Folge einer Anämie der Hirnzentren sind und nicht , wie bei

Bell., von deren Kongestion herrühren.

Fügen wir jetzt zu diesen Symptomen der Intoxikation jene hinzu, die sich in der Arzneimittelprüfung ergeben, dann sehen wir, daß Chin., eines der mächtigsten Mittel, über die wir verfügen, speziell auf die Gesamtheit des Nervensystems wirkt. Über dieses produziert es zunächst im Kreislauf, und dann in den Verdauungsorganen eine Reihe von Symptomen, die in der Reihenfolge ihres Auftretens eine primär sthenische und eine sekundär asthenische Phase durchlaufen, und den wahren Charakter seines Genius epidemicus ausmachen. In kleinen Dosen ist Chin. ein nervöses Stimulans, während es in starken Dosen die Aktivität des Cerebrospinalsystems dämpft, woraus seine Homöopathizität für atonische Zustände abzuleiten ist. So zeigen die zuerst erscheinenden Symptome die Excitation: aktives, geschwätziges, fröhliches oder lärmendes Delirium, recht ähnlich dem Alkoholrausch; Pulsbeschleunigung, Blutdrucksteigerung, Vasokonstriktion; Übersteigerung der Empfindlichkeit; Beschleunigung der Atmung. Danach werden solche mit dem Merkmal der Asthenie produziert: Stupor, Prostration, Puls und Atmung werden langsam, Blutdrucksenkung, Gefäßerweiterung, venöse Stase, Abstumpfung der Empfindlichkeit, Schwächung der Sinne. Diese beiden Gruppen gegensätzlicher Symptome bilden die erste Periode der Chinawirkung, diese dauert meistens nicht lange und ist einem akuten Zustand vergleichbar, während die zweite Periode in einem chronischen Zustand besteht, der zu einer langsam fortschreitenden Schwächung der Vitalität führt.

Diese nutritive Schwäche, die uns die Absenkung der im Urin ausgeschiedenen Harnstoffmenge anzeigt, deutet auf einen kachektischen Zustand, ähnlich der Tuberkulose- oder Malariakachexie, welche, wenn auch von erethischen Episoden unterbrochen, in Marasmus und Tod enden.

Chin. paßt weder für frische Entzündungszustände, noch für akute Fieberzustände; es eignet sich im Gegenteil einerseits, und das besonders als *Chin-s.*, für echte Malaria mit eindeutigen Anfällen, die regelmäßig die drei klassischen Stadien Frost, Hitze, Schweiß aufweisen; andererseits für Infekte mit oder ohne Fieber, mit großer Schwäche, begleitet oder bestimmt von reichlichem Verlust von Körperflüssigkeiten, ebenso wie für jene Fälle, die sich durch zu reichliche Ausscheidungen, seien sie spontan oder provoziert, in die Länge ziehen. Deshalb sollte Chin. gegen alle Flüsse, selbst gegen passive innere oder äußere Hämorrhagien, besonders wenn sie rezidivieren und wenn ihre Stärke eine allgemeine Schwächung bewirkt, verschrieben werden.

Charakteristisches

1. Konstitution und Typ:

Hier gibt es keine genau umschriebenen Indikationen; es ergibt sich aber »aus vielfachen Beobachtungen, daß Chin. eine besondere Wirksamkeit entfaltet in den heißen und warmen oder warmen, niederen oder sumpfigen Gebieten, bei Menschen, die durch starkes Schwitzen, bei der Arbeit oder bei großer Hitze, geschwächt sind, bei denen, die große Flüssigkeitsverluste erlitten haben durch reichliche Blutungen oder endlose Eiterungen; nach Mißbrauch kohlensäurehaltiger Getränke; bei lymphatischem oder lymphato-sanguinischem Temperament. Gegenanzeige findet man mehr bei nervösen Menschen, mit einer nicht endenden geistigen und selbst physischen Aktivität« (21).

2. Kraftlosigkeit, Niedergeschlagenheit, Schwäche nach reichlichem Blut- oder Flüssigkeitsverlust:

Lange Zeit war Chin. das Tonikum, das die Schule blindlings

bei jeder Schwäche, Anämie oder Kraftlosigkeit gegeben hat. In Wirklichkeit ist es nur nützlich, wenn dieser Zustand einem reichlichen Verlust irgendwelcher Körperflüssigkeiten folgt, sei es infolge reichlicher, chronischer Eiterung oder zu häufiger Samenverluste oder reichlichen Speichelflusses, zu lange durchgeführten Stillens usw.

War der Verlust plötzlich, wie das bei einer Blutung vorkommt, dann sieht man diesen extremen Verfall sofort erscheinen. Er ist begleitet von einer charakteristischen Schwäche, Ohrensausen, einer Art Nebel vor den Augen, der das Sehen trübt. Ist der Flüssigkeitsverlust langsam, wird der Kranke nacheinander blaß mit blauen Ringen um die Augen, gleichzeitig stellt sich ein klopfender Kopfschmerz ein, leichtes Schwitzen bei der kleinsten Anstrengung oder Nachtschweiß, das Ganze begleitet von jener charakteristischen Schwäche, die sich nach und nach steigert, wenn der Blut- oder Säfteverlust sich in die Länge zieht.

Diese ganz spezielle Ursache der Chin.-Schwäche erlaubt, sie von jener anderer Mittel zu unterscheiden, bei denen *Schwäche und Kraftlosigkeit* ebenfalls vorrangig sind:

Ferr., das bei reiner Anämie angezeigt ist, mit der Neigung zu kongestiver Plethora;

Ars., dessen große Schwäche und Erschöpfung nicht die gleiche Ursache hat wie bei Chin;

Phos., dessen Schwäche von einer Erschöpfung des nervösen Rhythmus herrührt, wie jene von

Ph-ac., Zinc. usw.

3. Extreme Flatulenz:

Carb-v. und *Lyc.* sind mit Chin. die großen Flatulenzmittel.

Unangenehme Auftreibung des Bauches mit nicht erleichterndem Aufstoßen. Bei diesen Kranken scheinen sich alle Nahrungsmittel in Gas zu verwandeln. Andererseits bezieht sich die Flatulenz auf das ganze Abdomen, während sie sich bei

Carb-v. mehr auf den Oberbauch, bei

Lyc. mehr auf den unteren Teil des Bauches bezieht.

Und dieser Zustand ist oft begleitet von einer, durch einen Flüssigkeitsverlust bedingten, vitalen Schwäche.

Modalitäten

A) Seitenbeziehung: vorzugsweise links.

B) Verschlimmerungen: Periodisch: Alle periodischen Affektionen, besonders wenn sie jeden zweiten Tag schlimmer sind, müssen an Chin. denken lassen, sei es Malaria oder nicht; Verschlimmerung jeden zweiten Tag.
Durch Luftzug.
Nach dem Essen.
Durch zartes Betasten, durch geringste Berührung.
Nachts.

C) Besserung: durch Wärme: Während die meisten Chin-Symptome durch Wärme, in einem warmen Zimmer usw. besser werden, hat das Mittel im allgemeinen eine Verschlimmerung im Freien, und durch Luftzug.
Durch festen Druck.
Durch Zusammenkrümmen.

Gemütssymptome

Es ist charakteristisch für unser Mittel, daß die Symptome der Schwäche von einem Erethismus des Nervensystems begleitet werden. Und das macht Chin. dem *Ars.* ähnlicher, als dem torpiden *Carb-v.* So ist sein Geist überaktiv, wenn ihm auch die Ausdauer fehlt: Die Gedanken drängen sich in Mengen in sein Hirn und hindern ihn am Schlaf *(Coff.).* Wenn er die Augen schließt, sieht er eingebildete Wesen; sein Geist, seine Einbildungskraft sind voller Projekte und Pläne, besonders abends und nachts.

Dieser Erethismus macht sich nicht nur in den geistigen Symptomen bemerkbar, sondern auch in einer extremen Überempfindlichkeit der Körperoberfläche, die gegen die leichteste Berührung sehr empfindlich ist. Diese Empfindlichkeit ist aber im

Grunde mehr eingebildet als real, denn, während er gegen eine oberflächliche Berührung sehr empfindlich ist, bringt ein tiefer Druck Erleichterung (48). Überempfindlichkeit aller Sinne; Das geringste Geräusch ist unerträglich; überempfindlich für die leiseste Berührung.

Andererseits erzeugt Chin. beim Gesunden mehrere Gemüts-symptome, die man bei Krankheiten, die mit Chin. geheilt wurden, antrifft, besonders bei Anämie, deren Charakteristika sich mit denen des Mittels decken: Er ist gleichgültig, apathisch, schweigsam, mutlos, unentschlossen; er hat Widerwillen gegen Bewegung und ist geistiger Arbeit abgeneigt. Einige Symptome beziehen sich direkt auf einen hypochondrischen Zustand: übellaunig, beklagt sich, Unruhe mit Weinen und Stöhnen.

Chin. macht auch Impulse zu Zorn und Totschlag; ängstliche Suicidneigung mit großer Erregung und dabei Furcht dieser Regung nachzugeben.

Schlaf

Chin. erzeugt eine sehr ausgesprochene Schläfrigkeit am Tage mit Schlaflosigkeit abends und besonders vor Mitternacht, ausgelöst durch große geistige Erregung. Der Schlaf ist dann schließlich sehr unruhig mit häufigem, plötzlichen Auffahren und schrecklichen, wenn auch konfusen Träumen, die den Kranken oft aufwecken und bei ihm den Eindruck von Schreck hinterlassen. Dabei schreit der Kranke manchmal und stöhnt, er glaubt zu fallen.

Kopf

Chin erzeugt eine solche Überempfindlichkeit der Kopfhaut, daß man sie nicht berühren kann, ohne einen großen Schmerz auszulösen; berührt man die Haare, tun deren Wurzeln weh.

Dumpfer Kopfschmerz mit Schwere, Hitze, Blutandrang, der allgemein beim Erwachen morgens beginnt; in anderen Fällen ist der Kopfschmerz stürmisch, pulsierend und hämmernd. Kopfschmerz mit stürmischem Klopfen in Kopf und Karotiden; der Kopf scheint platzen zu wollen; oder es besteht das Gefühl, als würde das Gehirn in fortgesetzten, schmerzhaften Wellen gegen die Schädeldecke gestoßen. Dieser klopfende Kopfschmerz infolge Hirnanämie darf nicht mit jenem von

Bell. verwechselt werden, der von einer Hyperämie des Gehirns herrührt.

Stürmisches Klopfen im Kopf, im Gefolge eines reichlichen Verlustes von Blut- oder irgendwelcher anderer Körperflüssigkeiten. Manchmal ist der Schmerz in der Stirn über den Augen lokalisiert, beginnt morgens, nimmt dann zu und verschwindet beim Essen oder abends; manchmal lokalisiert er sich mit den gleichen Modalitäten im Scheitel oder im Hinterkopf. Alle diese Kopfschmerzen nehmen zu bei Bewegung und beim Gehen, einige bessern sich unter starkem Druck. Schwindel durch Hirnanämie.

Augen

Chin. wirkt stärker auf das Sehen als auf den Augapfel selbst. Vermerken wir jedoch Trockenheit und Jucken der Lider. Andererseits ist die Augenbewegung schmerzhaft und schwierig, als seien die Augäpfel zu groß. Druckgefühl in den Augen, als habe man nicht geschlafen. Die Pupillen sind verengt oder erweitert und starr. Das Sehvermögen ist stark vermindert, zunehmende Blindheit mit starren, erweiterten Pupillen. Schwarze Punkte vor den Augen; Nebel vor den Augen; Photophobie.

Chin-s. erzeugt in toxischen Dosen sehr schnell Erblindung. Gegenstände erscheinen gelb, dann rot.

Ohren

Das äußere Ohr ist sehr empfindlich gegen Berührung und das Gehör ist Geräuschüberempfindlich.

Ohrgeräusche mit dem Gefühl, als seien die Töne sehr weit entfernt; Schwerhörigkeit bis zur völligen Ertaubung.

Gesicht

Die Arzneimittelprüfung zeigt hier zwei entgegengesetzte Symptome im Wechsel: Rötung und Blässe des Gesichts. Zunächst

Röte und Hitze in dem oft aufgedunsenen Gesicht; Rötung und Hitze einer Wange, des Ohres; rotes Gesicht nach einer Blutung oder irgendeinem reichlichen Flüssigkeitsverlust. Blässe des Gesichts mit gelblichem erdig-fahlem Teint, scharfe Züge wie nach einem Exzeß oder nach Angst, nach einer starken Blutung oder blasse, fahle Aufgedunsenheit des Gesichts, wie man das bei den alten Malariakranken sah.

Trigeminusneuralgie mit lanzinierenden Schmerzen in den Wangen, im Unterkiefer, in der Infraorbitalregion.

Chin. ist ein großes Neuralgiemittel, welches der Trigeminusneuralgie unabhängig von der Seite entspricht, wenn die Symptome typisch sind in ihrer periodischen Wiederkehr und wenn kalte Luft, eine sehr leichte oberflächliche Berührung, ein einfaches Streicheln verschlimmert. Es ist um so mehr angezeigt, wenn die Neuralgie auf Malaria zurückgeht. Man kann hier

> *Cedr.* vergleichen, wenn bei Infraorbitalneuralgie die Anfälle pünktlich nach der Uhr wiederkehren; im allgemeinen wird es eine Malaria in der Anamnese des Falles geben.

Verdauungsorgane

1. Mund:

Die Lippen sind schmerzhaft, trocken, rissig. Bitterer Mundgeschmack, der sich bis in die Kehle ausdehnt. Die Mundhöhle ist extrem trocken, wenn auch großer Speichelfluß vorkommt. Die Zunge ist heiß, sehr schmutzig belegt und brennt manchmal. Zahnschmerz, der nachläßt, wenn man die Zähne aufeinanderbeißt, und durch Wärme.

2. Rachen:

Trockenheitsgefühl mit erschwertem Schlucken.

3. Magen:

Hunger »ohne Verlangen«, er hat maßlosen Hunger, während die Nahrung schlecht verdaut wird. Wir finden hier zwei entgegengesetzte Effekte infolge der verschiedenen Dosierung und der wechselnden Wirkung des Mittels: in schwachen Dosen steigert Chin. zunächst den Appetit; es erzeugt einen großen Hunger, zuweilen ohne echten Appetit, manchmal sogar mit einem pappigen Geschmack im Mund, mit Übelkeit und Brechneigung. Bei weiterer Einnahme oder bei starken Dosen erscheint bald ein launenhafter Appetit, bald eine totale Inapetenz für feste und flüssige Nahrung.

Milch bekommt ihm nicht, nach Obst geht es ihm schlechter. Das Mittel ist auch nützlich gegen gewisse üble Folgen von Teetrinken. Übersteigerung des Geschmackssinnes entsprechend der Überempfindlichkeit des Mittels. Die Nahrung schmeckt bitter oder salzig.

Chin. erzeugt sehr viel Luft im Magen, was zu großer Auftreibung und Borborygmen im Epigastrium führt. Rülpsen und reichliches Speiseaufstoßen, teils ohne Geschmack, teils sauer oder bitter, aber ohne die starke Flatulenz zu lindern.

Dyspepsie, besonders nach reichlichem Verlust irgendwelcher Körperflüssigkeiten: Der Magen ist schwach und nimmt Nahrung nur sehr mühsam an; er ist durch Luft extrem gedehnt und das bessert sich nicht durch Aufstoßen; außerdem verschlimmert die geringste Nahrungsaufnahme dieses Symptom derartig, daß er sich nach wenigen Bissen fühlt, als habe er eine riesige Menge vertilgt; manchmal steigt dieses Völlegefühl bis zur Kehle auf und behindert die Atmung. Er kannn sich auch nach dem Essen über ein Gewicht hinter dem Brustbein, beklagen, als seien die Speisen dort stecken geblieben: Das ist wie bei

Abies-n., das Gefühl von einem hartgekochten Ei sitzt hier aber viel höher;

Puls. hat dieses Gefühl auch.

4. Abdomen:

Stürmische Koliken, begleitet von Plätschern, Gurgeln und Tympanie, oft ausgelöst durch Trinken oder Essen; aber das große Symptom ist hier wie im Magen, eine extrem starke Flatulenz, eine exzessive Tympanie, begleitet von Borborygmen und schmerzhafter Verhaltung von Flatus (Windkolik), oder aber reichliches Aufstoßen und Abgang fötider Winde; die Windkoliken sind im allgemeinen besser durch Zusammenkrümmen.

Hier müssen wir einige Mittel vergleichen:

Carb-v. ist ein anderes großes *Flatulenzmittel,* aber während diese bei Chin. im ganzen Bauch verteilt ist, sitzt sie bei Carb-v. besonders im Oberbauch und Magen lokalisiert, wo sie eine mehr oder weniger starke Gastralgie verursacht. Es besteht Übersäuerung und Sodbrennen, Dyspepsie. Der Magen ist oft gereizt durch gewisse Nahrungsmittel, und die Flatulenz ist die Folge davon. Das Mittel ist besonders passend, wenn das alles durch einen Mißbrauch von fetten Nahrungsmitteln, Pasteten usw. auftritt und

Puls. versagt hat, welchem im übrigen *Carb-v.* gut folgt.

Lyc. kann neben Chin. und *Carb-v.* gestellt werden wegen der Wichtigkeit seiner Flatulenz; aber diese betrifft hier den unteren Teil des Bauches, einen Druck von oben nach unten zum Rektum hin auslösend, während die Flatulenz von *Carb-v.* von unten nach oben auf Magen und Ösophagus drückt. Außerdem ist die Flatulenz von *Lyc.* meist mit Verstopfung und erfolglosem Stuhldrang vergesellschaftet, wie *Nux-v.,* aber infolge einer spastischen Zusammenziehung des Anus, die auch nach der Entleerung fortdauern und sehr schmerzhaft sein kann. Außerdem sind die Leber- und Harnwegskomplikationen bei *Lyc.* häufig, ebenso wie diejenigen der Milz und Leber bei Chin.

Schließlich ist die Verschlimmerung um 16 Uhr charakteristisch.

Cham. ist sehr nützlich bei Flatulenz der Kinder; Windkolik, Meteorismus des Bauches mit einer Haut, die wie ein Trommelfell gespannt ist; Abgang von kleinen Flatus ohne Erleichterung; nur heiße Anwendungen bringen dem kleinen Kranken Linderung; das Ganze findet sich oft bei kindlicher Enterokolitis mit grünen, wässrigen, wundmachenden Stühlen, die an verdorbene Eier erinnern. Heiße Stühle, die nach faulen Eiern riechen. Der mürrische und widerborstige Charakter, der für das Mittel so typisch ist, wird allgemein angetroffen und ist ein starker Hinweis für seine Verordnung.

Mag-c. hat eine Flatulenz, die der von *Cham.* ähnelt: Windkolik, die grünen Stühle bei Kindern sind aber mehr schlei-
mig, und dem grünen Schaum ähnlich, der das Wasser eines
Froschteiches bedeckt. Nach dem Stuhlgang hören die
Schmerzen auf; schließlich riechen die Stühle, das Erbro-
chene, ja das ganze Kind sehr stark sauer, wie bei *Calc.* und
Rheum.

Nat-s. hat eine ausgiebige, abdominale Flatulenz, begleitet von
viel Plätschern und Gurgeln, hauptsächlich in der rechten Seite
des Bauches. Die Gase bilden und sammeln sich hauptsächlich
in dieser Gegend und nachts. Sie verursachen zeitweise viele
Schmerzen. Plätschern und plötzliche Kolik, wie nach einem
Abführmittel. Die Durchfallneigung ist hier sehr viel stärker,
als bei irgendeinem anderen Mittel dieser Flatulenzreihe; andererseits treibt der Durchfall, wenn er morgens auftritt, den
Kranken nicht aus dem Bett wie bei *Sulf.* Er tritt erst auf, wenn
ein bißchen gegessen wurde.

Nux-v. ist besonders angezeigt bei Menschen von typischem
Nux-Temperament. Die Flatulenz tritt allgemein vergesellschaftet mit der typischen Verstopfung auf. Die Windkolik
wird so gespürt, als wären Eingeweide, Blase und Rektum einem schmerzhaften Druck ausgesetzt. Schließlich treten die
Verschlimmerungen morgens, nach Essen und Trinken auf.

Sulf. zeigt ein genügend ausgeprägtes Maß an Flatulenz, um es in
derartigen Fällen als recht gutes Mittel erscheinen zu lassen. Es
hat sehr viele, nach faulen Eiern stinkende Flatus, besonders
abends und nachts, begleitet von einer geruchlosen Diarrhoe,
die frühmorgens auftritt und aus dem Bett treibt.

Um zur Chin-Wirkung auf das Abdomen und seine Eingeweide
zurückzukommen, so stellen wir eine deutliche Vergrößerung
der Leber fest, die empfindlich und schmerzhaft ist: Schmerzen
und Stiche im rechten Hypochondrium, manchmal verschlimmert durch Gehen, Atmung und leichte Berührung. Den gleichen Zustand findet man an der Milz, die auch vergrößert und

schmerzhaft ist und man muß hier die Mittelwirkung mit *Cean.* und *Grin.* vergleichen.

5. Stuhl:

Schmerzlose Diarrhoe von stinkendem, kadaverartigem Geruch, schleimige, gallige, schwärzliche Stühle, vermischt mit unverdauten Nahrungspartikeln; schlimmer nach Essen, besonders nach Früchten, und von vielen Gasen begleitet. Der Stuhlgang ist manchmal schwierig, obwohl er weich, fast flüssig ist. Diese Diarrhoe schwächt sehr und führt schnell zu Kräfteverfall und Auszehrung.

Als Zweitwirkung hat man Verstopfung beobachtet, die sehr schwierig zu beheben ist.

Geschlechtsorgane

1. männliche:

Chin steigert das Verlangen, erzeugt Erektionen und nächtliche Polutionen mit lasziven Gedanken und Träumen; häufige Polutionen mit anschließender Schwäche, wie sie für das Mittel typisch ist.

Samenstränge, Nebenhoden, manchmal auch Hoden geschwollen und berührungsschmerzhaft.

2. weibliche:

Auch hier ist das Verlangen gesteigert.

Die Regel ist unter der Mittelwirkung zu früh und sehr reichlich, dies kann bis zur Metrorrhagie mit schwarzen Klumpen gehen; das Ganze wieder mit der typischen Chin-Schwäche.

Atmungsorgane

1. Nase:

Geruchssinn verfeinert, überempfindlich; kann nicht den geringsten Geruch von Blumen, Parfüm oder Tabak ertragen. Heftiges Niesen und oft Schnupfen nach dem leichtesten Luftzug. Symptome von akutem Katarrh mit wässriger Sekretion und stürmischem Niesen. Er kann sich komplizieren durch einen Katarrh der oberen Luftwege.

Druck an der Nasenwurzel und Brennen in den Nasenlöchern. Reichliches, häufiges Nasenbluten, besonders morgens beim Erwachen oder bei Kopfschmerz, der davon sofort aufhört.

2. Kehlkopf, Bronchien und Lunge:

Auch hier finden wir Symptome von akutem Katarrh, mit Heiserkeit und Schleimansammlung in Kehlkopf und Trachaea, trockenem Husten durch ein Kitzeln in der Trachea. Erstickender Husten durch die Schleimansammlung im Kehlkopf. Schleimiger Husten mit Auswurf von blutigem Schleim. Wie bei
   Phos. und *Stann.*

Husten schlimmer von Reden oder Lachen wie bei, Husten nach dem Essen. Hustenanfälle jeden morgen.

Atemnot, er kann nicht atmen, wenn er mit dem Kopf tief liegt. Lanzinierende oder drückende Schmerzen in der Brustwand oder hinter dem Brustbein, ohne Zusammenhang mit der Atmung, besser von tiefem Druck.

Kreislauforgane

Herzklopfen mit Angst; Herzklopfen mit Blutandrang zum Kopf und kalten Gliedern. Puls unregelmäßig, Venen geschwollen.

Chin. schwächt den Herzmuskel und führt dadurch zur Blutdrucksenkung. Andererseits zerstört es die Ozonisierungsfähigkeit des Blutes und darauf führt die offizielle Schule seine fiebersenkende Kraft zurück.

Schließlich lähmt es alle amöboiden Bewegungen, besonders die der weißen Blutkörperchen, und das ist der Grund, warum es die Schule vorbeugend gegen Entzündungen gibt.

Seinen besonderen Platz hat es in der Behandlung der Blutungen: Blutung aus irgendeiner Körperöffnung, dunkles Blut, das leicht gerinnt. Es blutet reichlich, ruft Kollaps hervor mit Kälte des Gesichts und des ganzen Körpers; der Kranke hat Ohrgeräusche, es verschwimmt ihm vor den Augen, er atmet mühsam und möchte Luft zugefächelt haben (*Carb-v.*), nicht um Abkühlung zu erhalten, sondern um durch frische Luft mehr Sauerstoff zugeführt zu bekommen. Chin. hilft in einem solchen Falle zur Blutstillung und kräftigt den Kranken.

Rücken und Glieder

Dumpfe, ziehende Schmerzen wie von Prellung mit einigen Stichen in Nacken, Rücken und Lenden. Bei Spinalirritation ist
  Chin-s. nützlich, wenn eine große Empfindlichkeit der
  Dorsalwirbelsäule besteht.
C 7 und D 1 sind sehr druckempfindlich. (18)

Schmerzen in den Gliedern und Gelenken, wie nach einer Verrenkung, durch leichte Berührung verschlimmert, aber besser durch tiefen Druck. Sehr schmerzhafte Gelenkschwellung, empfindlich gegen den leichtesten Luftzug. Müdigkeit in den Gelenken, schlimmer morgens und im Sitzen. Große Schwäche mit Zittern und Taubheitsgefühl. Abneigung gegen Anstrengung.

Gelenkschmerzen, die von Schwellung und Hitze begleitet sein können, besonders in den Knien und kleinen Gelenken. Sie alle werden schlimmer bei leichter Berührung und Bewegung. Chin. kann nützlich sein beim entzündlichen Rheumatismus, nicht zu Anfang aber später, wenn das Fieber einen remittierenden Charakter angenommen hat. Die betroffenen Gelenke sind geschwollen und die Schmerzen stechend, drückend. Der Kranke läßt nicht zu, daß man sich ihm nähert und schreit vor Schmerz, wenn man die erkrankten Teile nur leicht berührt, so hochgradig ist die Hautempfindlichkeit in diesen Bezirken.

Gefühl von Kälte, Taubheit und Schwäche in den Gliedern; manchmal ist eine Hand kalt, die andere nicht, oder nur der eine Fuß ist kalt.

Haut

Sie ist besonders empfindlich für leichte Berührung, während starker Druck lindert. Ödem und Anasarka. Man hat auch beobachtet, daß Chin. Urticaria, ekzematöse und erysipeloide

Eruptionen erzeugen kann; häufigste Lokalisation sind Gesicht, Hände und Genitalien.

Fieber

Chin. erzeugt Fieber und auf dieser Tatsache basieren alle Arbeiten Hahnemanns. Unsere Gegner haben das bestritten. Man kann jedoch unter anderem feststellen, daß die Arbeiter, die mit der Herstellung von *Chin-s.* beschäftigt sind, von Zeit zu Zeit typisches Chin.-Fieber bekommen, und schließlich haben Arzneimittelversuche von Hahnemann und seinen Schülern gezeigt, daß der Mensch, dem man Chin. gibt, mehrere Fiebersymptome entwickelt.

Diese Fieberanfälle bestehen zunächst aus einer Phase des Fröstelns mit Zittern und Zähneklappern, meist ohne Durst, aber oft mit Übelkeit. Am Ende der Frostphase wird diese von der Hitze abgelöst, die das Wesen der nächsten Phase ausmacht: manchmal kann man auch aus dem Auftreten von Durst und ungewöhnlichem Hunger das Ende des Frostes und den Beginn des Hitzestadiums voraussagen. Die Hitze ist stark, sie ist begleitet von Rötung des Gesichts, Stauung in den Venen und Prickeln der Haut; manchmal Schweiß auf der Stirn. Durst wie Durstlosigkeit wurden beobachtet.

Auf die Hitzephase folgt als dritte die Schweißphase; diese ist gewöhnlich generalisiert und sehr stark; sie ist von sehr ausgesprochenem Durst und Schläfrigkeit begleitet.

Wie oben bei der allgemeinen Mittelwirkung gesagt, paßt ein solcher Fieberanfall nicht zur frischen Entzündung, und er zeigt keine Analogie zum akuten Fieberzustand irgendeiner akuten Entzündung oder Infektion.

Es ist dagegen das klassische Bild des intermittierenden Sumpffiebers des akuten Malariaanfalles, für den Chin. ein großes Mittel ist. Alle Phasen sind hier deutlich: Vor dem Frost ist er erregt und kann keine Ruhe finden; im Frost ist er eiskalt, klappert mit den Zähnen und will gut zugedeckt sein, setzt sich nahe an den Ofen ohne dadurch Linderung zu finden; Durst kann auch vor und nach dem Frost bestehen, aber im Frost hat er keinen Durst; im Hitzestadium will er sich abdecken, ihm ist zu warm, aber wenn er seine Decke abgehoben hat, fröstelt er; sein Gesicht ist brennend rot und manchmal hat er sogar Delirien; im Schweißstadium, das den Anfall abschließt, fließt der Schweiß in Strömen, was ihn sehr schwächt und dabei hat er großen Durst. Zwischen den Anfällen, in der Apyrexie hat er nicht den Eindruck krank zu sein, er ist nicht verzagt wie *Ars.*, zeigt jedoch wichtige Symptome: Er sieht schlecht aus; Leber und Milz sind mehr oder weniger vergrößert; er hat ungewöhnlichen Heißhunger oder im Gegenteil keinerlei Appetit; er hat leicht Ödeme der Füße; auch sein Schlaf ist gestört: Sobald er die Augen schließt, sieht er eingebildete Personen, schreckliche Bilder usw.

Dank seiner Homöopathizität mit der *Malaria* hat Chin. glänzende Erfolge in der Behandlung dieser Krankheit gebracht; doch wurden sowohl Chin., als seine Alkaloide so oft mißbräuchlich verschrieben, daß man es unbedingt differenzieren muß von anderen Mitteln, von denen man in bestimmten Fällen bessere Hilfe erwarten kann:

Ars. ist manchmal sehr nützlich bei der Behandlung der Malaria. Es ist angezeigt, wenn die Anfälle nicht vollständig sind, weniger ausgesprochen in ihren Phasen; das Froststadium ist unregelmäßig, die Hitze dagegen intensiv und von großem Durst, ausgesprochen auf heiße Getränke, begleitet, während kalte Getränke Frösteln auslösen. Dieser Durst tritt niemals im Frost auf, wenn man ihn in der Hitze und beim Schweiß findet. Der Schweiß kommt nur zögernd und lindert nicht immer. Während des Ganzen ist der Puls klein, schwach und schnell. Außerdem ist der Kranke oft von typischen Neuralgien befallen, und in veralteten, sehr schweren Fallen zeigt sich eine mehr oder weniger generalisierte Anasarka, gleichzeitig mit Leber- und Milzhypertrophie. *Ars.* folgt Chin. oft bei der Malariabehandlung. Es ist oft angezeigt, wenn Chin. versagt, oder nach dessen Mißbrauch.

Aran. paßt für Leute, die keinen klaren Fiebertyp zeigen, die aber unter jedem Wetterwechsel zum feuchten oder kalten leiden. Die Symptome sind schlecht abgegrenzt: Mal sind es dyspeptische Magenbeschwerden; mal vage Beschwerden, er leidet überall; aber in all diesen Fällen hat sich ein Konstitutionstyp auf der Grundlage der Malaria herausgebildet.

Caps. hat als Charakteristikum ein Frösteln, das im Rücken beginnt und mit viel Durst einhergeht; Besserung durch Erwärmung oder warme Anwendungen im Rücken.

Carb-v. ist ein gutes Mittel in schweren Fällen, besonders nach Mißbrauch von Chin.; es hat viel Durst im Frost; der Körper ist eisigkalt, besonders von den Knien ab und der Kranke hat überhaupt keine Reaktion.

Eup-per. hat ein Froststadium, das im allgemeinen morgens beginnt und dem großer Durst und bitteres Erbrechen vorausgeht. Trinken löst jedoch Frösteln aus. Wie wir gelesen haben, tritt der Frost meist morgens gegen 9 Uhr auf, manchmal auch an einem Tage morgens, am nächsten nachmittags. Das Fieber endet mit einem leichten Schweiß. Schließlich besteht eine schmerzhafte Empfindung wie gequetscht in Rücken und Gliedern.

Ferr. ist nützlich, wenn nach Chin-Mißbrauch die charakteristische Anämie auftritt: Neigung zu Blutandrang im Gesicht. Die großen Gefäße sind von deutlichem Klopfen erschüttert, die Milz ist geschwollen und die Füße ödematös.

Ip. ist nützlich, wenn die Symptome durch Chin. getrübt sind; man hat kein klares klinisches Bild, alles ist durcheinander. *Ip.* scheint die Fähigkeit zu haben, die ursprünglichen Symptome wieder hervorzubringen und danach kann man das heilende Mittel finden; es kann aber in gewissen Fällen auch selbst für die Heilung ausreichen.

Seine Charakteristika sind eine sehr kurze Frostphase, der ein langer Hitzeanfall folgt mit auffälligen gastrischen Symptomen, besonders ausgeprägter Übelkeit.

Nat-m. ist besonders angezeigt in maskierten Fällen, die Chin. nicht geheilt hat. Wichtigstes Symptom ist Frost zwischen 10 und 11 Uhr morgens.

Viele weitere Mittel können in der Malariabehandlung angezeigt sein, aber die Aufgeführten wird man in der nächsten Nähe von Chin. am häufigsten finden.

Chin. kann auch angezeigt sein bei hektischem Fieber, wie es sich im Laufe einer langdauernden Eiterung einstellen kann; in diesem Fall sind die Wangen sehr rot, der Kranke ist ausgesprochen nervös, sehr schwach und erschöpft. Durchfall trägt zu seiner Schwäche bei, ebenso wie reichliche Nachtschweiße. Bei diesem Zustand muß man im Geiste *Ars.* und *Carb-v.* danebenhalten.

Beziehungen

Komplementär: *Ferr., Calc-p.*

Antidote: *Ars., Ip., Carb-v., Lach., Puls., Ferr., Verat.*

Chin. und *Morph.* sind Antagonisten in ihren Hirnsymptomen.

Chin. und *Bell.* sind Antagonisten in ihren Symptomen, des Herzens, der Temperatur usw.

Inhalt

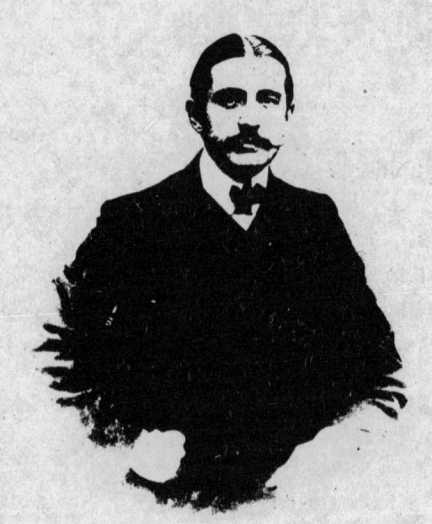

Biographie

Dr. Joseph – Amédée Lathoud wurde am 4. Oktober 1882 in Chambery, Savoien geboren, wo seine Familie seit langem ansässig war. In seiner väterlichen, wie mütterlichen Linie sind mehrere Ärzte und höhere Beamte zu finden.

Nach seiner Schulzeit in dieser Stadt wandte er sich in Lyon dem Studium der Medizin zu, das er daselbst am 29.11.1909 abschloß mit einer These über „Die Hausinfektionen in Kinderkliniken" (La contagion intérieure dans les Hopitaux d'enfants). Diese Frage hatte er während seiner Assistentenzeit bei Prof. Chatin im Hopital de la Charité intensiv studiert.

Nach Erlangung der Doktorwürde ließ er sich gleich als praktischer Arzt in seinem Heimatort Chambery nieder.

Offenen Geistes interessierte er sich für alle therapeutischen Möglichkeiten und konnte es schnell zu großen Erfolgen bringen. Dabei zog ihn bald die Homöopathie an, die in Chambery nicht ganz unbekannt war, nachdem dort um 1850 Dr. Charton, ein Schüler Hahnemanns, praktiziert hatte.

1912 nahm Dr. Lathoud über seinen Freund Dr. Gailhard aus Marseille Kontakt zur Homöopathie auf. Er war von den therapeutischen Möglichkeiten sehr beeindruckt, besonders, nachdem Dr. Gailhard bei ihm ein Heufieber homöopathisch geheilt hatte. Daraufhin gab er sich dem Studium der Homöopathie voll hin. Neben den Ratschlägen und Unterweisungen durch seinen Freund übernahm er viel von den Erfahrungen und Behandlungsweisen des Altmeisters Dr. Nebel aus Lausanne, die für seinen weiteren Weg entscheidend wurden.

Der Krieg 1914-18 zog ihn von seiner aufblühenden Praxis und seiner Familie, er hatte geheiratet und wurde Vater von 3 Kindern, ab. Am 1.8.1914 wurde er als Bataillonsarzt zu den Alpenjägern eingezogen und Ende 1917 zum amerikanischen

Armeelazarett in Bar le Duc versetzt. Erst im Herbst 1919 konnte er sich wieder seiner geliebten Homöopathie zuwenden.

Jetzt entschloß er sich zur Niederlassung in Lyon, wo die Praxis von Dr. Jules Galavardin verwaist war.

Neben der Zeit, die Dr. Lathoud für seine Patienten brauchte, widmete er einen großen Teil seiner Kraft der Homöopathie im Hopital St. Luc und in der Société Rhodanienne d'Homéopathie, einer Gesellschaft Homöopathischer Ärzte aus der Westschweiz und Südostfrankreich zum Erfahrungsaustausch unter der Präsidentschaft von Dr. Duprat in Genf. Das Bulletin dieser Gesellschaft hat von 1920 bis 39 verschiedene Aufsätze von Dr. Lathoud veröffentlicht.

Sein Hauptwerk sind jedoch die „Etudes de Matière Médicale Homéopathique", die 1932 erschienen und seither mehrfach neu aufgelegt wurden. Dr. Duprat sagt in seinem ausführlichen Vorwort, daß dieses Buch einem allgemeinen Bedürfnis der homöopathischen Ärzte entspricht (siehe dort). Es ist die Frucht über 10jähriger Arbeit, von großen Kenntnissen und vollendeter Aneignung der Lehre Hahnemanns, wie dies auch das Vertrauen und die anerkennende Bewunderung seiner vielen Patienten beweist.

Schließlich sei noch erwähnt, daß Dr. Lathoud großen Wert darauf legte, daß sich die Homöotherapie auf Arzneien stützen kann, die lege artis nach den Vorschriften Hahnemanns hergestellt werden. So nahm er großen Anteil an der Einrichtung einer ganz modernen homöopathischen Pharmazie in Lyon, die in der Lage ist, dem großen Aufschwung der Homöopathie gerecht zu werden. Dr. Lathoud hat einen hervorragenden Platz unter den homöopathischen Ärzten seiner Generation eingenommen. Er war einer jener praktischen Ärzte, die durch ihren unermüdlichen und selbstlosen Einsatz dazu beigetragen haben, eine Lehre der Vergessenheit zu entreißen, deren Erfolge ihren Wert bezeugen und die deshalb von immer mehr Zeitgenossen geschätzt wird.

C. Hering

Homöopathischer Hausarzt

Es gibt eine Unmenge von sogenannten Hausarztbüchern, die von jeder Behandlungsmethode einen Ausschnitt bringen, z.B. von Pflanzenheilkunde, von Wassertherapien, von Akupressur usw., in denen aber die homöopathische Behandlungsmethode meist nur gestreift und von Nicht-Homöopathen kurz abgehandelt wird.

Hier aber gibt einer der berühmtesten homöopathischen Ärzte für Laien ein rein homöopathisches „Doktor-Buch" dem Patienten zur Hand.

Hering schrieb dieses Buch zur Selbsthilfe für seine Bekannten und Patienten, die er in einem homöopathisch nicht versorgten Gebiet durchlassen mußte.

Dieses nun inzwischen in bald vierzig Auflagen herausgegebene Buch hat vielen Familien schon wertvolle Hilfe bei akuten Erkrankungen besonder der Kinder gebracht.

Aktualisiert von C. Barthel im O.-Verlag, 8137 Berg.

F. Kottwitz
Boenninghausens Leben

Freiherr v. Boenninghausen bewegtes Leben, wie er zur Homöopathie kam, seine Beziehung zu Hahnemann, seine Kämpfe und sein Wirken – Beschreibung seiner berühmtesten Patienten, wie Anette von Drose-Hülshoff, Königin Eugenie von Frankreich etc.

Nicht nur ein interessantes Buch, sondern auch von wissenschaftlichem Wert.

Lieferbar   21,- DM

Deutsches Journal für Homöopathie

Eine Zeitschrift mit Format.

Sie ist mehr als eine solche, denn durch diese quasi Monographien erhalten Sie

Anregungen für Ihre Praxis, direkt aus der Kasuistik

Materia-Medica-Kenntnisse aus verschiedensten Quellen (auch seltenere Arzneimittelbilder-Darstellungen, die nicht jeder zu Hause hat)

einen Blick für Zusammenhänge durch die theoretische Schulung, bei der im Laufe der Zeit möglichst alle wichtigen Probleme in Beiträgen angesprochen und u. U. auch diskutiert werden.

Mit einem Wort: Lebendige Homöopathie

Bezugspreis: Jahresabonnement (gegen Rechnung) 84,—DM incl. Porto (Öster-
reich 620,—öS incl. Porto; Schweiz 80,—SF incl. Porto; sonstiges 92,—DM incl.
Porto) — **Ringordner** für 3 Jahrgänge 17,—DM (zuzüglich Versandkosten); Einzel-
heft 26,—DM (im Ausland 30,—DM).
Vorzugspreis für **Medizinstudenten** (gegen Vorlage einer Immatrikulationsbeschei-
nigung 40,-DM (40,-SF; 300,-öS).

Erscheinungsweise: Vierteljährlich

Direkt zu beziehen beim O.-Verlag, Schatzlgasse 31, 8137 Berg 1.
08151/51085.

W. Gawlik / W. Buchmann
Homöopathie in der Weltliteratur

An Hand von zum Teil wohlbekannten Beispielen aus der Weltliteratur zeigen uns die beiden Autoren eine neue Beziehung der verschiedenen dort beschriebenen Krankheitsbilder zu unserer Materia Medica. Dieses kleine unterhaltsame Büchlein eignet sich bestens zum Verschenken.

Samuel Hahnemann

Organon original
Organon der Heilkunst

Die „Bibel" der Homöopathie!

Dieses Grundwerk der Homöopathie ist nicht nur für die homöopathischen Ärzte Grundlage ihrer Therapie, sondern Hahnemann selbst gab es seinen Patienten zum Lesen, um sie mit den Grundsätzen und Vorstellungen seiner Heilmethode vertraut zu machen.

Ein Buch, das in jedem Haushalt stehen sollte!

Lieberbar durch jede Buchhandlung oder direkt beim O.-Verlag, Schatzlgasse 31, 8137 Berg 1.   20, – DM

Hahnemann / Rousseau

Erziehung des Kleinkindes
„Anweisungen für Mütter"

Mit diesem Büchlein möchte Hahnemann das revolutionierende Gedankengut: „Zurück zur Natur" von Rousseau dem deutschen Leseer nahebringen, dem er seine eigenen Erfahrungen hinzufügt.

Ein schöner Geschenkband für die Eltern zur Geburt eines Kindes.

Lieferbar.   12, – DM

Samuel-Hahnemann-Stiftung
zur Förderung der klassischen Homöopathie

Aus der Satzung der Stiftung:

§ 2 – Zweck der Stiftung

Im Andenken an Samuel Hahnemann fördert die Stiftung nach Maßgabe der jeweils verfügbaren Stiftungsmittel Forschung, Lehre und Verbreitung der Homöopathie. Sie verfolgt damit ausschließlich und unmittelbar gemeinnützige Zwecke.

Hierzu gehören Aufgaben wie

1. die Veranstaltung von Seminaren für Ärzte und Medizinstudenten,

2. die Förderung von Forschungsvorhaben im Bereich der homöopathischen Medizin,

3. die Förderung der Wissenschaft durch die Vergabe von Preisen für hervorragende wissenschaftliche Ergebnisse und besondere Leistungen auf dem Gebiet der Homöopathie,

4. die Einrichtung einer allgemein zugänglichen homöopathischen Bibliothek,

5. die Verbreitung des homöopathischen Gedankengutes und der homöopathischen Lehre unter Laien und Fachleuten,

6. die Unterstützung der homöopathischen Behandlung bedürftiger Patienten in einer homöopathischen Ambulanz, Poliklinik oder einem Krankenhaus sowie die Trägerschaft einer Ambulanz, einer Poliklinik oder eines Krankenhauses,

7. Die Knüpfung internationaler Kontakte zum wissenschaftlichen Austausch bzw. zur Kooperation in Forschung und Lehre und jegliche Unterstützung von anderen gemeinnützigen Institutionen, die sich mit Forschung, Lehre und Verbreitung der Homöopathie beschäftigen.

Die Stifung ist selbstlos tätig.

Nähere Information auf Anforderung.

Wenn Sie an der Verbreitung der Homöopathie interessiert sind, und Sie diese oben genannten Ziele unterstützen wollen, so helfen Sie mit als förderndes Mitglied!

Ihre Spende ist steuerlich abzugsfähig [Hypo-Bank Starnberg, Konto-Nr. 6320 252 006, BLZ 700 200 01, Samuel-Hahnemann-Stiftung]. Bei einer Spende über 100 DM erhalten Sie ein „Organon original" zum Verschenken und tragen damit zur Verbreitung der Homöopathie bei.

Bei einer Spende über 50,-DM erhalten Sie eine Spendenquittung; ansonsten gilt der Einzahlungsbeleg als abzugfähiger Steuerbeleg.